血液病
简明鉴别诊断学

主 编 李 娟 王荷花

编 委（按姓氏笔画排序）

刁翔文 王荷花 邝丽芬 刘俊茹 许多荣 苏 畅

李 娟 李 滢 谷景立 邹外一 陈美兰 周振海

郑 冬 袁诗雯 黄蓓晖 童秀珍 潘倩影

人民卫生出版社

图书在版编目（CIP）数据

血液病简明鉴别诊断学/李娟,王荷花主编.—北京：
人民卫生出版社,2016
ISBN 978-7-117-21854-2

Ⅰ.①血… Ⅱ.①李…②王… Ⅲ.①血液病-诊疗
Ⅳ.①R552

中国版本图书馆 CIP 数据核字（2015）第 291967 号

| 人卫社官网 | www.pmph.com | 出版物查询，在线购书 |
| 人卫医学网 | www.ipmph.com | 医学考试辅导，医学数据库服务，医学教育资源，大众健康资讯 |

血液病简明鉴别诊断学

主　　编：李　娟　王荷花
出版发行：人民卫生出版社（中继线 010-59780011）
地　　址：北京市朝阳区潘家园南里 19 号
邮　　编：100021
E - mail：pmph @ pmph.com
购书热线：010-59787592　010-59787584　010-65264830
印　　刷：北京盛通印刷股份有限公司
经　　销：新华书店
开　　本：787×1092　1/16　印张：30
字　　数：730 千字
版　　次：2016 年 1 月第 1 版　2016 年 1 月第 1 版第 1 次印刷
标准书号：ISBN 978-7-117-21854-2/R·21855
定　　价：168.00 元

打击盗版举报电话：010-59787491　E -mail：WQ @ pmph.com
（凡属印装质量问题请与本社市场营销中心联系退换）

序

　　不同的血液系统疾病可能有相同的症状、体征或实验室检查结果，令很多非血液科医生和初进临床的血液科医生感到无从下手，甚至"谈血液病色变"。非常欣喜的是，中山大学附属第一医院血液科的全体医生，将他们丰富的临床经验和独特的临床思维与各位读者分享。这是一群具有非常扎实的内科学和血液病学功底的临床一线医生，他们从最简单的一个症状、一个体征、一个实验室检查结果入手，逐步引导临床医生把复杂的思路简单化，将容易混淆的疾病很快分辨出来。他们思维严谨，既遵循临床诊疗规范，又不拘泥于常规，对新进展熟练掌握。该书和以往血液疾病鉴别诊断书籍的不同之处，在于由临床常见的许多疾病共同有的症状、体征和实验室检查结果入口，利用具有鉴别意义的伴或不伴随的症状、体征和实验室检查结果排除相似的疾病，从表面现象追溯到疾病的本质，并提出疾病的鉴别诊断要点；这本书的另一特色是在每个症状、体征和实验室检查结果分析后面均附有典型病例，从而使读者可以得到实战演练，灵活应用，加深印象，对血液疾病的诊断和鉴别诊断形成良好的思维。另外，该书还结合目前先进的检查技术对常见的实验室检查结果进行分析，在一定程度上反映了血液系统疾病的最新进展。

　　该书是一本非常独特的血液系统疾病鉴别诊断著作，可读性强、实用性强，是近年来中山大学附属第一医院血液科全体医生集体智慧的结晶。这些孜孜不倦的"中山一"人秉承优良的传统，勤奋耕耘，不断探索，经验独到，善于总结。该书的问世将是他们这些"中山一"人在血液科发展史上作出贡献的见证！

黄晓军

2015 年 11 月

前　言

　　不同的血液系统疾病可能有相同的症状和体征,而且血液系统疾病的实验室检查日新月异,一个阳性的免疫学、分子生物学或细胞遗传学结果可能出现在多种血液病中,初入门者对此容易混淆。如何从繁多的线索中找出关键的入口? 一个症状、一个体征,或一个有意义的实验室检查结果都可以作为入口点,从不同的入口点进入,最终都可以达到疾病诊断的目标。

　　本书以一种全新的模式进行编写,具有以下几个特点:第一,从血液病常见的每个症状、体征或目前常用的实验室检查异常结果入手,归纳并分析具有相同表现的不同血液疾病种类和各自的特点;第二,从细微的区别中找出鉴别诊断要点,这对减少漏诊和误诊意义重大;第三,结合典型病例展示,演绎和归纳科学的、独特的、高效的临床思维。

　　本书在编写时力求深入浅出、方便阅读,同时尽可能反映血液病诊断的最新进展和实践经验,帮助血液病学专业的医生尤其是初入血液病学领域的临床医生建立科学和快捷的临床诊断思维方式,正确掌握和充分运用所获得的血液病诊断信息,及时正确地诊断血液系统疾病。这是一本很有实用价值的血液病学鉴别诊断专著。

　　本书由中山大学附属第一医院血液科全体医生共同编写而成,作者愿意与读者们一起分享在疾病诊断过程中的体会和经验教训。对在本书编写过程中做出艰辛工作的各位专家、医生表示真诚的感谢! 由于血液病学进展迅速,加之编者的认识和时间所限,书中难免有不足之处,敬请广大读者和专家批评指正。

李娟　王荷花

2015 年 11 月

目　录

第 1 章　正常细胞性贫血的诊断思路 ································· 1

第 2 章　大细胞性贫血的诊断思路 ································· 6

第 3 章　小细胞低色素性贫血的诊断思路 ························· 11

第 4 章　外周血出现有核红细胞的诊断思路 ······················· 15

第 5 章　网织红细胞升高的诊断思路 ····························· 20

第 6 章　外周血见破碎红细胞碎片的诊断思路 ····················· 26

第 7 章　直接抗人球蛋白试验阳性的诊断思路 ····················· 34

第 8 章　间接胆红素升高的诊断思路 ····························· 42

第 9 章　骨髓中铁粒幼细胞增多的诊断思路 ······················· 47

第 10 章　增生性贫血的诊断思路 ······························· 55

第 11 章　乳酸脱氢酶升高的诊断思路 ··························· 62

第 12 章　血清铁蛋白增高的诊断思路 ··························· 68

第 13 章　红细胞增多症的诊断思路 ····························· 75

第 14 章　中性粒细胞增多的诊断思路 ··························· 83

第 15 章　中性粒细胞减少的诊断思路 ··························· 90

第 16 章　嗜酸性粒细胞增多的诊断思路 ························· 99

第 17 章　淋巴细胞增多的诊断思路 ····························· 106

第 18 章　血小板增多的诊断思路 ······························· 114

第 19 章　血小板减少的诊断思路 ······························· 122

第 20 章　妊娠期血小板减少的诊断思路 ························· 128

第 21 章　全血细胞减少的诊断思路 ····························· 133

第 22 章　长期发热的诊断思路 ································· 140

第 23 章　淋巴结肿大的诊断思路 ······························· 148

第 24 章　轻度脾大的诊断思路 ································· 161

第 25 章　中重度脾大的诊断思路 ······························· 166

第 26 章　肝大的诊断思路 ····································· 172

第 27 章　纵隔肿块的诊断思路 ································· 178

第 28 章　骨髓巨核细胞成熟障碍的诊断思路 ····················· 187

第 29 章　骨髓涂片见分类不明细胞的诊断思路 ··················· 193

第 30 章　骨髓涂片见噬血细胞的诊断思路 ······················· 205

第 31 章　低丙种球蛋白血症的诊断思路 ·· 210

第 32 章　多种免疫球蛋白升高的诊断思路 ·· 218

第 33 章　血清蛋白电泳见 M 峰的诊断思路 ·· 224

第 34 章　血清免疫固定电泳见浓染条带(M 蛋白)的诊断思路 ····················· 231

第 35 章　血清 IgM 升高的诊断思路 ·· 241

第 36 章　骨髓浆细胞增多的诊断思路 ··· 248

第 37 章　刚果红染色阳性的诊断思路 ··· 255

第 38 章　血管性紫癜的诊断思路 ··· 265

第 39 章　PT 延长、APTT 正常的诊断思路 ·· 270

第 40 章　PT 正常、APTT 延长的诊断思路 ·· 275

第 41 章　PT、APTT 均延长的诊断思路 ··· 281

第 42 章　PT、APTT 和 TT 均延长的诊断思路 ······································· 286

第 43 章　低纤维蛋白原血症的诊断思路 ··· 291

第 44 章　易栓症的诊断思路 ··· 300

第 45 章　骨髓坏死的诊断思路 ··· 305

第 46 章　骨髓纤维化的诊断思路 ··· 311

第 47 章　高钙血症的诊断思路 ··· 318

第 48 章　多发骨质破坏的诊断思路 ··· 325

第 49 章　血液病相关精神神经系统异常的诊断思路 ································· 334

第 50 章　多发性骨髓瘤伴碱性磷酸酶升高的诊断思路 ······························ 339

第 51 章　BCR-ABL 融合基因阳性的诊断思路 ······································· 348

第 52 章　JAK2 基因突变阳性的诊断思路 ·· 354

第 53 章　血液系统疾病肺间质性改变的诊断思路 ··································· 361

第 54 章　CD19+慢性 B 淋巴细胞增殖性疾病的诊断思路 ····························· 369

第 55 章　B 细胞淋巴瘤伴浆细胞分化的诊断思路 ··································· 378

第 56 章　CD5 阳性淋巴瘤的诊断思路 ··· 386

第 57 章　CCND1 阳性血液肿瘤的诊断思路 ··· 396

第 58 章　IgH 基因克隆性重排阳性的诊断思路 ····································· 407

第 59 章　TCR 基因克隆性重排阳性的诊断思路 ····································· 413

第 60 章　Ki-67 高表达的诊断思路 ··· 421

第 61 章　流式细胞学检出 CD138 阳性细胞的诊断思路 ······························ 427

第 62 章　染色体 13q-血液系统肿瘤的诊断思路 ···································· 437

第 63 章　8 号染色体三体阳性的诊断思路 ··· 446

第 64 章　造血干细胞移植后出血性膀胱炎的诊断思路 ······························ 452

第 65 章　造血干细胞移植后肝转氨酶升高的诊断思路 ······························ 456

附录　实验室常用检查参考值 ·· 460

第1章

正常细胞性贫血的诊断思路

贫血是血液科常见的一种临床表现,按照红细胞体积的大小可分为大细胞性贫血、正常细胞性贫血、小细胞性贫血。其中将平均红细胞体积(mean corpuscular volume,MCV)在80~100fl范围内的形态学表现的贫血称为正常细胞性贫血。单纯 MCV 分类虽然还不能明确正常细胞性贫血的病因,但是可以通过排除大细胞性贫血和小细胞性贫血范畴内的疾病,并结合疾病特点,从而最终较快作出诊断。诊断思路可以从非血液系统疾病、血液系统疾病及其他继发性疾病为切入点进行分析。

(一) 非血液系统疾病

1. 急性失血性贫血　急性失血性贫血一般均有短时间内大量失血病史,如各种外伤、手术出血、上消化道大出血、产科意外出血、内脏破裂、各种出血性疾病(如血友病)等,因其血容量在短时间内迅速减少,更易出现头晕、血压下降甚至休克症状。急性失血早期因血液未稀释,血红蛋白、红细胞及血细胞比容下降不明显,但当血容量增加时贫血才开始表现明显。因红细胞的形态未受影响,血常规常表现为正常细胞性贫血。急性失血性贫血对于有明确失血病因的,大都对其诊断并不困难,但有时较隐匿,短时间内不能快速判断,需仔细观察。

2. 脾功能亢进　简称脾亢,是由不同病因导致的脾大和脾功能亢进。贫血是由于红细胞在血液循环中经过脾脏时,受到机械性破坏所致。脾功能亢进患者的血常规可有一系及以上的血细胞减少,减少程度与脾大程度不一定成比例。贫血主要表现为正细胞正色素性,切除脾脏后血常规可以改善或恢复正常。脾功能亢进根据病因可分为原发性和继发性,诊断脾功能亢进后需继续寻找病因。

(二) 血液系统疾病

1. 再生障碍性贫血　再生障碍性贫血是由多种病因、多种发病机制引起的骨髓造血功能衰竭,骨髓造血组织被脂肪组织代替,外周血全血细胞减少,主要临床表现为贫血、出血和感染。贫血通常为正常细胞正常色素性贫血,少数早期可表现为大细胞性贫血,机制尚不清楚。实验室检查中,血常规常表现为全血细胞减少,淋巴细胞比例增高;骨髓象示骨髓增生低下,造血细胞减少,部分慢性再生障碍性贫血可出现一些局灶性造血增生灶;骨髓活检常见脂肪组织增加,有效造血面积减少。根据再生障碍性贫血以上临床特点及典型的血象、骨髓象,沿用1987年第四届全国再生障碍性贫血学术会议修订的诊断标准,排除其他原因后即可诊断再生障碍性贫血。

2. 急性溶血性贫血 红细胞在血液循环中正常寿命为 90～120 天,且红细胞总数保持恒定状态。当红细胞在血液循环中受到各种原因而被破坏时,红细胞发生裂解进而发生溶血性贫血。根据起病急慢可分为急性溶血和慢性溶血。慢性溶血时,骨髓常出现代偿性增生,由于红细胞中的血红蛋白合成速度相对缓慢,可出现大细胞性贫血。如溶血发生快速,在某些疾病如先天性疾病(遗传性球型红细胞增多症、葡萄糖-6-磷酸脱氢酶缺乏等)或获得性疾病(阵发性睡眠性血红蛋白尿、脾亢、免疫性溶血、弥散性血管内凝血、感染、毒素、血型不相容性输血等),红细胞体积大小正常,即表现为正常细胞性贫血。

临床上明确溶血性贫血诊断本身并不困难,实验室依据包括红细胞破坏过多或血红蛋白代谢产物增多的依据(血清间接胆红素、血浆游离血红蛋白及乳酸脱氢酶增多,尿胆原增多、血红蛋白尿、含铁血黄素尿等)以及骨髓代偿性红系细胞增生的依据(网织红增多、外周血出现有核红细胞,骨髓中红系增生明显活跃)。但是确定溶血性贫血的病因需要继续选择性做进一步检查,如葡萄糖-6-磷酸脱氢酶(G-6-PD)缺乏的患者可进行外周血 G-6-PD 活性检测,红细胞膜缺陷疾病的患者可行红细胞渗透性试验、Ham 试验、蔗糖溶血试验、蛇毒因子溶血试验、CD55 及 CD59 抗原检测,有关免疫性溶血性贫血的患者可行 Coombs 试验、冷凝集素试验、冷热溶血试验等。

3. 骨髓病性贫血 白血病、部分骨髓增生异常综合征 (myelodysplastic syndromes, MDS)、累及骨髓的淋巴瘤和浆细胞肿瘤等,此类贫血的主要原因是骨髓被异常增生的肿瘤细胞浸润,幼红细胞的代谢受到干扰,红细胞生成减少,多数患者同时存在隐性溶血现象。贫血多数轻至中度,以正常细胞正常色素性多见。浆细胞疾病血涂片可见红细胞呈缗钱状排列,白血病患者外周血常出现大量幼稚细胞并两系及以上的血细胞减少多见。正常细胞正常色素性贫血对于骨髓疾病的诊断仅仅起到一个提示作用,要明确诊断,最终还是要通过骨髓的检查及相关免疫学和分子生物学检测。

4. 纯红细胞再生障碍性贫血 纯红细胞再生障碍性贫血是以骨髓单纯红系造血障碍,外周血网织红细胞和成熟红细胞减少(白细胞和血小板基本正常)为特征的一组疾病,分为先天性和获得性。纯红细胞再生障碍性贫血患者主要以贫血为临床表现,血常规一般呈正常细胞正常色素性贫血,网织红细胞减少或缺如,白细胞或血小板减少。骨髓涂片提示红系明显减少或缺如,其他系统大致正常。同其他骨髓疾病一样,对于纯红细胞再生障碍性贫血的诊断也是通过骨髓的检查及相关分子生物学检测来明确的。

5. 原发性骨髓纤维化 原发性骨髓纤维化以正常色素性贫血与脾大为主要的临床表现,多发于中老年人,血常规最显著的变化是外周血出现异形红细胞,尤其是泪滴样红细胞和有核红细胞以及未成熟的粒细胞和巨大血小板。骨髓穿刺往往呈干抽状态,可见异常形态的巨核细胞、异形性红细胞及粒细胞过分叶或分叶障碍,骨髓形态也可正常。骨髓细胞分子生物学检查常见到 *JAK2 V617F* 基因突变。临床诊断可参考 2008 年 WHO 诊断标准。

(三) 继发于其他系统疾病的贫血

单纯的肝肾疾病、甲状腺功能减退或亢进、垂体功能减退、慢性肾上腺皮质功能减退等疾病引起的贫血常为正细胞正色素性贫血,但如伴有缺铁、缺维生素、出血、溶血等则亦可呈现小细胞性贫血或大细胞性贫血。此类贫血的病因需根据各原发疾病特点进行诊断。

【病例分析】

（一）病史介绍

张某,女,50 岁,主因"上腹钝痛 20 余天"入院。患者 20 余天前于车祸后出现上腹部钝痛,伴胸部、腹部、双下肢大片瘀斑,就诊于当地医院,因腹部 B 超和上腹部 CT 均提示脾大,遂至我院外科门诊就诊。化验血常规示 WBC $8.1×10^9$/L,N $5.56×10^9$/L,Hb 102g/L,PLT $205×10^9$/L,Ret% 6.23%,有核红细胞 5.3%,上腹部 CT 显示:①脾大,门脉高压,胃底、脾门周围静脉曲张;②所见双侧肋骨、胸腰椎及骨盆弥漫性病变。现为进一步诊治,转入我科。患者自起病以来,无胸闷、胸痛,无发热、咳嗽,无头晕、头痛等不适,大小便正常,体重无明显增减。

既往有"乙型肝炎"病史多年,未予规范治疗。

体格检查:T 36.5℃,P 80 次/分,R 18 次/分,BP 120/78mmHg。轻度贫血貌,全身皮肤无皮疹、蜘蛛痣。全身浅表淋巴结无肿大。巩膜无黄染。心肺无特殊。腹平坦,腹壁无静脉曲张,剑突下压痛明显,无反跳痛,肝肋下 2cm,质中,无压痛,表面光滑;脾重度增大,Ⅰ 线10cm,Ⅱ 线 15cm,Ⅲ 线+4cm,质硬,无压痛。肝肾区无叩击痛,移动性浊音阴性,肠鸣音正常。生理反射正常,病理反射未引出。

（二）实验室检查

血常规:WBC $6.60×10^9$/L,N $4.83×10^9$/L,L $1.02×10^9$/L,RBC $3.84×10^{12}$/L,Hb 100g/L,MCV 82fl,MCHC 330g/L,PLT $191×10^9$/L,Ret% 4.92%。

大小便常规未见异常,出凝血常规未见异常。

血生化:LDH 648U/L↑,ALB 39.1g/L,TBIL 22.4μmol/L,DBIL 3.9μmol/L,IBIL 18.5μmol/L,余无异常。

贫血组合Ⅲ:叶酸、维生素 B_{12} 正常,铁蛋白 129.2μg/L,EPO 62.92IU/L。

乙肝两对半:HBsAg(+)、HBsAb(+)、HBeAb(+)、HBcAb(+)、HBV-DNA $1.18×10^3$IU/ml;梅毒组合:TRUST 阳性(1:4),TPPA 阳性(1:320)。

G-6-PD(-)、肝炎系列,风湿组合Ⅰ、SLE 3 项未见明显异常。

胸部 CT:①右肺尖少许纤维、增殖灶;右肺尖肺大疱;②胸廓及锁骨所见双侧肩关节组成骨骨质密度普遍增高;③脾大。

腹部 B 超:肝大,脾大;餐后胆囊,胆管、胰腺、双肾、膀胱、双输尿管超声检查未见异常。

外周血涂片:白细胞数在正常范围,分类以中性粒细胞为主,可见幼稚粒细胞;成熟红细胞轻度大小不一,易见泪滴红细胞,可见有核红细胞(图 1-1);血小板不少。

骨髓涂片:骨髓增生减低,全片可见3 个颗粒巨核细胞,血小板不少;未见寄生虫及转移癌细胞。

骨髓流式细胞学检测:淋巴细胞

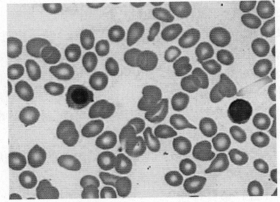

图 1-1　外周血涂片易见泪滴红细胞,可见有核红细胞(瑞氏染色×1000)

11.9%，单核细胞11.1%，粒细胞63.1%，幼稚髓系细胞1.3%。

骨髓分子生物学检查：$JAK2$ V617F基因突变阴性，$BCR-ABL$阴性。

（三）初步诊断

1. 脾大查因：骨髓纤维化？脾功能亢进？

2. 慢性乙型病毒性肝炎

（四）诊断思路

1. 病例特点　该患者为中年女性，主因上腹钝痛20余天入院。入院后血常规显示：正常细胞性贫血，白细胞计数和血小板计数正常；总胆红素稍升高，以间接胆红素升高为主，LDH升高；风湿、溶血相关检查阴性；TRUST阳性（1：4），TPPA阳性（1：320）；乙肝两对半：HBsAg（+），HBsAb（+），HBeAb（+），HBcAb（+），HBV-DNA 1.18×10^3 IU/ml；腹部B超、CT示肝脾大，门脉高压，胃底、脾门周围静脉曲张；外周血涂片见中幼、晚幼粒细胞和有核红细胞，易见泪滴形红细胞；骨髓涂片显示骨髓增生减低，全片可见3个颗粒巨核细胞，血小板不少，骨髓流式细胞学检测未见明显异常，$JAK2$基因（−），$BCR-ABL$（−）；骨髓活检结果：送检骨小梁间脂肪、纤维组织增生，网状纤维嗜银染色（+），另见灶性死骨，未见明显造血细胞。

2. 鉴别诊断　患者的诊断和鉴别诊断可以从外周血涂片见有核红细胞、幼稚粒细胞、肝大、脾大、正常细胞正常色素性贫血等为切入点进行分析，前面几点可参见本书相关章节。本病例从正常细胞正常色素性贫血为切入点进行分析：①急性失血性贫血，此患者虽因车祸后上腹钝痛就医，但腹部B超及胸部CT均未提示出血，可以排除；②脾功能亢进，患者有乙肝病史、脾大、胃底和脾门周围静脉曲张，很容易考虑肝硬化脾亢引起贫血可能，但患者肝不是缩小反而增大，肝功能也未发现异常，影像学检查也并未见肝硬化特征，不支持肝硬化的诊断；另外患者外周血涂片见幼红、幼粒及泪滴形红细胞、骨髓增生低下均不支持脾亢的诊断，故基本也可排除；③溶血性贫血，患者有贫血、胆红素升高、网织红细胞比例增高、肝脾大，符合慢性溶血的临床表现，但骨髓增生减低及红系比例减低不支持，故可排除；④MDS，中年患者，有贫血症状，MDS可出现骨髓增生减低，但MDS一般无巨脾、贫血多为大细胞性贫血、骨髓未见病态造血现象及无原始细胞增多，该患者表现均不支持，可进一步行MDS特异性染色体异常如5q-、7q-、20q-、+8检查排除；⑤淋巴瘤，患者有贫血、巨脾、LDH升高，需注意淋巴瘤可能，但外周血涂片见泪滴形红细胞、骨髓涂片及骨髓流式细胞学检查未见异常淋巴细胞，该患者表现亦不支持，尚待骨髓活检进一步排除；⑥骨髓纤维化，患者有贫血、巨脾，外周血涂片见幼红、幼粒及泪滴形红细胞，支持骨髓纤维化的诊断，骨髓活检网状纤维嗜银Gomori染色有助于明确诊断；患者目前出现贫血、白细胞和血小板计数正常、外周血无嗜碱性粒细胞增多、$BCR-ABL$阴性、$JAK2$基因突变阴性，不支持慢性粒细胞性白血病、真性红细胞增多症及原发性血小板增多症可能，故诊断考虑原发性骨髓纤维化可能性大，其中少数患者可以并发门脉高压。

骨髓活检：骨小梁间脂肪、纤维组织增生，网状纤维嗜银Gomori染色（+）（图1-2），另见灶性死骨，未见明显造血细胞。

（五）最终诊断

1. 原发性骨髓纤维化

2. 慢性乙型病毒性肝炎

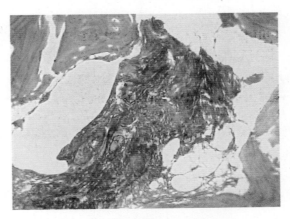

图 1-2　骨髓活检病理显示纤维组织增生，
Gomori 染色阳性(×400)

3. 潜伏性梅毒

（六）治疗经过

患者明确诊断后予沙利度胺(反应停)治疗,同时抗乙肝病毒治疗。

（许多荣　李娟）

参 考 文 献

1. 张之南,沈悌. 血液病诊断及疗效标准. 第 3 版. 北京:科学出版社,2007.

2. Sabattini E,Bacci F,Sagramoso C,et al. WHO classification of tumours of haematopoietic and lymphoid tissues in 2008:an overview. Pathologica,2010,102(3):83-87.

3. Markiewicz M,Dzierzak Mietla M,Wieczorkiewicz A,et al. Safety and outcome of allogeneic stem cell transplantation in myelofibrosis. Eur J Haematol,2015.[Epub ahead of print].

第 2 章

大细胞性贫血的诊断思路

在血液病的诊断过程中,血常规分析是最常用的辅助诊断措施,随着各种类型的血细胞分析仪应用于临床,我们能更容易地识别各类贫血。大细胞性贫血是指以 MCV 超过正常水平上限为显著红细胞形态学特征的一组贫血的总称,但临床上一般以 MCV 大于 100fl 为诊断大细胞性贫血的临界值。临床大细胞性贫血常见以下疾病。

(一) 巨幼细胞贫血

约95%的患者系叶酸和(或)维生素 B_{12} 缺乏,导致细胞 DNA 合成障碍,少部分患者亦可因遗传性或药物等获得性 DNA 合成障碍,引起骨髓红细胞的核质发育不平衡及无效造血而致大细胞性贫血。常见于老年人、孕妇、胃部分或大部切除术者、慢性萎缩性胃炎、胃癌、肠道疾患、肠道菌群失调等患者。本症特点是呈大红细胞性贫血,严重缺乏维生素 B_{12} 或叶酸可同时伴有白细胞和血小板减少,中性粒细胞分叶过多(5 叶者>5% 或 6 叶者>1%);骨髓增生明显,红系呈典型巨幼红细胞生成,巨幼红细胞>10%,粒细胞系统及巨核细胞系统亦有巨幼变,特别是晚幼粒细胞改变明显,核染色质疏松、肿胀,巨核细胞有核分叶过多,血小板生成障碍。临床结合患者血涂片中可见多数大卵圆形的红细胞,中性粒细胞分叶过多;骨髓细胞胞质比胞核发育成熟(核质发育不平衡),核染色质呈分散的颗粒状浓缩及血清叶酸、维生素 B_{12} 水平测定有助于与其他大细胞性贫血疾病区别开来。巨幼红细胞性贫血者当红细胞 MCV 大于某一临界值时,可出现溶血性贫血的表现,临床可见到间接胆红素、LDH 明显升高。

(二) 溶血性贫血

多见于伴有网织红细胞大量增生的溶血性贫血,因外周血中网织红细胞增多,血中出现大量幼红细胞,MCV 增高,表现为大红细胞性贫血。另外,若溶血性贫血患者骨髓明显代偿性增生,有核细胞增生可表现为明显活跃,需要大量合成 DNA 的物质,长期如此,可导致合成 DNA 原料相对不足,引起巨幼样改变。结合患者有血清间接胆红素增高、尿胆原增高、血LDH 含量增高等红细胞破坏的直接征象及外周血可见有核红细胞、网织红细胞增多、红细胞寿命缩短等红细胞破坏的间接征象,可与其他原因所致的大细胞性贫血进行鉴别。明确是溶血性贫血后,需进一步明确溶血的原因。

(三) 骨髓增生异常综合征

见于中老年人,90%的骨髓增生异常综合征(myelodysplastic syndrome,MDS)患者有贫血症状,表现为不同程度的血细胞减少及巨幼样红细胞性贫血。有研究认为 MDS 致大细胞性贫血可能是由于 MDS 的演变过程系多基因突变而最终产生单一克隆的细胞群,这种异常克隆细胞分化功能异常,不能分化成熟而导致其为大细胞性贫血。骨髓检查是诊断 MDS 的主要方法;MDS 的骨髓象可见骨髓以病态造血为特征,可有原始细胞的增多,伴一系或几系血细胞的病态造血,外周血显示红细胞大小不均,异形,偶见巨大红细胞及有核红细胞,单核细胞增多,可见幼稚粒细胞和巨大血小板;约 15% 的 MDS 患者可出现骨髓纤维化;骨髓活检对伴有骨髓纤维化、骨髓增生低下的 MDS 诊断较好。对所有怀疑 MDS 的患者均应进行染色体核型检测;MDS 往往是染色体部分或完全缺失,在染色体异常核型类型中最常见的是-5/5q-、-7/7q-、+8、-20/20q-,FISH 技术联合常规细胞遗传学检测可以提高染色体异常检出率。但 MDS 是除外性诊断,排除其他疾病可能后,结合患者临床症状、血细胞减少、病态造血及细胞遗传学,MDS 的诊断基本可确立。

（四）再生障碍性贫血

再生障碍引起的贫血多表现为正细胞性,但少数再生障碍性贫血早期可呈大细胞性,其机制尚不清楚。

（五）甲状腺功能减退症

甲状腺功能减退症(简称甲减)患者的贫血可以为正细胞正色素性,也可以为小细胞低色素性或者大细胞性。国外报道,贫血发生率占甲减患者的 30% ~ 50%,国内有报道占 56.8%。当甲减患者肠道吸收叶酸、维生素 B_{12} 障碍引起叶酸和维生素 B_{12} 缺乏时,患者的贫血表现多为大细胞性贫血。甲减合并恶性贫血发生率增加,与其自身免疫机制造成胃黏膜萎缩,内因子缺乏有关。部分患者由于 2,3-二磷酸甘油酸减少,即使无叶酸、维生素 B_{12} 缺乏,也可使红细胞体积增大,血常规呈大细胞贫血表现。临床对于贫血合并黏液性水肿、毛发稀疏等甲减症状体征者,注意检测甲状腺功能水平,以明确疾病的诊断。

（六）肝疾病

不同肝病引起贫血的原因不同:①酒精性肝病患者过度摄入酒精引起叶酸、维生素 B_{12} 缺乏,可以引起大细胞性贫血;②肝硬化患者可有脾大、脾亢,红细胞寿命缩短破坏增加;③严重肝病患者,特别是部分乙肝患者,乙肝病毒本身对骨髓造血抑制。另外,肝病本身由于肝功能不全会导致胃肠道功能紊乱,特别是肝炎急性过程中常常以胃肠道反应为主要临床表现,影响肠道对维生素 B_{12} 的吸收,本身进食受限导致维生素 B_{12} 供应不足。结合患者病史、体征、肝功能、肝影像学等有助于肝病的诊断。

（七）药物使用

某些药物的使用如甲氨蝶呤、部分抗癫痫药如丙戊酸钠等可通过干扰叶酸作用抑制细胞 DNA 代谢而引起大细胞性贫血。

【病例分析】

（一）病史介绍

练某,男,57 岁,因"乏力 1 个月,皮肤瘀斑近 1 周"入院。患者 1 个月前无明显诱因出现活动后乏力,稍疲惫,无活动后气促、心悸、胸闷等不适,无发热、咳嗽、咳痰,未予重视。近 1 周前无明显诱因出现肘部、膝部瘀斑,无鼻出血、牙龈出血,遂至当地医院查血常规示 WBC 5.50×10⁹/L、N 3.13×10⁹/L、Hb 93g/L、PLT 35×10⁹/L,现为进一步诊治收入院。患者自起病以来无反复发热、咳嗽、咳痰,无胸闷、心悸、气促,无光过敏、口腔溃疡、皮疹、蝶形红斑、关节肿痛,无腹胀、腹痛、腹泻,精神、食欲、睡眠可,大小便无异常,体重无明显改变。

既往体健,1个月前曾因"醉酒""人事不省",于当地医院予"醒脑静"等治疗后出院。

体格检查:T 37℃,P 72次/分,R 16次/分,BP 136/90mmHg。轻度贫血貌,肘部及右侧大腿部可见一直径2cm大小瘀斑。全身浅表淋巴结未触及肿大。巩膜无黄染。胸骨无压痛,心肺无特殊。腹平软,肝脾肋下未及。双下肢无水肿。

(二)实验室检查

血常规:WBC $5.50×10^9$/L,N $3.13×10^9$/L,RBC $2.84×10^{12}$/L,Hb 96g/L,MCV 114fl,MCHC 338g/L,PLT $35×10^9$/L,Ret% 3.0%。

尿常规无异常;大便常规转铁蛋白(±),余无异常。

出凝血常规未见异常。

血生化:ALT 44U/L,AST 20U/L,LDH 176U/L,TBIL $8.7\mu mol$/L,余正常。

游离甲功组合无异常。

贫血组合Ⅲ:维生素B_{12} 221ng/L,叶酸6.31μg/L,铁蛋白322.27μg/L,EPO>792IU/L;直接Coombs试验阴性;G-6-PD活性正常。

PNH组合:CD55-粒系34.0%,CD59-粒系34.3%,CD55-红系1.0%,CD59-红系5.4%。

乙肝两对半:HBsAb(+)、HBcAb(+),余阴性;肝炎系列、HIV抗体、梅毒组合均阴性。

风湿病组合Ⅰ+Ⅱ、SLE 5项、ANCA组合、抗磷脂综合征组合均无异常;体液免疫5项:IgA 1.43g/L,IgM 0.82g/L,余无异常。

肺肿瘤组合、消化系统肿瘤组合、前列腺癌组合均无异常。

心电图:轻度ST改变。

胸部CT:①右肺中叶内侧段斑片状模糊影,考虑少许炎症;②右肺中叶外侧段小结节,考虑良性病变可能性大,建议复查。

左髂前骨髓涂片:骨髓增生减低,粒系占59%,比例正常,以分叶核为主,形态大致正常;红系占6%,比例减低,形态大致正常,全片未见巨核细胞,血小板少;未见寄生虫及转移癌细胞。

右髂后骨髓涂片:骨髓增生减低,粒系占36%,比例减低,形态大致正常;红系占34%,比例增高,形态大致正常;全片见2个颗粒巨核细胞,血小板少,铁染色:外铁(+),内铁阴性。

胸骨骨髓涂片:骨髓增生明显活跃,粒系占41%,比例、形态大致正常;红系占35%,比例增高,形态大致正常;全片可见16个巨核细胞,其中幼稚巨核细胞3个,颗粒巨核细胞13个,血小板少。

骨髓流式细胞学检测:淋巴细胞比例25.1%(T细胞比例约为60.3%,B细胞比例约25.8%),单核5.4%,粒细胞比例42.1%,幼稚B淋巴细胞0.9%。

骨髓染色体核型分析正常。

骨髓FISH检测:5q-、7q-、20q-、+8均阴性。

骨髓活检:骨髓增生极度低下,脂肪组织显著增生,仅见个别造血细胞,未见巨核细胞。

全身PET-CT检查:①中轴骨及外周四肢长骨近段骨髓弥漫性代谢减低,结合病史符合再生障碍性贫血;②右肺中叶、下叶和左肺下叶小结节,代谢未见异常,考虑良性病变,增殖灶可能;脾脏体积小,代谢减低;甲状腺右叶结节,代谢未见异常,考虑结节性甲状腺肿,建议进一步进行超声检查;③余所见部位全身PET-CT显像未见异常高代谢灶。

（三）初步诊断

贫血、血小板减少查因：再生障碍性贫血？

（四）诊断思路

1. 病例特点　该患者为老年男性，以贫血、出血为主要表现，查体无淋巴结、肝脾大；血常规提示红细胞和血小板减少，贫血呈大细胞性，网织红细胞比例增高（3%），PNH 组合提示 CD55、CD59 阴性细胞大于 5%，提示存在 PNH 克隆；两次髂骨穿刺结果提示一次骨髓增生减低，一次骨髓增生活跃，但巨核细胞均减低；骨髓活检提示骨髓增生减低，骨髓脂肪组织增加；全身 PET-CT 检查提示中轴骨及外周四肢长骨近段骨髓弥漫性代谢减低，结合病史符合再生障碍性贫血。

2. 鉴别诊断　患者的诊断和鉴别诊断可以从两系/三系细胞减少、大细胞性贫血查因作为切入点进行，前者见本书第 21 章，本病例从大细胞性贫血为切入点进行讨论，具体分析如下：①巨幼细胞贫血，为大细胞性贫血，患者无偏食、胃病史、口腔牙齿完整等无摄入减少因素，叶酸、维生素 B_{12} 不少，多次骨髓涂片检查红系未见典型巨幼改变，且骨髓活检及全身 PET-CT 检查均提示骨髓增生低下无骨髓代偿增生，故不支持巨幼细胞贫血的诊断；②骨髓增生异常综合征，患者老年，血常规提示红细胞和血小板两系减少，呈大细胞性贫血，注意 MDS 可能；但多次骨髓穿刺未见病态造血现象及原始幼稚细胞增多，骨髓细胞 FISH 示 5q-、7q-、20q-、+8 均阴性，故不支持 MDS 的诊断；③Evans 综合征，患者有贫血和血小板减少，大细胞性贫血、网织红细胞比例升高，注意溶血性贫血可能；但无间接胆红素升高、LDH 升高等红细胞破坏的依据，骨髓活检及全身 PET-CT 检查均提示骨髓增生低下无骨髓代偿增生依据，另外髂骨骨髓穿刺及活检均提示巨核细胞减少，故排除溶血性贫血合并免疫性血小板减少即 Evans 综合征诊断；结合其 PNH 组合结果，考虑合并 PNH 克隆，出现上述表现也符合再生障碍性贫血合并 PNH 克隆表现；④再生障碍性贫血，患者再生障碍性贫血诊断依据较多，患者有贫血和血小板减少，无肝、脾及淋巴结肿大，多次髂骨骨髓穿刺及活检均提示骨髓增生减低及巨核细胞减少，骨髓脂肪组织增加，全身 PET-CT 提示中轴骨及外周四肢长骨近段骨髓弥漫性代谢减低，以上均支持再生障碍性贫血的诊断，少数再生障碍性贫血患者可呈大细胞性贫血；患者 PNH 组合粒系 CD55 和 CD59 阴性细胞比例升高提示合并 PNH 克隆，网织红细胞比例达 3% 可能与存在 PNH 克隆相关；⑤甲状腺功能减退，可出现大细胞性贫血，但患者游离甲状腺功能正常，可排除；⑥肝病，患者无腹胀、身目黄染等肝病表现，肝功能正常，乙肝两对半提示为乙肝携带者，故可排除。

（五）最终诊断

慢性再生障碍性贫血（伴 PNH 克隆）。

（六）诊疗经过

患者予环孢素治疗，病情逐渐好转，5 个月后复查血常规 WBC $4.13×10^9$/L，N $2.0×10^9$/L，Hb 94g/L，RBC $2.86×10^{12}$/L，Hb 96g/L，MCV 110fl，PLT $57×10^9$/L。

（许多荣　李娟）

参　考　文　献

1. 陈灏珠. 实用内科学. 第 10 版. 北京：人民卫生出版社，1997：1889-1893.
2. 张之南，沈悌. 血液病诊断与疗效标准. 第 3 版. 北京：北京科学出版社，2007：12-71.

3. Goldman L, Schafer AI. Goldman's Cecil Medicine. 24th ed. Elsevier Saunders, 2011:843-851.

4. 卢兴国. 骨髓细胞学和骨髓病理学. 北京:科学出版社,2008:761-762.

5. Maruyama S, Hirayama C, Yamamoto S, et al. Red blood cell status in alcoholic and non-alcoholic liver disease. J Lab Clin Med, 2001, 138(5):332-337.

6. Grymuła K, Paczkowska E, Dziedziejko V, et al. The influence of 3,30,5-triiodo-L-thyronine on human haematopoiesis. Cell Prolif, 2007, 40(3):302-315.

7. Kawa MP, Grymula K, Paczkowska E, et al. Clinical relevance of thyroid dysfunction in human haematopoiesis: biochemical and molecular studies. Eur J Endocrinol, 2010, 162(2):295-305.

8. Segni M, Borrelli O, Pucarelli ID, et al. Early manifestations of gastric autoimmunity in patients with juvenile autoimmune thyroid disease. J Clin Endocrinol Metab, 2004, 89(10):948.

第3章

小细胞低色素性贫血的诊断思路

红细胞平均体积(MCV)小于80fl、红细胞平均血红蛋白(MCH)小于28pg和红细胞平均血红蛋白浓度(MCHC)小于32%即可诊断为小细胞低色素性贫血。现在应用血细胞分析仪,提供多种红细胞参数,可很快诊断出贫血并能够进行初步分类。

小细胞低色素性贫血是血红蛋白合成障碍性疾病,主要是铁缺乏、慢性疾病所致,但少数也见于铁利用障碍、珠蛋白链合成异常等,小细胞低色素性贫血常见于以下疾病。

(一) 缺铁性贫血

缺铁性贫血是小细胞低色素性贫血最常见的疾病,机体铁缺乏致血红蛋白合成障碍而引起贫血。缺铁主要由膳食铁摄入不足或慢性失血引起,依据实验室检查发现血清铁蛋白及转铁蛋白均降低其诊断并不困难,重要的是在确定诊断后需积极寻找缺铁的病因。不同人群引起缺铁性贫血的病因不同,其中婴幼儿和妊娠妇女主要是需铁量的增加,育龄期妇女多与月经失血过多有关,男性和绝经后妇女常见于消化道慢性失血如痔疮出血、胃溃疡、消化道肿瘤或血管畸形反复破裂出血引起。

(二) 慢性病贫血

慢性病贫血主要由于炎症因子干扰铁利用使红细胞生成受抑制引起,常见于感染、肿瘤、自身免疫性疾病、慢性肾病等患者。慢性病贫血多为轻、中度贫血,MCV很少小于72fl,铁代谢指标血清铁蛋白升高、血清铁及总铁结合力降低及骨髓铁染色铁粒幼红细胞减少但外铁增多,依据上述这些特点可与缺铁性贫血相鉴别。

(三) 地中海贫血

地中海贫血又称海洋性贫血、珠蛋白合成障碍性贫血,国内常见于广东、广西、四川地区。属遗传性疾病,是珠蛋白基因缺陷引起珠蛋白链合成不足导致的贫血,患者自幼即有贫血,MCV通常在65fl左右,血清铁蛋白通常增高,可与缺铁性贫血相鉴别,地中海贫血通过基因检测一般可确诊。需注意部分育龄期妇女由于月经失血过多可同时合并出现缺铁性贫血。

(四) 铁粒幼细胞性贫血

各种原因导致的红细胞铁利用障碍,血红素合成异常,有遗传性和后天获得性。是一组异质性疾病,血常规多呈小细胞低色素性,网织红细胞一般正常或轻度增多。对于血常规提示为小细胞低色素性贫血的患者,结合患者骨髓片铁染色可见幼红细胞胞质内粗而多的铁质颗粒围绕核周径1/3以上的环形铁幼粒细胞增多,大于有核细胞的15%,骨髓小粒含铁血黄素颗粒增多等可作出诊断。由于患者铁利用障碍,铁代谢指标也表现异常:血清铁蛋白、血清铁和转铁蛋白饱和度增高,总铁结合力正常或降低。诊断主要根据患者血常规为小细胞低色素性贫血,骨髓环形铁幼粒细胞增多、红系无效生成和组织储存铁及血清铁增高。骨髓铁幼粒细胞增多,环状铁幼粒细胞占有核红细胞>15%为诊断必备。补充大剂量维生素B_6后,对部分患者(特别是先天性患者)有效。

【病例分析】

(一)病史介绍

庾某,女,68岁,主因"双下肢水肿伴麻木8个月余,头昏乏力、反复低热5个月"于2015年4月16日入院。患者2014年8月在乘长途汽车4小时后双下肢出现水肿,伴双下肢膝关节下触摸后麻木感、蚁爬状,就诊于当地医院,双下肢动静脉彩超示左胫前动脉局部狭窄、左下肢动脉硬化闭塞症(1级)、右下肢动脉硬化闭塞症(2级)、左下肢深静脉瓣膜功能不全、予以活血化瘀等治疗(具体不详)后好转。2014年12月初起无诱因出现头昏乏力,以活动后明显,伴低热,体温波动于37.5~38℃,多于午后出现,次晨自行热退,无盗汗,无咳嗽、咳痰,无关节骨痛。当时就诊于省级医院风湿科,血常规示WBC $5.6×10^9$/L,N $3.86×10^9$/L,Hb 112g/L,PLT $162×10^9$/L,骨穿见2%分类不明细胞,考虑风湿结缔组织病可能,予泼尼松10mg tid治疗后热退,双下肢水肿进一步减轻出院。出院后继续长期口服泼尼松25mg qd治疗3个月,期间仍反复发热,且体温呈升高趋势,最高达38.8℃,头昏乏力逐渐加重,活动后感胸闷、气促,无关节骨痛。2周前就诊,胸片提示"左上肺炎"可能,曾先后予以哌拉西林-他唑巴坦、美罗培南等抗感染,仍有发热。现为进一步明确诊断收住我院。自起病以来,患者精神、睡眠尚可,胃纳一般,大便正常,无血便或黑便,尿量正常,无血尿或酱油尿,体重无明显改变。

既往20年前因"甲状腺囊肿"行"甲状腺切除术"。

体格检查:T 38℃,P 104次/分,R 20次/分,BP 125/69mmHg。发育正常,营养中等,中度贫血貌。全身皮肤及黏膜苍白,无出血点、黄染。全身浅表淋巴结无肿大。巩膜无黄染。口腔无溃疡,牙龈无肿胀,咽不红,双侧扁桃体无肿大。胸骨无压痛,双肺呼吸音清晰,未闻及干湿性啰音。心率104次/分,律齐,心音正常。腹平软,无压痛及反跳痛,肝脾肋下未扪及,肠鸣音正常。脊柱、四肢无畸形,关节无红肿,双下肢中度凹陷性水肿伴有麻痛感。神经系统病理反射未引出。

(二)实验室检查

血常规:WBC $3.85×10^9$/L,N% 70.6%,RBC $2.02×10^{12}$/L,Hb 54g/L,MCV 79.2fl,MCHC 310g/L,PLT $184×10^9$/L。

大便常规未见异常,隐血试验阴性;尿常规正常。

血生化:AST 35U/L,ALT 65U/L,LDH 1537U/L↑,ALB 26.6g/L,TBIL 10.0μmol/L。

出凝血常规未见异常。

传染性单核细胞增多症EB病毒抗体组合:IgA和IgM阴性,IgG阳性;痰抗酸杆菌阴性,抗结核抗体阴性,PPD皮试阴性,T-SPOT(+);血清PCT 0.25ng/ml,双手血培养无菌生长;曲霉菌、隐球菌抗原检测二项未见异常。

乙肝两对半、肝炎系列、HIV抗体、梅毒组合均未见异常。

贫血组合Ⅱ：血清铁 3μmol/L↓，转铁蛋白 2.2g/L，铁蛋白 900.64μg/L↑；铁 2 项：转铁蛋白饱和度 30%↓，总铁结合力 40μmol/L↓。

PNH 组合、直接 Coombs 试验均未见异常，珠蛋白生成障碍性贫血（地中海贫血）基因检测未见异常。

游离甲功未见异常。

血沉（又称红细胞沉降率）70mm/h。风湿病组合Ⅰ：CRP 51.80mg/L，SAA 45.00mg/L，余无异常；体液免疫 7 项：IgA 0.80g/L，IgG 5.49g/L，C4 0.16g/L，κ 链 4.34g/L，λ 链 2.96g/L；SLE 5 项、风湿组合Ⅱ、ANCA 组合、抗磷脂组合均未见异常。

消化系统肿瘤组合、妇科肿瘤组合未见异常。

骨髓涂片：骨髓增生明显活跃，粒系占 46%，比例、形态大致正常；红系占 39%，比例增高，形态大致正常；淋巴细胞、单核细胞、浆细胞比例和形态大致正常；全片可见 42 个巨核细胞，幼稚巨核细胞 5 个，颗粒巨核细胞 30 个，产板巨核细胞 7 个，血小板不少。血细胞化学染色：①NAP 阴性；②铁染色：外铁（++），内铁Ⅰ型 3%、Ⅱ型 3%。

骨髓活检：骨髓造血组织增生稍活跃，三系均可见，粒系比例稍多，以偏成熟阶段为主，可见巨核细胞。

骨髓 FISH 检查：5q-、7q-、+8 和 20q-均阴性。

胸片：心、肺、膈未见异常，主动脉硬化。

超声心动图：主动脉增宽，左房增大，主动脉瓣关闭不全（轻度），左心室收缩功能正常，舒张功能大致正常。

全身 PET-CT 检查：①中轴骨、骨盆骨及四肢骨近段骨髓代谢轻度活跃，SUVmax 2.7，性质待定，拟血液系统疾病，与反应性改变相鉴别；②鼻咽左侧、食管腹段-胃贲门处代谢活跃，SUVmax 2.7，考虑炎症；③脑萎缩；拟结节性甲状腺肿；蝶窦炎；双侧乳腺增生；④双肺上叶少许炎症；左肺上叶舌段及下叶内前基底段、右肺下叶纤维灶；纵隔及右肺门淋巴结钙化灶；心腔密度减低，考虑贫血；皮下水肿；⑤胆囊结石并胆囊炎；左冠状动脉、主动脉及其他分支动脉硬化；多个椎体骨质增生；余所见部分全身 PET/CT 显像未见异常高代谢病灶。

肌电图：①双正中神经轻度脱髓鞘损害，左尺神经、右股神经轻度中轴损害，左腓神经、胫神经中度混合性损害；②左胫神经、正中神经 F 波异常；③左胫前神经肌电图神经性损害。

（三）初步诊断

发热查因：淋巴瘤？

（四）诊断思路

1. 病例特点　该患者为老年女性，慢性病程，双下肢有动脉栓塞、水肿、麻木，病初予以低剂量泼尼松治疗曾退热，后期体温升高且逐渐出现贫血加重，抗感染治疗无效；实验室检查提示小细胞低色素性贫血，溶血方面检查未见异常，铁代谢方面血清铁蛋白升高但血清铁、转铁蛋白饱和度及总铁结合力降低，骨髓外铁（++）、铁粒幼红细胞减少，肌电图示周围神经损害（脱髓鞘病变），全身 PET-CT 检查未发现明显感染病灶或提示肿瘤可能。

2. 鉴别诊断　患者的诊断和鉴别诊断可以从双下肢有动脉栓塞查因、发热查因、小细胞低色素性贫血等为切入点进行分析，长期发热查因见第 22 章，本病例从小细胞低色素性贫血为切入点进行分析：①缺铁性贫血，患者无长期慢性失血或缺铁的证据，缺铁性贫血患者的铁染色应该是内铁和外铁均是阴性的，而该患者的骨髓铁染色提示外铁（++），血清铁蛋白升高,可排除;②地中海性贫血,为慢性溶血性贫血,患者无黄疸、脾大等慢性溶血的表现,地中海性贫血基因结果未见异常,可排除;③铁幼粒细胞性贫血,患者骨髓环形铁幼粒细胞不多,可排除;④慢性病贫血,患者慢性病程,小细胞低色素性贫血,有关铁代谢指标中血清铁、转铁蛋白饱和度、总铁结合力均降低,但铁蛋白升高,骨髓铁染色外铁(++),但铁粒幼细胞减少,基本可明确存在。

慢性病性贫血诊断后,关键是找到慢性病性贫血的病因:①感染,病程、病毒感染相关指标阴性不支持病毒感染;细菌中结核感染,PPD(-),T-spot(+),考虑结核可能性很小;真菌、寄生虫感染无依据,可排除;②肿瘤,PET-CT 未找到肿瘤的依据,实体肿瘤也未见到异常相关指标及病灶,可排除;③结缔组织疾病,入院前 8 个月出现双下肢水肿,血管彩超示双下肢有动脉栓塞,双下肢有麻痛感,肌电图示周围神经损害(脱髓鞘病变),血沉升高(70mm/h),CRP 升高(51.80mg/L),发热,体力下降,血嗜酸性粒细胞计数不高,可以诊断为结节性多动脉炎,因此明确患者慢性病性贫血的病因是结节性多动脉炎。

风湿科会诊意见:患者入院前 8 个月出现双下肢水肿,血管彩超示双下肢有动脉栓塞,双下肢有麻痛感,肌电图示周围神经损害(脱髓鞘病变),血沉升高,CRP 升高,低热,体力下降,血嗜酸性粒细胞计数不高;诊断结节性多动脉炎,建议糖皮质激素联合环孢素治疗,定期风湿科门诊随诊。

(五) 最终诊断

1. 结节性多动脉炎。

2. 慢性病贫血。

(六) 治疗经过

患者予大剂量 EPO 2 万单位连续 2 周治疗,患者乏力症状明显好转,复查血常规 Hb、MCV、MCHC 基本恢复正常。针对于原发疾病,后续于风湿科治疗。

(许多荣　李娟)

参 考 文 献

1. Beutler KL,Prchal KS. 威廉姆斯血液学. 陈竺,陈赛娟,主译. 第 8 版. 北京:人民卫生出版社,2011.

2. Powers JM,Buchanan GR. Diagnosis and management of iron deficiency anemia. Hematol Oncol Clin North Am,2014,28(4):729-745.

3. Baltierra D,Harper T,Jones MP,et al. Hematologic disorders:anemia. FP Essent,2015,433:11-15.

第 4 章

外周血出现有核红细胞的诊断思路

外周血涂片细胞形态学检查是血液病诊断的常用方法之一,经瑞氏染色在显微镜下观察,除新生儿造血发育不完全可出现有核红细胞外,健康成人血涂片中一般不会出现有核红细胞,若出现有核红细胞均为病理现象,因此诊断思路可以从外周血出现有核红细胞为切入点进行分析。

外周血涂片中见有核红细胞,一部分是骨髓造血恶性克隆性疾病的表现,一部分也见于非肿瘤的良性疾病,可能由贫血导致骨髓代偿性造血增加引起骨髓红系增生,有核红细胞释放到外周血所致。外周血涂片出现有核红细胞常见于以下几大类疾病。

(一) 增生性贫血

溶血性贫血、急性大量失血时由于红细胞大量破坏或丢失,骨髓代偿性增生旺盛,加速释放有核红细胞进入外周血液循环,外周血涂片中见有核红细胞,通常为晚幼红细胞,严重溶血或急性大量失血时外周血涂片尚可见到幼粒细胞。溶血性贫血患者外周血涂片同时可见部分红细胞有 Howell-Jolly 小体和 Cabot 环等改变,另外有网织红细胞比例明显升高、骨髓红系比例增高代偿性增生表现以及间接胆红素升高、LDH 升高或血红蛋白尿等红细胞破坏的证据,因此,诊断溶血性贫血并不困难。确定溶血性贫血后,需进一步予以直接/间接抗人球蛋白试验、G-6-PD 活性测定、流式细胞仪检测外周血细胞 CD55 及 CD59 的表达水平、血红蛋白电泳、红细胞渗透脆性试验、冷凝集素试验等检查明确病因。缺铁性贫血、巨幼细胞贫血由于造血原料缺乏骨髓代偿性增生,可使少量有核红细胞进入外周血,外周血涂片亦可见少量有核红细胞,铁蛋白或叶酸/维生素 B_{12} 水平减低多可明确诊断。

(二) 骨髓纤维化

包括原发性及继发性骨髓纤维化。原发性骨髓纤维化是一种造血干细胞克隆性增殖所致的骨髓增生性肿瘤(MPN),是骨髓造血干细胞异常克隆而引起成纤维细胞反应性增生,增生的血细胞释放血小板衍化生长因子(PDGF)及转化生长因子(TGF-β),刺激成纤维细胞分裂增殖及胶原纤维合成增多,并在骨髓基质中过度积聚,形成骨髓纤维化,50%的患者有 JAK2 V617F 点突变。继发性骨髓纤维化可见于慢性髓系白血病、真性红细胞增多症、原发性血小板增多症、骨髓增生异常综合征等疾病。骨髓纤维化有肝、脾等部位的髓外造血,幼稚血细胞进入血液循环,故外周血涂片中可见有核红细胞及幼稚粒细胞,同时有易见泪滴状红细胞的特点,进一步骨髓活检见网状纤维及胶原纤维增多即可明确诊断。

（三）白血病

白血病是骨髓造血干细胞的恶性克隆增殖性疾病，白血病细胞增殖失控、凋亡受阻使大量白血病细胞在骨髓增生积累，骨髓屏障功能受到破坏，外周血涂片可见有核红细胞。其中急性髓系白血病 M6 亚型和急性红血病由于幼稚红细胞异常增生并释放入外周血，外周血涂片可见多量有核红细胞，以原始、早幼红细胞多见，M6 亚型可同时见到原始、幼稚粒细胞或单核细胞，进一步骨髓涂片及骨髓流式细胞学免疫表型分析可明确诊断。

（四）骨髓增生异常综合征（MDS）

MDS 是一组起源于造血干细胞，以血细胞病态造血，高风险向急性髓系白血病转化为特征的难治性血细胞质、量异常的异质性疾病。MDS 时，异常克隆细胞在骨髓中分化成熟障碍，出现病态造血，骨髓微环境受到影响及屏障功能受到破坏，可使有核红细胞释放入外周血，血涂片可见到有核红细胞。MDS 依据骨髓形态学有粒系、红系和（或）巨核细胞系血细胞的病态造血、原始幼稚髓细胞增多以及荧光原位杂交技术（FISH）检测有特异性 5q-、7q-、20q-或+8 染色体异常可明确诊断。

（五）其他

恶性淋巴瘤（常见为非霍奇金淋巴瘤）、骨髓转移癌、恶性组织细胞病等病变侵犯骨髓时，骨髓屏障破坏，可使有核红细胞释放入血，外周血涂片可见到有核红细胞。骨髓细胞涂片、骨髓细胞流式细胞学免疫表型分析以及骨髓活检等有助于明确骨髓内异常细胞的性质，结合病史、肿瘤相关抗原检测、全身 PET-CT 检查或者进一步其他病变组织病理活检等多可明确诊断。

【病例分析】

（一）病史介绍

李某，男，41 岁，因"反复头昏乏力伴皮肤黄染、眼黄 1 年余"于 2015 年 1 月 16 日入院。患者于 2013 年底无明显诱因出现头晕、四肢乏力，逐渐加重，活动后感胸闷、心悸，伴有皮肤及眼黄染、尿黄。无发热，无关节骨痛，无面部红斑及口腔溃疡。曾就诊于当地医院，血常规示 WBC 11.1×10^9/L，N% 71.3%，Hb 43g/L，PLT 300×10^9/L，肝功能检查总胆红素 115.7μmol/L，直接胆红素 27.5μmol/L，直接抗人球蛋白试验（+），诊断为"溶血性贫血"，予以甲基泼尼松龙 250mg/d 静脉输注治疗 1 周，头晕乏力好转，皮肤黄染减轻，予以泼尼松片 60mg/d 口服带药出院。出院后定期于该院门诊复诊，症状缓解后泼尼松片逐渐减量至 5mg/d 维持治疗。去年 10 月"感冒"后症状复发，就诊于当地第二家医院，仍诊断"溶血性贫血"，予以上述类似治疗后症状好转，出院后继续泼尼松片 60mg/d 口服，后逐渐减量至 15mg/d。2014 年 12 月 29 日无明显诱因症状第三次复发，稍活动即有胸闷、心悸，再次就诊于第一家医院，血常规示 WBC 5.2×10^9/L，Hb 27g/L，PLT 89×10^9/L，Ret% 31.6%，肝功能总胆红素 68.8μmol/L，直接胆红素 9.3μmol/L，骨髓涂片示增生性贫血骨髓象；骨髓病理示骨髓增生极度活跃、红系显著增生，于 2015 年 1 月 3 日起予以甲基泼尼松龙 250mg/d 及输注洗涤红细胞等治疗，期间症状稍减轻，但 1 月 12 日溶血加重，Hb 25g/L，甲基泼尼松龙增量至 500mg/d 并予以输注大剂量丙种球蛋白 30g/d 及输血治疗 3 天，症状减轻，现为进一步诊治入我科。患者自去年底第三次发病以来，精神疲软，睡眠可，胃纳一般，大便正常，无血便，尿黄，无血尿，体重无明显变化。

既往患有"肝内胆管多发结石、胆囊息肉""左枕后皮下包块"1年。

体格检查:T 36.5℃,P 90次/分,R 20次/分,BP 145/83mmHg。发育正常,中度贫血貌,神志清楚。全身皮肤及黏膜轻度黄染,左枕后皮下可触及一约4cm×5cm包块,质软,无压痛,活动度较差。全身浅表淋巴结无肿大。巩膜黄染。鼻无出血。口腔无溃疡,牙龈无肿胀及出血,咽无充血,扁桃体无肿大。胸廓对称无畸形,双肺呼吸音清晰,未闻及干湿性啰音。心率90次/分,律齐,心音正常。腹平软,无压痛及反跳痛,腹壁皮下可触及多个直径1～2.5cm无痛性包块,可移动,无压痛,肝肋下未扪及,脾肋下3cm,质中,无压痛;移动性浊音阴性;肠鸣音正常,3次/分。脊柱、四肢无畸形,活动正常。神经系统生理反射正常,病理反射未引出。

(二) 实验室检查

血常规:WBC 9.67×10⁹/L,N 8.52×10⁹/L,RBC 2.14×10¹²/L,Hb 76g/L,MCV 100fl,PLT 76×10⁹/L,Ret% 32%。

白细胞五分类+异常红/白细胞形态学检查:分类100个白细胞见有核红细胞8个,均为晚幼红细胞。

尿常规:尿胆原(干化学)阳性(+);大便常规未见异常。

出凝血常规:未见异常。

血生化:ALT 22U/L,LDH 704U/L,TP 48.5g/L,ALB 31.9g/L,GLB 16.6g/L,TBIL 41.4μmol/L,IBIL 33.0μmol/L,GLU 6.7mmol/L,sCr 60μmol/L。

贫血组合Ⅲ:维生素B₁₂ 208.3ng/L,叶酸3.73μg/L,铁蛋白604.51μg/L,红细胞生成素330.48IU/L。

直接Coombs阳性(++++),PNH组合、G-6-PD未见异常,冷凝集试验阴性。

乙肝两对半:HBsAb(+)、HBeAb(+)、HBcAb(+);肝炎系列、HIV抗体、梅毒组合均阴性。

体液免疫5项:IgA 0.59g/L,IgM 0.39g/L,IgG 5.88g/L,C3 0.42g/L,C4水平正常;风湿病组合Ⅰ、风湿病组合Ⅱ、SLE 5项、ANCA组合和抗磷脂抗体未见异常。

消化系统肿瘤Ⅰ、前列腺癌组合均未见异常。

腹部彩超:①肝稍大(右叶最大斜径14.5cm)、脾大(长轴约17cm);②胆囊息肉,多发;③胆管、胰腺、双肾、膀胱、前列腺未见异常。

骨髓涂片:骨髓增生明显活跃,粒红比0.37:1,粒系占26%,比例减低,形态大致正常;红系占71%,比例增高,以中晚幼红细胞为主,形态大致正常;淋巴细胞比例减低,浆细胞比例、形态大致正常;全片见巨核细胞大于100个,其中幼稚巨核细胞2个,颗粒巨核细胞19个,产板巨核细胞1个,裸核巨核细胞3个,血小板小簇状;未见寄生虫和转移癌细胞。

外周血涂片:白细胞数正常,分类以中性分叶核粒细胞为主,形态大致正常,每100个白细胞可见有核红细胞7个,均为晚幼红细胞;成熟红细胞形态部分大小不一,见红细胞碎片,部分红细胞可见Cabot环,血小板小簇状。

骨髓活检:送检骨髓增生活跃,粒-红系比例明显减少(红系明显增多),以偏成熟为主,可见分叶核巨核细胞;结合临床,病变符合溶血性贫血改变。

皮肤包块病理:左枕后包块镜下极少量脂肪及胶原纤维,未见恶性特征;腹壁包块镜下皮下组织见包膜完整的脂肪增生结节,符合脂肪瘤。

17

全身 PET-CT 检查:①脾脏体积增大,外缘超过 8 个肋单元,厚约 6.6cm,长轴约 17.5cm,可见异常 FDG 浓聚,SUVmax 为 5.2;肝脏体积轻度增大,未见异常密度影,放射性分布均匀,FDG 摄取弥漫性轻度增高,肝脏 SUVmax 为 3.9。中轴骨、四肢骨近端、骨盆构成骨骨髓 FDG 弥漫性摄取增高,SUVmax 为 4.5,以上改变应结合临床;②心腔密度减低,考虑贫血;③左侧枕部及腹部皮下多发脂肪瘤;右侧前腹壁皮下代谢局限性增高,考虑术后改变;④右侧上颌窦腔黏膜下囊肿;⑤左肺上叶舌段及右肺下叶前基底段纤维灶;右肺上叶尖段肺气囊;拟行肝 S4 钙化灶与肝内胆管小结石鉴别;⑥多个椎体轻度骨质增生。

(三) 初步诊断

1. 溶血性贫血查因:自身免疫性溶血性贫血?

2. 肝内胆管结石。

(四) 诊断思路

1. 病例特点　该患者为中年男性,病程 1 年余,以反复发作性贫血、黄疸为主要临床表现,查体轻度脾大,实验室检查提示大细胞性贫血、血小板减少、网织红细胞比例显著升高达 32%,外周血涂片见有核红细胞,生化 LDH 升高、总胆红素升高以间接胆红素升高为主,骨髓穿刺和活检均提示骨髓红系显著代偿性增生、巨核细胞成熟障碍。外院诊断为溶血性贫血,反复发作 3 次,予以激素治疗均有效,但病情反复。

2. 鉴别诊断　患者的诊断和鉴别诊断可以从大细胞性贫血、血小板减少、网织红细胞升高、外周血涂片见有核红细胞、LDH 升高、间接胆红素升高、增生性贫血、巨核细胞成熟障碍等多个切入点进行分析,分别见本书相关章节。本病例从外周血可见有核红细胞为切入点进行分析,具体分析如下:①增生性贫血,患者为大细胞性贫血,骨髓红系显著代偿性增生,符合增生性贫血改变,网织红细胞比例显著升高达 32%,同时有 LDH 升高、总胆红素升高以间接胆红素升高为主、尿胆原阳性等红细胞破坏增多的证据,故明确为溶血性贫血;溶血病因学方面检查有直接 Coombs 阳性(++++),结合血小板减少及骨髓巨核细胞有成熟障碍,可确定诊断为 Evans 综合征;②骨髓纤维化,外周血可出现有核红细胞和脾大,但患者外周血涂片未同时见幼稚粒细胞和泪滴红细胞,故不支持,另外本病无法解释有红细胞破坏过多的证据,故基本可以排除;③白血病,骨髓涂片及活检未见白血病细胞,故可排除;④MDS,患者大细胞性贫血,明确为溶血性贫血,无支持 MDS 的依据,可排除。

患者确定诊断为 Evans 综合征,需进一步明确是否存在继发性因素如结缔组织疾病、淋巴瘤等。①患者中年男性,无关节骨痛、面部红斑等风湿病症状体征,风湿病相关实验室检查未见异常,故排除 SLE 等风湿病继发引起;②淋巴瘤,由于免疫异常可并发免疫性溶血性贫血和免疫性血小板减少症,患者溶血反复发作,尤其需要注意是否淋巴瘤继发引起;但患者无反复发热、盗汗、体重下降及脏器组织受累症状等,全身 PET-CT 检查提示肝脾轻度肿大和骨髓为弥漫性摄取高代谢可能为溶血引起,不支持淋巴瘤可能,且皮下包块及骨髓活检均未见淋巴瘤细胞,故目前无淋巴瘤证据。Evans 综合征考虑为原发性。

(五) 最终诊断

1. Evans 综合征

2. 肝内胆管结石

(六) 治疗经过

患者外院已予以甲基泼尼松龙 500mg/d 冲击治疗 3 天,入院后甲基泼尼松龙减量至

250mg/d、120mg/d 各 3 天后改为泼尼松片 1mg/（kg·d）口服,溶血逐渐好转,Hb 84g/L;13 天后无诱因溶血再次加重,予血浆置换术 1 次后予以 CD20 单克隆抗体 700mg qw 治疗共 4 次及大剂量丙种球蛋白 1g/（kg·d）治疗 2 天,溶血控制,Hb 82g/L,予以泼尼松片 1mg/（kg·d）口服带药出院。

（许多荣　李娟）

参 考 文 献

1. Muslimani AA, Farag HL, Francis S, et al. The utility of 18-F-fluorodeoxyglucose positron emission tomography in evaluation of bone marrow involvement by non-Hodgkin lymphoma. Am J Clin Oncol,2008,31(5):409-412.

2. 葛均波,徐永健. 内科学. 第 8 版,北京:人民卫生出版社,2013:552-726.

3. Haase VH. Regulation of erythropoiesis by hypoxia-inducible factors. Blood Rev,2014,27(1):41-53.

4. Lee JH, Chung HJ, Kim K, et al. Red cell distribution width as a prognostic marker in patients with community-acquired pneumonia. Am J Emerg Med,2013,31(1):72-79.

第 5 章

网织红细胞升高的诊断思路

网织红细胞是晚幼红细胞脱核后未完全成熟的红细胞,胞质中残存有核糖体等物质,因煌焦油蓝或新亚甲蓝染色时显示蓝色网状或颗粒状结构而得名。网织红细胞计数是反映骨髓红系造血功能的重要指标,不仅可用于鉴别贫血的类型,还可用于观察贫血治疗的疗效以及骨髓移植和放化疗后骨髓功能恢复的情况。

贫血时红细胞绝对值减少,即使网织红细胞数不变,其百分比计数仍会增高。为了准确反映红系造血功能,临床上我们推荐使用网织红细胞计数绝对值来评判网织红细胞是否升高(再生障碍性贫血除外)。网织红细胞计数的经典参考值范围为 $0.5\% \sim 1.5\%$(百分比)以及 $(20 \sim 80) \times 10^9/L$(绝对值)。网织红细胞升高提示骨髓造血功能旺盛,见于增生性贫血,尤其是溶血性贫血。从网织红细胞升高为鉴别诊断切入点进行分析,其常见于以下几大类疾病。

(一) 溶血性贫血

网织红细胞升高最常见于溶血性贫血,常显著升高。网织红细胞升高同时伴有 LDH 水平及间接胆红素水平升高、血清结合珠蛋白减低等红细胞破坏过多的表现时,需考虑溶血性贫血的可能。慢性溶血时其计数持续增高;急性发作性溶血时,网织红细胞计数通常在溶血发作 5 天内开始增高,第 $7 \sim 10$ 天达到高峰,随着血红蛋白恢复,网织红细胞计数约在发作后 3 周恢复到正常水平。绝大多数类型的溶血性贫血,网织红细胞升高的幅度与溶血性贫血的严重程度相关。确定存在溶血性贫血后结合病史进一步予以直接/间接 Coombs 试验、G-6-PD 活性、外周血流式细胞学检查血细胞 $CD55^-$ 及 $CD59^-$ 水平、红细胞渗透脆性试验、血红蛋白电泳、地中海贫血基因检测或外周血涂片见盔形红细胞等检查确定溶血性贫血的病因。

(二) 急性失血性贫血

短期内急剧大量失血其网织红细胞一般在出血后 $24 \sim 48$ 小时开始升高,$6 \sim 11$ 天达到高峰,网织红细胞百分比一般不超过 15%。血红蛋白水平骤然下降伴有网织红细胞比例增高,但患者无发热、腰背痛、黄疸、解酱油样或葡萄酒色尿等急性溶血临床表现,以及实验室检查无 LDH 和间接胆红素升高等红细胞破坏的依据,则支持急性失血性贫血的可能,通过病史询问进一步寻找有无呼吸系统疾病引起的咯血、呕血及黑便(消化道出血),妇科疾病如月经过多及宫外孕等,各种外伤或手术后出血等出血病因。注意组织内或体腔大出血(如腹膜后大出血)患者出现网织红细胞比例升高的同时,由于出血部位红细胞破坏后代谢产物重吸收也可能引起间接胆红素增高,出血部位隐匿,注意与溶血性贫血相鉴别。患者往往有局部血肿伴随的症状,如腹膜后血肿患者可有腹胀、腰背痛、下肢活动受限、股神经支配区域皮肤疼痛等表现,实验室检查其血清结合珠蛋白水平基本正常,均支持急性失血性贫血的诊断。

(三) 造血原料缺乏引起的贫血

造血原料缺乏引起的贫血包括缺铁引起的缺铁性贫血以及叶酸和(或)维生素 B_{12} 缺乏引起的巨幼细胞贫血,其网织红细胞百分比可出现轻度增高,但网织红细胞计数绝对值往往不增高。结合病史,实验室检查有小细胞低色素性贫血和血清铁蛋白的减低或者大细胞性贫血、LDH 明显升高以及叶酸/维生素 B_{12} 水平的减低,一般即可明确缺铁性贫血和巨幼细胞贫血的诊断,注意需明确其病因并纠正病因。补充铁剂或叶酸/维生素 B_{12} 后网织红细胞在 3~5 天增多,7~10 天升至高峰,然后逐渐下降至正常,2 周后血红蛋白开始上升。

(四) 骨髓增生异常综合征(MDS)和急性髓系白血病(AML)

有文献报道 MDS 患者由于网织红细胞在外周血的成熟时间延长,其在外周血中堆积而引起假性网织红细胞增高;AML 患者尤其是急性红(白)血病亚型也可出现网织红细胞的轻度升高,骨髓涂片细胞学分类、流式细胞学免疫表型分析及细胞遗传学等检查通常可明确诊断。注意少部分 MDS 或急性红(白)血病患者由于同时有 LDH 和间接胆红素的升高,可能误诊为 Coombs 试验阴性的 Evans 综合征,其激素治疗效果差。MDS 患者骨髓可见病态造血和(或)原始幼稚细胞增多,荧光原位杂交(FISH)检查发现有 5q-、7q-、20q-、+8 等染色体异常均有助于 MDS 的诊断。M6 患者红系高度增生,也可能与溶血引起的红系代偿增生发生混淆。急性红(白)血病骨髓红系增生以原始、早幼红细胞为主,溶血性贫血红系代偿增生表现为中、晚幼红细胞增高为主,这点有助于两者的鉴别;同时见原始、幼稚细胞比例的增高则不难明确急性红(白)血病的诊断。

(五) 骨髓纤维化

骨髓纤维化患者由于髓外造血可出现网织红细胞轻度升高,其外周血涂片见幼红、幼粒细胞及泪滴红细胞,患者查体有脾大,骨髓活检网银染色提示纤维组织增生可明确诊断。

【病例分析】

(一) 病史介绍

詹某,男,18 岁,因"面色苍白、乏力 1 个月余,伴咽痛、咳嗽 1 周"于 2008 年 7 月 11 日入院。患者 1 个月余前无明显诱因出现进行性面色苍白、乏力,劳累后乏力明显,半个月前伴咽痛、咳嗽、咳黏白痰,间或出现尿黄,无发热、腹痛,无皮肤出血点,无牙龈、鼻出血,无关节骨痛、口腔溃疡。10 天前就诊于当地医院,实验室检查:血常规显示 WBC 4.1×10^9/L,N 0.51×10^9/L,Hb 75g/L,RBC 2.01×10^{12}/L,MCV 112.9fL,PLT 25×10^9/L,Ret% 4.1%;生化检查显示 LDH 322U/L,TBIL 33.2μmol/L,IBIL 22.7μmol/L;两次直接 Coombs 试验均阴性;贫血组合示维生素 B_{12} 164ng/L↓、叶酸 2.1μg/L↓、铁蛋白 166μg/L;风湿病相关检查未见异常;骨髓涂片示增生明显活跃,红系占 63%,见轻度巨幼改变,结论为增生性贫血;诊断考虑"Evans 综合征",予以"地塞米松 10mg/d×7 天后改泼尼松片 1mg/(kg·d) 口服、叶酸 10mg tid、维生素 B_{12} 500μg im qd 及静脉用头孢呋辛 2g bid 抗感染"治疗,咽痛、咳嗽消失,但乏力、面色苍白无明显改善,遂联合静脉输注丙种球蛋白 0.4g/(kg·d)×5 天,复查血常规显示血红蛋白和血小板计数仍无明显上升,现为进一步诊治入住我科。患者自起病以来,精神、睡眠尚可,胃纳一般,无偏食,大便正常,无黑便或血便,无腹泻,尿量正常,间中尿黄,无血尿或红葡萄酒色或酱油样尿,体重下降 3kg。

既往史:出生时曾有"新生儿黄疸",治疗 1 周后痊愈(具体不详);否认肝炎、结核等传染病史;否认家族中有类似疾病史。

体格检查:T 36.8℃,P 85 次/分,R 20 次/分,BP 108/76mmHg。发育正常,营养中等,中度贫血貌。双下肢皮肤可见散在陈旧性瘀点。全身浅表淋巴结未触及。巩膜轻度黄染,睑结膜较苍白。鼻无出血。口腔黏膜无溃疡,无镜面舌,咽稍充血,双侧扁桃体无肿大。甲状腺无肿大。胸骨中下部压痛(+),双肺呼吸音稍粗,未闻及干湿性啰音。心界不大,心率 85 次/分,心音正常。腹平软,无压痛及反跳痛,肝脾肋下未触及。脊柱、四肢无畸形,活动正常,双下肢无水肿。神经系统生理反射正常,病理反射未引出。

(二) 实验室检查

血常规:WBC $3.24×10^9$/L,N $0.88×10^9$/L,RBC $2.14×10^{12}$/L,Hb 72g/L,MCV 113fl,PLT $25×10^9$/L,Ret% 3.8%↑。

大便常规未见异常,隐血试验阴性;尿常规未见异常。

肝肾功能:ALT 51U/L,LDH 407U/L↑,TP 67g/L,ALB 32g/L,GLB 35g/L,TBIL 29.7μmol/L,IBIL 17.2μmol/L,GLU 8.4mmol/L,Ca^{2+} 1.82mmol/L,sCr 44μmol/L。

出凝血常规未见异常;甲状腺功能未见异常。

直接 Coombs 试验、PNH 组合阴性;G-6-PD 活性<51U/L↓;冷凝集试验阳性(1:8)。

贫血组合Ⅲ:维生素 B_{12} 564ng/L↓、叶酸 5.2μg/L↓、铁蛋白 196μg/L。

乙肝 5 项:HBsAb(+),余阴性;肝炎系列、HIV 抗体、梅毒组合均阴性。

体液免疫 5 项:IgG 34.8g/L,IgA 1.16g/L,IgM 0.99g/L,C3 0.78g/L,C4 0.07g/L;SLE 5 项 ANA(+),滴度 2.31,其余均阴性;风湿病组合Ⅰ、风湿病组合Ⅱ、ANCA 组合和抗磷脂综合征组合均未见异常。

消化道肿瘤组合、肺肿瘤组合以及前列腺肿瘤组合均未见异常。

胸部、腹部、盆腔 CT 平扫+增强:肝脏增大,肝叶比例适中,边缘光整。脾脏增大,超过 7 个肋单元。胆、胰、腹膜未见异常,腹膜后及肠系膜区未见淋巴结肿大。胸部及盆腔 CT 扫描未见异常。

外院骨髓涂片会诊(图 5-1A):增生明显活跃,粒红比为 0.26:1;粒系 19%,各阶段细胞比例减低、形态大致正常;红系 51%,比例增高,原红 1.5%、早幼红 9.5%、中幼红 18%、晚幼红 22%,见轻度巨幼变;淋巴细胞、单核细胞形态大致正常;见 16 个巨核细胞,多为颗粒型,血小板少;未见寄生虫及转移癌细胞。外周血涂片:白细胞数在正常范围,分类以中性分叶核粒细胞为主,形态大致正常;可见大红细胞,有核红细胞易见;血小板少;铁染色:外铁(+),内铁Ⅰ型 15%、Ⅱ型 16%、Ⅲ型 6%。

(三) 初步诊断

1. 网织红细胞升高查因:①Evans 综合征? ②巨幼细胞贫血? ③急性红白血病?

2. G-6-PD 缺乏症

(四) 诊断思路

1. 病例特点　该患者为青少年男性,急性起病,以贫血、皮肤出血点为主要症状。血常规全套示大细胞性贫血、血小板减少、网织红细胞比例升高,外周血涂片易见有核红细胞;LDH 及间接胆红素增高,Coombs 试验多次复查均为阴性,G-6-PD 活性显著降低;风湿病相关指标未见明显异常;腹部 CT 提示肝脾轻度大;外院骨髓涂片示红系代偿性增生、伴有巨幼变及巨核细胞成熟障碍；对糖皮质激素及大剂量丙种球蛋白冲击治疗无效，叶酸口服和维生素 B_{12} 肌内注射治疗 10 天无效。

2. 鉴别诊断　患者的诊断和鉴别诊断可以从全血细胞减少、大细胞性贫血、血小板减少、网织红细胞升高、外周血易见有核红细胞、LDH 升高、间接胆红素升高、增生性贫血、巨核细胞成熟障碍、肝大、脾轻度大等多个切入点进行，参见本书相关章节。本病例从网织红细胞升高为切入点进行讨论，具体分析如下。

（1）溶血性贫血：患者骨髓红系显著增生，比例高达 51%，除晚幼红细胞增多外，早幼红细胞比例也明显升高，外周血涂片有核红细胞易见；且 LDH 和间接胆红素升高有支持红细胞破坏过多的证据，提示可能存在明显的溶血性贫血可能，但网织红细胞比例仅 3.8% ～ 4.1%，网织红细胞的升高幅度与溶血性贫血的严重程度不相一致，提示存在骨髓红系无效造血可能，这点不支持患者单纯存在溶血性贫血的可能；患者 G-6-PD 活性显著减低，G-6-PD 缺乏症诊断明确，但无红葡萄酒色或酱油样尿溶血明显发作的临床表现，且该病为红细胞 G-6-PD 酶缺乏，不影响巨核细胞系，无法解释患者出现的血小板减少和巨核细胞成熟障碍；初诊即对糖皮质激素及大剂量丙种球蛋白冲击治疗无效，亦不支持 Coombs 试验阴性的 Evans 综合征的诊断。

（2）急性失血性贫血：患者病程 1 个月余，以贫血为临床表现，整个病程中无咯血、呕血、血便、血尿、腹痛等出血相关的症状体征，无外伤及手术史，因此可排除。

（3）巨幼细胞贫血：本病可出现网织红细胞比例轻度升高，该患者有全血细胞减少、大细胞性贫血、LDH 升高、间接胆红素轻度升高、骨髓红系增生且红系有巨幼改变，病初叶酸和维生素 B_{12} 水平均低于正常，以上支持巨幼细胞贫血的诊断，但外周血易见有核红细胞、诊断性治疗 10 天后大细胞性贫血 MCV 无变化均不支持巨幼细胞贫血的诊断。

（4）MDS 或急性红（白）血病：这两类疾病可出现全血细胞减少、大细胞性贫血、网织红细胞轻度升高、外周血易见有核红细胞、LDH 升高、间接胆红素升高、巨核细胞成熟障碍、肝脾轻度大，且可出现骨髓红系无效造血、红系巨幼样改变；患者骨髓红系增生明显，比例高达 51%，其中原始红细胞+早幼红细胞>10%，注意这两类疾病可能，需复查骨穿，予以骨髓形态学、流式细胞学免疫表型分析及骨髓细胞遗传性学等检查明确诊断。

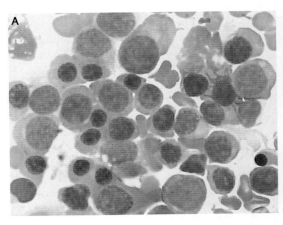 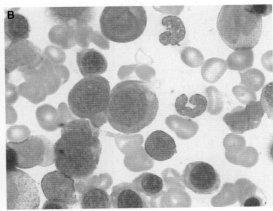

图 5-1　骨髓涂片
A. 第一次骨髓涂片见红系比例明显增高；B. 第二次骨髓涂片除红系增生活跃外可见原始细胞增多

（5）骨髓纤维化:患者有全血细胞减少、网织红细胞轻度升高、外周血易见有核红细胞及脾大支持骨髓纤维化可能,但患者为青少年男性、病程仅1个月余、外周血涂片未见幼稚粒细胞及泪滴红细胞均不支持,故基本可排除。

入院后骨髓涂片(图5-1B):增生明显活跃;粒系占9%,各阶段细胞比例、形态大致正常;红系占73%,其中原红3%、早幼红12%、中幼红28%、晚幼红30%,见轻度巨幼样改变;淋巴细胞、单核细胞形态大致正常;可见巨核细胞,血小板少;见8%原始细胞(占NEC 20%以上),胞体大,胞质丰富,见少量嗜天青颗粒,灰蓝色,胞核不规则,染色质细致疏松,核仁1~3个;未见寄生虫及转移癌细胞;外周血涂片:白细胞数减少,分类以中性分叶核粒细胞和淋巴细胞为主,形态大致正常;成熟红细胞形态大致正常,见大量有核红细胞,可见少数巨幼样变;血小板少。

骨髓流式细胞学检测(图5-2):P2为异常髓系细胞,比例约为12.0%,P2抗原表达

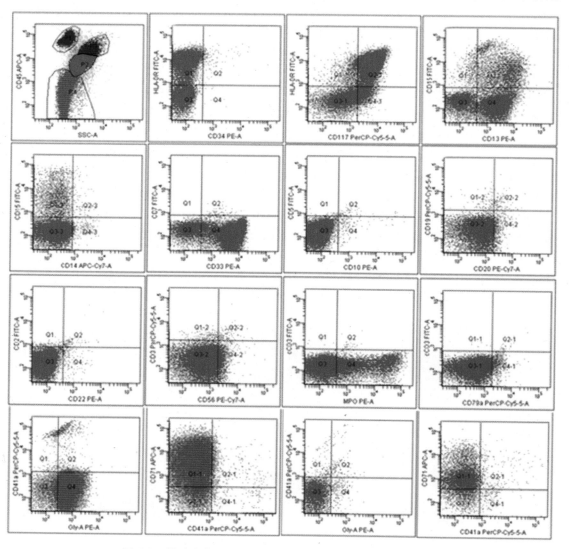

图5-2　骨髓流式细胞学检测可见异常髓系(P2)和红系(P4)

HLA-DR 63.6%、CD117 65.3%、MPO 33.2%、CD13 74.7%、CD33 83.0%、CD15 17.5%、CD71 81.9%；P4 为有核红细胞,比例增高,约为 63.0%,抗原表达 Gly-A 91.0%、CD71 89.1%、CD41a 1.9%。

骨髓活检:骨髓组织增生极度活跃,粒红系细胞比例减小;红系细胞显著增生,各阶段细胞可见,可见片状增生的原始阶段红细胞;可见原始阶段粒细胞及散在分布的成熟阶段粒系细胞;巨核细胞数目不少,部分胞质丰富,核呈分叶状,部分胞体小,核较小。

（五）最终诊断

1. 急性红白血病
2. G-6-PD 缺乏症

（六）治疗经过

2008 年 7 月 18 日予以 MA 方案诱导化疗 1 个疗程达完全缓解,血常规恢复正常(WBC 4.59×10^9/L,N 1.51×10^9/L,Hb 126g/L,MCV 94fl,PLT 225×10^9/L,Ret% 1.6%)后分别予以 MA、MA、IA 方案共巩固化疗 3 个疗程,于 2009 年 1 月 21 日行胞妹 HLA 全相合异基因外周血干细胞移植术,随访至今仍无白血病生存。

（谷景立　王荷花　李娟）

参 考 文 献

1. NCCLS-ICSH:Methods for Reticulocyte Counting(Flow Cytometry and Supravital Dyes);Approved Guideline. NCCLS Document H44-4. Wayne,PA:NCCLS,1997.

2. Greer JP, Arber DA, Glader B, et al. Wintrobe's Clinical Hematology. 13th ed. Philadelphia:Lippincott, Williams and Wilkins,2014.

3. Cetiner M,Kaygusuz I,Tecimer T,et al. Myelodysplastic syndrome with pseudo-reticulocytosis. Turk J Haematol, 2005,22:41-44.

4. Ota S,Kasahara A,Mizuno S,et al. Two cases of acute erythroid leukemia presenting with marked macrocytic anemia,reticulocytosis and hemolysis. Intern Med,2013,52(13):1509-1512.

第6章
外周血见破碎红细胞碎片的诊断思路

在本章节中,破碎红细胞碎片特指裂红细胞(schistocyte)。裂红细胞产生原理为红细胞在异常的血管剪切力作用下发生机械破坏,红细胞裂解产生红细胞碎片(三角形、梯形或新月形,有2个或3个角状突起)或盔形红细胞(helmet cell),外周血涂片裂红细胞比例高于1%即有临床意义。裂红细胞增多见于两大类疾病:第一类是机械性因素,如心脏、大血管的异常,包括严重的心脏瓣膜病变(多见于主动脉狭窄,偶也可见于二尖瓣病变)、各种人工心血管假体的植入(人工瓣膜、心内补片、左心室辅助装置、人工血管等)以及体外循环术后;第二类是微血管病性血栓性疾病,其微动脉和毛细血管内微血栓形成、血管壁不光滑均可导致局部血流的剪切力异常,使红细胞在通过微血管时损伤形成裂红细胞,引起微血管病性溶血性贫血(microangiopathic hemolytic anemia,MAHA)。

外周血破碎红细胞碎片增多可见于以下疾病。

(一)弥散性血管内凝血

弥散性血管内凝血(disseminated intravascular coagulation,DIC)是感染、恶性肿瘤、病理产科、手术或创伤等病因引起凝血机制被激活、广泛微血栓形成、导致脏器和组织损伤的一种临床综合征。DIC广泛微血管内血小板-纤维蛋白栓子形成,红细胞通过时损伤产生红细胞碎片,裂红细胞可增多。DIC相关MAHA其贫血一般并不显著。DIC患者临床表现与基础疾病有关,可因微血栓形成出现脏器功能障碍,晚期凝血因子大量消耗和继发纤溶亢进可出现多发出血倾向;实验室检查血小板计数和纤维蛋白原水平呈进行性下降或减低、PT延长、D-二聚体和纤维蛋白降解产物(FDP)水平升高等。

(二)血栓性血小板减少性紫癜

血栓性血小板减少性紫癜(thrombotic thrombocytopenia purpura,TTP)是一种罕见的血栓性微血管病,由于血管性血友病因子(von willebrand factor,vWF)蛋白裂解酶ADAMT13基因缺陷导致超大vWF多聚体形成,触发病理性血小板聚集,引起微血管血小板血栓形成和继发消耗性血小板减少,其凝血功能正常。红细胞通过微血管时损伤,裂红细胞增多,其MAHA症状明显,患者有贫血、网织红细胞比例升高、LDH明显升高。TTP经典"五联征"包括发热、MAHA、血小板减少、肾损害和神经精神症状;其中神经精神症状具有一过性、反复性或多样性与多变性的特征,进展至昏迷阶段,病情严重,但临床症状与影像学异常不成比例,头颅CT或MRI检查多无异常发现。TTP诊断标准强调如果患者临床出现不能用其他原因解释的血小板减少和MAHA这两个常有的联征即可初步诊断并开始血浆置换治疗,有神经精神异常、肾损害、发热等进一步支持 TTP 的诊断,ADAMTS13 活性严重下降(<10%)有助于 TTP 与其他疾病相鉴别。

（三）溶血尿毒症综合征

溶血尿毒症综合征(hemolytic-uremia syndrome,HUS)好发于 4 岁以下儿童,有明确感染出血性大肠杆菌 O157:H7 的病史,由于出血性大肠杆菌产生的志贺毒素广泛损伤血管内皮系统,导致微血管病继发血管内血栓形成,引起 MAHA,外周血涂片裂红细胞增多。与 TTP 的发病机制不同,HUS 病变累及肾脏血管为主,肾脏损伤明显,超过 50% 的患者发生急性肾衰竭需要透析;其 MAHA 症状可能非常严重,临床表现为突发面色苍白、腹痛、呕吐和血红蛋白尿。HUS 对血浆置换治疗无效。

（四）血管炎相关疾病

自身免疫性疾病(如 SLE、硬皮病危象、抗磷脂综合征危象、Wegner 肉芽肿)或特殊感染性疾病(如落基山斑疹热、炭疽等)均可引起小血管炎,小血管壁发生纤维素样坏死,继而局部形成微血栓,从而引起 MAHA,外周血涂片见裂红细胞增多。自身免疫性疾病病变本身可累及多系统,临床可出现与 TTP 类似的症候群如发热、肾损害、溶血性贫血、血小板减少、神经精神症状等,但其神经精神症状无一过性、反复性、多样性与多变性的特征,诊断需注意与 TTP 相鉴别。如 SLE 并发神经精神狼疮可出现多种神经精神症状,其头颅 CT 或 MRI 影像学、脑脊液或脑电图等检查可发现其病变。注意风湿性疾病也可伴有 ADAMTS13 活性下降,其水平一般为 30% ~ 60%,这一点不同于 TTP。

（五）累及肾小球微血管的肾脏疾病

累及肾小球微血管的肾脏疾病包括急性/急进性肾小球肾炎、肾皮质坏死和移植肾排斥反应,肾脏局部微血管病变导致微动脉的管腔狭窄、血栓形成等均可导致经过肾脏微循环的红细胞被机械破坏,发生 MAHA,但程度一般不严重,仅可在外周血涂片中见到裂红细胞增多。

（六）其他

其他可引起裂红细胞增多的疾病还包括一些产科疾病如子痫、先兆子痫、HELLP 综合征(MAHA、血小板减少、肝酶升高)、行军性血红蛋白尿症以及巨大血管瘤或血管内皮瘤。

【病例分析】

病例 1

（一）病史介绍

江某,女,25 岁,因"面色苍白、乏力 7 个月余,剖宫产后阴道流血不止 2 个月"于 2014 年 3 月 15 日入院。患者于 2013 年 8 月中旬首次妊娠孕 16 周起无明显诱因逐渐出现面色苍白、乏力,伴头晕,无胸闷、气促,无皮肤黏膜出血,无关节骨痛、面部红斑,无腹痛、腹泻。2013 年 12 月 26 日无诱因伴发热,体温最高达 38.2℃,期间出现一过性意识模糊,无畏寒、寒战,无咽痛、咳嗽、咳痰,无头痛、呕吐、四肢抽搐。就诊于当地医院,实验室检查:血常规示 WBC $9.0×10^9$/L,Hb 57g/L,PLT $51×10^9$/L;头颅 MRI 示幕上部分脑回边缘信号稍增高,考虑中枢感染(脑膜炎?);腰穿脑脊液未见明显异常;骨髓涂片结果支持 Evans 综合征(具体未见骨穿报告单);B 超提示宫内死胎;予以抗感染、营养神经、脱水、成分输血等治疗(具体用药不详)后,体温退至正常,头晕乏力缓解,遂行剖宫取胎术,手术顺利,出院。出院后患者阴道流血不止,量逐渐增多,再次出现头晕乏力,无皮肤出血点。于2014年2月13日再次就诊于该院,实验室检查:血常规示WBC 6.10×10⁹/L,Hb 90g/L,PLT 21×10⁹/L;生化检查示LDH 1652U/L,IBIL 24μmol/L;Coombs试验、流式细胞仪PNH检查阴性;出凝血常规无异常。结合骨穿结果诊断"Evans综合征",予以输注甲基泼尼松龙80mg/d治疗1周,患者头晕乏力加重,血红蛋白水平持续下降,遂联合环孢素和长春新碱2mg qw治疗仍无效,3月14日复查血常规示WBC 6.63×10⁹/L,N 4.81×10⁹/L,Hb 48g/L,PLT 16×10⁹/L,予以输注红细胞2单位和血小板1单位。现为明确诊治入住我科。患者自起病以来,精神、睡眠一般,胃纳尚可,大小便正常,体重无明显下降。

既往史无特殊。

体格检查:T 37.7℃,P 74次/分,R 20次/分,BP 120/88mmHg。中度贫血貌,神志清楚,查体合作。全身皮肤苍白,无出血点、皮疹及黄染。浅表淋巴结未触及。巩膜无黄染。咽不红,扁桃体无肿大。胸骨中下段无压痛,双肺呼吸音清,未闻及干湿性啰音;心率74次/分,律齐,各瓣膜听诊区未闻及病理性杂音。腹平坦,中下腹见一长约5cm手术瘢痕,愈合良好;腹软,无压痛及反跳痛,未触及腹部包块,肝脾肋下未触及。四肢活动正常,无关节红肿,神经系统生理反射正常,病理反射未引出。

(二)实验室检查

血常规全套见表6-1,MCV正常。

表6-1 患者入院后初期的治疗及血常规变化

日期	WBC (×10⁹/L)	N (×10⁹/L)	Hb (g/L)	PLT (×10⁹/L)	Ret (%)	治疗措施
2014-03-14	6.63	4.81	48	16	16	输注PLT 1U、RBC 2U
2014-03-15	9.05	6.63	82	23		开始输注DXM 10mg/d×5天
2014-03-18	9.02	6.63	86	19	22	输注PLT 1U
2014-03-19	10.66	8.64	81	21		将DXM改为MP 80mg/d
2014-03-20	8.56	5.75	83	11		输注PLT 1U

尿常规:尿蛋白弱阳性(±),尿隐血阳性(++),镜检红细胞(++)(混阴道血)。

大便常规无异常,隐血试验阴性。

肝肾功能:ALT 32U/L,LDH 4984U/L↑,间接胆红素23.5μmol/L↑,sCr 117μmol/L↑,余无异常。

贫血组合Ⅲ未见异常。

出凝血常规+DIC组合Ⅰ:PT 14.5s,APTT 26s,TT 18.5s,Fbg 3.71g/L,D-二聚体0.25mg/L,FDP 3.2μg/ml。

风湿组合Ⅰ、体液免疫5项、风湿组合Ⅱ、SLE 5项、ANCA组合检查均未见异常。

乙肝两对半、肝炎系列、HIV抗体、梅毒组合均阴性。

血β-HCG定量检查阴性,消化系统肿瘤Ⅰ未见异常。

溶血检查:直接Coombs试验、PNH组合、冷凝集试验均阴性,G-6-PD活性正常。

胸片:心、肺、膈未见异常。

超声心动图：心脏结构未见异常，收缩功能、舒张功能均正常。

腹部 B 超：肝、胆、脾、胰、双肾及输尿管均未见异常；妇科 B 超未见异常。

骨髓涂片：增生明显活跃，粒系比例减低，红系比例增高，巨核细胞易见，伴成熟障碍，血小板少；未见寄生虫及转移癌细胞；外周血涂片：白细胞计数正常，分类以中性粒细胞为主；红细胞见 8% 红细胞碎片，盔形红细胞 3%，可见部分小球形红细胞（图 6-1）；血小板少。

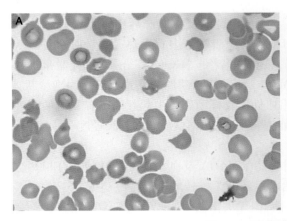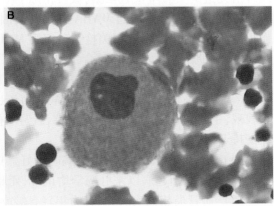

图 6-1　外周血涂片和骨髓涂片
A. 外周血涂片可见多个盔形红细胞；B. 骨髓涂片见巨核细胞成熟障碍

骨髓流式细胞学检测：P1 为淋巴细胞，比例约为 11.9%，其中 T 细胞比例约为 67.5%，B 细胞比例约为 23.6；P1 抗原表达如下：CD20 30.6%，CD22 24.45%，CD19 24.5%，CD10 0.1%，CD34 0.1%，HLA-DR 31.1%，CD79a 23.6%，CD2 72.6%，CD7 73.7%，CD5 69.7%，表面 CD3 69.0%，胞质 CD3 67.5%。

（三）初步诊断

贫血、血小板减少查因：Evans 综合征？血栓性血小板减少性紫癜？

（四）诊断思路

1. 病例特点　该患者为年轻女性，慢性病程，妊娠期及死胎产后出现持续贫血、出血症状，病程中曾有发热、一过性意识模糊。血常规全套示正常细胞性贫血、血小板减少、网织红细胞比例明显升高；外周血涂片见 8% 红细胞碎片，盔形红细胞 3%；生化检查 LDH 显著升高、间接胆红素升高；肾损害（血肌酐轻度增高）；溶血方面直接 Coombs 试验、PNH 组合、冷凝集试验及 G-6-PD 活性均未见异常；骨穿提示红系代偿增生、巨核细胞成熟障碍；激素及后期联合环孢素、VCR 治疗均无效。

2. 鉴别诊断　患者的诊断和鉴别诊断可以从正常细胞性贫血、血小板减少、网织红细胞比例升高、外周血涂片见裂红细胞、LDH 升高、间接胆红素升高、增生性贫血、巨核细胞成熟障碍等多个切入点进行分析，可参见本书相关章节。本病例从外周血涂片裂红细胞增多为切入点进行讨论。

裂红细胞增多可见于心脏大血管异常和微血管病性血栓性疾病，患者既往无心脏病史，心脏超声未见明显的瓣膜病变，无心脏、大血管手术史及人工血管植入史，因此排除心脏、大血管病变所致的裂红细胞增多。患者有红细胞增生代偿（网织红细胞比例明显升高、骨穿提示红系代偿增生)和红细胞破坏过多(LDH 显著升高、间接胆红素升高)的证据,结合外周血涂片裂红细胞增多,故 MAHA 诊断明确。以下就可引起外周血涂片裂红细胞增多的疾病进行分析:

(1) DIC:患者妊娠期及死胎产后出现持续红细胞和血小板显著降低,实验室检查提示存在 MAHA,但多次出凝血常规检查均无异常,无 PT 延长、纤维蛋白原的进行性下降或减低或纤溶亢进的实验室检查依据,故可排除 DIC。

(2) TTP:TTP 是引起 MAHA 的常见病因。患者妊娠期及死胎产后出现持续红细胞和血小板显著降低,实验室相关检查确定为 MAHA,结合患者病程中有发热、一过性意识模糊、肾损害(血肌酐轻度增高),符合 TTP"五联征"表现,且患者按"Evans 综合征"单纯激素治疗无效,支持 TTP 诊断,可进一步测定血浆 ADAMTS13 活性或诊断性血浆置换治疗明确诊断。

(3) HUS:HUS 好发于儿童,起病前多有出血性大肠杆菌感染引起腹痛、腹泻、血便等前驱表现,主要表现为 MAHA 及肾损害,且肾功能损害明显,患者无前驱表现、轻度肾损害,均不支持 HUS 诊断。

(4) HELLIP 综合征:患者起病时为妊娠中期,有 MAHA 及血小板减少,需与 HELLP 综合征进行鉴别,但起病以来肝酶学均正常、死胎术后病情无好转均不支持该病可能。

(5) 血管炎相关疾病:患者为年轻育龄女性,但无关节骨痛、面部红斑等风湿病相关症状,风湿病相关实验室检查未见明显异常,故可排除。

根据我国 2012 年"血栓性血小板减少性紫癜诊断与治疗中国专家共识",血浆 ADAMTS13 活性<10% 可确诊 TTP。

2014 年 3 月 25 日患者血浆 ADAMTS13 活性测定为 2.5%↓。

(五) 最终诊断

血栓性血小板减少性紫癜

(六) 治疗经过

确诊后予以血浆置换治疗,患者头晕乏力缓解,血常规示血小板和血红蛋白均快速上升,LDH 水平下降,肾功能恢复正常,血浆置换治疗 4 次后血小板计数恢复正常,阴道流血逐渐停止。

病例 2

(一) 病史介绍

林某,女,86 岁,因"双膝关节疼痛 15 天,胸痛 5 天,皮肤出血、神志异常 2 天"于 2010 年 1 月 22 日入住我科。患者 15 天前无明显诱因出现双膝关节疼痛,局部无红肿,于 1 月 17 日就诊于某省级医院门诊,经膝关节抽液后玻璃酸酶关节注射症状无明显改善,且于 1 月 18 日出现胸痛,无心悸、气短,无发热、咳嗽、咳痰及咯血,再次就诊于该院,门诊心电图和心肌酶学检查排除心肌梗死可能,实验室检查:血常规示 WBC 10.7×10⁹/L,Hb 117g/L,PLT 80×10⁹/L;尿常规示隐血(+++),蛋白(+),镜检红细胞(+++)。次日转至本院东山院区,实验室检查:血常规示 WBC 11.94×10⁹/L,N 9.38×10⁹/L,Hb 85g/L,PLT 49×10⁹/L;血生化示肝功能 ALT 28U/L,AST 22U/L,LDH 824U/L,TBIL 29.37μmol/L,IBIL 16.88μmol/L,DBIL 12.49μmol/L,TP 54g/L,A/G＝1;出凝血常规示 PT 17.5s,APTT 26s,TT 25.5s,Fbg 6.71g/L;心肌梗死组合正常,心电图偶发房性期前收缩;X 线检查示胸片双侧少量胸腔积液,双膝关节退行性病变。予以补充白蛋白以及止痛等对症处理,1 月 21 日双膝关节疼痛和胸痛加重,并出现拒食、烦躁不安、自言自语和定向力障碍,复查心肌梗死组合仍无异常,体检发现左侧胸部、腰背部和双手背部皮肤大片瘀斑,我科会诊疑诊"TTP"可能,予以输注新鲜冰冻血浆150ml后转入我科。患者自起病以来,无腹痛、腹胀,食欲可,大便正常,尿色加深,无肉眼血尿,体重无明显改变。

既往史:20余年前患"肺结核"治愈,2005年行"青光眼手术",否认高血压、冠心病和糖尿病等病史。

体格检查:T 37.1℃,P 90次/分,R 18次/分,BP 110/65mmHg。发育正常,营养中等,轻度贫血貌,自动体位,精神烦躁,神志尚清楚,查体部分合作。左侧胸部、腰背部和双手背部皮肤大片瘀斑,无血肿,全身皮肤无皮疹和黄染。全身浅表淋巴结未扪及。睑结膜稍苍白,球结膜无出血,巩膜轻度黄染。胸壁有压痛,双侧乳房大小对称,未扪及包块,乳头无凹陷、溢液。双肺呼吸音清晰,未闻及干湿性啰音。心率90次/分,律齐,心音正常。腹平软,无压痛及反跳痛,未扪及包块,肝脾未触及。脊柱、四肢无畸形,关节无红肿,四肢肌力和肌张力正常,双下肢无水肿。神经系统生理反射正常,病理反射阴性。

(二) 实验室检查

血常规结果见表6-2,1月18日外周血涂片裂红细胞为2%↑。

表6-2　患者入院前后血常规检查结果

日期	WBC(×10⁹/L)	N(×10⁹/L)	Hb(g/L)	PLT(×10⁹/L)	Ret(%)
2010-01-18	10.7		117	80	
2010-01-19	11.94	9.38	85	49	
2010-01-22	16.01	12.91	86	130	5.9
2010-01-23	19.69		90	165	7.8
2010-01-25	16.06		92	227	9.5

出凝血常规+DIC组合Ⅰ见表6-3。

表6-3　患者入院前后凝血功能检查结果

日期	PT (s)	APTT (s)	TT (s)	Fbg (g/L)	D-二聚体 (μg/L)	FDP (mg/L)	AT Ⅲ (%)
2010-01-19	17.5	26	25.5	6.71			
2010-01-22	11.8	25.4	17.1	1.49	2328	64.9	63.1
2010-01-23	12.2	23.1	17.2	1.73	1989	55	125.7
2010-01-25	12.5	24.5	18.4	1.34	1892	63.7	58.2

尿常规:尿胆原(+),蛋白(±),潜血(++),镜检红细胞(++);大便常规正常,隐血试验阴性;TBIL 29.37μmol/L,IBIL 26.3μmol/L,DBIL 12.49μmol/L。

血生化:ALT 57U/L,AST 108U/L,LDH 783U/L↑,ALP 676U/L↑,γ-GT 29U/L,TBIL 32.1μmol/L,IBIL 26.3μmol/L,TP 56g/L,A/G=1,BUN 1.8mmol/L,sCr 44μmol/L。

直接 Coombs 试验阴性,G-6-PD 活性正常,血 PNH 组合未见异常。

乙肝 5 项、肝炎系列、HIV 抗体、梅毒组合均阴性。

风湿病组合 Ⅰ、风湿病组合 Ⅱ、ANCA 组合和抗磷脂综合征组合均未见异常。

消化系统肿瘤组合:CA125 79.4U/ml↑,CEA 704.77μg/L↑,余未见异常。

心电图:肢体导联低电压,频发房性期前收缩伴部分室内差异传导。

心脏超声:二尖瓣轻度反流,收缩功能正常,舒张功能减低(Ⅰ级)。

骨髓涂片:骨髓增生明显活跃,粒系占 58%,红系占 32%,全片见巨核细胞 50 个,其中颗粒巨核细胞 44 个,产血小板巨核细胞 6 个,血小板不少;未见寄生虫及转移癌细胞。外周血涂片:正常。

骨髓活检:未见异常。

(三) 初步诊断

血细胞减少伴神经精神异常查因:血栓性血小板减少性紫癜? 弥散性血管内凝血?

(四) 诊断思路

1. 病例特点　该患者为老年女性,急性起病,以关节疼痛、胸痛、皮肤大片瘀斑及神经精神症状为主要表现。血常规示正常细胞性贫血、血小板减少、网织红细胞比例升高,外周血裂红细胞增多;LDH 升高、间接胆红素升高、ALP 升高;出凝血常规+DIC 组合 Ⅰ 动态监测有 PT 延长、纤维蛋白原进行性降低、D-二聚体及 FDP 显著升高;消化系统肿瘤组合示 CEA 显著升高。

2. 鉴别诊断　患者的诊断和鉴别诊断可以从正常细胞性贫血、血小板减少、网织红细胞比例升高、外周血裂红细胞增多、LDH 升高、间接胆红素升高、ALP 升高、PT 延长、低纤维蛋白原血症、CEA 显著升高等多个切入点进行分析,部分切入点分析参见本书相关章节。本病例从外周血裂红细胞增多为切入点进行讨论。

患者有红细胞增生代偿(网织红细胞比例明显升高、骨穿提示红系代偿增生)和红细胞破坏过多(LDH 升高、间接胆红素升高)的证据,结合外周血涂片裂红细胞增多,故 MAHA 诊断明确。以下就可引起外周血涂片裂红细胞增多的疾病进行分析。

(1) DIC:患者病程中出现左侧胸部、腰背部和双手背部皮肤大片瘀斑,血常规监测有血小板减低至 49×10⁹/L,动态监测出凝血常规+DIC 组合 Ⅰ 有 PT 延长至 17.5s(较正常对照延长 3.5s)、纤维蛋白原进行性降低至 1.34g/L、D-二聚体及 FDP 显著升高,参照 2001 年国际血栓止血学会显性 DIC 评分标准达 6 分,故显性 DIC 诊断确立。精神神经症状分析可能为 DIC 脑微血管栓塞引起可能,进一步需明确 DIC 基础病因:患者为老年女性,CEA 显著升高,提示肺癌、消化道肿瘤等恶性肿瘤可能,ALP 显著升高、关节骨痛注意并发骨转移,进一步肺部 CT、腹部 CT 影像学等检查明确原发肿瘤病灶。

(2) TTP:患者有 MAHA、血小板减少、神经精神症状三联征,需注意 TTP 的可能,但同时有 PT 延长、纤维蛋白原进行性减低、D-二聚体及 FDP 显著升高等凝血功能异常,不支持 TTP 的诊断。

(3) HUS:患者有 MAHA、血小板减少、神经精神症状三联征,但无腹泻、血便及肾功能损害,可排除 HUS 的诊断。

(4) 血管炎相关疾病:患者为老年女性,有关节骨痛、MAHA、血小板减少、神经精神症状,需注意 SLE 等风湿病可能,但风湿相关实验室检查均未见明显异常,故不支持;且 CEA

水平高达704.77μg/L及ALP 676U/L(既往无肝胆疾病),注意癌肿并发骨转移可能。

2010年1月27日全身PET-CT检查:①右上肺可见斑片状磨玻璃影及片状密度影,SUVmax 5.5;右下肺纵隔旁可见一3.1cm×2.1cm×2.6cm软组织肿块影,边界不清,下叶支气管明显受压变窄,SUVmax 6.5;②C3、T2、T3、T11、L3～L5、S,右肩胛骨,右第1、3、5肋骨,胸骨,双侧髂骨坐骨以及右趾骨间溶骨破坏区,部分见软组织肿块形成,最大位于右髂骨翼约6.3cm×7.7cm,SUVmax 5.7;结论考虑右下肺癌症并全身骨转移。

（五）最终诊断

1. 弥散性血管内凝血

2. 右下肺癌并全身骨转移

（六）治疗经过

患者疑诊右下肺癌并全身骨转移,因年龄大拒绝进一步纤维支气管镜等检查而出院。

（谷景立　王荷花　李娟）

参 考 文 献

1. Zini G,d'Onofrio G,Briggs C,et al. International Council for Standardization in Haematology(ICSH). ICSH recommendations for identification,diagnostic value,and quantitation of schistocytes. Int J Lab Hematol,2012,34(2):107-116.

2. Burns ER,Lou Y,Pathak A. Morphologic diagnosis of thrombotic thrombocytopenic purpura. Am J Hematol,2004,75(1):18-21.

3. Nayer A,Asif A. A typical hemolytic-uremic syndrome:a clinical review. Am J Ther,2014. [Epub ahead of print].

4. Elliott MA,Letendre L,Gastineau DA,et al. Cancer-associated microangiopathic hemolytic anemia with thrombocytopenia:an important diagnostic consideration. Eur J Haematol,2010,85(1):43-50.

第 7 章

直接抗人球蛋白试验
阳性的诊断思路

直接抗人球蛋白试验(direct antiglobulin test, DAT)是通过抗原抗体反应测定结合在红细胞膜上的不完全抗体或补体的方法,DAT 由 Coombs 于 1945 发明,因此也被称为 Coombs 试验。针对红细胞抗原的不完全抗体(绝大部分为 IgG,极少数为 IgA 或 IgM)或补体(C3)吸附在红细胞膜上,使红细胞致敏,不完全抗体或补体的 Fc 段与抗人球蛋白发生特异性的抗原抗体结合反应,使致敏的红细胞发生凝集。

抗人球蛋白试验有直接法和间接法两种,分别检测红细胞膜表面和血清中的不完全抗体,其中直接法最为常用,抗人球蛋白早期通常是人血清免疫家兔的多价抗血清,目前用提纯 IgG 或补体 C3 等免疫家兔的单价抗血清进行试验可提高阳性率,并可确定抗体类型。

抗人球蛋白试验阳性是诊断免疫性溶血性贫血的重要证据,DAT 阳性可见于自身免疫性溶血性贫血(autoimmune hemolytic anemia, AIHA)、同种异体抗体诱发的免疫性溶血以及药物诱发的免疫性溶血性贫血(表 7-1),其中以 AIHA 最为常见。

表 7-1　DAT 阳性的免疫性溶血性贫血

自身免疫性溶血性贫血	
温抗体介导	原发性
	继发于各种淋巴细胞增殖性疾病,如 CLL、NHL
	继发于其他自身免疫性疾病,如 SLE
冷抗体介导	原发性冷凝集素综合征(CAS)
	继发于支原体感染
	继发于传染性的单核细胞增多症
	继发于华氏巨球蛋白血症、淋巴瘤
阵发性冷性血红蛋白尿症	原发性
	继发于病毒感染(儿童多见)
	梅毒(成人多见)
同种异体抗体诱导的免疫性溶血	
输血相关	急性溶血性输血反应
	迟发性溶血性输血反应
	被动性抗体输入
	延迟血清学反应
新生儿溶血病	Rh 血型不合溶血病、ABO 血型不合溶血病
过客淋巴细胞综合征	异基因造血干细胞移植后、实体器官移植后

药物诱发的免疫性溶血性贫血	
半抗原型	青霉素、头孢菌素、四环素
免疫复合物型	头孢菌素、抗结核药、抗疟疾药
自身抗体型	α甲基多巴、双氯芬酸
非免疫蛋白吸附型	头孢菌素、顺铂

DAT 可出现假阳性,如某些药物(如头孢菌素)改变红细胞膜的性状,或高免疫球蛋白血症均可导致体内免疫球蛋白非特异性地吸附在红细胞膜上而出现 DAT 假阳性。DAT 出现假阴性可见于以下情况:①红细胞表面吸附少于 500 个 IgG 分子;②检验过程操作不当或特异性抗体与红细胞结合较疏松,抗体从红细胞表面脱落;③检验过程未将血浆中的人免疫球蛋白彻底去除,中和了试剂;④引起免疫性溶血的抗体为 IgA 或 IgM 型。因此,DAT 阴性结果不能完全排除免疫性溶血性贫血。

DAT 阳性常见于以下疾病。

(一) 自身免疫性溶血性贫血(AIHA)

AIHA 由于人体免疫识别功能紊乱产生自身抗体和(或)补体,结合于红细胞表面而引起的一种溶血性贫血,DAT 试验大多阳性。依据自身抗体作用于红细胞的最佳温度,AIHA 通常分为温抗体(一般在 37℃)和冷抗体(<37℃)两大类,兼有温、冷双抗体罕见;按病因又可分为原发性(原因不明性)及继发性两大类,不同类型抗体 AIHA 继发病因不同,明确继发因素后,以治疗原发病为主。

1. 温抗体型 AIHA　在 AIHA 占绝大多数,其中以女性多见,尤其是在原发性 AIHA 中。如果同时出现免疫性血小板减少,则称为 Evans 综合征。超过半数以上温抗体型 AIHA 为继发性,可继发于淋巴细胞增殖性疾病如淋巴瘤、风湿结缔组织病如 SLE、其他恶性肿瘤如卵巢癌、慢性非特异性炎症如溃疡性结肠炎等,以风湿病最为多见。因此确定温抗体型 AIHA 后,应进一步寻找风湿病、淋巴瘤等相关临床症状、体征及实验室依据,确定有无继发基础疾病,尤其是对糖皮质激素治疗无效、依赖或反复复发患者。

2. 冷凝集素综合征　冷凝集素综合征(cold agglutinin syndrome,CAS)少见,多发生中、老年人,自身抗体几乎均为凝集素 IgM 抗体,为完全抗体,在<37℃环境中可直接在血液循环中吸附在红细胞上引起红细胞聚集并与补体结合,使补体固定在红细胞膜上;当血液流向身体深部,温度升高,IgM 抗体与红细胞分离,但吸附在红细胞膜上的补体直接活化或在肝脾巨噬细胞调理作用下导致红细胞被破坏。凝集素 IgM 抗体在外周引起红细胞聚集可出现手足、耳廓等处皮肤发绀,静脉抽血可发现有红细胞自凝现象,血常规可出现假性 MCV 增大;冷凝集素试验阳性,效价可高达 1:100 以上。CAS 分为原发性与继发性两大类,继发性 CAS 见于支原体感染、传染性单核细胞增多症等感染后以及恶性 B 淋巴细胞增殖性疾病,继发性 CAS 预后与原发病相关,因此 CAS 诊断后宜进一步寻找继发因素。

3. 阵发性冷性血红蛋白尿　阵发性冷性血红蛋白尿(paroxysmal cold hemoglobinuria,PCH)由冷溶血素引起,为一种特殊的冷抗体(7SIgG),又称为冷热抗体(donath-landsteiner antibody,D-L 抗体)。环境温度低于 20℃,外周血液循环 D-L 抗体结合于红细胞上并激活补体,当血液流向身体深部,温度升高,抗体与红细胞分离,吸附在红细胞膜上的活化补体导致红细胞被破坏,故出现特征性的受寒后突发血红蛋白尿症状,抗人球蛋白试验 C3 阳性、D-L 试验阳性可确诊。PCH 可继发于儿童急性病毒感染,罕见于成人梅毒。

(二) 新生儿同种免疫性溶血病

新生儿同种免疫性溶血病指由于母亲与胎儿血型不合,母亲体内产生与胎儿血型抗原相对应的抗体,抗体通过胎盘进入到胎儿体内引起的一种免疫性溶血,主要包括 Rh 血型不合和 ABO 血型不合。母子 Rh 血型不合,D 抗原免疫源性强,刺激 Rh 阴性母体产生 Rh 抗体,经胎盘与胎儿红细胞表面 D 抗原结合即可引起红细胞破坏,胎儿血 DAT 呈强阳性;母子 ABO 血型不合常见,母体内有血型 A 或 B 的天然抗体,抗原性弱,故胎儿血 DAT 可为弱阳性或阴性。患儿有溶血性贫血,检查患儿及其父母的 Rh 和 ABO 血型确立存在母子血型不合,结合胎儿血 DAT 阳性,即可明确诊断。

(三) 药物

可引起 DAT 阳性的常见药物包括头孢类和青霉素类抗生素、非甾体类抗炎药物以及奎宁。如患者发病前有使用可疑药物史,需考虑药物诱发 AIHA 的可能。药物诱发的 AIHA 大多数也是温抗体型,与其他原因引起的温抗体型 AIHA 在临床表现上并无差异,因此临床上非常难以鉴别,停用可疑药物后溶血发作停止则可明确为药物诱发的 AIHA。

(四) 风湿性疾病

风湿性疾病由于免疫功能紊乱如 SLE 患者可产生多种自身抗体,可出现 DAT 阳性,患者可无溶血发作。结合患者相关症状体征和实验室检查一般可明确诊断。

(五) 淋巴细胞增殖性疾病

淋巴细胞增殖性疾病如霍奇金淋巴瘤、慢性淋巴细胞白血病、淋巴浆细胞淋巴瘤等由于免疫功能异常,异常 B 淋巴细胞可产生自身抗体,DAT 可呈阳性,患者可无溶血发作。

(六) 免疫缺陷性疾病

免疫缺陷性疾病分为先天性(如先天性低丙种球蛋白血症)和后天获得性(AIDS),患者常同时伴有自身免疫性疾病,DAT 可呈阳性。其中 AIDS 患者合并溶血性贫血时,输注红细胞可发生致命的严重输血反应,因此应常规筛查 DAT。

【病例分析】

(一) 病史介绍

苏某,女,26 岁,因"咳嗽 3 个月余,发热、头晕伴解咖啡色尿 2 个月余"于 2011 年 12 月 28 日入院。患者 3 个月前分娩后无明显诱因出现咳嗽,伴咳黄色痰,2 个月前出现发热,体温最高达 41℃,伴畏寒、寒战,同时出现头晕、胸闷,活动后加重,休息后好转,伴咖啡色尿,晨起明显,后尿液逐渐变浅,遂就诊于当地医院,予青霉素、美洛西林抗感染治疗后症状无好转。为进一步诊治就诊于当地市人民医院,查血常规示 WBC 5.46×10^9/L,Hb 55g/L,PLT 171×10^9/L,MCV 92.1fl,MCHC 28.9pg,MCHC 314g/L;外周血涂片示小部分粒细胞胞质出现颗粒增粗现象,红细胞部分大小不等,中心淡染区扩大;骨穿示骨髓增生活跃,粒系出现中毒性颗粒,核质肿胀,有核红类巨幼变。Coombs 试验阳性,血沉 96.2mm/h;贫血组合Ⅲ示铁蛋白>1650ng/ml,叶酸 6.35ng/ml,维生素 B_{12} 812pg/ml;风湿免疫相关无明显异常。胸部 CT 示双肺渗出性病变,考虑双肺炎症;腹部 B 超示胆囊多发息肉,脾稍大,脾厚 46mm,肝、胆管及胰腺未见异常。拟诊为"自身免疫性溶血、肺部感染",予人免疫球蛋白(25g qd×2 天)及甲强龙（80mg iv. dri qd）抑制溶血治疗，同时先后予头孢哌酮-他唑巴坦、左氧氟沙星、亚胺培南-西司他丁、头孢曲松、阿奇霉素抗感染治疗后，复查胸部 CT 示双肺渗出性病变较前有所吸收，左侧胸腔积液较前减少，右侧胸腔积液较前稍增多，肝脏饱满，脾大，体温降至正常，间断有低热。患者咳嗽较剧烈，偶伴咳血丝痰，予氨溴索治疗后咳嗽、咳痰症状好转，血红蛋白呈进行性下降，予以输注洗涤红细胞、补液、口服叶酸、维生素 B_{12} 治疗后症状无好转。为进一步诊治转入省人民医院，查血常规示 Hb 52g/L，予血浆置换、甲强龙治疗（12 月 12 日予甲强龙 120mg qd 症状好转，12 月 15 日减量至 100mg，患者再次出现尿液颜色加深，于 12 月 19 日加量至 160mg qd），同时先后予亚胺培南-西司他丁、替考拉宁、阿奇霉素、帕尼培南抗感染治疗，患者体温无下降，仍有反复发热，血红蛋白仍继续下降，最低至 32g/L。为进一步诊治就诊于我院急诊，查血常规示 Hb 29g/L；贫血组合Ⅲ示铁蛋白 6015.64μg/ml，叶酸 16.7μg/ml，维生素 B_{12} 3608ng/ml；Coombs 试验弱阳性；体液免疫 7 项：IgA、IgG、IgM 全部下降；SLE 5 项、PNH 组合、HIV 抗体、梅毒组合无明显异常。现为进一步诊治由急诊转入我科。患者起病以来，有发热、盗汗，无关节痛、口腔溃疡、脱发，无腹痛、腹泻、恶心、呕吐，无在寒冷环境中肢端发绀，精神、睡眠一般，胃纳可，大便正常，小便咖啡色，体重近期下降约 14kg。

既往体健，2011 年 9 月 18 日分娩后至今月经未来潮。否认抗结核、抗疟疾药物服用史。否认起病前输血史。否认其他遗传病、传染病、精神病及类似疾病史。

体格检查：T 37.3℃，P 110 次/分，R 20 次/分，BP 120/80mmHg。发育正常，营养中等，重度贫血貌，全身皮肤及黏膜苍白，无发绀、黄染、全身浅表淋巴结未触及肿大。巩膜无黄染，胸骨中下段无压痛，双肺呼吸音清，未闻及干湿性啰音。心界不大，心率 110 次/分，各瓣膜听诊区未闻及病理性杂音，无心包摩擦音。腹部平坦，未触及腹部肿块。肝脾肋下未触及。肛门及外生殖器未查。脊柱生理弯曲存在，四肢无畸形，无反甲。四肢活动自如，无杵状指（趾），双下肢无水肿。生理反射正常，病理反射未引出。

（二）实验室检查

血常规和尿潜血结果见表 7-2。

表 7-2　患者入院前后血常规和尿潜血检查结果及治疗

日期	WBC（$\times 10^9$/L）	Hb（g/L）	MCV（fl）	PLT（$\times 10^9$/L）	Ret（%）	尿潜血	治疗措施
2011-12-27	6.22	26	114.9	89	4.8	+++	DXM 10mg
2011-12-28	7.61	36	95.7	116		+++	输洗涤红细胞 4U，DXM 10mg
2011-12-29	6.27	40	100.7	142		+++	DXM 10mg，丙种球蛋白 20g
2011-12-30	5.92	33	112.8	99	5.3	+++	输洗涤红细胞 4U，DXM 10mg，丙种球蛋白 20g

大便常规检查未见异常，隐血试验阴性。

尿常规：尿液呈红色，尿蛋白阳性（++），尿酮体弱阳性（±），尿胆原阳性（+），尿隐血阳性（+++），尿红细胞（镜检）阴性。

肝肾功能：LDH 456U/L，其余未见异常。

贫血组合Ⅲ：维生素 B_{12} 1475.00ng/L，铁蛋白 24783.44μg/L，叶酸 5.35μg/ml，促红细胞

生成素>200IU/L。

直接 Coombs 试验阳性,G-6-PD 活性正常(3233U/L)。

感染相关检查:巨细胞病毒抗体 CMV-IgG>250.0IU/ml,CMV-IgM 阴性;EB 病毒抗体 IgM 及 IgA 均阴性;肝炎系列阴性,乙肝表面抗体 HBsAb(+);HIV 抗体和梅毒组合均阴性;冷凝集试验阴性;PPD 皮试阴性。

风湿免疫相关检查:CRP 69.40mg/L↑,SAA 142.00mg/L↑;IgA 1.42g/L↓,IgM 0.55g/L↓,IgG 9.49g/L↓,补体 C4<0.0635g/L↓,κ 链 6.94g/L↓,λ 链 2.95g/L↓。

消化系统肿瘤组合Ⅰ、妇科肿瘤组合、肺肿瘤组合均未见异常。

心电图检查:窦性心动过速。

全身 PET-CT 检查(图 7-1):①肝脾轻度大,代谢弥漫性轻度活跃,肝 SUVmax 2.7,脾 SUVmax 2.3;②骨盆骨及四肢长骨近段骨髓代谢活跃,SUVmax 约 2.6;③双侧胸腔少量积液,双肺散在多发小斑片影,代谢未见增高,考虑炎症,建议治疗后复查;④心腔密度减低,符合贫血改变。

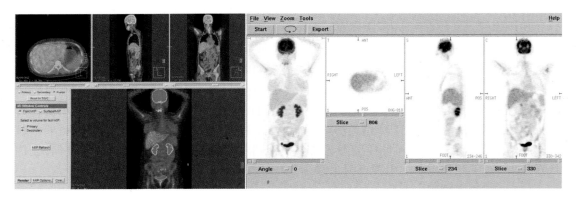

图7-1　全身 PET-CT 示肝、脾轻度大,骨盆骨及四肢长骨近段骨髓代谢活跃

左髂前上棘骨髓涂片:骨髓增生明显活跃,粒红比为 0.85:1;粒系 35%,比例减低,形态大致正常;红系 41%,比例增高,可见核间桥、花瓣核、核出芽等现象;见 15% 分类不明细胞,其胞体中等大小,以圆形、类圆形为主,胞质量少或中等,蓝色,无颗粒,偶见空泡变性,胞核类圆,染色质细致疏松,见核仁 1~3 个(图 7-2);全片见巨核细胞 110 个,原始巨核细胞 2%,幼稚巨核细胞 6%,颗粒巨核细胞 74%,产板巨核细胞 2%,裸核巨核细胞 16%,血小板小簇分布。外周血涂片:白细胞数在正常范围,分类以中性分叶核粒细胞为主,见核左移及颗粒增粗现象;成熟红细胞形态大致正常;血小板小簇分布。

骨髓流式细胞学检测:P5 为异常细

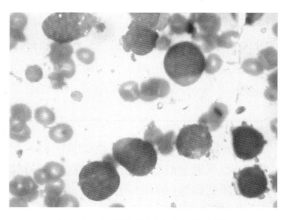

图7-2　骨髓涂片见分类不明细胞

胞,抗原表达为 HLA-DR 97.7%,CD79a 85.5%,CD20 94.4%,CD22 94.9%,CD19 93.3%,FMC7 36.6%,CD5 42.5%,CD23 0.8%,CD13 22.0%,CD56 82.6%,CD24 96.6%,CD38 97.8%,sκ 98.3%,sλ 0.7%(图 7-3)。

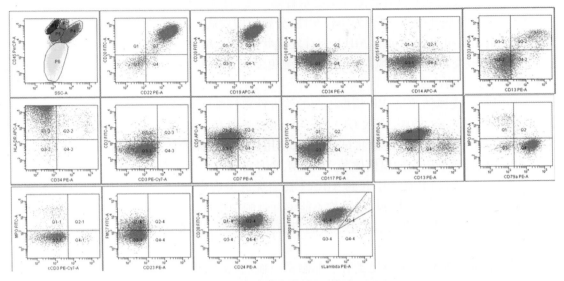

图 7-3　骨髓异常 B 淋巴细胞免疫表型

(三)　初步诊断

Evans 综合征:①继发于 B 细胞淋巴瘤? ②继发于结缔组织病?

(四)　诊断思路

1. 病例特点　该患者为年轻女性,分娩后发病,病程 3 个月;反复发作难以控制的 Coombs 阳性的血管内溶血,对糖皮质激素、大剂量丙种球蛋白冲击以及血浆置换术无效;反复发热,伴有咳嗽、咳血丝痰肺部感染症状,应用多种广谱强效抗生素包括碳青酶烯类、头孢哌酮-他唑巴坦、左氧氟沙星、替考拉宁、阿奇霉素抗感染治疗后发热控制不佳;伴有盗汗、体重下降、发热等消耗症状。浅表淋巴结未触及肿大,影像学检查提示肝脾轻度大,代谢增高;骨髓穿刺见分类不明细胞占 15%,流式检查提示该群细胞为克隆性异常 B 细胞。

2. 鉴别诊断　患者的诊断和鉴别诊断可以从发热查因、骨髓见分类不明细胞、LDH 升高、巨核细胞成熟障碍、直接抗人球蛋白阳性等多个切入点进行分析,具体参见本书相关章节。本病例从直接抗人球蛋白阳性为切入点进行讨论。

患者有血红蛋白极重度减低、血红蛋白尿、LDH 升高、骨髓红系代偿增生等溶血性贫血的表现,结合 DAT 阳性,分析存在自身免疫性溶血性贫血,同时有血小板减少、骨髓巨核细胞增多伴成熟障碍,故诊断为 Evans 综合征。患者起病前无特殊用药史,因此可排除药物诱发因素。该患者无在寒冷环境中肢端发绀的表现,因此可确诊为温抗体型 AIHA。温抗体型 AIHA 按病因学分类可分为原发性和继发性,继发性 AIHA 病因包括 B 细胞淋巴瘤、结缔组织病、感染等。详细分析如下:

(1)　B 细胞淋巴瘤:B 细胞淋巴瘤是引起 AIHA 常见继发病因。其中以慢性淋巴细胞白血病最为多见。该患者支持 B 细胞淋巴瘤的依据:①反复发热,广谱抗生素治疗效果不佳;②伴有盗汗、体重下降超过体重10%;③PET-CT提示肝脾、骨髓代谢增高;④骨髓穿刺见分类不明细胞占15%,流式检查提示该群细胞为克隆性异常B细胞。因此,高度怀疑该患者为B细胞淋巴瘤。患者外周浅表及深部淋巴结均无肿大,脾无明显增大,无法进行相关的活检病理检查。PET-CT及骨髓涂片均提示骨髓受累,骨髓活检病理将有助于明确诊断。

(2) 风湿免疫性疾病:患者为年轻女性,分娩后即发病,为风湿免疫性疾病高发人群;风湿性疾病如SLE可见以严重的AIHA为首发症状。但患者无典型面部皮疹、光过敏、脱发、口腔溃疡、关节炎、肾损害等风湿病表现,风湿免疫检查未见ANA、抗dsDNA等异常。暂不支持风湿性疾病的诊断。

(3) 感染:支原体感染、EB病毒引起的传染性单核细胞增多症均可诱发AIHA。该患者最初起病症状为咳嗽、咳痰,多次CT检查均提示双肺多发渗出性病变,需考虑支原体肺炎感染诱发的AIHA。但该患者冷凝集试验阴性,使用针对支原体的阿奇霉素、左氧氟沙星无效。患者无EB病毒感染引起的扁桃体肿大、白膜、全身淋巴结肿大,EB抗体阴性,外周血未见异形淋巴细胞,不考虑EB病毒引起的AIHA。患者无肝炎病史,肝炎系列检查阴性,可排除肝炎病毒诱发的AIHA。上述各种感染均不能解释骨髓中出现克隆性异常B淋巴细胞;而且患者AIHA病史持续约3个月,超过一般病毒感染的病程。因此基本可排除由感染引起的AIHA。

(4) 非淋巴类肿瘤:非淋巴类肿瘤如髓系白血病、实体肿瘤偶可诱发AIHA。该患者有呼吸道症状,但影像学检查提示双肺渗出病变而并非为结节样或团块样病变,也未表现为肺泡癌的弥漫性间质病变,CEA等肿瘤标志物无升高,呼吸道症状经过抗感染治疗后好转,复查双肺渗出性改变较前吸收。上述特点均不支持肺恶性肿瘤。患者也无消化道、妇科等部位肿瘤的相关症状、体征及肿瘤标志物升高,可排除由实体肿瘤引起的AIHA。患者骨髓涂片也可排除急性髓细胞白血病。

2012年1月7日骨髓活检病理(图7-4):镜下见骨髓增生明显活跃,骨髓腔内可见弥漫分布的淋巴细胞,细胞体积中等至大,核大,核仁明显,核分裂象多见。免疫组化:淋巴细胞CD79a(+),L26(+),CD10部分细胞(+),Bcl-2部分细胞(+),Ki-67约70%,CD3、UCHL、

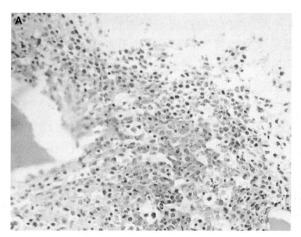
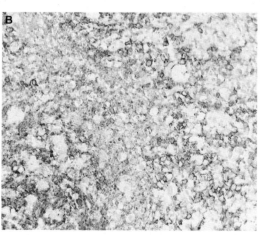

图7-4 骨髓病理
A. 骨髓腔内见弥漫分布的异形淋巴细胞;B. 免疫组化L26阳性

TdT、CD99、MPO、CD34、CD117、CD23、CD61、CD5、Bcl-6、Cyclin D1 均(−)。病变符合 B 细胞性淋巴瘤,弥漫大 B 细胞性淋巴瘤可能性大。

（五）最终诊断

Evans 综合征:继发于弥漫大 B 细胞淋巴瘤(ⅣB 期)

（六）治疗经过

于 2011 年 12 月 31 日起予 R-CHOP 方案化疗,化疗过程中患者的尿色逐渐转清,红细胞开始输注有效,化疗结束后血红蛋白稳步上升。2012 年 1 月 22 日复查血常规示血红蛋白上升至 110g/L,Coombs 试验阴性。遂于 1 月 23 日、2 月 14、3 月 7 日始予 R-CHOP 方案[利妥昔单抗注射液(美罗华)700mg qd d_0,CTX 1.3g qd d_1,VCR 2mg qd d_1,DXM 10mg qd $d_{1\sim5}$]化疗 3 次。复查骨髓活检未见淋巴瘤细胞浸润,复查 PET-CT 提示 CR。后再予 R-CHOP 方案化疗 4 个疗程,化疗过程顺利,患者未再发作溶血性贫血。现定期门诊随访中。

（谷景立　王荷花　李娟）

参 考 文 献

1. Petz LD,Garratty G. Acquired immune hemolytic anemias. New York,NY:Churchill Livingstone,1980.

2. Sokol RJ,Hewitt S,Stamps BK. Autoimmune haemolysis:an 18 year study of 865 cases referred to a regional transfusion centre. Br Med J(Clin Res Ed),1981,282(6281):2023-2027.

3. Dacie J. Secondary or symptomatic haemolytic anaemias. 3rd ed. Edinburgh:Churchill Livingstone,1995.

4. Petz LD,Garratty G. Immune Hemolytic Anemias. 2nd ed. Philadelphia,PA:Churchill Livingstone,2004.

5. Hermaszewski RA,Webster AD. Primary hypogammaglobulinemia:a survey of clinical manifestations and complications. Q J Med,1993,86(1):31-42.

6. Telen MJ,Roberts KB,Bartlett JA. HIV-associated autoimmune hemolytic anemia:report of a case and review of the literature. J Acquir Immune Defic Syndr,1990 3(10):933-937.

第8章

间接胆红素升高的诊断思路

胆红素是各种含血红素蛋白中血红素（亚铁原卟啉）在一系列酶作用下的降解产物。正常人每天每公斤体重产生约4mg的胆红素。其中大部分（70%～90%）来自衰老红细胞的血红蛋白，其余来自肌红蛋白、P450细胞色素、过氧化酶。红细胞平均寿命为120天，衰老的红细胞被机体的网状内皮系统破坏，血红素中的卟啉进一步在各种酶的作用下降解生成非水溶性的未结合胆红素（unconjugated bilirubin，UCB），又称为间接胆红素。在循环血液中UCB与白蛋白结合转运，UCB经血液循环至肝，被摄取、结合、转化并排泄到胆汁中。

本章节主要讨论不伴有直接胆红素增高的UCB增高。因此，排除了肝功能不全、胆道排泄异常导致的胆红素增高等因素。血UCB水平取决于胆红素生成率（bilirubin production rate，BPR）和肝脏胆红素的清除（bilirubin clearance，C_{BR}）速度之间的平衡。即 $UCB \approx BPR/CC_{BR}$。UCB与BPR呈线性正相关，而与C_{BR}呈曲线负相关。引起UCB升高的病因见表8-1，常见于以下几大类疾病。

表 8-1　引起间接胆红素升高的常见病因

间接胆红素生成增多	
溶血性贫血疾病	溶血性贫血疾病
某些贫血性疾病	巨幼细胞贫血、环形铁粒幼细胞性贫血、铅中毒、MDS
血肿吸收	腹膜后大血肿（如继发于血友病）
肝脏摄取间接胆红素减少	
药物影响	利福平、黄绵马酸、新生霉素等
间接胆红素与葡萄糖醛酸结合力下降	
先天性	Gilbert综合征、Crigler-Najjar综合征
生理性	新生儿生理性黄疸、母乳性黄疸
获得性	HIV蛋白酶抑制剂

（一）溶血性贫血

溶血性贫血是引起UCB升高的最常见原因。各种类型的溶血性贫血，包括较少见的微血管病性溶血都可导致红细胞破坏过多，当胆红素生成增加超过了肝清除胆红素的代偿能力时即可出现 UCB 增高。溶血性贫血引起的 UCB 增高一般不超过 4mg/dl（68.4μmol/L），如果超过这个水平需考虑合并其他引起 UCB 增高的因素。溶血性贫血的诊断分为两个步骤，首先是确定是否存在溶血性贫血，然后才是明确溶血性贫血的病因。溶血的直接证据为红细胞的寿命缩短，但检测方法要求较高，临床上较少使用。是否存在溶血性贫血可以通过寻找红细胞破坏过多的证据以及红系代偿增生的证据来判断。红细胞破坏过多的证据包括 LDH 升高、UCB 水平升高、结合珠蛋白水平下降、尿含铁血红素阳性、血红蛋白尿等；红系代偿增生的证据包括网织红细胞计数升高以及骨髓红系增生活跃及比例增高。结合上述结果，一般能判断是否合并溶血性贫血。

（二）某些贫血性疾病

如巨幼细胞贫血、环形铁粒幼细胞贫血、铅中毒、MDS、MPN 等，这些疾病引起 UCB 升高的具体原因不甚清楚。其中巨幼细胞贫血为大细胞性贫血，LDH 增高和 UCB 增高推测可能是由于 MCV 超过一定的临界值后红细胞通过直径较小的脾窦时发生红细胞破坏，产生与溶血性贫血相似的机制导致 UCB 升高。

（三）血肿吸收

腹膜后血肿、出血破入浆膜腔后重吸收过程中，红细胞破坏产物包括胆红素生成增加并重吸收至血液循环中可导致 UCB 增高，需出血量较大可引起 UCB 增高。血友病或各种获得性凝血因子缺乏症患者凝血因子严重缺乏、凝血时间显著延长，当出现局部腰腹部皮肤大片瘀斑或者出现腹胀、腰背痛、腹股沟区疼痛、大腿疼痛及活动受限等症状，需注意并发腹膜后血肿的可能，进一步影像学检查有助于明确诊断。因此，当出现 UCB 增高、血红蛋白迅速降低但不符合溶血性贫血的诊断时，需警惕隐匿部位出现血肿的可能。

（四）药物干扰肝细胞对间接胆红素的摄取

肝细胞对 UCB 的摄取主要通过特定的转运系统，极少量胆红素可通过弥散进入肝细胞，部分药物如抗结核药物利福平可影响肝转运系统干扰肝细胞对 UCB 的摄取，导致 UCB 轻度升高，患者少有黄疸的症状，多数在肝功能检查时发现。

（五）先天性高间接胆红素血症

UCB 通过二磷酸尿苷（UDP）-葡萄糖醛酸转移酶（UGT1A1）与葡萄糖醛酸结合，形成胆红素葡萄糖醛酸酯，即直接胆红素。UGT1A1 由 *UGT1* 基因组编码，*UGT1* 基因突变使 UDPGT 活性下降，导致 UCB 转化成直接胆红素减少，从而引起 UCB 升高，称之为遗传性高间接胆红素血症，为常染色体隐性遗传，为先天性非梗阻性非溶血性黄疸。依据 UDPGT 活性下降水平，可分为 Crigler-Najjar 综合征 1 型（活性 0 或痕量）、2 型（活性 1%～10%）以及 Gilbert 综合征（活性 10%～30%）。

Crigler-Najjar 综合征发生于新生儿和婴幼儿，1 型罕见，为纯合子突变，父母多为近亲婚配，患儿出生后 1～4 天即有显著黄疸，胆红素 90% 为 UCB，血 UCB 可高达 18～45mg/dl（通常>20mg/dl），出现核黄疸，对苯巴比妥治疗完全无反应，预后差；2 型少见，为杂合子突变，病情相对较轻，血 UCB 水平波动于 6～25mg/dl（通常<20mg/dl），胆红素脑病少见，苯巴比妥治疗可使 UCB 水平下降，但减低不超过 75%。

Gilbert 综合征多见于青少年，男性多见，常有家族史，是最常见的遗传性高胆红素血症，发病率 7% 左右。患者间歇性血 UCB 轻度增高，一般很少>4mg/dl，诱发或加重的因素包括禁食、脱水、过度运动、月经等，口服苯巴比妥诱导 UDPGT 活性可使黄疸完全消退。

【病例分析】

（一）病史介绍

张某,男,24 岁,主因"体检发现胆红素升高 6 个月余"于 2015 年 3 月 26 日入院。患者 2014 年 9 月 25 日体检时肝功能提示胆红素轻度升高(TBIL 37.8μmol/L,IBIL 30.5μmol/L, DBIL 7.3μmol/L),血常规、转氨酶正常;无肝区不适、腹痛、腹胀、厌油、乏力,无头晕、面色苍白、浓茶样尿或酱油样尿。就诊于当地医院,实验室检查提示外周血涂片见 6% 球形红细胞和 1% 破碎红细胞,红细胞渗透脆性试验、Coombs 试验、PNH 组合、肝炎病毒标志物及风湿免疫相关检查均未见异常,疑诊"遗传性球形红细胞增多症",间断予以护肝、退黄治疗,期间多次复查总胆红素波动于 39.8～49.8μmol/L,以间接胆红素升高为主。于 2015 年 3 月 19 日就诊于我院门诊,血涂片检查见 4% 球形红细胞,红细胞渗透脆性试验开始溶血 4.6g/L、完全溶血 3.6g/L,腹部 B 超多发胆囊息肉,现为进一步诊治入住我科。自起病以来,患者精神、睡眠良好,胃纳正常,大便正常,无白陶土样大便,小便正常,无酱油样尿,体重无明显变化。

既往史:否认新生儿期严重黄疸,否认肝炎等传染病史。

家族史:否认家族中有类似病史者,2015 年 3 月 31 日患者父母及哥哥于我院门诊就诊,外周血涂片其哥哥见 8% 球形红细胞,父母成熟红细胞形态大致正常。

体格检查:T 36.5℃,P 80 次/分,R 20 次/分,BP 126/78mmHg。无贫血貌,全身皮肤无皮疹、黄染及蜘蛛痣。全身浅表淋巴结未触及肿大。巩膜轻度黄染。双肺呼吸音清晰,未闻及干湿啰音。心率 80 次/分,律齐,各瓣膜区未闻及杂音。腹平软,无压痛、反跳痛,肝脾肋下未触及,双下肢无水肿。神经系统生理反射正常,病理反射阴性。

（二）实验室检查

血生化及血常规结果见表 8-2。

表 8-2　患者入院后血生化和血常规检查结果

日期	TBIL (μmol/L)	IBIL (μmol/L)	ALT (U/L)	LDH (U/L)	WBC (×10⁹/L)	Ret (%)	Hb (g/L)	MCV (fl)	PLT (×10⁹/L)
2014-09-25	37.8	30.5	24	154					
2014-11-06	49.8	43.6	24	166	7.12	1.5	161	92.2	161
2014-12-19	42.0	35.5	19	144	7.77		158	87.8	141
2015-02-05	39.8	33.9	22	184	8.10		165	89.1	166
2015-03-18	47.1	40.5	18	165	6.82		160	88.5	143
2015-03-27	35.9	29.9	11	191	6.63	1.3	153	85.3	148

尿常规、大便常规未见异常,肾功能正常。

贫血组合Ⅲ:未见异常。

溶血相关检查:直接 Coombs 试验阴性,G-6-PD 活性 2414U/L,PNH 组合未见异常,地中海贫血基因突变检测阴性,红细胞渗透脆性试验开始溶血 4.6g/L,完全溶血 3.6g/L。

外周血涂片异常红/白细胞形态检查:成熟红细胞形态大致正常,Ⅰ型异型淋巴细胞 2%。

乙肝两对半、肝炎系列、HIV 抗体、梅毒组合均阴性。

风湿组合 I + II、SLE 5 项、体液免疫 7 项、ANCA 组合、抗磷脂综合征组合均未见异常。

消化系统肿瘤组合：SCC 3.00μg/L，余未见异常；肺肿瘤组合、前列腺癌组合未见异常。

骨髓涂片：骨髓增生活跃，粒红比为 1.25：1；粒系 40%，形态大致正常；红系 32%，形态正常；全片见巨核细胞 21 个，血小板小簇分布；未见寄生虫及转移癌细胞。外周血涂片：白细胞数在正常范围，分类以中性分叶核粒细胞为主；成熟红细胞形态大致正常；偶可见球形红细胞；血小板小簇分布。铁染色：外铁（++），未见环形铁粒幼细胞。

腹部彩超：肝大小、形态正常，表面光滑，实质回声均匀，未见占位性病变；门静脉血流通畅，入肝；胆囊大小、形态正常，壁厚 0.3cm，囊内病变位于体部，节点状，多个，0.2～1.1cm；考虑胆囊息肉，多发性，余未见异常。

（三）初步诊断

间接胆红素升高查因：Gilbert 综合征？

（四）诊断思路

1. 病例特点　该患者为年轻男性，一般状况良好，平素体健，体检发现间接胆红素轻度增高，查体巩膜轻度黄染，无肝脾大。血常规、骨髓涂片均无异常，常见溶血性贫血病因方面检查均未见异常；总胆红素轻度升高，以间接胆红素升高为主，转氨酶及 LDH 等正常，肝炎病毒标志物均阴性；腹部 B 超示多发性胆囊息肉，余未见异常。

2. 鉴别诊断　患者的诊断与鉴别诊断从间接胆红素升高为切入点进行讨论，具体分析如下。

（1）溶血：溶血由于红细胞破坏增多可引起间接胆红素升高，但患者血常规正常，无红细胞破坏的其他证据如 LDH 增高、血红蛋白尿等，网织红细胞比例正常及骨髓象正常，无红系代偿增生的表现。常见溶血性贫血病因方面检查如直接 Coombs 试验、PNH 组合、G-6-PD 活性、红细胞渗透脆性试验、地中海贫血基因检测均未见异常，故基本可排除溶血导致的间接胆红素增高。

（2）某些贫血性疾病：患者血常规完全正常，无贫血，LDH 不高，骨髓穿刺提示红系形态正常，未见环形铁粒幼细胞增多，未见红系巨幼样变，未见其他病态造血形态学改变，不伴有原始细胞增高，叶酸、维生素 B_{12} 水平正常。因此基本可排除由于巨幼细胞贫血导致的间接胆红素增高。

（3）血肿吸收：常见的大出血并不会导致间接胆红素升高，但如果出血破入第三体腔或发生在软组织形成血肿，血肿重吸收时大量的红细胞破坏产物被吸收入血液循环，也可导致间接胆红素升高。患者多次血常规均未见血红蛋白下降，无引起出血的基础疾病，无腹胀、腰背痛、气促等症状，腹部 B 超也未见明显的血肿。基本可排除血肿吸收导致的间接胆红素增高。

（4）药物导致的肝细胞对间接胆红素摄取减少：多种药物包括利福平、黄绵马酸、新生霉素等均可导致肝细胞对间接胆红素的摄取减少。该患者无上述药物的服药史，可排除该因素导致的间接胆红素增高。

（5）先天性高间接胆红素血症：Gilbert 综合征、Crigler-Najjar 综合征均是由于编码葡萄糖醛酸转移酶的 *UGT1A1* 基因发生突变，UDPGT 的活性降低，间接胆红素转化为直接胆红素受阻而导致间接胆红素升高。患者为青少年发病,可排除 Crigler-Najjar 综合征 1 型的可能。Gilbert 综合征的诊断是排除性诊断。该患者肝功能检查提示单纯的间接胆红素增高而肝酶学检查正常,腹部 B 超等检查排除肝胆疾病。患者血常规正常,无网织红细胞计数增高,LDH 正常可排除溶血性贫血。其他可以导致血间接胆红素升高的原因,包括血肿、横纹肌溶解、药物影响等也可被排除。还需要进一步排除 Crigler-Najjar 综合征 2 型。可以通过禁食试验或苯巴比妥药物试验进行鉴别。

苯巴比妥有诱导二磷酸尿苷葡萄糖醛酸转移酶活性的作用,能使更多的游离胆红素转化为结合胆红素,从毛细胆管分泌出去。予患者口服苯巴比妥(60mg tid)1 周后,复查间接胆红素若下降至完全正常,即苯巴比妥有效。考虑该患者为 Gilbert 综合征可能。确诊 Gilbert 综合征需进行 *UGT1* 基因测序,该患者因经济问题拒绝行相关基因测序检查。因此,该患者诊断为 Gilbert 综合征可能性大。

（五）最终诊断

先天性高间接胆红素血症(Gilbert 综合征可能性大)

（六）治疗经过

告知患者该疾病为良性,不影响正常的生活。无需特殊饮食禁忌,但应避免禁食、脱水、过度运动等加重间接胆红素增高的因素。

（谷景立　王荷花　李娟）

参 考 文 献

1. Powell DW. Chapter 150:Approach to the Patient with Jaundice or Abnormal Liver Tests∥Bennett JC,Plum F. Cecil Textbook of Medicine. 22th ed. W. B. Saunders,2003.

2. Lankisch TO,Moebius U,Wehmeier M,et al. Gilbert's disease and atazanavir:from phenotype to UDP-glucuronosyltransferase haplotype. Hepatology,2006,44(5):1324-1332.

3. Lankisch TO,Schulz C,Zwingers T,et al. Gilbert's syndrome and irinotecan toxicity:combination with UDP-glucuronosyltransferase 1A7 variants increases risk. Cancer Epidemiol Biomark Prev,2008,17(3):695-701.

4. Iolascon A,Faienza MF,Giordani L,et al. Bilirubin levels in the acute hemolytic crisis of G6PD deficiency are related to Gilbert's syndrome. Eur J Haematol,1999,62(5):307-310.

5. Thomsen HF,Hardt F,Juhl E. Diagnosis of Gilbert's syndrome:Reliability of the caloric restriction and Phenobarbital stimulation tests. Scand J Gastroenterol,1981,16(5):699-703.

第 9 章
骨髓中铁粒幼细胞增多的诊断思路

正常骨髓中 30% ~50% 幼稚红细胞胞质中存在弥散分布的铁蛋白颗粒,经普鲁士蓝铁染色后呈现细小的蓝色颗粒,这种细胞称为铁粒幼细胞。在光镜下一般难以看到这些铁颗粒,因此正常情况下铁粒幼细胞多呈 I 型(仅有 1~2 颗铁粒)。人类幼红细胞的线粒体为环细胞核分布,环形铁粒幼细胞的铁颗粒正是因为蓄积在线粒体中而呈现出环核分布的特点。因此,WHO 定义的环形铁粒幼红细胞不仅要求铁颗粒增多至 5 个或以上,还要求铁颗粒至少环核周 1/3。

血红素合成通路中 δ-氨基 γ 酮戊酸合成酶(ALAS2)的异常导致血红素合成不足、铁硫簇合成不足导致线粒体内铁负荷过多以及铁转运至胞质内功能受损(*ABCB7* 基因突变所致)导致线粒体铁输入和利用、输出的不平衡,引起铁蓄积在线粒体中,骨髓铁染色显示铁粒幼细胞增多。骨髓中铁粒幼红细胞增多可见于先天性疾病,也可后天获得,可见于以下疾病。

(一) 先天性铁粒幼细胞贫血

先天性铁粒幼细胞贫血包括一大类异质性疾病,有些只表现为贫血,有些可累及全身各个系统。主要分为三种类型:X 连锁性遗传(XLSA)、常染色体遗传以及线粒体病伴发遗传。X 连锁伴性隐性遗传 ALAS-2 缺陷引起的铁粒幼细胞贫血最常见,故基本只见于男性,青少年发病多见,临床表现为贫血及铁负荷过重引起的脏器功能受损;贫血为小细胞低色素性贫血,典型病例 MCV 为 50~60fl,伴有红细胞显著大小不均现象,红细胞分布宽度增加,典型者可见到两群迥异的红细胞,其中一群 MCV 很小,另外一群 MCV 正常;骨髓红系增生明显活跃,铁染色铁粒幼细胞增多达 80% ~90%、环形铁粒幼细胞 15% ~50%,主要累及中晚幼红细胞,幼红细胞胞质发育不良,但大小正常,很少合并巨幼样变,如出现巨幼样变时需考虑是否同时合并叶酸和维生素 B$_{12}$ 缺乏。铁粒幼细胞贫血患者采用大剂量维生素 B$_6$(100 ~200mg/d)治疗,约 1/3 患者血红蛋白可在 1~2 个月达到正常或接近正常水平;2/3 患者血红蛋白不能完全恢复正常,只能稳定于一个低于正常的水平。由于自幼起病,患者的生长发育受影响。

(二) 获得性铁粒幼细胞贫血

获得性铁粒幼细胞贫血可见于多种造血干细胞疾病,多见于 MDS(RARS 亚型)以及骨髓增殖性肿瘤如真性红细胞增多症、骨髓纤维化等,罕见于急性红(白)血病。发病机制为多能造血干细胞线粒体酶功能缺陷或线粒体 DNA 突变,多见于中、老年患者,贫血发展缓慢,部分伴血小板增高。与先天性铁粒幼细胞贫血不同，获得性患者 MCV 正常大小或者呈大细胞性，可伴有显著红细胞大小不均及畸形红细胞;骨髓红系增生明显伴巨幼样变,铁染色铁粒幼细胞增多(>15%),其中环形铁粒幼细胞可见于各期有核红细胞。

(三) 可逆性铁粒幼细胞贫血

铁粒幼细胞贫血也可继发于某些药物(如抗结核药物、氯霉素、美法仑、白消安等)、慢性酒精中毒、铅中毒、铜缺乏等,贫血多为正常细胞性或大细胞性,(注意异烟肼引起的为小细胞性),骨髓环形铁粒幼细胞一般不超过 15%。继发因素通过干扰维生素 B_6 代谢等血红蛋白合成环节抑制血红蛋白合成,停药、停止接触毒物(铜缺乏予以补铜)或大剂量维生素 B_6 治疗后贫血逐渐消失,故又称为可逆性铁粒幼细胞贫血。慢性酒精中毒致铁粒幼细胞贫血时骨髓环形铁粒幼细胞比例可高达 70%,多为晚幼红细胞,另外可见早幼红细胞空泡变,停止饮酒后铁粒幼细胞会在数天到 2 周的时间内逐渐消失。

铁粒幼细胞增多也可见于非血液系统恶性肿瘤、结缔组织病、严重感染、低体温、黏液性水肿等,其铁粒幼细胞比例一般不高,而且少见环形铁粒幼细胞,治疗原发病后,这些铁粒幼细胞可消失。

红细胞体积对于铁粒幼细胞贫血的病因诊断有鉴别意义:骨髓铁粒幼细胞增多伴 MCV 减低,多考虑为 X 连锁伴性遗传 ALAS-2 缺陷相关的铁粒幼细胞贫血;MCV 正常或增高,支持获得性铁粒幼细胞贫血或继发药物、毒物等可逆性铁粒幼细胞贫血;患者发病年龄及用药情况等也有助于病因诊断。

【病例分析】

病例 1

(一) 病史介绍

林某,男,18 岁,因"体检发现贫血 10 余年,进行性面色苍白、乏力伴气促 3 个月"于 2013 年 10 月 11 日入院。患者 10 余年前于体检时发现轻度贫血,血红蛋白波动于 100~110g/L(未见报告单),曾就诊于我院门诊,考虑"营养性贫血"可能,未予治疗。3 个月前因"感冒"后出现进行性面色苍白、乏力,活动后感气促、胸闷,伴纳差、剑突下隐痛,多在晨起后出现,持续数分钟,可自行缓解,无反酸、嗳气,无发热、咳嗽、咳痰,自服中药(具体不详)后症状进一步加重,伴颜面水肿。遂到我院门诊就诊,化验血常规示 WBC 9.62×10^9/L,N 5.55×10^9/L,RBC 2.01×10^{12}/L,Hb 25g/L,MCV 48.08fl,MCHC 261.6g/L,PLT 303×10^9/L,予以输注同型浓缩红细胞 2U 后乏力、气促较前稍好转,今为进一步诊治收入我科。患者近 3 个月精神疲软,嗜睡,纳差,大便表面偶有少量鲜血,小便正常,无血尿或酱油样尿,体重无明显改变。

既往史:佛教徒,自幼喜素菜,进食荤菜极少。否认苯等化学药品、工业毒物以及放射性物质接触史。无吸烟、饮酒等不良嗜好。否认有家族类似疾病史。

体格检查:T 36.9℃,P 83 次/分,R 20 次/分,BP 125/68mmHg。发育不良,体型消瘦,重度贫血貌,神志清楚,查体合作。全身皮肤及黏膜苍白,无出血点、发绀及黄染。全身浅表淋巴结无肿大。巩膜无黄染。口腔黏膜无溃疡,无镜面舌,双侧扁桃体无肿大。甲状腺无肿大。胸骨无压痛,双肺呼吸音清,双肺未闻及干湿性啰音。心界不大,心率 83 次/分,律齐,心音正常,二尖瓣区可闻及 2/6 级收缩期吹风样杂音,不向它处传导。腹部平坦,剑突下轻压痛,无反跳痛,未触及腹部肿块,肝脾肋下未触及。肛门见一外痔,局部无压痛。脊柱、四

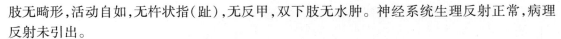

肢无畸形,活动自如,无杵状指(趾),无反甲,双下肢无水肿。神经系统生理反射正常,病理反射未引出。

(二) 实验室检查

血常规结果见表 9-1。

表 9-1　患者入院前后血常规检查结果及治疗措施

日期	WBC (×10^9/L)	N (×10^9/L)	Hb (g/L)	MCV (fl)	PLT (×10^9/L)	治疗措施
2013-10-10	9.62	5.55	25	48.08	303	输同型红细胞 2U
2013-10-11	7.59	4.43	50	66.12	243	
2013-10-12	8.32	4.23	71	66.7	362	
2013-10-13	7.59	3.72	67	68.2	463	
2013-10-15	6.53	4.07	60	66.9	347	开始予大剂量维生素 B_6 治疗

尿常规及大便常规未见异常。

血生化:均正常,其中 LDH 230U/L。

乙肝两对半:HBsAb 阳性,余阴性;肝炎系列、HIV 抗体、梅毒组合均阴性。

出凝血常规:PT 13.7s,APTT 27.9s,TT 16.8s,Fbg 2.16g/L。

贫血组合Ⅲ:维生素 B_{12} 357.00ng/L,叶酸 5.40μg/L,铁蛋白 647.09μg/L↑,促红细胞生成素>750.00IU/L↑。

(2013-10-14)贫血组合Ⅲ:维生素 B_{12} 360.00ng/L;叶酸 4.20μg/L↓;铁蛋白 851.60μg/L↑;促红细胞生成素 104.00IU/L。

地中海贫血基因检测未见异常;红细胞孵育渗透脆性试验:开始溶血 4.8g/L↑;完全溶血 3.2g/L。

胸部 CT 平扫:双肺轻度间质性炎症;心包积液;脾大。

心脏超声:左房 38mm,左室增大,舒张末 55mm,收缩期 32mm;室间隔 8mm,左心室后壁 8mm。EF 73%。二尖瓣前叶脱垂并关闭不全(轻度);心包积液(少量);左心室收缩及舒张功能正常。

腹部超声:脾长轴 11.9cm,厚约 4.9cm,实质回声稍粗,内未见占位回声;肝、胆囊、胆管、胰腺、双肾、膀胱、双输尿管、前列腺超声检查未见异常。

胃镜:插入至十二指肠,插镜顺利,食管未见异常;贲门未见异常;全胃黏膜苍白,稍肿胀;幽门未见异常;十二指肠球部、降段未见异常。内镜提示贫血胃黏膜像。

骨髓涂片:骨髓增生明显活跃,粒红比为 0.93∶1;粒系占 42%,比例、形态大致正常;红系占 45%,比例增高,胞体大小正常,见胞质少而蓝现象;淋巴细胞、单核细胞、浆细胞比例和形态大致正常;全片可见 7 个颗粒巨核细胞,血小板不少;外周血涂片:白细胞数在正常范围,分类以中性分叶核粒细胞为主,形态大致正常;成熟红细胞胞体小,中央淡染区扩大,见球形、椭圆、泪滴等大量异型红细胞,可见有核红细胞(图 9-1A);血小板不少;细胞化学染色:NAP 阴性;铁染色:外铁(+++),内铁Ⅰ型 2%、Ⅱ型 16%、Ⅲ型 32%、Ⅳ型 23%,环形铁粒幼细胞 54%↑(图 9-1B)。结论:铁粒幼细胞性贫血骨髓象。

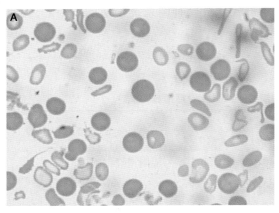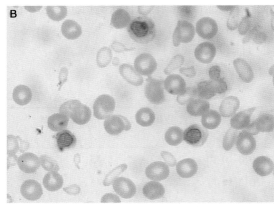

图 9-1　外周血涂片和骨髓铁染色
A. 外周血涂片见球形、椭圆形、泪滴形红细胞；B. 骨髓铁染色见环形铁粒幼细胞

骨髓流式细胞学检测：P1 为淋巴细胞，比例约 5.7%（其中 T 细胞比例约 66.8%，B 细胞比例约 17.6%）；P3 为单核细胞，比例 1.9%；P4 为粒细胞，比例下降，约 31.7%；P5 为嗜碱性粒细胞及幼稚髓系细胞，比例约 0.5%，其中幼稚髓系细胞比例约 0.15%；P6 为有核红细胞及细胞碎片，比例增高，约 59.5%。另见约 0.24% 浆细胞分布于 P3、P4、P5 内。

骨髓 FISH 检测：5q-、20q-、7q-、+8 均阴性。

（三）初步诊断

铁粒幼细胞贫血：先天性？

（四）诊断思路

1. 病例特点　患者为年轻男性，儿童期起病，病程长达 10 年，自幼喜素食、极少食荤菜类，早期轻度贫血伴发育不良，近 3 个月贫血进行性加重。血常规提示极重度小细胞低色素性贫血；LDH、IBIL 均正常，骨髓红系增生比例增高，铁粒幼红细胞占 73%，其中环形铁粒幼细胞达 54%，未见巨幼样变等其他病态造血表现、原始细胞数不高，MDS 相关特异性染色体检测阴性。

2. 鉴别诊断　患者诊断和鉴别诊断可以从小细胞低色素性贫血或铁粒幼细胞增多为切入点分析，前者见本书第 3 章，本病例从铁粒幼细胞增多为切入点进行讨论：①先天性铁粒幼细胞贫血：患者为男性，儿童期即发现有轻度贫血，伴有生长发育不良，病史长达 10 年，近 3 个月进行性加重，为极重度小细胞低色素性贫血，骨髓铁粒幼红细胞高达 73%，其中环形铁粒幼细胞达 54%，患者无服用药物及饮酒史，支持遗传性可能，可行 *ALAS2* 相关基因检测及家系排查寻找先证者。②获得性铁粒幼细胞贫血：骨髓环形铁粒幼细胞达 54%，需注意 MDS（RARS）可能，但骨髓无巨幼样变等其他病态造血现象、无原始血细胞增多及 MDS 特征性相关遗传学改变均阴性，不支持 MDS 可能；目前亦无其他恶性血液肿瘤相关依据。③可逆性铁粒幼细胞贫血：患者无服用特殊药物及酗酒史，无铅中毒的其他神经表现，而且该患者红细胞 MCV 为小细胞性，也不符合可逆性铁粒幼细胞贫血的 MCV 表现。因此，基本可排除该类铁粒幼细胞贫血可能。另外，患者本次贫血急性加重前有"感冒"病史，应注意有无病毒感染引起的溶血危象可能。也需排除胃肠道出血引起的失血性贫血。

（五）最终诊断

先天性铁粒幼细胞性贫血

（六）治疗经过

从 2013 年 10 月 15 日开始予以大剂量维生素 B_6 300mg iv. drip qd 治疗,患者的血红蛋白在 1 周后开始上升,伴 MCV 恢复正常;3 周后血红蛋白水平达到正常水平。之后一直予以维生素 B_6 维持口服治疗,定期随访,血红蛋白均正常（表 9-2）。

表 9-2 维生素 B_6 治疗后患者的血常规结果变化

日期	WBC($\times 10^9$/L)	N($\times 10^9$/L)	Hb(g/L)	MCV(fl)	PLT($\times 10^9$/L)
2013-10-15	6.53	4.07	60	66.9	347
2013-10-24	4.64	2.24	96	82.3	302
2013-11-07	5.7	2.78	128	82.4	208
2013-11-21	6.07	3	137	78.2	208
2013-12-12	5.79	2.84	137	72.0	220
2014-01-23	6.66	2.89	120	62.9	308
2014-02-27	8.03	4.02	120	63.1	243
2014-04-23	6.85	3.34	141	65.2	163
2014-09-28	6.37	3.01	121	64.6	224

病例 2

（一）病史介绍

何某,男,59 岁,因"乏力 2 年余,加重伴皮肤巩膜黄染 1 年"于 2015 年 7 月 9 日入院。患者缘于 2 年前无明显诱因出现活动耐力下降,轻微活动后即觉乏力,以爬坡、上楼为甚,症状明显时伴气促、喘息,偶伴头晕不适,无咳嗽、咳痰,无胸闷、胸痛,无夜间阵发性呼吸困难,未予重视。1 年前上述症状加重,并发现皮肤、巩膜黄染,无恶心、呕吐,无皮肤瘙痒,无浓茶色、酱油色尿,无呕血、黑便。1 个月前就诊于当地医院,查血常规 WBC 3.74×10^9/L,N 2.35×10^9/L,Hb 54g/L,MCV 106.5fl,PLT 342×10^9/L;TBIL 33.3μmol/L,IBIL 23.3μmol/L;血清铁 32.14μmol/L,维生素 B_{12} 1117pg/ml,铁蛋白 646.2μg/ml↑;尿常规未见异常;骨髓涂片:骨髓增生活跃,粒红比为 0.25:1,粒系 18.5%,增生减低,可见早幼粒以下阶段细胞,形态未见异常;红系占 75.5%,增生极度活跃,各阶段细胞均可见,以中晚幼红细胞明显增生为主,可见双核幼红细胞、分裂象,少数细胞类巨核样变及核有固缩改变,成熟红细胞大小不均,正色素及低色素细胞均可见,共见巨核细胞 45 个,血小板成堆易见;铁染色:外铁(+++),内铁阳性率 97%、Ⅰ型 1%、Ⅱ型 2%、Ⅲ型 20%、Ⅳ型 11%,环形铁粒幼红细胞 62%,提示铁粒幼细胞性贫血(SA)骨髓象。予"雄激素、环孢素、泼尼松、沙利度胺"等药物治疗后未见好转,现为进一步诊治收入我科。患者自起病以来无发热、畏寒,无咽痛、咳嗽,无腹泻、肛周疼痛,无血尿、尿少,无皮肤黏膜瘀斑、瘀点,无反甲、异食癖等不适;精神一般,饮食、胃纳可,大便干结,小便正常,体重无明显变化。

既往史:40 余年患"肺结核"治愈。抽烟 30 余年,每天 1 包,偶有饮酒。否认家族遗传病、传染病等类似疾病史。

体格检查:T 37℃,P 105 次/分,R 20 次/分,BP 123/63mmHg。发育正常,中度贫血貌,全身皮肤及黏膜轻度黄染。胸骨中下段轻压痛。双肺呼吸音清,双肺未闻及干湿性啰音。心界不大,心率 105 次/分,律齐,各瓣膜区未闻及病理性杂音。腹平软,未触及肿块,肝脾肋下未触及。脊柱、四肢无畸形活动正常,无杵状指(趾),双下肢无水肿。生理反射正常,病理反射未引出。

(二) 实验室检查

血常规结果见表9-3。

表 9-3　患者入院后血常规检查结果

日期	WBC (×10⁹/L)	N (×10⁹/L)	Hb (g/L)	MCV (fl)	Ret (%)	PLT (×10⁹/L)
2015-07-09	4.8	0.82	67	101.5	3.6	617
2015-07-11	6.32	2.68	64	104.7		521
2015-07-13	4.27	1.70	56	105.2		483
2015-07-14	5.46	2.3	73	103.9	2.4	265

尿常规:尿胆原阳性(+);大便常规未见异常。

肝肾功能检查:ALT 35U/L,AST 18U/L,TBIL 26.2μmol/L↑,DBIL 5.5μmol/L,IBIL 22.7μmol/L↑,ALB 36g/L,sCr 64μmol/L。

出凝血常规:PT 12.5s,APTT 23.3s,Fbg 1.71g/L。

直接 Coombs 试验、PNH 组合、G-6-PD 活性、地中海贫血基因检测均未见异常。

贫血组合Ⅲ:维生素 B₁₂ 648.42ng/L,叶酸 3.67μg/L↓,铁蛋白 679.10μg/L↑,促红细胞生成素 244.23IU/L↑。

乙肝两对半、肝炎系列、HIV 抗体、梅毒组合均阴性。

甲状腺功能检查未见异常。

消化系统肿瘤Ⅰ:CA125 38.40U/ml↑,余未见异常;肺肿瘤 2 项:NSE 22.89ng/ml↑,余未见异常。

骨髓涂片(2015 年 7 月 10 日):骨髓增生活跃,粒红比为 0.24:1;粒系 17%,比例减低,见 1% 原始粒细胞,偶见假性 Pelger-Huet 畸形;红系 72%,比例增高,见 8% 核出芽、双核及不规则核现象;淋巴细胞比例、形态大致正常;巨核细胞 15 个,可见产板巨核细胞,血小板不少;未见寄生虫及转移癌细胞。血涂片:白细胞数减低,分类以中性分叶核粒细胞为主,部分细胞见颗粒增粗现象;成熟红细胞大小不等,见大红细胞;血小板不少;未见寄生虫。血细胞化学染色铁染色:外铁(+++),内铁Ⅰ型 6%、Ⅱ型 4%、Ⅲ型 8%、Ⅳ型 82%,环铁粒 58%(图 9-2A)。结论:铁粒幼细胞性贫血骨髓象。

骨髓流式细胞学检测(2015 年 7 月 10 日):P1 为淋巴细胞,比例约 5.9%(其中 T 细胞比例约 75.9%,B 细胞比例约 13.0%,NK 细胞比例约 10.3%);P2 为单核细胞,比例 0.4%;P3 为粒细胞,比例相对减低,约为 27.0%;P4 为幼稚髓系细胞,比例约为 1.0%;P5 为有核红细胞、血小板及细胞碎片,比例增高,约 63.5%。

（三）初步诊断

铁粒幼细胞贫血：骨髓增生异常综合征？

（四）诊断思路

1. 病例特点　该患者为老年男性，慢性病程；以贫血伴轻度黄疸为主诉；贫血为大细胞性，骨髓见 8% 红系病态造血表现，原始细胞 1%，环形铁粒幼比例>15%。外院予以激素、环孢素、沙利度胺等治疗均无明显疗效。

2. 鉴别诊断　患者的诊断和鉴别诊断可以从大细胞低色素性贫血、间接胆红素升高或铁粒幼细胞增多进行分析。本病例从铁粒幼细胞增多为切入点进行讨论：①先天性铁粒幼细胞贫血，患者为老年起病，MCV 明显增大，骨髓可见 1% 原始细胞、红系病态造血，均与先天性铁粒幼细胞贫血的表现不相符，基本不考虑；②获得性铁粒幼细胞贫血，患者为老年男性，单系血细胞减少（贫血）时间超过 6 个月，红细胞 MCV 增大，骨髓见核出芽等红系病态造血表现，原始细胞比例 1%，均提示该患者 MDS 可能性大；但患者病态造血比例<10%，原始细胞比例<5%，无 MDS 的确诊条件，需予以完善 FISH 5q-、7q-、20q-、+8 检查；③可逆性铁粒幼细胞贫血，患者无酗酒、无近期服用抗结核等药物的病史，基本可排除。

骨髓 FISH 检测（2015 年 7 月 17 日）：7q-（+）（图 9-2B），未见 5q-、20q-、+8。

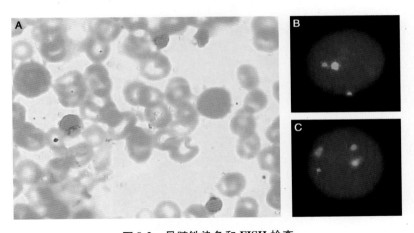

图 9-2　骨髓铁染色和 FISH 检查
A. 骨髓铁染色见环形铁粒幼细胞；B. 骨髓 FISH 检查见 7q-细胞；
C. 骨髓 FISH 检查 7q-的阴性对照

（五）最终诊断

骨髓增生异常综合征（RARS）

（六）治疗经过

患者因经济问题回当地治疗。

（谷景立　王荷花　李娟）

参 考 文 献

1. Juneja SK，Imbert M，Sigaux F，et al. Prevalence and distribution of ringed sideroblasts in primary myelodysplastic syndromes. J Clin Pathol，1983，36(5)：566-569.

2. Gupta R，Abdalla SH，Bain BJ. Thrombocytosis with sideroblastic erythropoiesis：a mixed myeloproliferative myel-

odysplastic syndrome. Leuk Lymphoma,1999,34(5/6):615-619.

3. Catovsky D,Shaw MT,Hoffbrand AV,et al. Sideroblastic anaemia and its association with leukaemia and my-elomatosis:a report of five cases. Br J Haematol 1971,20(4):385-393.

4. Kushner JP,Lee GR,Wintrobe MM,et al. Idiopathic refractory sideroblastic anemia. Clinical and laboratory in-vestigation of 17 patients and review of the literature. Medicine(Baltimore),1971,50(3):139-159.

5. Eichner ER,Hillman RS. The evolution of anemia in alcoholic patients. Am J Med,1971,50(2):218-232.

第 10 章

增生性贫血的诊断思路

按骨髓红系增生情况及形态学,贫血可分为增生性贫血、增生不良性贫血、骨髓红系成熟障碍。其中增生性贫血是指临床上符合贫血,但骨髓中红系呈增生活跃或明显活跃的贫血。增生性贫血主要包括溶血性贫血、急性及亚急性失血性贫血、造血原料缺乏所致贫血(缺铁性贫血、巨幼细胞贫血)。

（一） 溶血性贫血

溶血性贫血是指先天性或获得性原因导致红细胞破坏度超过骨髓代偿能力的一类增生性贫血。溶血性贫血的诊断依据分为直接及间接依据:①直接依据为红细胞破坏过多,外周血涂片可见破碎红细胞,LDH 升高,间接胆红素升高;②间接依据为红系代偿增生,血常规大多表现为大细胞性贫血,亦可为正细胞性,网织红细胞比例升高,骨髓象红系增生明显活跃。溶血的病因比较复杂,相关的实验室检查如 Coombs 试验、G-6-PD 测定、CD55、CD59 阴性的红细胞及中性粒细胞检测等。血红蛋白下降迅速,红系增生且排除失血者,尤须警惕溶血可能。

（二） 急性及亚急性失血性贫血

血红蛋白急性下降除溶血外,尚需怀疑出血可能,出现红细胞代偿增生证据如骨髓红系增生明显活跃、大细胞性贫血、网织红细胞比例升高,并且找不到红细胞破坏过多的依据(如外周血涂片见破碎红细胞、LDH 升高、间接胆红素升高)时尤须高度怀疑。急性失血早期因有周围血管收缩、红细胞重新分布等因素代偿,血红蛋白可无明显改变,后期出现血红蛋白下降;且急性失血后 EPO 反应性升高以及骨髓代偿性增生需要一定时间,因而早期网织红细胞比例可不高,而亚急性失血一般伴有网织红细胞升高。慢性失血往往表现为缺铁性贫血,将在后文中进一步讨论。失血的明确诊断需找到失血部位,食管-胃底静脉曲张、消化性溃疡、支气管扩张累及动脉、血管瘤、主动脉夹层、血供丰富的脏器(如肝、脾)破裂、肿瘤侵蚀动脉、血友病、宫外孕、产科大出血、外伤、外科手术等均可出现出血,诊断的难点在于有些出血部位较隐匿,并且对于阵发性出血,在出血的间歇期不易找到出血部位,详细分析病史、全身查体、实验室及影像学检查等寻找出血部位可有助于明确诊断。

（三） 造血原料缺乏所致贫血

造血原料缺乏所致贫血包括缺铁性贫血以及叶酸、维生素 B_{12} 缺乏所致的巨幼细胞贫血。

1. **缺铁性贫血**　储存铁不足以满足正常红细胞生成需要所致的贫血。临床表现可有头晕、乏力、面色苍白等贫血全身症状，体征可见反甲征，血常规示小细胞低色素性贫血，血清铁蛋白、血清铁下降，骨髓红系增生活跃，铁粒幼细胞少见，细胞内、外铁染色均阴性。缺铁性贫血的诊断相对简单，难点往往在于寻找缺铁原因。缺铁原因分为摄入不足和丢失过多两大类。婴幼儿的常见原因为膳食不均衡所致摄入不足，育龄期妇女常见原因为月经过多，青壮年男性需注意消化道出血，老年人尤需注意肿瘤；详细的病史询问、全身查体、肿瘤标志物、大便隐血、胃肠镜检查等可有助于寻找缺铁原因。

2. 巨幼细胞贫血 细胞 DNA 合成障碍引起的血细胞巨幼样变的贫血，主要为叶酸和维生素 B_{12} 缺乏所致。病因包括摄入不足、吸收不良、需求增加以及药物如抗代谢类药物影响。除有贫血相关症状外，亦可有维生素 B_{12} 缺乏所致的神经系统症状，如脊髓后索、侧索和周围神经受损所致的肢体麻木、行走困难等。体征上可见舌乳头消失、牛肉舌，亦可有神经系统体征。血常规表现为大细胞性贫血，严重者全血细胞减少，网织红细胞正常或轻度升高；骨髓红系、粒系、巨核系均可出现巨幼样变；生化检查可见叶酸、维生素 B_{12} 缺乏，LDH 升高。临床上可见部分大细胞性贫血患者，生化检查未见叶酸、维生素 B_{12} 水平下降，骨髓未见原始幼稚细胞，在给予补充叶酸、维生素 B_{12} 诊断性治疗 2 周后 MCV 变小、血红蛋白升高，亦支持巨幼细胞贫血的诊断。

【病例分析】

病例 1

（一）病史介绍

王某，女，68 岁，退休职工，因"头晕、乏力、面色苍白 6 个月，加重 3 天"于 2015 年 7 月 9 日入院。患者 6 个月前无明显诱因出现头晕、乏力，伴面色苍白，无发热，无咳嗽、咳痰，无鼻衄、牙龈出血，未予特殊诊治。3 个月前小便时出现晕厥，跌倒后出现额部血肿，就诊于当地医院，查血常规、出凝血常规等未见异常，诊断考虑脑血管硬化，具体治疗不详。3 天前上述症状加重，就诊于当地医院，查血常规示 WBC 2.6×10^9/L，N 1.02×10^9/L，Hb 47g/L，MCV 124.8fl，PLT 113×10^9/L，Ret% 2%，LDH 3465U/L，未予特殊诊治，现为求进一步诊治入我科。患者自发病以来，无发热、盗汗，无咳嗽、咳痰，无恶心、呕吐，无胸闷、胸痛，无腹痛、腹泻，刷牙时偶有牙龈出血，无鼻衄，无皮肤黏膜瘀点、瘀斑，无血尿，无肢体麻木，精神一般，胃纳差，食量少，睡眠可，大小便正常。近半年来体重下降 9kg。

患者既往于 2012 年 9 月因自觉头晕、乏力、纳差，于当地医院查血常规示 WBC 2.4×10^9/L，Hb 91g/L，MCV 117.1fl，PLT 192×10^9/L，Ret% 2.0%；血生化示 TBIL 30.6μmol/L，DBIL 3.5μmol/L，IBIL 27.1μmol/L，LDH 668U/L。当地诊断考虑营养不良性贫血，予叶酸、维生素 B_{12}、铁剂等治疗 1 个月后复查血常规正常。个人史、月经婚育史、家族史无特殊。

体格检查：T 37.2℃，P 80 次/分，R 18 次/分，BP 121/68mmHg。神志清，对答切题。重度贫血貌，全身皮肤及黏膜苍白，全身浅表淋巴结未触及肿大。巩膜轻度黄染，牛肉舌，咽无充血，双侧扁桃体无肿大，胸骨无压痛，双肺呼吸音清，未闻及干湿性啰音。心率 80 次/分，律齐，心音正常。腹平软，无压痛及反跳痛，肝脾肋下未触及。四肢肌力、肌张力正常。神经系统四肢浅感觉、深感觉正常，病理反射未引出。

（二）实验室相关检查

血常规及 LDH、胆红素结果见表 10-1。

表 10-1　患者入院前血常规及 LDH、胆红素情况

日期	WBC (×10⁹/L)	N (×10⁹/L)	Hb (g/L)	MCV (fl)	PLT (×10⁹/L)	Ret (%)	LDH (U/L)	TBIL (μmol/L)	DBIL (μmol/L)	IBIL (μmol/L)
2015-03-22	5.65	3.68	104	123.7	235		200	17.6	6.0	11.6
2015-06-27	5.73	3.39	139	105.6	320		158	20.4	4.3	16.1
2015-07-06	2.60	1.02	47	124.8	113	2	3465	42.7	7.1	35.6
2015-07-09	3.48	1.43	48	125.9	104		5406	50.4	0	42.1

尿常规、大便常规未见异常。

凝血功能未见异常。

血生化:ALT 48U/L,AST 92U/L,LDH 5300U/L↑。

PNH 组合、Coombs 试验、G-6-PD 活性、地中海贫血基因突变检测均未见异常。

肺肿瘤组合 NSE 51.73ng/ml;消化系统肿瘤组合未见异常。

胸部 CT:①双肺少许散在纤维灶;②心脏增大。

腹部超声:肝、胆、胰、脾、双肾、输尿管、膀胱检查未见异常。

骨髓涂片:骨髓增生明显活跃,粒红比为 1.81∶1;粒系占 56%,比例正常,部分细胞巨幼变;红系占 41%,比例增高,见 12% 核出芽、不规则核等情况,部分细胞巨幼变(图 10-1);淋巴细胞、单核细胞比例和形态大致正常;全片可见 34 个巨核细胞,其中颗粒巨核细胞 28 个,产板巨核细胞 4 个,裸核巨核细胞 2 个,血小板不少;未见寄生虫及转移癌细胞。外周血涂片:白细胞数减低,分类以中性分叶核粒细胞为主,形态大致正常;成熟红细胞大小不等;血小板成簇分布。铁染色:外铁(+),内铁 Ⅰ 型 10%、Ⅱ 型 48%、Ⅲ 型 16%、Ⅳ 型 2%,环铁粒幼细胞 2%。

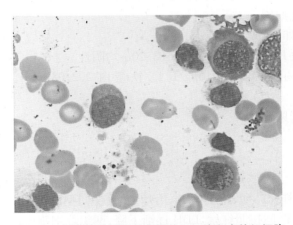

图 10-1　骨髓涂片见巨幼变早幼红细胞和中幼红细胞

骨髓流式细胞学检测:淋巴细胞 12.2%(其中 T 细胞比例约为 62.7%,B 细胞比例约为 20.8%,NK 细胞比例约为 15.3%),单核细胞 0.3%,粒细胞比例减低,约为 13%,幼稚髓系细胞 0.2%,有核红细胞及细胞碎片比例增高占 70.9%。

骨髓活检:送检长 1cm、直径 0.2cm 组织一条,全埋制片,镜下见骨髓增生较活跃,粒红

系细胞比例略增大,均以偏成熟为主,幼稚阶段细胞稍增多,巨核细胞胞体大,核呈分叶状。免疫组化:MPO 髓系细胞(+),CD117 幼稚细胞(+),CD3 散在小淋巴细胞(+),CD34 个别细胞(+),CK20(-)。

（三）初步诊断

贫血查因:巨幼细胞贫血? 骨髓增生异常综合征?

（四）诊断思路

1. 病例特点　该患者为老年女性;既往有营养性贫血病史;近半年以贫血症状为主要表现起病;查体可见重度贫血貌,巩膜轻度黄染,牛肉舌。血常规示两系减少,贫血表现为大细胞性贫血,网织红细胞比例升高;间接胆红素升高,LDH 升高;骨髓增生明显活跃,红系比例增高,粒系、红系细胞可见部分巨幼样变。

2. 鉴别诊断　患者的诊断和鉴别诊断可从大细胞性贫血、LDH 升高等方面进行,参见本书相关章节。本病例以增生性贫血为切入点进行鉴别诊断:①溶血性贫血,支持点有红细胞破坏增加,血红蛋白下降(尤其在 6 月 27 日至 7 月 6 日之间血红蛋白急性下降),间接胆红素升高,且 LDH 升高;同时有红系代偿增生,网织红细胞比例增高,流式检测提示有核红细胞比例增高,贫血为大细胞性;但目前溶血的病因学检查未见异常,因此,目前溶血尚不能排除,但溶血原因及机制尚未明确;②失血性贫血,患者有血红蛋白急性下降,有红细胞代偿增生证据(骨髓红系增生明显活跃、大细胞性贫血、网织红细胞比例升高),但有红细胞破坏过多的依据(LDH、间接胆红素升高),骨髓巨幼样变明显,且无出血的临床症状,可排除失血;③营养物质缺乏所致贫血,患者为大细胞性贫血,单纯缺铁性贫血可排除;患者既往有巨幼细胞贫血病史,老年女性,胃纳减少为诱因,现贫血明显,查体见牛肉舌,血常规为大细胞性贫血,伴有粒细胞减少,骨髓象见巨幼样变,血生化检查见 LDH 升高,考虑巨幼细胞贫血可能性极大,可进一步完善血维生素 B$_{12}$ 及叶酸测定以明确,并完善 MDS 相关细胞遗传学检查以及肿瘤指标等检查以进一步排除其他疾病,同时完善胃肠镜检查了解是否存在叶酸、维生素 B$_{12}$ 缺乏的其他原因。

进一步完善检查如下:

骨髓液 MDS 相关 FISH 检查:5q-、7q-、+8、20q-均阴性。

贫血组合Ⅲ:维生素 B$_{12}$ 159.6ng/L↓,铁蛋白 202.08μg/L,叶酸 24.85μg/L,EPO 252.73IU/L。

肠镜、胃镜检查未见异常。

（五）最终诊断

巨幼细胞贫血

（六）治疗经过

7 月 10 日开始予补充叶酸、维生素 B$_{12}$ 治疗,并输注同型红细胞 2U 一次,其后监测血常规(表 10-2),患者 MCV、间接胆红素、LDH 逐渐下降,网织红细胞比例较前升高,血红蛋白逐渐回升,考虑治疗有效。

回顾整个诊治过程,患者从 6 月 27 日至 7 月 6 日之间,血红蛋白急剧下降,同时伴随 LDH、IBIL 的升高,提示溶血存在;而经补充叶酸、维生素 B$_{12}$ 后,患者 MCV 逐渐下降,与此同时,反映红细胞破坏的直接指标(间接胆红素、LDH)亦逐步下降。综上所述,推测溶血的原因可能在于巨幼细胞贫血患者 MCV 增大,远远超过了脾窦内径,红细胞通过脾窦时机械性损伤增加从而导致红细胞破坏增加。进一步研究寻找引起溶血的 MCV 界值并通过核素试验了解 MCV 增大时脾部位红细胞破坏是否增加可进一步验证该推论。

表 10-2　患者入院前后血常规、胆红素、LDH 情况

日期	WBC （×10⁹/L）	N （×10⁹/L）	Hb （g/L）	MCV （fl）	PLT （×10⁹/L）	Ret （%）	LDH （U/L）	TBIL （μmol/L）	DBIL （μmol/L）	IBIL （μmol/L）
2015-03-22	5.65	3.68	104	123.7	235		200	17.6	6.0	11.6
2015-06-27	5.73	3.39	139	105.6	320		158	20.4	4.3	16.1
2015-07-06	2.60	1.02	47	124.8	113	2	3465	42.7	7.1	35.6
2015-07-09 （入院）	3.48	1.43	48	125.9	104		5406	50.4	0	42.1
2015-07-10	2.41	0.92	45	119.1	87	2.84				
2015-07-11	4.19	2.93	59	110.6	63					
2015-07-12	3.21	2.19	69	103.1	55					
2015-07-13	1.96	0.5	66	109.7	58		2484	42.8	7.8	35.0
2015-07-14	3.12	0.97	69	106.2	64	10.4				
2015-07-15	3.93	1.52	70	110.2	81					

病例 2

（一）病史介绍

刘某,男,20 岁,学生,因"发现贫血半年,发热、乏力 20 天"于 2013 年 12 月 20 日入院。患者半年前体检时发现"轻度贫血"（具体不详),无自觉不适,未予诊治。20 天前患者受凉后出现发热、畏寒,体温最高 39.0℃,伴乏力、咳嗽、痰难咳出,无胸闷、气促。17 天前（12 月 3 日）患者就诊于外院门诊,当时查体见咽红,双侧扁桃体 I 度肿大。查血常规示 Hb 70g/L（未见报告单）,予"阿奇霉素、金刚乙胺、复方氨酚肾素、羚羊角滴丸"治疗后发热缓解。12 天前（12 月 8 日）患者因大便表面带血丝就诊于外院,查血常规示 WBC 3.47×10⁹/L,N 1.57×10⁹/L,Hb 62.2g/L,MCV 106.5fl,PLT 76×10⁹/L,予中成药、化痔栓治疗。2 天前再次发热,复查血常规示 WBC 2.1×10⁹/L,N 0.75×10⁹/L,Hb 48g/L,MCV 108fl,PLT 54×10⁹/L;查胸片未见异常;予输注红细胞等治疗（具体不详）后发热缓解。现为进一步明确诊治收入我科。起病以来,患者无皮肤黏膜出血、呕血、黑便、血尿,无酱油样小便,2 个月前有反复口腔溃疡,无皮疹、光过敏、关节痛、颜面红斑,无盗汗,精神一般,胃纳较差,睡眠可,近 1 个月来体重下降 5kg。

既往史、个人史、家族史无特殊。

体格检查:T 37.0℃,P 80 次/分,R 20 次/分,BP 116/70mmHg。发育正常,营养中等,中度贫血貌。全身皮肤及黏膜轻度黄染。全身浅表淋巴结未触及肿大。巩膜黄染,睑结膜苍白。口腔黏膜无溃疡,无镜面舌,双侧扁桃体 I 度肿大。胸廓无对称畸形,胸骨无压痛,双肺呼吸音清,未闻及干湿性啰音。心率 80 次/分,律齐,心音正常。腹平软,无压痛及反跳痛,肝脾未扪及,移动性浊音阴性,听诊肠鸣音正常。肛门见一外痔,局部无出血。脊柱、四肢无

畸形,无杵状指(趾),双下肢无水肿。生理反射正常,病理反射未引出。

(二) 实验室检查

血常规结果见表10-3。

表10-3　患者入院前后血常规检查结果

日期	WBC (×10⁹/L)	N (×10⁹/L)	Hb (g/L)	MCV (fl)	PLT (×10⁹/L)	Ret (%)
2013-12-08	3.47	1.57	62.2	106.5	76	
2013-12-15	4.11	1.83	64.2	111.61	87	
2013-12-18	2.1	0.75	48	108	54	
2013-12-20	3.96	1.23	63	98.74	43	
2013-12-21	6.39	1.61	63	99.44	48	
2013-12-22	4.96	0.73	65	107.40	48	12.1
2013-12-24	2.92	0.78	73		54	

尿常规、大便常规未见异常。

血生化:AST 44U/L,LDH 2660U/L↑,TBIL 36.8μmol/L↑,间接胆红素 29.0μmol/L↑,δ胆红素 7.8μmol/L。

出凝血常规未见异常。

直接 Coombs 试验:IgG(−)、C3(+);PNH 组合、G-6-PD 活性、地中海贫血基因检查均未见异常。

游离甲功组合未见异常。

消化系统肿瘤 I 未见异常。

巨细胞病毒抗体组合:CMV-IgG 40.90IU/ml;传染性单核细胞增多症 EB 病毒抗体组合:VCA-IgG 阳性;PCT、G 试验、GM 试验均未见异常。

乙肝两对半:HBsAg(+),HBeAb(+),HBcAb(+);HBV-DNA 定量 1.23×10³IU/ml;肝炎系列、HIV 抗体、梅毒组合均阴性。

SLE 3 项、风湿病组合 I + II、ANCA 组合、抗心磷脂抗体均未见异常。

贫血组合 III:EPO 130.00IU/L,叶酸、维生素 B₁₂正常。

骨髓涂片:骨髓增生明显活跃,粒系占 30%,比例减低;红系占 58%,比例增高(图 10-2);血小板少,巨核细胞 32 个,其中幼稚巨核细胞 7 个,颗粒巨核细胞 25 个;外周血涂片可见大小不等的红细胞,可见有核红细胞。

骨髓 FISH 检查:5q-、7q-、+8、20q-均阴性。

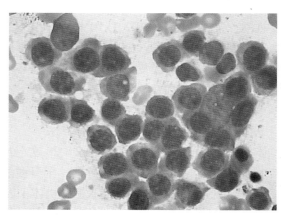

图 10-2　骨髓涂片见红系增多

全身 PET-CT 检查：①中轴骨及四肢长骨近端代谢轻度活跃，脾大，代谢未见增高，上述改变考虑反应性改变可能性大，以上考虑血液系统性疾病；②鼻咽左侧壁稍肿胀，代谢轻度活跃，考虑炎症；③双侧颈部Ⅱ区、肠系膜区及腹膜后数个小或稍大淋巴结，部分代谢轻度活跃，考虑反应性改变；④拟结节性甲状腺肿；左肺下叶前内基底段、右肺上叶后段及右肺下叶外基底段纤维增殖灶；⑤心腔密度减低，代谢未见增高，考虑贫血；⑥余所见部位 PET-CT 显像未见异常高代谢病灶。

（三）初步诊断

贫血查因：溶血性贫血？

（四）诊断思路

1. 病例特点　该患者为青年男性，发现贫血半年，发热、乏力 20 天；查体中度贫血貌；LDH 及间接胆红素升高；血常规示三系减少，贫血为大细胞性，网织红细胞增高，外周血可见有核红细胞；骨髓红系比例增高，血小板减少伴巨核系成熟障碍。

2. 鉴别诊断　本病例可从大细胞性贫血、LDH 升高、网织红细胞升高等方面进行鉴别诊断，参见本书相关章节。患者有贫血，且骨髓红系增生活跃，可明确为增生性贫血，本章节从增生性贫血为切入点进行鉴别诊断：①溶血性贫血，患者存在溶血的直接证据（LDH 升高、间接胆红素升高），存在红系代偿增生的证据（骨髓红系比例增高，网织红细胞增高，外周血可见有核红细胞，MCV 增高），Coombs 试验阳性，目前考虑免疫性溶血性贫血，且血小板减少、骨髓巨核系有成熟障碍，考虑 Evans 综合征诊断明确，目前暂无淋巴瘤及结缔组织病的证据；②失血性贫血，患者有贫血，有红细胞代偿增生证据（骨髓红系增生明显活跃、大细胞性贫血、网织红细胞比例升高），但同时有红细胞破坏过多的依据（LDH、间接胆红素升高），而无呕血或血便等出血的临床症状，故失血性贫血目前无依据；③营养物质缺乏所致贫血，患者为大细胞性贫血，但无牛肉舌、骨髓象红系未见巨幼变、叶酸及维生素 B_{12} 水平不低，故可排除巨幼细胞贫血。

综合上述分析，目前诊断 Evans 综合征明确，下一步还需观察及追踪有无引起 Evans 综合征的病因。

（五）最终诊断

Evans 综合征

（六）治疗经过

12 月 16 日起开始予泼尼松 30mg bid 治疗，并予恩替卡韦抗病毒治疗，患者血红蛋白及血小板逐步回升后出院。

（邝丽芬　王荷花　李娟）

参 考 文 献

1. 张之南，郝玉书，赵永强，等. 血液病学. 第 2 版. 北京：人民卫生出版社，2011.
2. 王鸿利. 实验诊断学. 第 2 版. 北京：人民卫生出版社，2010.
3. Kaushansky K，Lichtman MA，Beutler E，et al. Williams Hematology. 8th ed. New York：McGraw-Hill Medical，2010.

第 11 章

乳酸脱氢酶升高的诊断思路

乳酸脱氢酶(lactate dehydrogenase,LDH)是一种糖酵解酶,参与体内能量代谢,广泛存在于机体的各种组织中。LDH 是由 H 亚基(心型)和 M 亚基(肌型)组成的四聚体,根据亚基不同组成 5 种同工酶,分别命名为 LDH1(H4)、LDH2(H3M)、LDH3(H2M2)、LDH4(HM3)、LDH5(M4)。LDH 同工酶分布具有一定的组织特异性,如 LDH1、LDH2 主要存在于心肌、红细胞;LDH3 主要存在于肺、脾、胰、甲状腺、肾上腺;LDH4、LDH5 主要存在于肝、骨骼肌,各组织器官及其疾病相应增高的同工酶,详见表 11-1。

表 11-1　各组织器官及其疾病相应增高的 LDH 同工酶

组织器官	疾 病 类 型	增高的 LDH 同工酶
心脏	心肌梗死、心肌损害、心肌炎	LDH1、LDH2
肝脏	病毒性肝炎、肝硬化、肝癌	LDH4、LDH5、LDH5 为主
骨骼肌	肌肉损伤、肌萎缩	LDH5
肾脏	慢性肾小球肾炎、急性肾小管坏死	LDH5
	慢性肾盂肾炎、同种肾移植	
恶性肿瘤	消化系统、呼吸系统恶性肿瘤等	LDH3、LDH5
血液系统	溶血性贫血	LDH2
	巨幼细胞贫血	LDH1
	白血病	LDH2、LDH4、LDH5
	多发性骨髓瘤	LDH3
	淋巴瘤	LDH3

LDH 增高可见于全身各大系统疾病,常见于各种肝病、急性心肌梗死、恶性肿瘤等疾病。LDH 增高对多种疾病谱的诊断具有较高的灵敏性,但特异性较差。监测 LDH 同工酶具有病变组织定位的作用,可使诊断特异性增高。

LDH 水平很大程度上可以反映富含 LDH 的细胞增殖、代谢的生物学性状,在血液系统疾病中,因红细胞内 LDH 含量高,一些贫血性疾病、溶血性疾病常出现不同程度 LDH 增高,各种血液系统恶性肿瘤因存在恶性细胞的增殖,也常出现 LDH 增高,因此 LDH 增高可以作为一些造血系统疾病的诊断线索。

本章节主要叙述可能导致 LDH 增高的造血系统疾病,以及较易累及血液系统的可导致 LDH 增高的造血系统外的疾病。

（一）造血系统疾病

1. 溶血性贫血（hemolytic anemia,HA）　由于红细胞破坏过多,超过骨髓代偿能力而发生的贫血。根据红细胞被破坏场所、病因及病程,不同类型的 HA 可有不同的临床表现及特点,贫血、黄疸是各种 HA 的共同临床表现,确诊需同时具备红细胞破坏增加及代偿增生的实验室证据。

红细胞内 LDH 含量水平为血浆含量的 100 多倍,溶血时,因红细胞破坏导致血清 LDH 升高,在临床疑诊 HA 时,如有间接胆红素升高、尿胆原增多等红细胞破坏增多证据,网织红细胞增高等红细胞代偿增生证据同时存在,LDH 升高可作为红细胞破坏增多的证据,辅助诊断溶血性疾病。

2. 巨幼细胞贫血（megaloblastic anemia,MA）　细胞核 DNA 合成障碍所致贫血,核质发育不平衡,血细胞发生巨幼样变,主要病因为缺乏叶酸和维生素 B_{12}。临床主要表现为大细胞性贫血,多伴全血细胞减少,除贫血外,可有恶心、呕吐、舌炎、黄疸、精神神经症状,部分患者有牛肉舌或镜面舌的典型体征。除血常规异常外,实验室检查常有叶酸和（或）维生素 B_{12} 水平降低;骨髓象示红系增生旺盛,各系细胞巨幼样变;生化检查可发现间接胆红素轻度增高、LDH 显著增高。

值得注意的是,MA 的 LDH 水平增高通常较其他各种贫血性疾病更为明显,且随治疗有效而下降。其增高的机制与体积较大的红细胞在通过直径仅 $2 \sim 3\mu m$ 的窦道时被大量破坏,释放大量 LDH 有关。对临床上血常规表现为大细胞性贫血,伴或不伴其他两系异常的患者,如 LDH 明显增高,应考虑 MA 可能,血清叶酸及维生素 B_{12} 水平检测可明确诊断。

3. 血栓性血小板减少性紫癜（thrombotic thrombocytopenic purpura,TTP）　一种少见的弥散性微血管血栓-出血综合征,ADAMT13 缺陷致巨大 vWF 多聚体形成,触发病理性血小板聚集是引发 TTP 的主要机制。典型患者具有发热、血小板减少、微血管病溶血、肾损害和神经精神症状,称"五联征"。实验室检查可发现贫血、血小板减少、外周血红细胞碎片增多、肾功能损害、间接胆红素升高、血清 LDH 水平升高等异常。

血清 LDH 水平是反映及检测 TTP 病情的一个重要指标,升高机制包括红细胞破坏释放及微小栓塞导致局部组织缺血坏死释放 LDH,其增高水平不仅与临床病程、溶血程度及预后相关,还是 TTP 与其他疾病鉴别的重要参考指标,如与同时存在溶血、血小板减少的 Evans 综合征鉴别时,显著增高的 LDH 水平支持 TTP 诊断,可行外周血红细胞碎片、Coombs 试验阴性进一步鉴别。

4. 恶性血液病

（1）恶性淋巴瘤:各种类型的淋巴瘤均可出现 LDH 增高,并且与其恶性程度、分期、预后相关。LDH 在淋巴瘤增高的主要机制:①肿瘤细胞代谢异常增强及肿瘤细胞坏死,造成 LDH 释放入血增加;②肿瘤细胞快速增殖造成的缺氧环境及某些癌基因、抑癌基因的突变,激活缺氧诱导因子-1,后者诱导 LDH、丙酮酸激酶等糖酵解酶基因的表达,促使这些糖酵解酶尤其是 LDH 的合成增加;淋巴瘤细胞恶性程度高、增殖速度快、分期晚均可导致肿瘤细胞代谢增强、加剧缺氧,从而诱导缺氧诱导因子-1 表达增多,合成更多 LDH。在临床工作中,对一部分"发热查因"患者常难以诊断,对此类患者,LDH 增高的程度及速度是有价值的鉴别诊断信息,淋巴瘤所致发热血清 LDH 水平升高常比感染、风湿免疫或其他原因导致的发热更为明显,且随病情进展进行性增高,除发热外常伴血细胞减少、肝功能异常,对此类患者应早期识别,及时寻找可疑的病灶行组织学活检以尽早确诊。

(2) 骨髓增生异常综合征(myelodysplastic syndrome,MDS):MDS 是一组异质后天性克隆性疾患,其基本病变是克隆性造血干、祖细胞发育异常,导致无效造血以及高风险向急性白血病转化。不同类型的 MDS 因骨髓增生程度及病态造血程度的不同,LDH 可有不同程度增高,低增生性 MDS 及难治性贫血、难治性贫血伴铁粒幼细胞性贫血的 LDH 增高不明显或仅轻度增高,原始细胞增多及红系病态造血明显的 MDS 患者的血清 LDH 增高较为明显,一般多为轻中度增高,LDH 增高的患者预后差,可能具有更高风险向白血病转化可能。

(3) 多发性骨髓瘤(multiple myeloma,MM):7%~12% 的 MM 可出现 LDH 增高,其增高机制与淋巴瘤相似,LDH 升高水平与疾病预后密切相关,通常提示预后差。

(4) 骨髓增殖性疾病:各种类型的骨髓增殖性疾病包括真性红细胞增多症(PV)、原发性血小板增多症。原发性骨髓纤维化(MF)等因为存在不同血细胞的明显增殖,因而均可有不同程度的 LDH 增高,测定 LDH 同工酶对鉴别各种骨髓增殖性疾病具有一定意义,如 MF 增高的主要是 LDH3,而 ET 增高的主要是 LDH1 与 LDH3。故如有条件者行 LDH 的同工酶检查,可作为该病鉴别较有意义的指标。

(5) 其他恶性血液病:因为恶性细胞的大量增殖,可出现不同程度 LDH 增高,结合相应临床症状和体征,血清 LDH 升高对这些疾病具有一定的诊断提示意义,并且与肿瘤负荷及预后具有一定相关性。

5. 噬血细胞综合征(hemophagocytic lymphohistocytosis syndrome,HLH) 一种多器官、多系统受累,进行性加重伴免疫功能紊乱的巨噬细胞增生性疾病,分为遗传性及继发性两大类,成人以继发性 HLH 多见,最常见病因为感染及肿瘤,血液系统肿瘤以高度侵袭性淋巴瘤所致可能性大。HLH 患者血清 LDH 水平常明显增高,增高的机制可能与原发病因及病情发展有关。

(二) 血液系统外疾病

如前所述,LDH 催化乳酸变成丙酮酸的氧化反应,广泛分布于各组织器官细胞中,故各个组织器官的疾病均可能导致 LDH 增高,这里主要简述常见且可能导致血常规异常的造血系统外疾病。

1. 恶性肿瘤 来源于各组织器官的恶性肿瘤均可有血清 LDH 水平增高,与肿瘤细胞侵袭破坏正常组织,导致组织细胞坏死释放 LDH,以及恶性肿瘤细胞合成 LDH 增加有关,故 LDH 虽是酶类肿瘤标志物,但特异性不高,有条件者应结合其 LDH 同工酶的检测,有助于确定相应组织病变的诊断。

2. 风湿性疾病 风湿免疫性疾病为全身性疾病,可累及全身各组织及器官,损害相应组织细胞,可导致 LDH 明显升高,如能测定 LDH 同工酶,可有助于判断相应累及脏器,如合并 AIHA,LDH 可显著增高,以 LDH2 升高为主。

【病例分析】

（一）病史介绍

林某,男,73 岁,因"纳差、乏力 2 个月余,加重伴进食后恶心、呕吐 1 周"于 2015 年 6 月 6 日入院。患者约于 2015 年 4 月初无诱因出现胃纳差,每餐进食少,伴疲倦乏力,到区医院就诊,检查发现"贫血",给予营养支持治疗(诊疗不详),症状渐加重,并出现进食后恶心、呕吐,呕吐呈非喷射性,呕吐物为胃内容物,无呕咖啡样物及宿食,家人觉其面色苍黄、精神萎靡、反应迟钝,自觉乏力较前加重,伴活动后觉心悸、气短,于 5 月 26 日再次到该医院就诊,拟"恶心、呕吐查因:消化道病变?"收住院,行胃镜检查示"慢性浅表性胃炎伴糜烂",颅脑 CT 平扫示"左侧侧脑室前角旁软化灶,结合临床;脑萎缩",血常规示 WBC 2.19×10^9/L,Hb 57g/L,PLT 56×10^9/L,予护胃、输血等对症、支持治疗,乏力较前好转,但仍反复恶心、呕吐,疑消化系统疾病转诊转至我院消化内科住院诊治。患者起病以来,无畏寒、发热,无脱发、关节痛,无步态不稳、共济失调,无黑便、血便,无盗汗、消瘦,无进行性吞咽困难,无大便习惯改变。病后精神差,睡眠一般,小便正常,便秘。体重半年来减轻 3kg。

既往史:有"慢性胃炎"病史,近半年来因牙齿松动、脱落,安装义齿,进食肉类偏少。否认苯等化学药品、工业毒物以及放射性物质接触史。否认"肝炎""结核"等传染病病史。已婚已育,家人体健,否认家族中有类似疾病史。

体格检查:T 37℃,P 92 次/分,R 21 次/分,BP 103/55mmHg。发育正常,神志清,反应稍迟钝,营养中等,精神疲倦,中度贫血貌。全身皮肤轻度黄染。全身皮肤及黏膜苍白,无瘀点、紫癜和瘀斑,无黄染、蜘蛛痣。浅表淋巴结无肿大。巩膜轻度黄染。口腔无溃疡,舌质淡红,舌面光滑无苔,咽无充血,扁桃体无肿大。胸骨无压痛,双肺呼吸音清晰,未闻及干湿性啰音。心率 92 次/分,律齐,心音稍低,二尖瓣听诊区闻及收缩期 2/6 级收缩样杂音。腹软,无压痛及反跳痛,未扪及包块,肝脾肋下未扪及,移动性浊音阴性,肠鸣音 3 次/分。直肠指诊未扪及肿物,肛门未见外痔,脊柱、四肢无畸形,活动正常。双下肢无水肿。生理反射正常,病理反射未引出。

（二）实验室检查

血常规:WBC 1.62×10^9/L,RBC 1.7×10^{12}/L,Hb 62g/L,MCV 116fl,MCH 36.5%,Ret% 2.5%,PLT 41×10^9/L。

尿常规:尿胆原阳性(+++),余未见异常;大便常规未见异常。

出凝血常规:PT 14.6s,APTT 34.6s,Fbg 2.08g/L。

血生化:ALT 18U/L,AST 18U/L,LDH 2800U/L↑,TP 62g/L,ALB 34g/L,GLB 28g/L,TBIL 47.67μmol/L,DBIL 13.3μmol/L,IBIL 34.4μmol/L,GLU 5mmol/L,Ca^{2+} 2mmol/L,sCr 60μmol/L,K^+ 3.10mmol/L,Na^+ 133mmol/L,UA 212μmol/L。

Coombs 试验、PNH 组合、G-6-PD 活性均未见异常。

乙肝两对半:HBsAb(+),余阴性;肝炎系列、HIV 抗体、梅毒组合均阴性。

风湿免疫相关检查:体液免疫 5 项、风湿组合 Ⅰ + Ⅱ、SLE 5 项、ANCA 组合、抗磷脂综合征组合未见异常。

消化系统肿瘤组合、前列腺癌组合均未见异常。

心电图:窦性心律,ST-T 改变。

腹部 CT 平扫+增强+三维:①脾包膜钙化;②左肾轻度萎缩,下部皮质变薄,内见点状钙化;左肾下盏见多发低密度影,小结石可能性大;双肾多发小囊肿;③腹主动脉及双髂总动脉硬化。

电子胃镜:慢性浅表性胃炎伴糜烂。

电子肠镜:回肠末段及全大肠黏膜未见异常。

（三）初步诊断

恶心、呕吐、贫血查因:巨幼细胞贫血? 骨髓增生异常综合征? 消化系统肿瘤?

（四）诊断思路

1. 病例特点 　该患者为老年男性,以纳差、恶心等消化道症状及乏力、活动后气促等贫血相关症状为主要临床表现。查体见舌光滑无苔,胸骨无压痛,淋巴结、肝、脾不大。血常规表现为全血细胞减少,大细胞性贫血。生化检查发现轻度 IBIL 升高,LDH 显著升高,网织红细胞轻度增高。

2. 鉴别诊断 　患者诊断和鉴别诊断可从全血细胞减少查因、大细胞性贫血、间接胆红素升高、LDH 明显增高等多个线索着手分析,可参见本书相关章节。本病例以 LDH 增高作为诊断切入点进行分析。因 LDH 广泛分布于全身各组织器官,结合本患者临床表现及血常规改变,需考虑以下疾病。

（1）溶血性贫血:患者有间接胆红素增高、LDH 显著增高、尿胆原(+++)等红细胞破坏证据,网织红细胞比例增高,存在溶血证据。但该患者 LDH 水平显著增高,与间接胆红素、网织红细胞比例升高的程度不成比例;常见的溶血性贫血的病因检查如 Coombs 试验、PNH 组合、G-6-PD 活性测定均未见异常。综上分析,患者虽存在溶血,但仅用溶血性贫血难以解释患者的临床表现,应另有病因导致溶血、全血细胞减少及 LDH 增高。

（2）巨幼细胞贫血:进食肉类减少史,临床表现以消化道症状及贫血相关症状为主,有镜面舌体征,血常规示全血细胞减少,大细胞性贫血,有溶血的证据,LDH 显著增高,目前临床表现均符合该诊断,可测定血清叶酸及维生素 B_{12} 水平以协助诊断。

（3）骨髓增生异常综合征:血细胞减少,大细胞性贫血,需排除 MDS,但患者病史中有进食肉类减少史,且 LDH 水平增高明显,此点较支持巨幼细胞贫血,可测定血清叶酸及维生素 B_{12} 水平以鉴别,并予叶酸及维生素 B_{12} 治疗,如疗效不佳,应进一步骨穿了解形态学、骨髓活检及行细胞遗传学检查以排除 MDS。

（4）急性白血病:病史尚短,血常规呈全血细胞减少,LDH 明显增高,需排除急性白血病,但患者缺乏发热、骨痛等浸润症状,体征上亦无胸骨压痛、肝脾大等组织器官浸润表现,可能性较小,可行骨髓细胞学检查进一步排除。

（5）淋巴瘤:淋巴瘤临床表现多样,LDH 明显增高需排除淋巴瘤,但患者无发热、盗汗等症状,无肝、脾及淋巴结肿大,内镜检查、影像学检查未发现可疑淋巴瘤病灶,目前诊断淋巴瘤证据不足。

（6）消化道系统恶性肿瘤:患者以恶心、进食后呕吐等消化道症状为突出表现,LDH 明显增高,需排除消化系统恶性肿瘤,经检查消化道肿瘤标志物,胃镜、肠镜、腹部 CT 检查均未发现消化道肿瘤,因此,消化道肿瘤暂无证据。

骨髓涂片:骨髓增生明显活跃,粒系占 51%,各阶段比例正常,部分细胞见巨幼变;红系占 34%,部分细胞见巨幼变(图 11-1),有少部分核出芽、不规则核等情况;淋巴细胞、单核细

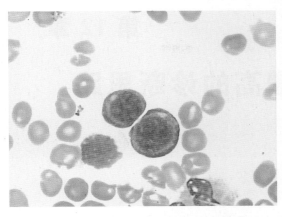

图 11-1　骨髓涂片见巨幼变中幼红细胞

胞比例和形态大致正常；全片见巨核细胞共 38 个，其中颗粒巨核细胞 29 个，产板巨核细胞 5 个，裸核巨核细胞 4 个，血小板少；未见寄生虫和转移癌细胞。外周血涂片：白细胞数目减低，分类以中性粒细胞为主，形态正常，成熟红细胞大小不等。

贫血组合Ⅲ：维生素 B_{12} 120ng/L↓，叶酸 10.3μg/L，血清铁蛋白 539μg/L，促红细胞生成素 39IU/L。

（五）最终诊断

巨幼细胞贫血

（六）治疗经过

予叶酸 20mg tid 口服，弥可保（维生素 B_{12}）500μg qd 肌内注射，治疗 1 周后，白细胞、血小板升至正常，血红蛋白开始上升，MCV 变小，LDH 逐渐下降，临床症状基本缓解，胃纳好转，可自行正常进食，约 1 个月后门诊复查血常规各项指标恢复正常，LDH 亦恢复正常。

（苏畅　王荷花　李娟）

参 考 文 献

1. Adeva-Andany M，López-Ojén M，Funcasta-Calderón R，et al. Comprehensive review on lactate metabolism in human health. Mitochondrion，2014，17：76-100.

2. 张之南，郝玉书. 血液病学. 第 2 版. 北京：人民卫生出版社，2011.

3. Beer PA，Campbell PJ，Green AR. Comparison of different criteria for the diagnosis of primary myelofibrosis reveals limited clinical utility for measurement of serum lactate dehydrogenase. Haematologica，2010，95（11）：1960-1963.

4. Gallo M，Sapio L，Spina A，et al. Lactic dehydrogenase and cancer：an overview. Front Biosci（Landmark Ed），2015，20：1234-1249.

第 12 章

血清铁蛋白增高的诊断思路

铁蛋白是去铁蛋白和 Fe^{3+} 形成的复合物,铁蛋白的 Fe^{3+} 具有强大的结合铁和贮备铁的能力,以维持体内铁的供应和血红蛋白相对稳定,血清铁蛋白(serum ferritin,SF)是铁的贮存方式。

生理状态下,铁蛋白具有参与细胞代谢、细胞增殖和免疫调控等功能,病理状态下,铁蛋白参与多种疾病的临床过程,其水平降低是诊断缺铁性贫血可靠及敏感的指标,临床工作中,血清 SF 增高更为常见,其增高的机制有:①体内贮存铁增加,见于原发性血色病、反复输红细胞等原因所致继发性铁负荷过大;②铁蛋白合成增加,肿瘤、炎症、白血病、甲状腺功能亢进症等;③组织释放增加,肝坏死、慢性肝病等;④贫血,溶血性贫血等。

SF 增高可见于广泛疾病谱,诊断特异性较差,结合临床表现及实验室异常,SF 增高可作为临床辅助诊断多种疾病的有效指标。对铁贮存或代谢异常性疾病,如血色病、铁粒幼细胞性贫血等,SF 可作为筛选指标,结合临床及其他铁代谢指标明确诊断。在各系统恶性疾病中,SF 可有不同程度增高,SF 增高可作为肿瘤筛查的标志物。按铁蛋白增高的不同病因及发生机制,铁蛋白增高常见于以下几大类疾病。

(一) 铁负荷过多

铁负荷过多是指由于铁的供给超过铁的需要,引起体内铁总量过多,铁广泛沉积于人体的一些器官和组织的实质细胞,常伴有纤维组织的显著增生,导致多脏器功能损害。按病因的不同,铁负荷过多主要分为原发性(遗传性血色病)和继发性两大类。这些疾病的共同点是铁蛋白均增高,对这组疾病可作为筛查指标,结合病史进一步行其他铁代谢指标及疾病特异检查可明确诊断。

1. 遗传性血色病(heredity hemochromatosis,HH) 控制铁摄入及储留的基因突变,机体丧失对铁摄取的正常调控机制,导致铁吸收过多,机体铁负荷增加的一种先天性铁代谢异常性疾病。目前共发行 6 种 *HH* 基因型,*HFE* 基因突变较常见,其他 5 种非 *HFE* 基因突变较少见。本病呈隐袭起病,铁在体内沉积数十年方出现组织器官损害,因而多于中年发病,较常见者为皮肤色素沉着、肝损害、性功能不全、糖尿病等,幼年型 HH 患者可影响生长发育。血常规一般正常,各项铁代谢指标均出现异常,血清铁蛋白一般>500μg/L,常>1000μg/L,血清铁增高,转铁蛋白饱和度明显增高,组织器官活检易发现含铁血黄素沉积。诊断主要依靠基因检测、脏器功能损害证据、铁代谢指标异常及活组织检查证实含铁血黄素沉积,并排除继发性血色病及结合遗传病学家系调查。基因检测有利于早期诊断及家系筛查,虽较重要,但因 HH 的基因突变复杂,且多项研究显示中国 *HFE* 基因阳性率较低,故阴性时并不能排除诊断。对于基因检测阴性者,如有铁代谢异常、脏器损害证据及组织活检证实铁沉积,排除继发性血色病及结合家系调查亦可诊断。

如临床上出现难以解释的脏器功能损害,而血清铁蛋白显著增高,应想到血色病可能,需仔细询问家族史,并检测转铁蛋白饱和度增高等其他铁代谢指标、必要时行遗传学检测、肝 MRI 及相应组织活检以确诊。

2. 继发性铁负荷过多　继发性铁负荷过多是除遗传性血色病外,继发于铁利用障碍或伴红细胞无效生成所导致的贫血,长期摄入铁剂或反复输血,导致体内铁负荷过多的一组疾病,临床上多见,即继发性血色病。最常见的病因是无效红细胞生成所致的铁吸收过多或一些难治性贫血,如骨髓增生异常综合征、地中海贫血、铁粒幼细胞性贫血、各种先天性溶血性贫血、再生障碍性贫血、肾性贫血等,酒精性肝硬化及卟啉病亦可伴发血色病。继发性血色病病程与预后取决于原发病。临床特征与遗传性血色病相似,但贫血症状突出。

当临床上有相应病因,且出现皮肤色素沉着、肝脾大、心脏扩大伴或不伴功能障碍时,铁蛋白可作为该病的筛选指标,当明显增高时,应考虑继发性铁负荷增多可能,可结合其他铁代谢指标进一步确诊。

3. 铁负荷过多的其他疾病

(1) 迟发性皮肤卟啉病(症状性卟啉病):国内罕见,可为遗传性或获得性,因尿卟啉原脱羧酶活性缺乏,卟啉代谢紊乱,致卟啉产生过多而排出增多并在组织中积聚,引起相应临床症状。多在中年发病,临床表现为光感性皮疹及酒红色尿,皮疹特点为日光暴露部位皮肤的水疱和大疱,愈合后形成瘢痕和粟丘疹,暴露部位(特别是面部)亦可有色素沉着、多毛和硬皮病样改变。实验室检查尿卟啉明显增高,24 小时可排出 $3000\mu g$(正常 $<50\mu g$),粪内有较大量的粪卟啉原;肝功能异常,血清铁、铁蛋白及转铁蛋白增高。主要表现为皮肤色素沉着及肝功能损害者需与血色病相鉴别,光敏性皮炎特点、红色尿、尿及粪卟啉增高是重要鉴别点。

(2) 先天性无转铁蛋白血症:国内罕见,因缺乏转铁蛋白,铁转运的骨髓减少,继而血红蛋白合成减少,肠黏膜铁吸收增加,导致铁负荷超载,临床表现为严重贫血,肝、脾、肾等器官纤维化。铁代谢检查可发现除铁蛋白明显增高外,血清铁低,总铁结合力极低,无转铁蛋白,可与血色病及铁粒幼细胞、慢性病贫血等疾病相鉴别。

(二) 贫血性疾病

1. 溶血性疾病　各种慢性溶血性贫血均可因为红细胞被破坏,血红蛋白中的铁释放并蓄积于体内,导致铁蛋白增高,血清铁及转铁蛋白饱和度亦增高。长期慢性溶血如一些先天性溶血性疾病可继发血色病。

2. 慢性病贫血(anemia of chronic disease,ACD)　常伴发于慢性感染、炎症及一些肿瘤,发病机制主要与基础疾病通过一系列细胞因子影响肝调节蛋白 hepcidin 的合成,阻止铁释放,并通过多环节影响红系造血而致贫血。一般为轻至中度的贫血,常为正细胞正色素性贫血,少部分为小细胞低色素性贫血,网织红细胞一般正常,多项铁代谢指标异常,表现为 SF 增高、血清铁及总铁结合力降低、转铁蛋白饱和度正常或降低。对有相应基础疾病伴贫血的患者,选用 SF 为筛查指标,如 SF 增高,进一步行其他铁代谢检查,诊断不难。

3. 铁粒幼细胞贫血（sideroblastic anemia，SA） 不同病因所致血红素合成障碍和铁利用不良，以骨髓中出现环形铁粒幼细胞为特征，伴无效红细胞生成，多项铁代谢指标异常。SA可分为遗传性及获得性SA，获得性SA按有无病因，分为特发性及继发性SA，骨髓增生异常综合征里的难治性贫血伴铁粒幼细胞性贫血（RARS）为获得性的SA，MDS-RARS患者可伴染色体或基因异常。继发性SA可为一些化学药物或毒物所导致。临床表现以贫血相关症状为主，实验室检查见小细胞低色素性贫血，网织红细胞一般正常，骨髓红系过度增生，铁染色显示含铁血黄素增多，铁粒幼细胞增多，可伴有环形铁粒幼细胞，存在无效红细胞生成；铁代谢检查示SF、血清铁、转铁蛋白饱和度均增高；对遗传性SA可检测相应基因确诊。

SA需与其他常见的小细胞低色素性贫血如缺铁性贫血、地中海贫血及ACD相鉴别。根据铁蛋白增高可与缺铁性贫血相鉴别；无溶血的表现及实验室证据，可与地中海贫血相鉴别；SA与ACD都存在铁代谢紊乱，且都存在SF增高，进一步查血清铁及转铁蛋白饱和度可鉴别。

（三）铁蛋白合成增加

1. 造血系统恶性肿瘤 SF具有促进肿瘤细胞增长、抑制凋亡的功能，对促进肿瘤的发生、发展起重要作用。肿瘤细胞快速增殖时，合成铁蛋白异常增加，铁蛋白可由肿瘤细胞分泌入血或随肿瘤细胞破坏释放入血而导致SF增高。各种恶性血液病如各类型白血病、淋巴瘤、多发性骨髓瘤等均有SF升高，SF可被视为非特异性的肿瘤标志物之一，对临床诊断恶性血液病具有诊断提示作用，且可能作为判断肿瘤负荷及预后的参考指标。

2. 血液系统外恶性肿瘤 各器官系统恶性肿瘤均可出现SF升高。目前SF已作为肿瘤筛查的一项指标，但SF对诊断恶性肿瘤无特异性，联合检测肿瘤标志物与SF，可提高肿瘤疾病的检出率。对有可疑恶性肿瘤的相应临床表现时，如有血清铁蛋白明显增高，对诊断有提示作用，此时应积极寻找病灶，最终诊断需依靠病理活检。

3. 感染 铁蛋白作为一种急性期蛋白，在各种急性炎症或慢性炎症时，肝合成铁蛋白增多，并释放到血液中，因而，各种感染性疾病均可能出现铁蛋白增高，但为非特异性。

4. 噬血细胞综合征（hemophagocytic lymphohistocytosis syndrome，HLH） 一种多器官、多系统受累，进行性加重伴免疫功能紊乱的巨噬细胞增生性疾病，主要特征是发热、肝脾大和全血细胞减少。本病可分为原发性（遗传性）及继发性两大类，继发性的病因最常见的是感染及肿瘤，本病铁蛋白多明显增高，铁蛋白增高≥500μg/L是诊断条件之一（关于HLH详见本书第30章）。

5. 风湿性疾病 已发现多种自身免疫性疾病中存在SF水平增高，目前研究最多的是SF与成人Still病的关系，国内外研究均将SF升高作为该病的诊断指标之一，并认为其有助于预测疾病的转归及指导治疗。其他风湿性疾病如SLE、风湿性关节炎、多发性硬化等均存在SF增高及铁代谢的紊乱。

（四）铁过载与肝疾病

肝除具有合成铁蛋白的功能外，也是身体储存铁的主要部位。肝细胞在全身性疾病如急性炎症或应激等，可合成铁蛋白作为急性期蛋白释放到血中，导致相应疾病的SF增高；慢性肝疾病，如病毒性肝炎、一些遗传性肝病等疾病时，肝合成铁蛋白增加，此肝病导致肝细胞破坏时，肝细胞内铁蛋白增高，是SF增高的主要原因。当体内铁过载时，肝作为储存铁最多的部位,因而成为铁过载损害的主要靶器官,主要导致两种严重的病理后果,即肝纤维化和肝细胞肿瘤,而肝纤维化可发展为肝硬化,如血色病晚期,常可合并肝硬化。

【病例分析】

(一) 病史介绍

李某,男,40岁,因"全身皮肤色素沉着3年"于2014年3月12日入院。患者3年前无诱因出现面部皮肤色素沉着,呈青灰色,无光泽,均匀性分布,皮肤平滑。近2年来患者皮肤色素呈进行性加重,逐渐累及全身皮肤,自觉性欲下降,于当地诊所予"泼尼松"治疗后症状无改善(诊断不详)。1年前体检时发现转氨酶升高,到县医院就诊,查血常规正常,肝功能ALT 99U/L,AST 100U/L,铁蛋白1167.1μg/L,空腹血糖7.4mmol/L;上腹CT示肝局灶性脂肪浸润,肝内局部小胆管轻度扩张,脾大;肝MRI提示铁沉积。予甲磺酸去铁胺驱铁治疗2个疗程,铁蛋白降至438.2μg/L,停药1年余后复查铁蛋白再次升至850.4μg/L,为进一步诊治入住我院。患者自起病以来,无身目黄染、解浓茶样尿,无光敏性皮疹,无乏力、淡漠,无毛发、体毛明显脱落或增多,无手足麻木,无关节痛,无纳差、厌油,无多饮、多食、多尿,无关节痛。精神一般,食欲可,睡眠较差,大小便正常,近来体重无明显改变。

既往史:2012年初于当地医院检查示糖耐量异常,未予特殊治疗。从事五金装修行业。无长期摄入含铁药物及保健品史。吸烟20余年,平均2包/天,偶饮少量啤酒。自述其父皮肤黑灰,5年前死于"肝硬化"(具体不详)。

体格检查:T 36.9℃,P 84次/分,R 18次/分,BP 138/85mmHg。发育正常,营养中等,神清合作。全身皮肤色素沉着,呈青灰色,以身体暴露部位、腋窝、会阴部明显。全身皮肤无瘀点、瘀斑,无皮疹、黄染及蜘蛛痣。全身浅表淋巴结未触及肿大。巩膜无黄染,睑结膜无苍白。口腔黏膜光滑,牙龈颜色暗红。甲状腺无肿大。胸骨无压痛,双肺呼吸音清,未闻及干湿性啰音。叩诊心界不大,听诊84次/分,律齐,心音正常。腹平软,无压痛及反跳痛,未扪及包块。肝肋下未触及,脾肋下2cm,质中,边钝,无触痛,移动性浊音阴性,肠鸣音正常4次/分。脊柱、四肢无畸形,活动正常。四肢浅、深感觉正常,病理反射未引出。

(二) 实验室检查

血常规:WBC 8.38×10^9/L,RBC 4.29×10^12/L,Hb 157g/L,PLT 210×10^9/L。

大便常规、小便常规均未见异常。

出凝血常规:PT 14.2s,APTT 39.7s,Fbg 3.68g/L。

血生化:ALT 101U/L,AST 73U/L,GGT 226U/L,CHE 6213U/L,ALP 46U/L,LDH 206U/L,TP 68g/L,ALB 38g/L,GLB 30g/L,TBIL 21μmol/L,GLU 6.1mmol/L,Ca^{2+} 2.42mmol/L,sCr 85mmol/L,UA 85μmol/L。

铁代谢检查:血清铁39μmol/L↑,血清铁蛋白2080μg/L↑,转铁蛋白饱和度70%↑。

巨细胞病毒抗体组合:IgM 阴性,IgG 88.30IU/ml;EB病毒组合:VCA-IgA、VCA-IgM 均阴性,VCA-IgG 阳性。

乙肝两对半:HBsAb(+),余阴性;肝炎系列、HIV抗体、梅毒组合均阴性。

肝纤维化检查:透明质酸117.11ng/ml,层黏连蛋白174.81ng/ml,Ⅳ型胶原蛋白70.13ng/ml,Ⅲ型前胶原蛋白112.38ng/ml。

血铜蓝蛋白 26mg/dl；自身免疫性肝病检查均阴性。

遗传性血色病基因检测：未测 HFE 基因外显子编码区的致病性基因突变。

体液免疫 7 项、SLE 5 项、风湿病组合Ⅰ+Ⅱ、ANCA 组合和抗磷脂综合征组合均未见异常。

血清免疫固定电泳未见单克隆免疫球蛋白；血、尿本周蛋白电泳(−)。

消化系统肿瘤、前列腺癌组合均未见异常。

性激素组合：雌二醇 43pg/ml，促卵泡激素 6.75IU/L，黄体生成素 8.35IU/L，睾酮 6.85U/L，孕酮 0.1ng/ml；甲状腺功能、肾上腺皮质功能检测均正常；葡萄糖耐量试验(OGTT)：空腹血糖 6.5mmol/L，OGTT 2 小时血糖 9.8mmol/L。

心电图：正常心电图。

超声心动图：左心室舒张功能降低，EF 74.5%，轻度二尖瓣、三尖瓣、主动脉瓣反流。

上腹部 CT(当地医院)：肝局灶性脂肪浸润，肝内局部小胆管轻度扩张，脾大。

肝 MRI(当地医院)：肝异常信号灶考虑铁沉积可能，脾大。

（三）初步诊断

全身色素沉着、铁蛋白增高查因：血色病？迟发性皮肤卟啉病？

（四）诊断思路

1. 病例特点　该患者为中年轻男性，慢性病程，以渐进性全身皮肤色素、肝功能损害为突出临床表现，体格检查全身皮肤灰褐色，全身淋巴结、肝不大，脾轻度大。辅助检查示铁代谢异常，铁蛋白、血清铁，转铁蛋白饱和度均明显增高；肝功能轻度损害，糖耐量异常，促卵泡激素、睾酮减低，当地肝 MRI 提示铁沉积。

2. 鉴别诊断　患者的诊断和鉴别诊断可以从全身皮肤色素沉着、肝损害、脾轻度大以及血清铁、铁蛋白、转铁蛋白饱和度明显升高等多个切入点进行，部分可参见本书相关章节，本病例以血清铁蛋白 SF 增高作为诊断切入点分析。患者无贫血，其 SF 增高应为铁负荷增加或铁合成增加方面的疾病所致，需考虑以下疾病：①原发性血色病，隐袭起病，全身皮肤色素沉着特点符合血色病皮肤表现，伴肝损害、性功能下降、睾酮水平下降及糖耐量异常等脏器受损表现，当地 MRI 示铁沉积，SF、血清铁、血清转铁蛋白饱和度明显增高，铁过载的证据明确，其祖父有皮肤黑、肝硬化病史，不排除为可疑阳性家族史，且病史及检查未发现可能导致继发性血色病的病因。不支持点是 HFF 基因检测阴性，但此点不能作为排除诊断证据，应行组织器官活检证实组织铁沉积及家系调查以确诊；②继发性血色病，HFF 基因检测阴性，应慎重排除继发性血色病可能，继发性血色病有相应原发病因，而长期摄取铁剂、输血、先天性溶血性疾病、各种贫血性疾病及肝疾病等病史，检查未发现铜蓝蛋白缺乏等疾病，因此不支持继发性血色病；③迟发性皮肤卟啉病，患者无光敏性皮炎，皮肤色素沉着非局限于暴露部位，无红色尿，临床表现不支持该病，可行尿卟啉检测以排除；④恶性肿瘤，恶性肿瘤所致副癌综合征也可表现为皮肤色素沉着，故此患者应排除各种恶性肿瘤可能，但患者病史长达 3 年，除铁蛋白外，其余肿瘤标志物均为阴性，各种影像学检查(胸片、当地上腹 CT、MRI等)均未见肿瘤征象，故恶性肿瘤可能性小。

进一步检查：

尿卟啉定性(−)。

肝活检病理(图 12-1)：穿刺肝组织见肝小叶结构基本保存，肝细胞水样变性，少数肝细胞内玻璃样变性,门管区少量淋巴细胞浸润,肝细胞毛细胆管侧见一致较小的棕色色素沉着,病变形态考虑为血色病,普鲁士蓝染色(+),病变符合血色病。

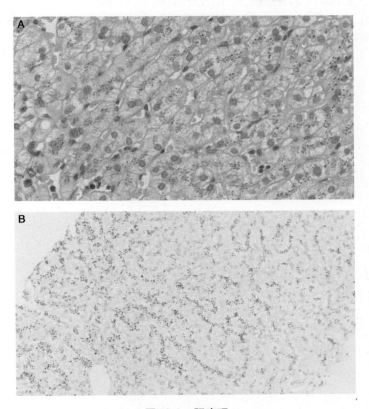

图 12-1　肝病理
A. 肝瑞氏染色毛细胆管侧见均一棕色色素沉着;B. 普鲁士蓝染色阳性

　　患者家系调查:家系 3 代成员中,共有 10 名家属自愿参加调查,进行 *HFE* 基因检测、铁代谢检查、各脏器功能检查及肝 MRI 检查,除该患者外,再确诊 1 名遗传性血色病患者,另有 2 名亲属有铁代谢异常证据(SF 及转铁蛋白饱和度明显增高,暂无脏器损害表现),全部家属 *HFE* 基因检测均阴性。

(五)　最终诊断

遗传性血色病

(六)　治疗经过

根据患者铁蛋白水平定期放血治疗,患者病情稳定,肝功能、糖耐量均恢复正常。

(苏畅　王荷花　李娟)

参 考 文 献

1. Wick M, Pinggera W, Lehmann P. Ferrintin in Iron Metabolism: Diagnosis of Anemieas. 2nd ed. Springer-Verlag, 1995.
2. 张之南,郝玉书. 血液病学. 第 2 版. 北京:人民卫生出版社,2011.
3. Cortelezzi A, Cattaneo C, Cristiani S, et al. Non-transferring bound iron in myelodysplastic syndromes: a marker of

ineffective erythropoiesis. Hematol J,2000,1(3):153-158.

4. Allen CE,Yu X,Kozinetz CA,et al. Highly elevated ferritin levels and the diagnosis of hemophagocytic lympho-histiocytosis. Pediatr Blood Cancer,2008,50(6):1227-1235.

5. Zhang XZ,Su AL,Hu MQ,et al. Elevated serum ferritin levels in patients with hematologic malignancies. Asian Pac J Cancer Prev,2014,15(15):6099-6101.

第 13 章

红细胞增多症的诊断思路

红细胞增多症是指外周循环红细胞数增多所致红细胞压积(HCT)持续增高为特征的一组疾病。可分为相对性增多和绝对性增多两种情况。相对性增多是指因血浆容量减少,红细胞容量相对增多,而红细胞绝对值并无增多的情况,见于大量丢失体液的病理情况如脱水、烧伤等。一般认为,男性和女性 HCT 分别大于 0.60 和 0.56 时,可认定存在绝对红细胞增多。

绝对红细胞增多可分为原发性、继发性及特发性红细胞增多症。原发性红细胞增多症是指骨髓自身异常所致红细胞增多,即真性红细胞增多症。继发性红细胞增多症是指非骨髓病变所致红细胞增多,分为先天性和获得性两大类。未能找到任何原因而存在红细胞增多者称为特发性红细胞增多症。

(一) 真性红细胞增多症

真性红细胞增多症是一种造血干细胞的克隆性慢性骨髓增殖性疾病,起病隐匿,进展缓慢,常表现为骨髓粒、红细胞和巨核细胞三系不同程度增生,以红细胞增多为主,晚期可合并骨髓纤维化。临床表现可有头痛、头晕、乏力、皮肤瘙痒,部分患者有红斑肢痛症,血栓形成是真性红细胞增多症(polycythemia vera,PV)患者的常见并发症,与血液黏稠度增加和血小板数目或活性增高有关。典型体征为颜面部、手掌皮肤发红,结膜充血,可伴脾大。血常规显示红细胞明显增高,就诊时血红蛋白多>180g/L,常伴有白细胞和(或)血小板不同程度增高。血清促红细胞生成素(erythropoietin,EPO)水平降低。骨髓活检在增殖期可见红系、粒系、巨核系三系增生十分活跃,以大量红系前体细胞和巨核细胞增生最为明显;增殖后期,可有骨髓纤维化。骨髓涂片见骨髓增生活跃,以红系及巨核系增生为主,血细胞形态正常,无病态造血。PV 患者 *JAK2* 基因突变检测阳性率达95% ~ 97% 。*JAK2* 基因突变大部分是 *JAK2* V617F 突变,*JAK2* V617F 突变阴性的 PV 患者,还发现存在 *JAK2* 外显子 12 上的 4 种突变。随着近 10 年来对 PV 细胞遗传学的研究进展,PV 的诊断标准也不断更新,目前诊断标准是 WHO 2008 年标准,具体诊断条件见表13-1。

(二) 继发性红细胞增多症

非克隆性的红细胞增多,红系祖细胞增生依赖于 EPO 或对 EPO 敏感性增高,EPO 水平多升高,但也可正常,分为先天性红细胞增多症和获得性红细胞增多症。

1. 先天性红细胞增多症　基因异常所致红细胞增多,可为常染色体显性或隐性遗传,患者自幼出现红细胞增多,常有家族史。根据 EPO 水平,患者可分为两大类,一类 EPO 水平降低,通常与 EPO 信号通路异常有关;而另一类 EPO 水平正常或增高,一般认为与氧感应信号通路缺陷有关。具体病因及机制有以下几种:①EPO 受体突变,导致红细胞增殖信号不能有效终止,而使红细胞增多,EPO 水平常降低;②存在高氧亲和力血红蛋白,血红蛋白向组织释放氧减少,组织释放 EPO 增多使红细胞增殖;③双磷酸甘油酸(2,3-BPG)变位酶缺陷,使 2,3-BPG 产生减少,氧合曲线左移,血红蛋白与氧亲和力增高,组织缺氧,EPO 的水平正常或增高,低 P50(血氧饱和度 50% 的氧分压),红细胞代偿性增高;④氧感应通路基因缺陷,目前已经发现 VHL、PHD2、HIF-2α 几种基因突变。

表 13-1　2008 年 WHO 真性红细胞增多症诊断标准

主要标准:

1. Hb>185g/L(男性)、Hb>165g/L(女性)或者其他血细胞比容增加的证据
2. 存在 JAK2 V617F 突变或其他功能类似的突变

次要标准:

1. 骨髓活检显示符合年龄的三系增生活跃
2. 血清 EPO 水平低于正常参考值
3. 体外 EEC 形成

符合 2 条主要标准+1 条次要标准,或者符合 1 条主要标准+2 条次要标准可诊断

2. 获得性红细胞增多症　由于后天获得性 EPO 介导的途径所致红细胞增多,血清 EPO 水平多增高,也可正常。获得性 EPO 的机制及来源:①中心型缺氧,见于慢性肺病、先天性心脏病、低通气综合征、高海拔等;②肾局部缺氧,见于肾动脉硬化、多囊肾、肾移植后红细胞增多等;③病理性 EPO,主要由肿瘤组织产生;④外源性 EPO,注射 EPO 或使用雄激素。获得性红细胞增多症主要表现为原发病的症状体征,同时可有红细胞增多所致相应临床症状,如头晕、头痛、乏力、出汗、面部皮肤、多血质面容,缺氧性疾病导致者可有发绀。

（三）特发性红细胞增多症

经全面检查未发现任何致病因素,而临床有红细胞增多,此类患者的 EPO 水平可降低、正常或增高。发病机制尚未明确。诊断需要慎重排除所有可能引起继发性红细胞增多的疾病,与 PV 的重要鉴别点在于骨髓增生情况及 JAK2 V617F 基因突变,PV 骨髓涂片或活检常表现为三系均明显增生,JAK2 V617F 基因突变阳性,而特发性红细胞增多症时骨髓仅有红系明显增生,JAK2 V617F 基因突变阴性。

综上所述,各种红细胞增多症的主要鉴别要点在于是否克隆性增长及红细胞增生是否由 EPO 所介导,因此检测血清 EPO 水平及 JAK2 V617F 基因可作为红细胞增多症鉴别诊断的筛查指标,并以此为根据指导临床进一步的检查以明确诊断,诊断思路图解见图 13-1。

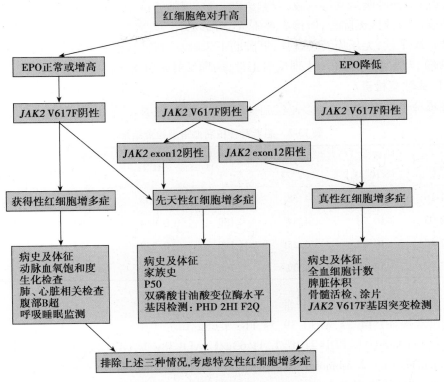

图 13-1　红细胞增多症的诊断思路

【病例分析】

病例 1

（一）病史介绍

韩某,男,42 岁,"因肾移植术后 9 个月,伴头晕、面色及嘴唇红紫 3 个月余"于 2013 年 7 月 13 日入院。患者 8 年余前于当地医院确诊为"慢性肾小球肾炎(尿毒症期),肾性贫血",行维持性透析治疗、"EPO"促进红细胞生成等治疗。2012 年 9 月于我院行肾移植术,术前血红蛋白 77g/L,术程顺利,术后服用"他克莫司胶囊"抗排斥,肾功能恢复正常,停用 EPO,约术后 2 个月余后血红蛋白恢复正常。本次就诊前约 4 个月时,查血红蛋白 155g/L。后患者未复查血常规。3 个月前,患者无诱因觉头晕,伴指尖麻木,自觉面色、嘴唇、手掌等部位变红,并逐渐明显呈红紫色,遂到我院复诊。患者起病以来,无畏寒、发热,无活动后心悸、气促,无皮肤瘙痒,无意识障碍、肢体活动障碍,近期无咳嗽、咳痰史。胃纳、精神、睡眠可,大小便正常,体重无明显变化。

既往史:20 余年前曾因"急性阑尾炎"手术,自述当时查血常规正常。3 年余前,因反复慢性咳嗽,咳痰,于当地医院诊断为"慢性支气管炎"。无高原居住史。无吸烟、饮酒等不良嗜好,否认家族中有类似疾病史。

体格检查:T 36℃,P 72 次/分,R 16 次/分,BP 140/90mmHg。发育正常,营养较好,多血质面容,神志清,自主体位,查体合作。面部皮肤、手掌、嘴唇呈红紫色,无黄染。全身浅表淋巴结无肿大。巩膜无黄染、结膜充血。咽无充血,双侧扁桃体无肿大。胸廓无畸形,胸骨中下段无压痛,双侧呼吸运动度一致,双侧语颤一致,双肺叩诊呈清音。双肺呼吸音清,未闻及干湿性啰音。心前区无隆起,叩诊心界不大,听诊心率72次/分,律齐,心音正常,未闻及病理性杂音。腹平软,无压痛及反跳痛,肝脾肋下未触及,移动性浊音阴性。四肢活动自如,无杵状指(趾),双下肢无水肿。生理反射正常,病理反射未引出。

(二) 实验室检查

血常规结果见表13-2。

表 13-2 患者肾移植后血常规检查结果

日期	WBC (×10⁹/L)	RBC (×10¹²/L)	Hb (g/L)	HCT	PLT (×10⁹/L)	备注
2012-11-16	9.09	4.58	144	0.433	194	术后2个月余
2012-12-03	10.78	4.84	155	0.454	205	术后3个月
2013-07-15	10.49	6.25	190	0.559	306	术后9个月余
2013-07-17	12.14	6.09	188	0.554	357	

大便常规、小便常规均未见异常。

出凝血常规:PT 14.2s,APTT 39.7s,Fbg 3.68g/L。

血生化:ALT 39U/L,LDH 210U/L,TP 63g/L,ALB 38g/L,GLB 25g/L,TBIL 14.5μmol/L,GLU 4.2mmol/L,Ca²⁺ 2.3mmol/L,sCr 94μmol/L,UA 512μmol/L。

贫血组合Ⅲ:维生素 B₁₂ 260ng/L,叶酸 8.3μg/L,血清铁蛋白 576μg/L,促红细胞生成素28IU/L。

消化道肿瘤组合:CA125 142U/ml↑,余未见异常。

心电图:窦性心律,胸导联高电压。

心脏彩超:室间隔增厚,心脏收缩功能正常,舒张功能轻度降低。

胸片正侧位片:双肺纹理增粗。

腹部 B 超:肝、胆、脾、胰超声检查未见异常,移植肾超声检查未见异常。

肺功能:轻度阻塞性通气功能下降。

(三) 初步诊断

1. 红细胞增多查因:继发性? 原发性?

2. 肾移植术后

(四) 诊断思路

1. 病例特点 该患者为中年男性,慢性病程,以肾移植术后头晕、面色活动后心悸、气促、发绀为主要临床表现。既往有"慢性支气管炎"病史。体征主要表现为多血质面容,肝脾不大。血常规提示红细胞、血红蛋白明显增高,EPO水平正常。

2. 鉴别诊断 该患者肾移植后红细胞、血红蛋白逐渐升高,是患者本次就诊的主要原因,现针对红细胞增高进行诊断分析。患者为慢性病程,病史中无体液丢失等可致相对性增多的病因,且多次复查均增高,可排除相对性增高。应从绝对性增高切入分析,需考虑的主要原因:①真性红细胞增多症,患者红细胞明显增高,血红蛋白增高>185g/L,且多次伴血小板轻度增高,需排除PV可能,但病程相对较短,从发现血红蛋白升高至今不足4个月,EPO

无降低,不支持 PV,应予行 *JAK2* V617F 基因检测,如 *JAK2* V617F 基因阴性也不支持 PV;②先天性红细胞增高症,患者无红细胞增高家族史,非自幼发病,根据病史可排除;③获得性红细胞增多症,有明确的肾移植病史,移植后肾功能较快恢复正常,EPO 无降低,诊断考虑肾移植后红细胞增多可能性大,但除此原因外,患者尚有"慢性支气管炎"病史,应排除慢性肺病致缺氧性所致继发性红细胞增多,但患者病史中无心悸、气促等缺氧所致相关症状,胸片未见双肺明显病变,肺功能仅显示轻度阻塞性通气障碍,可能性较小,可行血氧饱和度以排除。

进一步检查发现骨髓 *JAK2* V617F 突变检测阴性;动脉血氧饱和度 98%。

(五)　最终诊断

肾移植术后红细胞增多

(六)　治疗经过

予红细胞单采术使血红蛋白降至 180g/L 以下,口服阿司匹林抗凝,予依那普利治疗,后血红蛋白于 4 个月内逐渐降至正常范围。

病例 2

(一)　病史介绍

汪某,男,42 岁,因"头痛 1 个月余,左眼失明、右侧肢体无力 5 小时"于 2015 年 4 月 12 日入院。患者 1 个月前无明显诱因出现头痛,呈持续性胀痛,劳累后明显,于社区医院测血压增高,150/95mmHg,患者未定期监测血压,间断服用"苯磺酸氨氯地平片(络活喜)"降压,头痛仍反复出现。5 小时前(17:00)患者安静状态下突发左眼失明,随后出现右侧肢体无力、不能言语,无大小便失禁。家属立即将患者送至我院急诊科(19:10),到达急诊后右侧肢体无法活动,伴有呕吐 3 次,非喷射性,伴有心率减慢,最慢心率 30 次/分,查血常规发现血红蛋白 210g/L,心肌梗死组合、心电图未见明确异常;急查头颅 CT 未见明确出血灶,NHISS 评分 12 分。考虑患者为"脑梗死",予异丙肾上腺素静脉滴注提高心室率,并于 20:45 开始用阿替普酶(爱通立)50mg 溶栓治疗。现为进一步治疗收入神经内科。起病以来,患者无畏寒、发热,无肢体抽搐,无皮肤瘙痒。精神欠佳,大小便正常,近期体重无明显改变。

既往史:约 3 年前体检时查血红蛋白 168g/L,未予重视,家人觉患者近 1 年面色变红。睡眠打鼾 10 余年,夜间一人独睡,家人未能观察到其有无入睡后呼吸暂停现象,无自觉入睡后胸闷或憋醒。否认慢性心肺疾病史,否认特殊化学品及放射性物质接触史。无吸烟嗜好,饮酒多年,每天 40% 左右酒精浓度洋酒 100ml 左右。家族中无类似疾病,否认家族遗传病、传染病等类似疾病史。

体格检查:T 36.8℃,P 76 次/分,R 20 次/分,BP 132/78mmHg。发育正常,营养中等,多血质面容,嗜睡状态,强迫卧位,查体欠合作。全身皮肤及黏膜无发绀、黄染、苍白,面部、口唇、手掌皮肤呈红紫色。全身浅表淋巴结未触及肿大。巩膜无黄染,睑结膜充血,左侧瞳孔直径约 2.5mm,右侧瞳孔约 3.0mm,左侧瞳孔直接对光反射迟钝、间接对光反射一般,右侧瞳孔直接、间接对光反射灵敏,左侧眼球稍突出,眼睑充血。咽无充血,双侧扁桃体无肿大。颈软,甲状腺不肿大。胸廓无畸形,双肺叩诊呈清音。双肺呼吸音清,未闻及干湿性啰音。叩诊心界不大,心率 76 次/分,律齐,各瓣膜区未闻及病理性杂音。腹软,无压痛及反跳痛,未触及腹部肿块。肝、脾肋下未触及,听诊肠鸣音正常,5 次/分。无杵状指(趾),双下肢无水肿。神经系统检查:左眼失明,右侧肢体肌力1级,右侧腹壁反射迟钝,右侧巴宾斯基征阳性,左侧肢体肌力正常。

(二) 实验室检查

血常规结果见表13-3。

表13-3 患者入院后血常规检查结果

日期	WBC($\times10^9$/L)	RBC($\times10^{12}$/L)	Hb(g/L)	HCT	PLT($\times10^9$/L)
2015-04-12	11.09	6.82	209*	0.596	243
2015-04-17	9.91	6.51	205	0.606	187
2015-04-22	8.87	6.03	185	0.565	248
2015-05-02	7.14	5.5	171	0.487	313

注: * 服用羟基脲降红细胞

大便常规、尿常规均未见异常。

出凝血常规:PT 14.21s,APTT 33.7s,Fbg 3.07g/L,D-二聚体3.8mg/L。

血生化:ALT 15U/L,LDH 220U/L,TP 65g/L,ALB 38g/L,GLB 27g/L,TBIL 30μmol/L,GLU 6mmol/L,Ca^{2+} 2.11mmol/L,sCr 64μmol/L,UA 536μmol/L,TG 1.39mmol/L,CHOL 5.4mmol/L,LDL-C 3.1mmol/L,HDL-C 1.19mmol/L。

贫血组合Ⅲ:维生素B_{12}>1500ng/L,叶酸10.305μg/L,血清铁蛋白550μg/L,促红细胞生成素3.43U/L。

消化系统肿瘤组合、前列腺癌组合均无异常。

血栓风险组合:蛋白S、蛋白C、抗凝血酶Ⅲ均未见异常。

风湿免疫相关检查:体液免疫5项、风湿组合Ⅰ+Ⅱ、SLE 5项、ANCA组合、抗磷脂综合征组合未见异常。

心电图:窦性心律,正常心电图。

超声心动图:左心房增大,主动脉轻度扩张,左心室收缩功能正常,舒张功能降低。

胸片正侧位片:双肺纹理增粗。

腹部B超:肝、胆、脾、胰、双肾超声未见异常。

头颅CT(溶栓后24小时):左侧额、枕、颞叶大片低密度影,脑实质肿胀。

骨髓涂片:骨髓增生明显活跃,粒系占45%,各阶段比例、形态大致正常;红系占35%,比例增高,形态正常;淋巴细胞、单核细胞比例和形态大致正常;全片见巨核细胞38个,幼稚巨核细胞10个,颗粒巨核细胞18个,产板巨核细胞10个,血小板不少;未见寄生虫及转移癌细胞。细胞化学染色:中性粒细胞碱性磷酸酶(NAP)阳性率8%,积分12。外周血涂片:白细胞数在正常范围,分类以中性分叶核粒细胞为主,形态正常,部分红细胞堆积成片分布,血小板不少。

骨髓活检:骨髓增生活跃,红系增生为主,可见大量红系前体细胞,网银染色(-)。

JAK2 V617F基因检测:阴性。

(三) 初步诊断

1. 红细胞增多症查因:原发性?

2. 大面积脑梗死(左侧额、颞、顶、枕叶)合并出血

3. 高血压病(1 级,极高危组)

（四）诊断思路

1. 病例特点　该患者为中年男性,3 年前发现血红蛋白增高,1 年来面色变红,1 个月前发现高血压病,5 小时前出现肢体乏力、左眼失明,病情进展迅速,体征主要有多血质外貌,肝、脾不大,神经系统查体示左眼失明,右侧肢体肌力 1 级,右侧腹壁反射迟钝,右侧巴宾斯基征阳性。检查发现血常规提示红细胞、血红蛋白明显增高,骨穿提示红细胞增多症,*JAK2* 阴性,EPO 降低,头颅 CT 证实大面积脑梗死。

2. 鉴别诊断　该患者大面积脑梗死诊断明确,同时发现红细胞、血红蛋白明显增高,患者 42 岁,非脑卒中好发年龄段,而其发生大面积脑梗死,需排除是否有脑血管病变以外的病因所影响,如各种原因所导致的易栓症。据患者临床资料,无自身免疫病、肿瘤或蛋白 C、蛋白 S 异常等导致的易栓症,虽患有"高血压病"可能是其脑梗死的高危因素之一,但其高血压病史尚短,本次发病后发现红细胞明显增高,结合病史,患者发生大面积脑梗死的原因考虑与红细胞增多所致血液黏稠度增高有关。因此,在采用溶栓、抗凝等措施治疗脑梗死的同时,亦应同时查明红细胞增高的原因,并采用适当措施使血红蛋白逐渐下降。

患者 3 年前体检血红蛋白即较正常增高,近 1 年患者面色发红,据此推测血红蛋白增高的病史已经有较长时间,结合其体征、辅助检查及其前述红细胞增高的分析思路,需要考虑的原因有:①PV,红细胞增高已存在数年,本次入院 Hb>185g/L,EPO 偏低,首先考虑 PV 可能,但血常规、骨髓象、骨髓活检均显示红系单系增生为主,*JAK2* V617F 阴性,按 2008 年WHO 的诊断标准,患者目前具备一主要标准(Hb>185g/L),一次要标准(EPO 降低),诊断未达标,应行 *JAK2* 基因的其他突变检测,并根据病史提示,继续筛查获得性红细胞增多症可能;②先天性红细胞增高症,已成年,非自幼发病,无红细胞增高家族史,可排除先天性增高;③获得性红细胞增多症,患者有 10 余年睡眠打鼾史,非睡眠情况下测得血氧饱和度正常不能排除存在睡眠呼吸暂停所致缺氧,应在患者住院期间观察夜间睡眠是否有暂停状况,待其渡过脑梗死急性期后,病情允许时行睡眠呼吸监测,以排除该病所导致的慢性缺氧而致继发性红细胞增高。

进一步检查:

JAK2 exon12 突变检测:阳性。

睡眠呼吸监测:睡眠呼吸情况正常,未见缺氧。

（五）最终诊断

1. 真性红细胞增多症

2. 大面积脑梗死(左侧额、颞、顶、枕叶)合并出血

3. 高血压病(1 级,极高危组)

（六）治疗经过

入院后针对脑梗死予溶栓、抗凝、脱水降颅压、营养神经等治疗,因在脑梗死急性期,为避免引起血流动力学改变而影响病情,不宜行红细胞清除术或放血,予羟基脲降红细胞治疗,患者神志、肌力逐渐好转,血红蛋白亦逐渐下降,同时继续抗凝及予脑梗死后康复治疗,根据血红蛋白的剂量调整羟基脲用量,血红蛋白控制在正常范围,HCT<45%。

（苏畅　王荷花　李娟）

参 考 文 献

1. McMullin MF. The classification and diagnosis of erythrocytosis. Int J Lab Hematol,2008,30(6):447-4590.

2. McMullin MF,Bareford D,Campbell P,et al. Guideline for the diagnosis,investigation and management of poly-cythaemia/erythrocytosis. Br J Haematol,130(2):174-195.

3. Hodges VM,Rainey S,Lappin TR,et al. Pathophysiology of anemia and erythrocytosis. Crit Rev Oncol Hematol,2007,64(2):139-158.

4. Prchal JT. Polycythemia vera and other primary polycythemias. Curr Opin Hematol,2005,12(2):112-116.

第 14 章

中性粒细胞增多的诊断思路

成人外周血中中性粒细胞绝对值超过 $7.5×10^9/L$ 即为增高,中性粒细胞增高是白细胞总数升高最常见的原因。

中性粒细胞按其不同发育阶段、增生能力及相应的存在部位,分为增生池、储存池、循环池、边缘池及血管外池。具有增生能力的原始、早幼及中幼粒细胞构成骨髓中性粒细胞的增生池,在正常情况下,这些细胞不能进入外周血液循环。晚幼粒、杆状核、分叶核细胞不能增生,构成粒细胞的储存池,其中杆状核、分叶核粒细胞可释放入外周血液循环,大部分是分叶核细胞。分叶核中性粒细胞从骨髓进入血液循环后,半数随血液循环游走,称粒细胞循环池,是可以检测到的粒细胞;其余半数存在于血管壁边缘或依附于毛细血管内皮上,称为粒细胞边缘池,两类细胞的总和为中性粒细胞总池。中性粒细胞在外周血中的半衰期为 6~7 小时,然后进入组织,进入组织的粒细胞构成血管外池,且不再返回血液循环,4~5 天在单核巨噬细胞中破坏。

外周血中性粒细胞增多的主要机制:①边缘粒细胞动员到血液循环中,中性粒细胞可成倍增高,但粒细胞数总池不变,称为假性中性粒细胞增多症,可见于运动、情绪激动、心动过速或剧痛等生理或病理情况;②中性粒细胞进入组织的速度减慢,一些药物如糖皮质激素、乙醇、保泰松等可阻止粒细胞从循环池进入组织,使血中性粒细胞增多;③骨髓生成粒细胞及释放入血流的速度增快,此种情况多见于炎症或肿瘤。

中性粒细胞增高广泛见于各种生理及病理状态,中性粒细胞增高按病程可分为急性和慢性增高,按疾病性质可分为良性增高和克隆性增高,导致中性粒细胞增高的疾病种类繁多,各种主要病因见表 14-1。

表 14-1 中性粒细胞增高的常见病因

良性(包括各种原因所致类白血病反应)	克 隆 性
感染:各种病原体导致的急慢性感染	骨髓增殖性疾病
炎症及组织坏死	真性红细胞增多症
烧伤、创伤、梗死、慢性炎症性疾病、药敏反应、Sweet 综合征	原发性血小板增多症、原发性骨髓纤维化
药物和激素	慢性髓系白血病
物理因素和情绪刺激	慢性中性粒细胞白血病
急性失血	骨髓增生异常/骨髓增殖性肿瘤
中毒和毒素	不典型慢性髓系白血病

续表

良性(包括各种原因所致类白血病反应)	克 隆 性
肿瘤:实体恶性肿瘤	幼年型粒单核细胞白血病
代谢和内分泌疾病	慢性粒单核细胞白血病
血液病:溶血、脾切除术后、粒细胞缺乏恢复期、慢性特发性白细胞增多症	不能分类的骨髓增生异常/骨髓增殖性肿瘤
遗传和先天性疾病	

（一）中性粒细胞类白血病反应

炎症、肿瘤、自身免疫病等疾病可导致中性粒细胞显著增高,白细胞计数甚至>50×10^9/L和(或)存在异常未成熟粒细胞,与某些类型的白血病类似,称中性类白血病反应。其临床特征:①有明确病因,如感染、外伤、出血、溶血、恶性肿瘤等;②有原发病的相关临床表现;③原发病因去除后,血常规恢复正常。

中性粒细胞类白血病反应的血常规特点为中性粒细胞增高为主,外周血可出现原始、幼稚粒细胞,中性粒细胞胞质可见中毒颗粒和空泡,碱性磷酸酶积分增高,血红蛋白及血小板一般正常,但也可能因为原发病影响而合并贫血或血小板减少。骨髓象除了粒细胞增生和核左移外,一般没有白血病细胞的形态异常。根据血常规特点,粒细胞类白血病反应可分为以下几种情况:①单纯白细胞增高,幼稚细胞较少,原发病多为各种实体肿瘤;②血常规类似慢性粒细胞白血病,白细胞计数增高,伴有不同程度核左移,分类计数可见晚幼粒细胞、早幼粒细胞核少量原始粒细胞,需和慢性粒细胞白血病进行鉴别(表14-2),病因多为恶性肿瘤、严重感染;③血常规类似急性髓系白血病,罕见,病因主要见于播散型肺结核,原始粒细胞内可出现 Auer 小体,因而两者极难鉴别,对于一时难以分辨的患者,需密切观察临床症状,并行结核相关检查,必要时反复穿刺、流式细胞术了解细胞免疫表型,活检或细胞遗传学检查。

表 14-2　中性粒细胞类白血病反应与慢性髓系白血病慢性期鉴别要点

鉴别要点	特　征	中性粒细胞类白血病反应	慢性髓系白血病
临床表现	症状	原发病因临床表现	非特异性症状
	体征	原发病因体征	脾大、可有胸骨压痛
血常规	白细胞计数	一般在 50×10^9/L 左右	中度或显著增高
	伴嗜酸性及嗜碱性粒细胞碱性磷酸酶积分	少见	多见
		正常或增高	降低
	血小板	正常	正常或增高
骨髓象	增生程度	活跃/明显活跃	明显活跃/极度活跃
	嗜酸及嗜碱性粒细胞	一般不增多	增多
	未成熟粒细胞	不增多	增多
	巨核细胞	不增多	增多
细胞遗传学	Ph 染色体	无	有
分子生物学	BCR-ABL	无	有

（二）克隆性增高

主要见于各种血液病。

1. 骨髓增殖症　慢性特发性骨髓纤维化、原发性血小板增多症及真性红细胞增多症均可出现不同程度的三系血细胞增多,均可出现 *JAK2* 基因阳性。

（1）原发性骨髓纤维化:诊断时有 10%~20% 的患者白细胞增多,部分患者伴贫血,晚期可出现全血细胞减少,多有脾大,甚至巨脾,骨髓常"干抽",外周血涂片易见"幼红-幼粒细胞",骨髓活检常见纤维化组织。

（2）真性红细胞增多症:红细胞及血红蛋白增高为主,可伴不同程度白细胞及血小板增高,白细胞增高常 $<30\times10^9/L$。

2. 原发性血小板增多症　以血小板增多为主,白细胞增高一般 $<30\times10^9/L$。

3. 慢性髓系白血病(chonic myelocytic leukemia,CML)　CML 是最常见的引起外周血粒细胞明显增高的造血干细胞克隆性疾病。临床表现、血常规特点取决于疾病分期,慢性期患者无症状或以乏力、消瘦等非特异性症状为主要表现,部分患者因体检发现白细胞明显增高而确诊该病,加速期及急变期临床表现与急性白血病类似,大部分患者伴脾明显大,骨髓及外周血原始细胞增多。慢性期患者血常规主要特征为白细胞明显增高,就诊时多 $>30\times10^9/L$,甚至 $>100\times10^9/L$,分类以成熟粒细胞为主,可见到各阶段原始及幼稚粒细胞,以中性中幼粒细胞及中性晚幼粒细胞为主,原始+早幼粒细胞 $<10\%$,嗜酸性粒细胞、嗜碱性粒细胞比例增高,血小板计数正常或者增高可伴贫血。骨髓涂片呈明显增生或极度增生,以粒系增生为主,分类以中晚粒细胞为主,原始细胞比例 $\leqslant10\%$,碱性磷酸酶积分减低。细胞遗传学特征为 t(9;22)(q34;q11),染色体异位形成的 Ph 染色体,该染色体可在分子水平产生 *BCR-ABL* 融合基因,Ph 染色体和(或)*BCR-ABL* 融合基因阳性是诊断该病的必要条件,也是 CML 与中性粒细胞类白血病反应、其他表现为慢性粒细胞增多的恶性血液病鉴别的重要证据。

4. 骨髓增生异常/骨髓增殖性肿瘤(myelodysplasic/myeloproliferative neoplasms,MDS/MPN)　该疾病的共同特点是此类患者不符合 MDS 或 MPN 的任何一种疾病的诊断标准,患者的临床及血液学表现兼具 MDS 和 MPN 的特点,如骨髓髓系细胞中一系或两系过度增殖且伴无效造血,导致外周血中该系细胞增多伴或不伴发育异常;而髓系细胞中另外一系或两系明显发育异常且为无效造血,导致外周血中该系细胞增多伴或不伴发育异常。可引起中性粒细胞增高。MDS/MPN 相关疾病有以下几种。

（1）慢性粒单核细胞白血病(chronic myelomoncytic leukemia,CMML):CMML 是一种骨髓造血干细胞的克隆性疾病,约 50% 的患者可出现白细胞增多,伴中性粒细胞增多,但无论白细胞增高、正常或减少,均有单核细胞增高 $>1\times10^9/L$。骨髓增生活跃,粒系及单核系增生活跃,可有粒系及巨核系发育异常;流式细胞术可发现外周血或骨髓抗原常表达粒细胞、单核细胞抗原,如粒系的 CD33、CD13,单核的 CD14、CD68;骨髓无 Ph 染色体或 *BCR-ABL* 融合基因阴性,无 *PDGFRα*、*PDGFRβ* 及 *FGFR1* 基因重排,外周血及骨髓中原始细胞 $<20\%$,一系或多系髓系细胞存在发育异常,*JAK2* V617F 突变不常见。

（2）不典型慢性髓系白血病(atypical chronic myeloid leukemia,aCML):aCML 是一种少见的主要累及中性粒细胞系的白血病性疾病。临床表现可以贫血、血小板减少或肝脾大的相关表现,外周血白细胞总数多 $>13\times10^9/L$,甚至高达 $>300\times10^9/L$,可见粒系各阶段,中性粒细胞为主,不成熟粒细胞(早幼粒、中幼粒、晚幼粒) $\geqslant10\%$,嗜酸性粒细胞、嗜碱性粒细胞一般无明显增多,单核细胞计数正常或稍增多,但比例<10%白细胞,可伴贫血及血小板减少。骨髓见粒细胞增多且伴发育异常,可伴其他两系发育异常,骨髓染色体核型异常高达80%,但无特征性的细胞遗传学异常,无 Ph 染色体或 *BCR-ABL* 融合基因阴性,无 *PDGFRα*、*PDGFRβ* 及 *FGFR1* 基因重排。

(3)不能分类的骨髓增生异常/骨髓增殖性肿瘤(myelodysplasic/myeloproliferative neoplasms,unclassifiable,MDS/MPN-U):是指临床、血液学和形态学特点符合 MDS/MPN,却不能满足 CMML、aCML 及幼年型粒-单核细胞白血病的诊断标准。有一系或多系增殖的证据,血常规可表现为白细胞或血小板增多,多伴贫血,骨髓可见一系或多系病态造血,外周血和骨髓中有核细胞中原始细胞<20%。无 Ph 染色体或 *BCR-ABL* 融合基因阴性,无 *PDGFRα*、*PDGFRβ* 及 *FGFR1* 基因重排证据。

5. 慢性中性粒细胞白血病(chronic neutrophilic leukemia,CNL) 一种罕见的 *BCR-ABL* 融合基因阴性的骨髓增殖性疾病,多发生于老年人,以外周血成熟中性粒细胞持续性增多,伴贫血、血小板减少,肝脾大为特点。外周血白细胞增高一般超过 $25×10^9/L$,中性杆状及分叶核细胞占白细胞的80%以上,不成熟粒细胞比例<10%。骨髓涂片见中性粒细胞增殖,但无原始细胞增多,无各系细胞发育异常。无 Ph 染色体或 *BCR-ABL* 融合基因阴性,无 *PDGFRα*、*PDGFRβ* 及 *FGFR1* 基因重排,90%患者染色体核型正常,少数患者可有克隆性核型异常。需排除各种 MDS/MPN 疾病,特别是 aCML,有无病态造血及原始细胞比例是鉴别重点。

因该病少见,诊断时需排除肿瘤、炎症等原因引起的粒细胞反应性增高,特别需与中性粒细胞类白血病反应鉴别,鉴别要点主要为中性粒细胞类白血病反应能找到原发病因,有原发病症状、体征,一般无肝脾大,血常规除粒细胞增高外,无血小板减少;而 CNL 为慢性病程,乏力、消瘦等非特异性症状为主,常有脾大,除粒细胞增高外,常有贫血、血小板减少。

【病例分析】

(一)病史介绍

朱某,女,49 岁,个体户,因"头晕、乏力半年余,加重伴月经增多半个月余"于 2014 年 9 月 16 日入院。患者于半年前无诱因出现头晕,为头部晕沉感,间伴眼花、耳鸣,伴乏力,劳累后症状加重,平素四肢碰撞后易出现皮下瘀斑,无鼻衄、牙龈出血,近 3 个月,家人觉其面色苍白,患者未予注意。半个月前患者月经来潮后持续不能停止,量多,伴血块,头晕、乏力加重,且出现活动后心悸、气短,至外院就诊,胸片示"支气管炎",血常规示 WBC $132.37×10^9/L$,RBC $1.54×10^{12}/L$,Hb 53g/L,PLT $35×10^9/L$;骨髓穿刺结果报告为考虑骨髓异常增生,建议做相关基因检测并定期复查。予"头孢地嗪"抗感染并输注红细胞、血小板后患者头晕、乏力减轻,阴道流血仍持续。患者为求进一步诊治而至我院急诊就诊,急诊拟"急性白血病?"收入我科。患者起病以来,无畏寒、发热,无黑便、血便,无脱发、关节痛,无咳嗽、咳痰,无胸痛、咯血,无腹胀、腹痛,无消瘦、盗汗。睡眠差,大便秘结,小便正常,体重无明显变化。

有高血压病史多年,平素服用"酒石酸美托洛尔(倍他乐克)25mg bid"治疗,血压控制可。否认有肝炎、结核等传染病史。从事餐饮行业,无化学毒物、药物及放射线接触史。无吸烟、饮酒等不良嗜好。既往月经正常,家族中无遗传病、传染病、精神病等类似疾病史。

体格检查:T 37 ℃,P 96 次/分,R 20 次/分,BP 128/74mmHg。发育正常,中度贫血貌,

神清,自主体位,查体合作。全身皮肤、黏膜苍白,无发绀、黄染,双下肢可见少量散在陈旧瘀斑,无出血点,全身浅表淋巴结未触及肿大。巩膜无黄染,睑结膜苍白,咽无充血,双侧扁桃体无肿大。胸骨中下段无压痛,双肺呼吸音清,未闻及干湿性啰音。心界不大,心率 96 次/分,各心脏听诊区未闻及病理性杂音。腹软,无压痛及反跳痛,未触及腹部肿块。肝肋下未触及,Murphy 征(-),脾肋下 1cm 可触及,质软,无叩击痛,移动性浊音阴性;肠鸣音正常,4 次/分,双下肢有轻度凹陷性水肿。四肢肌力、肌张力正常。生理反射正常,病理反射未引出。

(二) 实验室检查

血常规结果见表 14-3。

表 14-3　患者入院后血常规检查结果

日期	WBC ($\times 10^9$/L)	中性粒细胞(%)				嗜酸性粒细胞(%)	嗜碱性粒细胞(%)	单核细胞(%)	PLT ($\times 10^9$/L)	Hb (g/L)
		分叶核	杆状核	中幼	晚幼					
2014-9-16	102	60	16	6	8	0	0	4	43	64
2014-9-19	67.3*	61	15	2	5	0	0	3	23	54
2014-9-24	40.4	56	19	2	12	0	0	5	22	63
2014-9-28	34.9	61	17	1	8	2	1	6	23	59

注: * 入院后予羟基脲降白细胞

大便常规、尿常规均未见异常。

出凝血常规:PT 13s,APTT 19.7s,Fbg 1.99g/L。

血生化:ALT 13U/L,LDH 3601U/L,TP 67g/L,ALB 30g/L,GLB 27g/L,TBIL 7.68μmol/L,GLU 5.8mmol/L,K^+ 3.1mmol/L,Ca^{2+} 2.02mmol/L,sCr 78μmol/L,UA 78μmol/L。

血清降钙素原(PCT)0.36ng/ml,1,3-β-D 葡聚糖(G 试验)检测<10pg/ml,新型隐球菌抗原(乳胶法)阴性,白色假丝酵母菌抗原(ELISA 法)128.90pg/ml,曲霉菌抗原(ELISA 法)0.4,PPD 皮试(-)。

乙肝两对半:HBsAb(+)、HBeAb(+)、HBcAb(+);肝炎系列、HIV 抗体、梅毒组合均阴性。

风湿免疫相关检查:体液免疫 5 项、风湿组合 I + II、SLE 5 项、ANCA 组合、抗磷脂综合征组合未见异常。

消化系统肿瘤:CA125 142U/ml,AFP、CEA、SCC、CA19-9 均未见异常。

心电图:QT 间期稍延长。

胸部正侧位:①心、肺、膈未见异常;②主动脉硬化。

腹部彩超:①脾大(长轴约 12.9cm);②肝、胆管、胰腺超声检查未见异常;③双肾、膀胱、输尿管超声检查未见异常,腹膜后未见明显异常肿大淋巴结。

心脏彩超:主动脉增宽,左心房、左心室增大,左心室收缩功能正常。

妇科彩超:子宫腺肌症,子宫肌瘤。

骨髓涂片(右侧髂后上棘):骨髓增生明显活跃,粒系比例明显增高,各阶段可见,共占94%,见 6.5% 原始粒细胞,胞体大,外形类圆形,胞质量中等,淡蓝色,见少量颗粒,胞核类圆,染色质细致疏松,核仁 1～4 个,粒系各阶段比例增高、部分细胞可见发育异常,可见 Pelger-Huet 现象(图 14-1),胞质颗粒减少;嗜酸比例 0.5%。红系比例减少,占 2%,形态大致正常;淋巴细胞比例减低、形态大致正常。单核细胞比例和形态大致正常;全片见颗粒巨核细胞 2 个,血小板少;未见寄生虫。外周血涂片:白细胞数增高,见 5% 原始粒细胞,形态同骨髓片,成熟红细胞大小不等,偶见有核红细胞。细胞化学染色:中性粒细胞碱性磷酸酶(NAP)(-);过氧化物酶染色(POX)(-)。

骨髓 FISH 检测:未检测到 BCR-ABL 融合基因

MDS 相关基因检测:+8、20q-、7q-、5q-均阴性

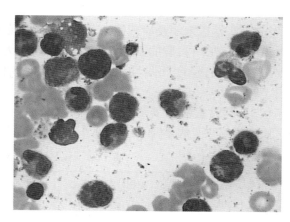

图 14-1　骨髓涂片见中性粒细胞 Pelger-Huet 现象

JAK2 基因检测:阴性

(三) 初步诊断

白细胞增高查因:不典型慢性髓系白血病? 慢性粒-单核细胞白血病?

(四) 诊断思路

1. **病例特点**　该患者为中年女性,慢性病程,临床表现为贫血、出血相关症状,外周血见白细胞明显增高,以中性粒细胞增高为主,可见粒系各阶段细胞增生,嗜酸、嗜碱性粒细胞减少,单核细胞计数 $>1 \times 10^9/L$、比例 <10%,伴重度贫血及血小板减少。骨髓涂片见粒系增生明显活跃,比例极度增高,各阶段粒细胞均增高,原始细胞增多但 <20%,以早幼粒以下各阶段增高为主,部分粒系可见核质发育不平衡,颗粒减少及核分叶减少现象。

2. **鉴别诊断**　患者的主要临床特点是白细胞明显增高,以中性粒细胞增高为主,本病例主要针对此特点进行诊断分析。如前所述,中性粒细胞增高按疾病性质,可分为良性增高及克隆性增高两大类。良性增高方面,患者白细胞计数高达 $100 \times 10^9/L$ 以上,中性粒细胞为主,需考虑中性粒细胞类白血病反应,但据目前临床症状、体征及辅助检查,未能找到可导致类白血病反应的病因,且血常规、骨髓象不支持类白血病反应。

患者发病隐袭,结合患者临床表现、目前血常规表现及骨髓细胞学特点,应考虑下列克隆性增高性相关病因:①原发性骨髓纤维化,患者脾仅轻度大,且原发性骨髓纤维化白细胞高达 $100 \times 10^9/L$ 以上者罕见,外周血幼红细胞,成熟红细胞无泪滴、靶形等异常,JAK2 检测阴性,以上特点均不支持骨髓纤维化;②CML,白细胞计数明显增高,除中性粒细胞增高外,外周血及骨髓涂片均可见粒系各阶段细胞增多,原始粒细胞 <5%,NAP 积分阴性,需排除慢性期 CML 可能,但血常规伴血小板减少,骨髓嗜酸性粒细胞、嗜碱性粒细胞减低,骨髓 FISH 未检测到 BCR-ABL 融合基因,不考虑 CML;③CMML,多次查白细胞增高虽以中性粒细胞为主,单核细胞计数 $>1 \times 10^9/L$ 以上,伴粒系发育异常,BCR-ABL 融合基因阴性,原始细胞 <20%,需排除 CMML 可能,但骨髓涂片单核系增生不明显,单核细胞计数绝对值虽 $>1 \times 10^9/L$,但比例低于白细胞总数的 10%,因此可行流式细胞术了解白细胞抗原表达,以进一步鉴别 CMML

与 aCML;④aCML,血常规白细胞明显增高,中性粒细胞为主,不成熟中性粒细胞比例>10%,单核细胞比例<10%,骨髓粒系存在发育异常,原始细胞增多,但比例<20%,且 *BCR-ABL* 基因阴性,上述临床特征均符合 aCML 诊断;⑤CNL 患者外周血涂片示中性+杆状核粒细胞<80%,骨髓细胞涂片原始细胞>5%,且存在粒系发育异常,可排除此病。

染色体核型分析:46,XX,11p+。

骨髓细胞免疫表型:可见幼稚髓系细胞,比例约 6.8%,其抗原表达 CD34 36.8%、CD15 40.4%、CD117 83%、CD13 96%、CD33 86%。

(五) 最终诊断

不典型慢性髓系白血病

(六) 治疗经过

确诊后患者及家属因家庭原因放弃治疗,要求予姑息治疗,予羟基脲控制白细胞总数,并按血常规及病情予输注成分血支持治疗,后患者自动出院。

(苏畅　王荷花　李娟)

参 考 文 献

1. Sakka V,Tsiodras S,Giamarellos-Bourboulis EJ,et al. An update on the etiology and diagnostic evaluation of a leukemoid reaction. Eur J Intern Med,2006,17(6):394-398.

2. Bennett JM,Catovsky D,Daniel MT,et al. The chronic myeloid leukaemias:guidelines for distinguishing chronic granulocytic,atypical myelomonocytic leukemia. Br J Haematol,1994,87(4):746-754.

3. Swerdlow SH,Campo E,Harris NL,et al. WHO Classification of Tumours of Haematopoietic and Lymphoid Tissues. Lyon:IARC Press,2008:80.

4. Oscier DG. A typical chronic myeloid leukemia,a distinct clinical entity related to the myelodysplastic syndrome. Br J Haematol,1996,92(3):582-586.

5. 刘元波,郝玉书,卞寿庚,等. 慢性粒单核细胞白血病临床及血液学特征鉴定——附 35 例分析. 中华血液学杂志,1996,17(12):629-632.

第 15 章

中性粒细胞减少的诊断思路

血常规检测是各种疾病诊疗中常用的检测手段,中性粒细胞是其中一项主要的实验室指标,其数值的增多或减少对疾病的诊断有重要的指导意义。

中性粒细胞减少症指外周血中中性粒细胞绝对值计数(白细胞总数×中性粒细胞百分比)低于 $1.5×10^9/L$(小于 10 岁儿童)、$1.8×10^9/L$(10 ~ 14 岁儿童)、$2×10^9/L$(成人)。当粒细胞严重减少,低于 $0.5×10^9/L$ 时,称为粒细胞缺乏症。其主要发病机制:①粒细胞生成减少;②粒细胞破坏过多,寿命缩短;③粒细胞分布异常。引起中性粒细胞减少的病因很多,包括以下几个方面。

(一)骨髓损伤

可见于:①药物;②放射线;③化学毒物;④某些先天性和遗传性中性粒细胞减少;⑤免疫性疾病;⑥感染:包括细菌感染、病毒感染等;⑦血液病:如再生障碍性贫血、白细胞减少的白血病、淋巴瘤、骨髓纤维化、骨髓转移癌、恶性组织细胞增生症等。

(二)粒细胞成熟障碍

可见于:①获得性:如巨幼细胞贫血和严重的缺铁性贫血;②恶性和其他克隆性疾病:如骨髓增生异常综合征、阵发性睡眠性血红蛋白尿等。

(三)中性粒细胞由循环池转换到边缘池(即假性中性粒细胞减少)

可见于遗传性良性假性中性粒细胞减少症以及严重的细菌感染、疟疾、恶性营养不良。

(四)血管内留滞

如由补体介导的白细胞凝集素所致的肺内留滞、脾功能亢进所致的脾内留滞等。

(五)利用增多

如严重的细菌、病毒、真菌、立克次体感染以及过敏性疾病等。

(六)破坏增多

如脾功能亢进等。虽然病因及发病机制不同,但其临床表现都有共同点。慢性中性粒细胞减少症一般无特殊表现。较轻者有疲倦、乏力、头晕、低热及反复口腔溃疡等。重者除上述症状外,还可出现四肢酸软、食欲缺乏、心悸、恶心、失眠、畏寒、发热等。易致继发感染,如上呼吸道及泌尿道感染,其特征为反复发作,迁延不愈。急性中性粒细胞缺乏症发病急剧,感染症状严重,多伴寒战、高热、咽痛、多汗、关节及四肢疼痛,严重者可导致败血症、感染性休克,预后不良。因此血常规发现中性粒细胞减少应引起重视,其诊断思路可以从中性粒细胞减少为切入点进行分析,本章主要讨论单纯中性粒细胞减少,而不伴有明显的红细胞和血小板减少的情况,其常见于以下几大类疾病。

（一）药物性中性粒细胞减少症

1. 药物中毒性中性粒细胞减少症 多见于各类抗肿瘤药物、抗甲状腺药物、氯霉素等,药物或其代谢产物直接损伤骨髓微环境和髓系祖细胞。

2. 药物过敏性中性粒细胞减少症 主要由于不同个体对药物的敏感性不同所致,存在异质性,常伴有皮疹、风疹、哮喘、水肿等过敏表现。多见于抗甲状腺药、抗癫痫药、抗结核药、高血压病药、糖尿病药、利尿药、某些抗生素等。

3. 药物免疫性中性粒细胞减少症 ①氨基比林、青霉素、抗甲状腺药物等:该类药物被认为是一种半抗原,进入人体后与白细胞蛋白结合形成全抗原,使机体产生能引起粒细胞聚集的抗体,患者只有在药物存在的情况下方能在体外检测到抗中性粒细胞抗体,对粒细胞的破坏需要该药的持续存在。对以往未曾用过此药者,需5~7天发病;如对此类药物已致敏者,当再次服用后,可在24小时内发病;②奎宁类:该类药物一旦形成免疫复合物,其对粒细胞的破坏就不再需要该药物的持续存在,在停药后仍常可检测到抗中性粒细胞抗体。

药物引起的中性粒细胞减少多发生在用药后5周,最长可达7周,也有在数小时内发病的报道。详细询问患者既往的用药史,熟悉容易导致中性粒细胞减少的药物是诊断药物性中性粒细胞减少症的关键。

（二）感染性中性粒细胞减少症

各种急慢性感染均可使粒细胞成熟障碍或破坏过多,以及在外周血中消耗增多而导致中性粒细胞减少症。其减少的程度与致病微生物的种类及感染的轻重有关,与个体差异也有一定关系。病原体包括:①病毒感染,流行性感冒、病毒性上呼吸道感染、病毒性肝炎、流行性出血热、传染性单核细胞增多症、麻疹、水痘、风疹、登革热等;②细菌感染,伤寒、副伤寒、布氏杆菌病、志贺菌痢疾、结核、败血症、内毒素血症等;③原虫感染,疟疾、弓形体病、黑热病等;④支原体感染,支原体肺炎等;⑤立克次体感染,流行性斑疹伤寒、恙虫病等;⑥螺旋体感染,回归热等。但由于中性粒细胞减少的患者容易继发感染,在诊断时应追问患者感染出现前的血常规结果,协助判定中性粒细胞减少和感染二者的先后关系,与其他血液病导致的中性粒细胞减少继发感染相鉴别。如果缺乏起病前的中性粒细胞情况,二者的鉴别存在一定困难。此时应首先根据中性粒细胞减少的严重程度和有无发热、感染的部位、是否存在败血症、生命体征是否稳定等情况给予经验性的抗生素治疗,同时进行病原学检查,将控制感染放在首位,然后再进行病因学诊断。如果感染控制后短期内中性粒细胞恢复正常,则考虑感染性中性粒细胞减少症,反之要考虑其他血液病导致的中性粒细胞减少继发感染,此时患者往往伴有贫血、出血、肝脾大、骨关节痛等其他症状。

（三）免疫性中性粒细胞减少症

免疫性中性粒细胞减少症是一组因中性粒细胞抗体介导的粒细胞减少。因患者体内存在中性粒细胞特异性抗原的抗体,导致中性粒细胞在外周血或通过脾破坏,或由补体介导的中性粒细胞溶解作用,使粒细胞减少。大多数患者的抗体作用于成熟中性粒细胞,因此患者的骨髓象大多呈增生活跃伴粒细胞系"成熟障碍",但也有少数患者的抗体可直接作用于粒细胞系的前体细胞,导致严重粒细胞减少,骨髓象表现为粒细胞系增生减低。中性粒细胞抗体检测对该病的诊断非常重要,依据中性粒细胞抗体产生方式不同,可分为以下三种类型。

1. 新生儿同种免疫性中性粒细胞减少症 是由于胎儿携带父亲体内的中性粒细胞特

异性抗原的中性粒细胞进入母亲体内,由于父母的中性粒细胞抗原不相容,导致母亲体内产生抗中性粒细胞的 IgG 抗体,自母体通过胎盘进入胎儿体内,引起胎儿或新生儿白细胞发生凝集,导致粒细胞减少,在新生儿中发生率约为 1/2000。平均 2 个月后可以自行恢复,一般不会发生严重感染,预后良好。

2. 原发性自身免疫性中性粒细胞减少症　由于中性粒细胞自身抗体使中性粒细胞破坏增加所致。其抗体均为 IgG 型,其发病机制不详。发病年龄可从婴幼儿到成人,但好发于3 岁以下的婴幼儿,成人少见。临床呈慢性中性粒细胞减少症的表现(粒细胞减少至少持续6 个月),与非免疫性慢性良性中性粒细胞减少症的临床表现难以区别。鉴别诊断在于自身免疫性中性粒细胞减少症患者可检测到中性粒细胞抗体。因此,如抗体检测的灵敏度不高,则极易发生漏诊。原发性自身免疫性中性粒细胞减少症系婴幼儿期最常见的慢性中性粒细胞减少症,严重感染少见,一般为轻中度感染,95% 儿童在 2 年内可以自行恢复。

3. 继发性自身免疫性中性粒细胞减少症　继发性免疫性中性粒细胞减少症是成人最常见的自身免疫性中性粒细胞减少症。常继发于某些自身免疫性疾病和淋巴增殖性疾病等。

(1) 系统性红斑狼疮(SLE):约 50% 的 SLE 患者有中性粒细胞减少,是 SLE 活动的一个表现。50% 的 SLE 患者可以检测到中性粒细胞相关 IgG 增高,但并非所有 IgG 增高的患者都有粒细胞减少。SLE 患者的中性粒细胞常轻至中度减少,由此所致的感染发生率较低。注意患者有无关节痛、颜面红斑、口腔溃疡等临床表现,做尿常规、肾功能、抗 ANA 抗体、抗ds-DNA 抗体、抗 Sm 抗体、补体等相关检查有助于该病诊断。

(2) 类风湿关节炎:中性粒细胞减少的发生率低于 3%。近端指间关节疼痛、类风湿因子抗体阳性、X 线片等检查有助于诊断。

(3) Felty 综合征:指类风湿关节炎、脾大和中性粒细胞减少三联症,临床上罕见,仅占类风湿关节炎病例的 1%,常伴显著中性粒细胞减少,脾大小与中性粒细胞计数之间无明显关系。骨髓增生程度正常或增高,偶可出现增生减低,粒系幼稚细胞比例正常,成熟中性粒细胞少见,中性粒细胞膜上 IgG 增高。细菌感染发生率低。类风湿关节炎患者出现脾大、中性粒细胞减少时,应考虑该病。

(4) Sjögren 综合征:约 30% 的患者有中性粒细胞减少,白细胞分类计数正常,严重感染少见。

(5) T 大颗粒淋巴细胞白血病(T-LGL):骨髓中有大颗粒淋巴细胞浸润,常伴其他自身免疫性疾病,如类风湿关节炎及自身免疫性中性粒细胞减少,抗中性粒细胞抗体和大颗粒淋巴细胞同时存在,其抗体滴度常较高,并可激活补体,故中性粒细胞减少常严重而持久。

(6) 其他伴有自身免疫异常的疾病:如免疫性甲状腺疾病、免疫性肝炎、胸腺瘤、霍奇金淋巴瘤、低丙种球蛋白血症等。

(四) 周期性中性粒细胞减少症

周期性中性粒细胞减少症是一种以周期性发作性严重中性粒细胞减少为特征的良性疾病。平均 21 天发作 1 次,持续 3～6 天,间隙期血常规正常,1/3 病例有家族史,呈常染色体显性遗传。发作期表现为发热、咽痛,部分患者有关节痛,淋巴结和脾大。白细胞计数一般为 $(2～4)×10^9/L$,骨髓粒细胞成熟障碍,中幼粒细胞以下阶段的粒细胞减少。

（五）慢性特发性中性粒细胞减少症

可见于儿童和成人,包括家族性(严重)中性粒细胞减少症(常染色体显性遗传)、家族性良性中性粒细胞减少症(常染色体显性遗传)、婴幼儿慢性良性中性粒细胞减少症(无家族史)、成人慢性特发性中性粒细胞减少症等。骨髓增生正常或有选择性中性粒细胞增生低下。

（六）假性中性粒细胞减少症

正常情况下,外周血白细胞(主要是中性粒细胞)在边缘池和循环池中各占半数左右,而处于边缘池(即黏附于血管壁上的细胞)中的白细胞在通常的白细胞计数中得不到反映,如果各种原因导致中性粒细胞的分布异常,中性粒细胞由循环池转换到边缘池,就会出现血常规中性粒细胞减少的情况。此时可做肾上腺素刺激试验,即通过肾上腺素使血管收缩,黏附于血管壁上的白细胞进入血液(即循环池)中。操作方法是皮下注射 0.1% 肾上腺素注射液 0.2ml。用药前和用药后 20 分钟分别检测外周血中中性粒细胞数。若用药后粒细胞升高数值较用药前基础值增高 45% 以上,则提示外周血边缘池中中性粒细胞增多,称之为"假性"粒细胞减少。应该注意的是,肾上腺素有较强的收缩血管作用,心脑血管病、高血压病等患者不宜做本试验。

（七）先天性中性粒细胞减少症

该病是一种遗传性疾病,见于婴幼儿,出生后 1~3 周即出现严重的中性粒细胞减少,常低于 $0.5 \times 10^9/L$,患儿出现严重感染,常在出生后 6 个月内死亡,中位生存期 3 年。患儿白细胞计数正常,单核细胞增多,血小板正常,血红蛋白正常或轻度减低。骨髓增生活跃或减低,髓系停滞于早幼粒至晚幼粒细胞阶段,成熟粒细胞显著减少。

（八）伴免疫缺陷的中性粒细胞减少症

这类疾病包括:①网状发育不全,造血干细胞内在缺陷所致,造血干细胞移植治疗有效;②中性粒细胞减少伴免疫球蛋白异常,患者丙种球蛋白缺乏,同时中性粒细胞减少,易并发感染,静脉输注丙种球蛋白有效;③转钴胺Ⅱ缺乏,其中性粒细胞减少由巨幼细胞贫血所致,维生素 B_{12} 治疗有效。

（九）伴先天畸形的中性粒细胞减少症

这类疾病包括:①软骨-毛发发育不全,属常染色体隐性遗传性疾病,表现为短肢矮小症、毛发细微、中性粒细胞减少、淋巴细胞减少、容易感染,常伴细胞免疫缺陷,部分患者易病毒感染;②Shwachman-Diamond 综合征,这是一种干骺端软骨发育不良、矮小症、胰腺外分泌缺陷和中性粒细胞减少为特征的常染色体隐性遗传性疾病,还可以伴有贫血、血小板减少、发育和精神迟缓、体重下降、腹泻、中耳炎、肺炎等,同时还有发生骨髓衰竭和白血病转化的风险;③Chediak-Higashi 综合征,属常染色体隐性遗传性疾病,中性粒细胞内有过氧化酶阳性的特征性颗粒,早期即可出现中性粒细胞减少,临床表现为色素不完全丢失、轻度出血性疾病、反复感染等。

【病例分析】

（一）病史介绍

利某,女,72 岁,因"体检发现白细胞减少 30 余年,面色苍白 2 个月余,发热 2 周"于 2013 年 10 月 6 日入院。患者 30 余岁体检始发现白细胞低,约 $3.2 \times 10^9/L$,余两系未见异常,至 70 岁患者白细胞进行性缓慢下降,波动于 $2.0 \times 10^9/L$ 至 $3.0 \times 10^9/L$,2005 年于我院行骨髓细胞学检查提示白细胞减少症,1 年余前患者白细胞进一步下降,波动于 $1.0 \times 10^9/L$ 至 $2.0 \times 10^9/L$。一直间断服用"鲨肝醇、碳酸锂、利血生"等药物及中药治疗,但白细胞下降无明显改善。2012 年 11 月 9 日外院体检血常规 WBC $1.36 \times 10^9/L$、Hb 104g/L、血小板正常,无头晕、头痛,无鼻出血、牙龈出血,无发热、畏寒等不适,未予特殊处理。2 个月前开始逐渐出现面色苍白,乏力,伴心悸,查心电图未见异常,未予治疗。2 周前患者无诱因出现发热,体温最高 39℃,无咽痛、咳嗽、咳痰,无骨关节痛,无颜面红斑,无光过敏,予布洛芬退热药处理后体温恢复正常,于 2013 年 9 月 29 日至我院门诊就诊,血常规 WBC $0.80 \times 10^9/L$,N $0.15 \times 10^9/L$,Hb 80g/L,MCV 83.4fl,MCH 27.1pg,PLT $168 \times 10^9/L$,门诊拟"两系减少查因"收住我科。患者精神尚可,睡眠较差,胃纳一般,无腹痛、腹泻,大小便正常,无尿频、尿急、尿痛,体重近半年下降约 2kg。

患者否认高血压、糖尿病、冠心病史,否认肝炎、结核等传染病史。30 余岁行"双侧输卵管结扎术";20 多年前诊断"类风湿关节炎",治疗半年好转,现已停药;10 余年前患"左侧面肌痉挛症",4 年前体检发现有"脾大",但自诉近几年规律检查未见明显增大,有"痔疮"史,时有便中带血。否认外伤、输血史,否认食物、药物过敏史。预防接种史不详。母亲曾患真性红细胞增多症。其余个人史、婚育史无特殊。

体格检查:T 36.9℃,P 84 次/分,R 18 次/分,B 125/61mmHg。发育正常,营养中等,轻度贫血貌。全身皮肤及黏膜无出血点、发绀、黄染,全身浅表淋巴结无肿大。头颅五官无畸形,巩膜无黄染,口腔无溃疡,咽无充血,双侧扁桃体无肿大。颈软,气管居中,甲状腺不肿大。胸廓无畸形,双肺呼吸音清晰,未闻及干湿性啰音。心率 84 次/分,律齐,各瓣膜区未闻及病理性杂音。腹部平软,无压痛及反跳痛,未触及腹部肿块,肝肋下未触及,Murphy 征阴性,脾肋下 3cm 可触及,质硬,表面光滑,无压痛;移动性浊音阴性;听诊肠鸣音正常,3 次/分。脊柱生理弯曲存在,双手指近端、远端关节畸形,呈天鹅颈型,活动受限,双下肢无水肿。神经系统生理反射正常,病理反射未引出。

(二) 实验室检查

血常规结果见表 15-1。

表 15-1 患者入院前后血常规检查结果

日期	WBC($\times 10^9/L$)	N($\times 10^9/L$)	Hb(g/L)	PLT($\times 10^9/L$)
2012-11-09	1.36	0.45	104	146
2013-09-29	0.8	0.15	80	168
2013-10-06	0.88	0.19	84	152

尿常规:尿亚硝酸盐(++),余无异常。

大便常规:转铁蛋白阳性,余无异常。

血生化+肝酶学+肝代谢:总蛋白 92g/L↑,球蛋白 49g/L↑,余均正常。

出凝血常规:未见异常。

乙肝两对半、肝炎系列均阴性;梅毒组合、HIV 抗体未见异常。

血沉:45mm/h。

风湿相关检查:抗 CCP 193.60mg/L↑,C-反应蛋白 7.53mg/L↑,血清淀粉样蛋白 A 37.10mg/L↑,类风湿因子 42KU/L↑;IgA 4.98g/L↑,IgM 6.01g/L↑,IgG 19.90g/L↑,λ 链 12.45g/L↑,κ 链 16.7g/L↑;抗 SS-A 抗体弱阳性。ANCA 组合 + 抗磷脂综合征组合: P-ANCA阳性。

阵发性睡眠性血红蛋白尿症组合:粒系和红系 CD55 和 CD59 的表达均未见异常。

G-6-PD 活性 3755U/L;地中海贫血基因突变检测全套:未检出 α、β 地中海贫血基因突变;直接 Coombs 试验阴性。

贫血组合Ⅲ:EPO 87.30IU/L↑,铁蛋白 301μg/L,维生素 B_{12}、叶酸水平均正常。

消化系统肿瘤Ⅰ未见异常。

甲状腺组合Ⅱ、游离甲功组合均未见异常。

血清免疫固定电泳:未发现单克隆免疫球蛋白。

JAK2 V617F 基因突变检测阴性。

腹部 B 超:肝血管瘤(S6、S7、S8),大小为 0.7～1.2cm;脾大,长轴 15.3cm,厚 6.8cm,其余未见异常。

骨髓涂片:增生明显活跃,粒红比为 2.11∶1;粒系占 59%,比例正常,见成熟障碍现象(图 15-1);红系占 28%,比例、形态大致正常;淋巴细胞、单核细胞、浆细胞比例和形态大致正常;全片可见 17 个巨核细胞,其中幼稚巨核细胞 3 个,颗粒巨核细胞 14 个,血小板小簇分布;未见寄生虫和转移癌细胞。细胞化学染色:NAP 阳性率 82%,积分 253;铁染色:外铁(-),内铁Ⅰ型 2%。

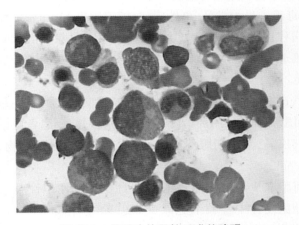

图 15-1　骨髓涂片见粒系成熟障碍

骨髓 FISH 检查:5q-、7q-、20q-、+8 检测结果均为阴性。

骨髓活检:增生较活跃,粒、红系细胞比例增大,均以偏成熟阶段细胞为主,粒系可见畸形核细胞及核幼质老现象;免疫组化:MPO 髓系细胞(+),CD61 个别巨核细胞(+),CD20、CD79a、CD3、CD5、CD117、CD34 均(-)。

（三）初步诊断

1. 两系减少查因:免疫性疾病? 脾功能亢进? 骨髓增生异常综合征?

2. 类风湿关节炎

（四）诊断思路

1. 病例特点　该患者为老年女性,慢性病程,病程长达 30 年。以血细胞减少,脾大为主要临床表现,其中血细胞减少以中性粒细胞减少为首发表现,且较严重,已达粒细胞缺乏的程度,逐渐发展到红细胞减少,而血小板目前仍然正常。有 20 多年风湿性关节炎病史,查体见双手指间关节畸形,类风湿因子阳性,ESR、CRP 均升高。骨髓有粒细胞成熟障碍,铁染色提示缺铁。溶血相关检查均为阴性。

2. 鉴别诊断 患者的诊断和鉴别诊断可以从正细胞性贫血、中性粒细胞减少、轻度脾大、多种免疫球蛋白升高等多个切入点进行临床分析,本病例从血常规发现中性粒细胞减少为切入点进行讨论,其他可分别见本书相关章节。

血常规发现中性粒细胞减少首先要判定是否为假性中性粒细胞减少,该病是中性粒细胞由循环池转换到边缘池,属于中性粒细胞的分布异常,可以通过肾上腺素试验鉴别诊断。虽然本例为老年患者,不宜行该项检查,但通过其病史多年,中性粒细胞减少严重,病程中有发热等感染表现,可以排除假性中性粒细胞减少症。其次中性粒细胞减少的疾病可以分为先天性、遗传性中性粒细胞减少症和获得性中性粒细胞减少症,前者包括先天性中性粒细胞减少症、伴免疫缺陷的中性粒细胞减少症、伴先天畸形的中性粒细胞减少症等,多为婴幼儿期起病,有染色体的异常,伴有免疫缺陷或先天畸形。本例患者成年起病,无免疫缺陷或先天畸形,虽未行染色体检查,亦可排除先天性、遗传性中性粒细胞减少症。

成人患者多为获得性中性粒细胞缺乏,常见于感染、药物、免疫性因素、其他血液性疾病,亦有周期性粒细胞减少和慢性特发性粒细胞减少症。

(1) 感染:各种病原体的感染均可使粒细胞成熟障碍或破坏过多,以及在外周血中消耗增多而导致中性粒细胞减少症,其中以病毒感染最为常见,急性起病,随着感染的控制,中性粒细胞在短期内恢复正常。该患者慢性病程,中性粒细胞减少病史长达 30 年,除本次入院前 2 周发热外,既往无感染的临床表现,热退后中性粒细胞仍然持续处于严重缺乏状态,均不支持感染导致中性粒细胞减少症的可能。

(2) 药物:药物可以通过细胞毒作用、过敏因素、免疫因素导致中性粒细胞减少,急性起病,发病前有明确的用药史,通过详细询问患者既往的用药情况可以帮助鉴别。该患者慢性病程,既往除类风湿关节炎外,无其他基础疾病,无长期服药史,近期亦未接触过可疑药物,因此基本可以排除药物性中性粒细胞减少症。

(3) 免疫性:成人期免疫性中性粒细胞减少应首先考虑继发性自身免疫性中性粒细胞减少症,原发性罕见。其诊断在于自身免疫性中性粒细胞减少症患者可检测到中性粒细胞抗体。但由于该项检测并未在各大医院普遍开展,且如果抗体检测的灵敏度不高,则极易发生漏诊。一般根据是否存在自身免疫异常的常见疾病来诊断,具体包括系统性红斑狼疮、类风湿关节炎、Felty 综合征、免疫性甲状腺疾病、免疫性肝炎、胸腺瘤、霍奇金淋巴瘤、低丙种球蛋白血症等。该患者无颜面红斑、口腔溃疡、关节痛,SLE 相关检查未达诊断标准,不支持 SLE 的诊断;患者甲状腺检查正常、肝功能正常、球蛋白升高、淋巴结未触及肿大、胸片未见异常等均不支持免疫性甲状腺疾病、免疫性肝炎、胸腺瘤、霍奇金淋巴瘤、低丙种球蛋白血症的诊断;但患者 20 年前曾诊断类风湿关节炎,停药多年,目前双手指间关节畸形,ESR、CRP 升高,类风湿因子阳性,考虑类风湿关节炎诊断成立。结合该患者除中性粒细胞减少外同时伴有脾大,且脾大不能用地中海贫血等溶血性疾病解释,诊断应考虑 Felty 综合征。

(4) 其他血液病:除中性粒细胞减少外,常伴有其他两系的异常,该患者虽伴有贫血,但其贫血可用缺铁性贫血解释(骨髓铁染色提示缺铁)。需要鉴别的疾病:①脾功能亢进,该患者脾大发生在中性粒细胞减少之后，且血小板不少，无肝硬化等引起脾功能亢进的基础疾病，因此不支持脾功能亢进导致的血细胞减少；②骨髓增生异常综合征，患者为老年患者，慢性病程，血细胞减少时间超过半年，骨髓活检粒系可见畸形核细胞及核幼质老现象，需考虑此病，但该患者贫血非大细胞性，骨髓未见幼稚细胞、病态造血的细胞未超过10%、未见特征性染色体核型异常，不足以诊断骨髓增生异常综合征；③再生障碍性贫血，该患者脾大，骨髓巨核细胞未减少，可以排除再生障碍性贫血；④阵发性睡眠性血红蛋白尿，患者无血红蛋白尿发作，粒系和红系CD55和CD59的表达均未见异常，可以排除该病的可能；⑤急性白血病、淋巴瘤、转移癌等恶性血液病，患者病程长，不支持恶性病诊断，其次是肿瘤相关指标阴性，骨髓涂片和活检检查结果均不支持，可排除；⑥骨髓纤维化，患者为老年女性，慢性病程，母亲曾有"真性红细胞增多症"病史，B超示脾大，需与骨髓纤维化相鉴别，但该患者既往无骨髓增殖性疾病病史，外周血未见幼红、幼粒细胞及泪滴样红细胞，骨髓活检未见纤维组织增生，*JAK2* V617F基因突变阴性，均不支持该诊断；⑦缺铁性贫血，根据骨髓铁染色结果该诊断可明确，其血清铁蛋白水平不低，可能与该患者同时存在类风湿关节炎对铁蛋白的影响有关，但该患者中性粒细胞减少明显较贫血严重，且贫血发病时间较晚，故认为其中性粒细胞减少不能用缺铁性贫血解释，后者只是同时合并的疾病，需进一步进行病因学检查，大便常规中转铁蛋白阳性，需注意胃肠道检查。

（5）周期性中性粒细胞减少：该患者中性粒细胞减少为持续性，无周期性发作现象，可以排除该病。

（6）慢性特发性中性粒细胞减少症：该病的诊断需排除继发性疾病，而该患者存在Felty综合征可能，故不支持慢性特发性中性粒细胞减少症。

综上所述，患者诊断考虑Felty综合征可能性大。请风湿科医师会诊，同意诊断Felty综合征，建议予以甲泼尼龙（美卓乐）24mg qd（根据血常规调整其用量）及羟氯喹（赛能）0.2g bid治疗。

进一步胃镜、结肠镜检查，寻找缺铁的原因，胃镜检查提示慢性胃炎；结肠镜检查提示内痔，其余未见异常。考虑患者的缺铁性贫血与长期痔疮出血有关。

（五）最终诊断

1. Felty综合征

2. 缺铁性贫血

3. 痔疮

（六）治疗经过

门诊予以甲泼尼龙（美卓乐）、羟氯喹（赛能）、琥珀酸亚铁治疗，同时外科处理痔疮，血常规较前明显改善，贫血纠正，中性粒细胞可维持在 1.5×10^9/L 左右。

（郑冬　李娟）

参 考 文 献

1. 林果为，王小钦. 免疫性粒细胞减少症的诊断及治疗. 中国实用内科杂志（临床版），2006，26（7）：487-489.

2. Starkebaum G. Chronic neutropenia associated with autoimmune disease. Semin Hematol, 2002, 39（2）:121-127.

3. 徐惠萍,戚务芳,李维奇. 费尔蒂综合征的临床分析. 中华风湿病学杂志,2003,7(6):369-370.

4. Ward AC,Dale DC. Genetic and molecular diagnosis of severe congenital neutropenia. Curr Opin Hematol,2009, 16(1):9-13.

5. Spickett GP. Immune deficiency disorders involving neutrophils. J Clin Pathol,2008,61(9):1001-1005.

第 16 章

嗜酸性粒细胞增多的诊断思路

嗜酸性粒细胞起源于造血干细胞分化过程中的粒系干细胞,一般成人骨髓中嗜酸性粒细胞占 $3\% \sim 5\%$,且其中 40% 为成熟的嗜酸性粒细胞。外周血嗜酸性粒细胞比例 $<5\%$、绝对值 $<0.5\times10^9/L$,存在生理性变化,情绪、运动亦可对嗜酸性粒细胞计数有一定影响。更多的嗜酸性粒细胞主要分布在血管外区域,如皮肤、消化道、支气管黏膜等。

在正常生理情况下,外周血中嗜酸性粒细胞绝对值 $>0.5\times10^9/L$,称为嗜酸性粒细胞增多症,根据其增多的程度分为轻度($0.5\times10^9/L\sim1.5\times10^9/L$)、中度($1.5\times10^9/L\sim5\times10^9/L$)、重度($>5\times10^9/L$)。嗜酸性粒细胞增多大多数为获得性,只有极少数为家族性嗜酸性粒细胞增多症,后者为常染色体显性遗传性疾病,相关基因定位于 5q31-33,较为少见。获得性嗜酸性粒细胞增多症根据其病因不同可以分为良性、恶性和特发性嗜酸性粒细胞增多症,其常见于以下几大类疾病。

(一) 良性疾病

1. 感染 主要为寄生虫感染,也可以出现于结核杆菌和衣原体感染时。寄生虫感染是嗜酸性粒细胞增多的最常见原因,预后良好,有以下特点:①可查到寄生虫病原体(虫卵或虫体),因此每一个血常规提示嗜酸性粒细胞增多的患者均应做大便和血液的寄生虫相关检查,如果大便找到寄生虫卵有确诊意义,但有时大便常规检查会出现假阴性,导致漏诊,为了提高大便寄生虫检查的阳性率,可采用集卵法;血液检查寄生虫抗体可能会出现假阳性的情况,应结合其他指标诊断;②血清中 IgE 可增高;③主要为外周血嗜酸性粒细胞轻度或中度增高;④骨髓增生程度大致正常,原始细胞不增多;⑤有流行病疫区(如血吸虫流行区)接触史;⑥有器官损害的表现,如血吸虫性脾大或虫体所致肉芽肿性病灶等;⑦驱虫治疗有效,如果驱虫治疗后寄生虫相关检查由阳性转为阴性,但嗜酸性粒细胞仍然增多,应注意合并其他可引起嗜酸性粒细胞增多性疾病的可能;⑧染色体正常。其他病原体感染导致的嗜酸性粒细胞增多可做相应病原体的检查,抗感染治疗后血常规随之改善。

2. 药物 某些药物如抗惊厥药、抗生素、磺胺类、抗风湿药等可引起嗜酸性粒细胞增多,多见于药物过敏时,有异质性,常伴有皮疹、风疹、哮喘、水肿等过敏表现,详细了解患者的用药情况有助于诊断。

3. 过敏性疾病 主要指 I 型变态反应:①血清中 IgE 增高;②有引起变态反应的过敏原,如药物、鱼虾、花粉、虫螨等;③常常有相应的过敏症状,如哮喘、过敏性鼻炎、皮肤荨麻疹、过敏性休克等;④外周血中嗜酸性粒细胞多为轻度增高,骨髓嗜酸性粒细胞不增多;⑤骨髓增生程度大致正常,原始细胞不增多。

4. **肺部疾病** 如过敏性肺炎、过敏性支气管肺曲霉病和肺嗜酸细胞增多症等。临床表现:①咳嗽、胸闷、气促;②低热,轻度干咳,乏力或无症状;③痰中嗜酸性粒细胞增多;④影像学有低密度游走性片状阴影;⑤多在4周内消失;⑥外周血嗜酸性粒细胞多为轻度增高;⑦骨髓增生程度大致正常,原始细胞不增多。

5. **胃肠道疾病** 嗜酸细胞性胃肠炎、溃疡性结肠炎、过敏性胃肠炎均可导致嗜酸性粒细胞增多。其中嗜酸性粒细胞性胃肠炎可涉及从食管至直肠的全消化道,胃和小肠是最常见的受累部位,嗜酸性粒细胞浸润和脱颗粒引起胃肠道壁的损伤,男性发病多于女性。临床表现复杂多样,以侵袭胃和小肠引起的相关症状最为多见,同时还取决于病变浸润胃肠道的位置及深度。其最主要的临床表现为腹痛,可同时伴有腹胀、腹泻、恶心、呕吐、消化道出血、肠梗阻、发热、腹膜炎等症状。儿童和青少年也可出现发育迟缓、生长缓慢、青春期延迟或闭经。也有病例报道以腹水、双下肢水肿为首发症状或合并胆囊炎、胰腺炎,容易漏诊,需要引起重视。该病根据浸润的深度可分为浆膜型、肌型、黏膜型,各型可以混合出现或者单独存在。内镜下黏膜活检是诊断嗜酸性细胞胃肠炎的关键,确诊标准为胃肠道黏膜组织有嗜酸性粒细胞浸润(>20个/HP),因此建议内镜下多点活检可有效提高检出率及诊断率,高度怀疑该病的患者首次活检阴性仍需再次行内镜活检。该病呈良性经过,病程长,但易反复发作。

6. **结缔组织病** 结缔组织疾病属于自身免疫性疾病,有时可伴有嗜酸性粒细胞增多。有以下情况应注意结缔组织病可能:①抗核抗体阳性;②血清IgG、IgM增高,C反应蛋白阳性,红细胞沉降快,抗链球菌溶血素"O"滴度增高;③临床可明确为相应的结缔组织病,如系统性红斑狼疮、结节性动脉炎、类风湿关节炎、硬皮病等;④骨髓无特征性改变,嗜酸性粒细胞轻度增多,原始细胞不增多。

7. **木村病** 多见于亚洲中青年男子,病程长,疾病进展缓慢,临床表现为头颈部皮下结节、淋巴结、腮腺和颌下腺肿大,肿块为无痛性,位置较深,与周围组织粘连,边界不清,部分患者有肾小球肾炎。外周血中嗜酸性粒细胞增多,血清IgE水平升高。确诊需要进行病变部位的病理活检,表现为:①炎性细胞的增生和浸润,包括嗜酸性粒细胞、淋巴细胞、肥大细胞;②不同程度的纤维化;③血管增生反应。

8. **其他** 内分泌疾病(Addison病和垂体功能不全)、移植物抗宿主病和免疫缺陷病、细胞因子治疗反应(白细胞介素、LAK细胞、粒-单核细胞集落刺激因子等)均可引起嗜酸性粒细胞增多,应注意鉴别。注意询问病史,了解患者的合并症,目前治疗方式等有助于鉴别。

(二) 恶性疾病

1. **淋巴瘤** 主要见于T细胞非霍奇金淋巴瘤和霍奇金淋巴瘤,其机制与淋巴瘤发病时白细胞介素-5(IL-5)的分泌增多,促进嗜酸性粒细胞增殖有关。因此有明显淋巴结肿大的患者应行淋巴结活检以协助诊断,但在部分无浅表淋巴结肿大的患者,容易漏诊。建议对嗜酸性粒细胞增多病因不明的患者,必要时应行全身PET-CT、骨髓活检等检查以排除淋巴瘤。

2. **急性白血病** 可见于急性髓细胞白血病(M_{4EO})、急性淋巴细胞白血病。通过骨髓检查发现原始细胞>20%诊断并不困难,前者还伴有inv(16)或t(16;16)(p13;q22),CBFβ-MYH11阳性。

3. **慢性髓系白血病** 该病在外周血和骨髓中均有嗜酸性粒细胞和嗜碱性粒细胞的增

多,需注意鉴别。该病的白细胞升高明显,以中幼粒和晚幼粒细胞为主,伴有明显的脾大,结合 Ph 染色体和 *BCR-ABL* 融合基因检测阳性,诊断并不困难。但在疾病早期,白细胞轻度升高、脾大不明显的患者,可能漏诊,需在骨髓检查时进一步行 Ph 染色体和 *BCR-ABL* 融合基因检测。

4. 骨髓增殖性肿瘤 包括真性红细胞增多症(PV)、原发性血小板增多症(ET)、原发性骨髓纤维化(PMF)。这些疾病的嗜酸性粒细胞为轻度增多,根据骨髓涂片和骨髓活检的结果,骨髓增生活跃,有红细胞、血小板或纤维组织的增生,*JAK2* V617F 基因突变阳性可以帮助诊断。

5. 骨髓增生异常综合征(MDS) 该病嗜酸性粒细胞轻度增多,但除此之外,患者还有血细胞减少,贫血多为大细胞性。诊断依靠骨髓检查,骨髓见 5% 以上幼稚细胞,或环形铁粒幼红细胞≥15%,或一系病态造血的细胞超过 10%,或检测到 5q−、7q−、20q−、+8 等特征性染色体核型异常,排除其他疾病后即可诊断。

6. 慢性嗜酸性粒细胞白血病 其诊断标准包括:①嗜酸性粒细胞增多(嗜酸性粒细胞绝对值≥1.5×10⁹/L);②无 Ph 染色体或 *BCR-ABL* 融合基因或其他骨髓增殖性肿瘤(PV、ET、PMF)或 MDS/MPN;③无 t(5;12)(q31-35;p13)或其他 *PDGFR β* 重排;④无 *FIP1L1-PDGFR α* 融合基因或其他 *PDGFR α* 重排;⑤无 *FGFR1* 重排;⑥外周血和骨髓原始细胞比例 <20%,无 inv(16)或 t(16;16)(p13;q22)或其他诊断急性髓系白血病的特征;⑦有克隆性细胞遗传学/分子遗传学异常,或外周血原始粒细胞>2%,或骨髓原始粒细胞>5% 且<20%。因此在诊断时除常规的骨髓涂片检查外,一定要做 *BCR-ABL* 融合基因、*PDGFR α* 重排、*PDGFR β* 重排、*FGFR1* 重排等细胞遗传学/分子遗传学检查以排除其他引起嗜酸性粒细胞增多的疾病方能诊断。

7. 髓系和淋系肿瘤伴嗜酸性粒细胞增多及 *PDGFR α*、*PDGFR β* 或 *FGFR1* 异常 一组起源于一种突变的多潜能(淋系-髓系)干细胞骨髓肿瘤,所有疾病都可以表现为慢性骨髓增殖性疾病,但表现为淋系肿瘤的发生率不定。患者多表现为嗜酸性粒细胞明显增多,有骨髓增殖性肿瘤表现,*PDGFRα*、*PDGFRβ* 或 *FGFR1* 基因检测阳性。

8. 系统性肥大细胞增多症 主要通过甲苯氨蓝染色、CD117、CD68、抗 α-胰蛋白酶等免疫组化和染色体及分子生物学检测确诊。

9. MDS/MPN 患者的临床和血液学表现兼有 MDS 和 MPN 的特点,包括慢性粒-单核细胞白血病、不典型慢性髓系白血病、幼年型慢性粒-单核细胞白血病和不能分类的 MDN/MPN。其嗜酸性粒细胞也可以轻度增多,诊断依靠骨髓检查。

(三)特发性

即特发性高嗜酸性粒细胞综合征(HES),这是一组病因不明,以血液和(或)骨髓嗜酸性粒细胞持续增多,组织中大量嗜酸性粒细胞浸润为特征的疾病。1975 年,Chusid 等提出 HES 的诊断标准:①外周血嗜酸性粒细胞绝对值>1.5×10⁹/L,并持续 6 个月以上;②除外其他原因引起的嗜酸性粒细胞增多,如寄生虫感染、过敏性疾患或其他可引起嗜酸性粒细胞增多的疾病;③出现组织器官损害的症状和体征。HES 多见于男性,其临床表现由于受类器官的不同而多种多样。2003 年,Cools 等与 Griffins 等分别在 HES 患者及体外培养的 EOL-1 细胞(慢性嗜酸性粒细胞白血病细胞系)中检测到 *FIP1L1-PDGFRα* 融合基因,而且从分子水平揭示 HES 是一种造血系统恶性克隆性疾病的本质。此类疾病不但存在嗜酸性粒细胞显著升高,同时还会出现相应组织器官障碍(如心脏、肺、胸膜、肝、脾、胃肠道),但诊断时一定要注意排除以上可以引起嗜酸性粒细胞增多的良性、恶性疾病。

【病例分析】

(一) 病史介绍

廖某,男,42岁,因"发现嗜酸性粒细胞升高2个月余"于2014年12月11日入院。患者2个月前无明显诱因出现干咳,伴有发热,体温最高至38℃,无咽痛、胸痛,无胸闷、气促,至当地医院就诊,查血常规示 WBC 29.0×10⁹/L、嗜酸性粒细胞 15×10⁹/L、嗜酸性粒细胞比例62.14%,予以治疗后(具体诊治不详)热退,咳嗽好转。后至我院门诊就诊,血常规示 WBC 25.36×10⁹/L,嗜酸性粒细胞 18.41×10⁹/L,嗜酸性粒细胞比例 72.6%,Hb 140g/L,PLT 172×10⁹/L;骨髓涂片示骨髓增生明显活跃,粒系占84%,各阶段嗜酸性细胞增高,形态大致正常,红系占9%,淋巴细胞比例减低,未见寄生虫及转移癌细胞;外周血涂片示白细胞数增高,分类见嗜酸性粒细胞比例增高,形态大致正常,NAP 阳性率6%,积分12;FISH 检测 *BCR-ABL* 阴性,于11月10日开始服用泼尼松 10mg tid 至今。12月10日外院血常规示 WBC 26.1×10⁹/L,嗜酸性粒细胞 16.37×10⁹/L,嗜酸性粒细胞比例 62.8%,Hb 160g/L,PLT 183×10⁹/L。现为进一步诊治至我科,门诊拟"嗜酸性粒细胞增多查因"收住我科。患者自起病以来,精神、睡眠一般,食欲尚可,大小便正常,体重无明显改变。

自诉"慢性鼻窦炎"病史10余年,其余既往史、个人史、婚育史、家族史无特殊。

体格检查:T 36.5℃,P 75次/分,R 20次/分,BP 121/82mmHg。发育正常,营养中等。全身皮肤无皮疹及黄染。全身浅表淋巴结无肿大。头颅五官无畸形,巩膜无黄染,球结膜无出血水肿。口腔黏膜光滑,无溃疡,咽无充血,双侧扁桃体无肿大。颈软,气管居中,甲状腺不肿大。双肺呼吸音清晰,未闻及干湿性啰音。心率75次/分,律齐,心音正常。腹部平软,无压痛及反跳痛,未触及腹部肿块,肝肋下未触及,Murphy 征阴性,脾肋下扪及边缘。脊柱、四肢无畸形,双下肢无水肿。神经系统生理反射正常,病理反射未引出。

(二) 实验室检查

血常规结果见表16-1。

表16-1 患者入院前后血常规检查结果

日期	WBC(×10⁹/L)	N(×10⁹/L)	E(×10⁹/L)	Hb(g/L)	PLT(×10⁹/L)
2014-11-10	25.36		18.41	140	172
2014-12-12	19.64	1.76	14.13	156	178
2014-12-17	20.48	3.05	13.48	161	182

尿常规未见异常。

大便常规:无异常;大便寄生虫全套(2次):未见寄生虫卵。

乙肝两对半+肝炎系列:HBsAb(+)、HBcAb(+);HBV-DNA 未见异常。

梅毒组合、HIV 抗体未见异常。

生化检查:ALP 132U/L↑,TP 63.5g/L,余正常。

风湿病组合 Ⅰ+体液免疫 5 项：CRP 6.16mg/L↑，SSA 6.46mg/L↑，C3 1.34g/L↑；SLE 3 项+风湿病组合 Ⅱ：ANA 28.03U/ml↑，其余指标均为(-)；ANCA 组合+抗磷脂综合征组合均阴性。

血 IgE：10.41IU/ml。

骨髓涂片：增生活跃，粒红比为 4∶1；粒系占 68%，比例增高，未见原始细胞，各阶段嗜酸性粒细胞增高(图 16-1)，部分细胞见空泡；红系占 17%，比例减低，形态大致正常；淋巴细胞、单核细胞比例和形态大致正常；全片可见 4 个巨核细胞，其中幼稚巨核细胞 1 个，颗粒巨核细胞 3 个，血小板不少；未见寄生虫和转移癌细胞。

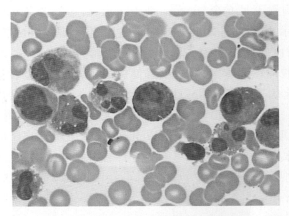

图 16-1　骨髓涂片见各阶段嗜酸性粒细胞

骨髓 FISH 检查：5q-、7q-、20q-、+8 检测结果均为阴性。

骨髓 *TCR* 基因重排阴性。

全身 PET-CT 检查：①中轴骨、骨盆各构成骨及四肢长骨近端骨髓代谢活跃，(SUVmax 4.1)；脾大，代谢轻度活跃 (SUVmax 2.6) (肝 SUVmax 2.2)；以上改变，拟反应性改变与淋巴瘤鉴别，需结合临床；②左侧上颌窦炎症；右肺中叶内侧段及左肺上叶下舌段纤维灶；肝 S2 囊肿；副脾；③多个椎体骨质增生；④余所见部位全身 PET-CT 显像未见异常高代谢病灶。

（三）初步诊断

嗜酸性粒细胞升高查因：特发性高嗜酸性粒细胞综合征？淋巴瘤？结缔组织病？

（四）诊断思路

1. 病例特点　该患者为中年男性，慢性病程，以"外周血嗜酸性粒细胞增多"为突出表现；有"慢性鼻窦炎"病史 10 余年；脾大；两次大便检查找寄生虫均为阴性，风湿相关指标 ANA、C3、CRP 轻度升高；骨髓涂片示各阶段嗜酸性粒细胞比例升高，MDS 相关异常染色体检测、*BCR-ABL* 融合基因及 *TCR* 基因重排均阴性；全身 PET-CT 示骨髓、脾代谢活跃。门诊给予泼尼松 10mg tid 治疗 1 个月后嗜酸性粒细胞无明显下降。

2. 鉴别诊断　患者的诊断和鉴别诊断可以从嗜酸性粒细胞增多、轻度脾大等多个切入点进行分析，分别见本书相关章节，本病例从外周血嗜酸性粒细胞增多为切入点进行讨论。本例为成人患者，病程 2 个月，无家族史，可排除家族性嗜酸性粒细胞增多症，考虑获得性嗜酸性粒细胞增多症，后者又可以从良性疾病、恶性疾病两方面进行分析，如果除外良性和恶性疾病引起的嗜酸性粒细胞增多，则高度怀疑特发性高嗜酸性粒细胞综合征。

引起嗜酸性粒细胞增多的良性疾病常见有感染(如寄生虫感染)、过敏性疾病、药物过敏、呼吸道疾病、胃肠道疾病、结缔组织病等，恶性疾病常见于淋巴瘤、急性白血病、慢性粒细胞白血病、骨髓增殖性肿瘤、骨髓增生异常综合征、慢性嗜酸性粒细胞白血病等。具体分析如下：①寄生虫感染，入院后多次大块大便送检，未查出寄生虫卵，不支持该诊断；②过敏性疾病：追问病史，患者除"慢性鼻窦炎"外无明显过敏性疾病病史，近期无鼻塞等症状，且 IgE

在正常范围,激素治疗无效,可以排除;③药物过敏,未诉有药物过敏史,无皮疹等过敏表现,且 IgE 在正常范围,激素治疗无效,可以排除;④结缔组织病,风湿相关指标绝大部分阴性,阳性指标主要为 ANA、CRP,仅为轻度增高,无风湿性疾病的常见临床表现,暂无证据支持该诊断;⑤呼吸道疾病或胃肠道疾病,患者除干咳外,无其他呼吸道症状,影像学无低密度游走性片状阴影;无胃肠道相关的症状,大便未见异常,均不支持;⑥T 细胞淋巴瘤或霍奇金淋巴瘤,TCR 基因重排阴性,无淋巴结肿大,不支持该病;⑦急性白血病,骨髓中原始细胞<20%,可排除;⑧慢性髓系白血病,骨髓 BCR-ABL 融合基因阴性,无嗜碱性粒细胞增多,可排除;⑨骨髓增殖性肿瘤,血常规无红细胞、血小板增多,骨髓增生活跃,外周血无幼红、幼粒细胞,未见泪滴样红细胞,基本可排除;⑩MDS,病程不足 6 个月,无血细胞减少,骨髓涂片未见明显病态造血,原始细胞<5%,且 FISH 检查示 5q-、7q-、20q-、+8 均阴性,暂不考虑;⑪慢性嗜酸性粒细胞白血病,较为罕见,该患者外周血原始粒细胞<2%,且骨髓原始粒细胞<5%,均不支持该诊断。因此,排除以上可引起嗜酸性粒细胞增多的良、恶性疾病后,目前该患者诊断需要考虑高嗜酸性粒细胞综合征,此类疾病不但存在嗜酸性粒细胞显著升高,同时还会出现相应组织器官障碍(如心脏、肺、胸膜、肝、脾、胃肠道),此患者存在脾大,提示可能有脾浸润。但该病的诊断标准要求嗜酸性粒细胞明显增多持续 6 个月以上,而该例患者发现嗜酸性粒细胞增多只有 2 个月,既往由于其无体检习惯,血常规结果不详。由于新近发现高嗜酸性粒细胞综合征患者存在遗传学异常,并伴有较恒定的 PDGFR 阳性。为进一步明确诊断,建议行骨髓 PDGFR 检查。

骨髓 FISH 检查 PDGFRα:可见异常信号,阳性率 35%;PDGFRβ:未见异常信号(图 16-2)。

(五) 最终诊断

特发性高嗜酸性粒细胞综合征

(六) 治疗经过

治疗上,国外指南将酪氨酸激酶抑制剂(TKI)作为治疗手段,我国指南以激素、化疗(如 COP)、干扰素作为治疗手段,TKI 为推荐

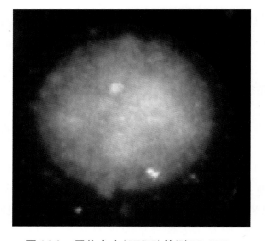

图 16-2 原位杂交(FISH)检测 PDGFRα

治疗。该患者既往激素治疗无效,且 PDGFR 阳性,故予伊马替尼 100mg qd 口服,30 天后复查血常规明显改善,嗜酸性粒细胞恢复正常。

(郑冬 李娟)

参 考 文 献

1. 张悦,于明华,徐世才,等. 慢性嗜酸性粒细胞白血病/高嗜酸性粒细胞综合征临床和实验室特征研究. 中华血液学杂志,2008,29:3-8.

2. Tefferi A. Modern diagnosis and treatment of primary eosinophilia. Acta Haematol,2005,114(1):52-60.

3. Chusid MJ,Dale DC,West BC,et al. The hypereosinophilic syndrome:Analysis of fourteen cases with review of the literature. Medicine(Baltimore),1975,54(1):1-27.

4. Cools J, DeAngelo DJ, Gotlib J, et al. A tyrosine kinase created by fusion of the PDGFRA and FIP1L1 genes as a therapeutic target of imatinib in idiopathic hypereosinophilic syndrome. N Engl J Med, 2003, 348 (13): 1201-1214.

5. Griffin JH, Leung J, Bruner RJ, et al. Discovery of a fusion kinase in EOL-1 cells and idiopathic hypereosinophilic syndrome. Proc Natl Acad Sci U S A, 2003, 100(13):7830-7835.

第 17 章

淋巴细胞增多的诊断思路

淋巴细胞是白细胞的一种,根据免疫表型分为 B 淋巴细胞和 T 淋巴细胞。淋巴细胞增多指外周血淋巴细胞计数增加,超过正常上限。临床中许多情况可以出现淋巴细胞计数增多,主要包括恶性淋巴细胞增多和继发性淋巴细胞增多。临床中可以淋巴细胞增多症为诊断切入点进行分析。

（一）恶性淋巴细胞增多

1. 急性淋巴细胞白血病　患者起病急,多有贫血、出血、感染或骨痛症状,血常规可出现淋巴细胞增多,多同时有血红蛋白和血小板计数减低,骨髓穿刺涂片分类原始、幼稚淋巴细胞比例≥20% 即可明确诊断。

2. 慢性 B 淋巴细胞增殖性疾病（B-CLPD）　B-CLPD 是一大类外周血有克隆性 B 淋巴细胞增多的疾病,包括慢性淋巴细胞白血病（CLL）、B-幼淋巴细胞白血病（B-PLL）、毛细胞白血病（HCL）、套细胞淋巴瘤（MCL）白血病期、滤泡淋巴瘤（FL）白血病期、边缘区淋巴瘤（MZL）白血病期、淋巴浆细胞淋巴瘤/华氏巨球蛋白血症（LPL/WM）。详见本书相关章节。

3. T/NK 淋巴细胞增殖性疾病

（1）成人 T 细胞白血病:是一种由人类 T 细胞白血病病毒Ⅰ型（HTLV-1）感染引起的恶性 T 淋巴细胞增殖性疾病。诊断主要靠组织学或病理学证实有 T 淋巴细胞肿瘤,外周血可见异常 T 淋巴细胞,HTLV-1 阳性。

（2）大颗粒淋巴细胞增殖性疾病:根据克隆情况可分为克隆性和非克隆性,前者为大颗粒淋巴细胞白血病（LGLL）,根据免疫表型可分为 T-LGLL 和 NK-LGLL。T-LGLL 起病较缓慢,中老年人多见,患者可以没有症状,也有患者表现为脾大、反复感染等,常合并自身免疫性疾病,免疫表型呈 T 细胞表型,*TCR* 重排阳性。NK-LGLL 起病相对较急,常有不明原因的高热和肝、脾、淋巴结肿大等,免疫表型呈 NK 细胞表型,杀伤细胞免疫球蛋白样受体（KIR）阳性。

（3）T-PLL:表现与 B-PLL 类似,免疫表型为 T 淋巴细胞标记。

4. 单克隆 B 淋巴细胞增多症（MBL）　指外周血存在低水平单克隆 B 淋巴细胞。患者外周血 B 淋巴细胞计数升高,但 $<5\times10^9$/L,其免疫分型显示 B 淋巴细胞存在克隆性异常（κ:λ>3:1或<0.3:1）,但患者无发热、盗汗、体重减轻或肝、脾、淋巴结肿大等临床症状体征,血常规显示血红蛋白和血小板计数正常。

（二）反应性淋巴细胞增多

1. 感染　常见于各种病毒感染,如巨细胞病毒、麻疹、风疹、水痘、病毒性肝炎等。也可见于百日咳杆菌、结核杆菌、布氏杆菌、梅毒螺旋体、获得性人类免疫缺陷病等感染。

2. EB 病毒相关淋巴细胞增多　EB 病毒是一种嗜淋巴细胞病毒,绝大多数 EB 病毒感染为无症状亚临床感染,有些患者感染后会发生过激的免疫反应,根据反应程度不同,可分为传染性单核细胞增多症(IM)、慢性活动性 EB 病毒感染(CAEBV)、EB 病毒相关 T 淋巴细胞增殖性疾病以及淋巴瘤,后者已经属于恶性肿瘤。

（1）传染性单核细胞增多症:是一种由 EB 病毒感染的急性感染性自限性疾病,主要见于儿童和青少年,以发热、咽扁桃体炎、肝脾淋巴结肿大、皮疹、肝功能损害、外周血淋巴细胞比例增多为主要表现,外周血涂片可以发现异形淋巴细胞比例超过 10%,EB 病毒抗体检查阳性。

（2）CAEBV:少数患者感染 EB 病毒后病毒持续活动性复制,反复出现慢性或活动性IM 样症状,EBV 抗体滴度异常升高,持续超过 6 个月。

（3）EB 病毒相关 T/NK 淋巴细胞增殖性疾病:好发于儿童及青少年,临床表现类似于高度侵袭性淋巴瘤,可以有高热、盗汗、消瘦、肝脾淋巴结肿大、全血细胞减少、多系统受累、LDH 明显升高等,在感染组织中发现有异常 T/NK 淋巴细胞浸润,但形态学缺乏特征性改变,EBER 阳性。这种类型因没有特征性病理表现,临床容易误诊及延误诊断,预后极差。

（4）EBV 相关淋巴瘤:诊断主要依靠病理。

3. 应激性淋巴细胞增多症　哮喘、外科手术、急性心衰、感染性休克、心肌梗死或癫痫状态等可伴有淋巴细胞计数短暂升高,数小时内可恢复。

4. 自身免疫性疾病　如类风湿关节炎,淋巴细胞增多是其疾病活动的表现之一。

5. 肿瘤　如胸腺瘤等,可引起淋巴细胞增多。

6. 其他　长期吸烟、超敏反应、脾切术后、药物诱导等。

【病例分析】

病例 1

（一）病史介绍

高某,女,56 岁,因"腹胀 4 年余,发现淋巴细胞升高 2 个月余"于 2014 年 5 月 23 日入院。患者 4 年余前无明显诱因出现腹胀,偶伴有腹痛,为上腹部持续性胀痛,无乏力、发热、畏寒、寒战,无恶心、呕吐,无腹泻等。到当地医院就诊,B 超示脾大,血常规示血小板减少,考虑为"白血病"可能,遂于我院就诊。门诊骨髓涂片示正常骨髓象、未发现异常细胞(未见报告单),未予以特殊治疗,定期复查血常规无明显异常。2 个月前就诊于当地医院,血常规示 WBC 13.59×10⁹/L,L 9.49×10⁹/L(比例 69.8%),Hb 130g/L,PLT 127×10⁹/L,腹部彩超示胆囊小息肉、脾大。4 月 24 日再次就诊于我院门诊,骨髓涂片见 14% 异常淋巴细胞,边缘不齐,有毛刺状瘤状突起现象,结论是慢性淋巴细胞增殖性疾病骨髓象;骨髓流式细胞学检查见 CD19⁺细胞占 21.4%,其抗原表达 HLA-DR 99.8%、CD20 99.9%、CD79a 91.8%、CD22 99.8%、CD5 1.5%、CD11c 84.4%、CD25 0.8%、CD103 0%,现为进一步诊治收入我科。患者自起病以来,无发热、畏寒,无乏力、盗汗,无头晕,无咳嗽、咳痰,无恶心、呕吐、腹泻等不适,精神可,胃纳、睡眠一般,近半年体重减轻 3.5kg。

既往史:有"高血压病"病史 5 年,血压最高 160/100mmHg,未规律服药及监测血压。自诉有"冠心病"病史 10 余年,偶有胸闷发作,自服"丹参滴丸"可缓解。

体格检查:T 36.3℃,P 84 次/分,R 20 次/分,BP 150/90mmHg。发育正常,营养中等,神志清楚。全身皮肤无皮疹、结节及黄染。浅表淋巴结未扪及肿大。巩膜无黄染。胸骨无压痛,双肺呼吸音清,未闻及干湿性啰音;心率 84 次/分,律齐,心音正常。腹平软,无压痛及反跳痛,肝肋下未及,脾(侧卧位)肋下刚可扪及,无压痛,肠鸣音正常,双下肢无水肿。神经系统生理反射正常,病理反射未引出。

(二) 实验室相关检查

血常规结果见表 17-1。

表 17-1　患者入院前后血常规检查结果

日期	WBC(×10⁹/L)	N(×10⁹/L)	L(×10⁹/L)	Hb(g/L)	PLT(×10⁹/L)
2014-03-20(外院)	13.59		9.49 ↑	130	127
2014-04-23(外院)	15.16		10.68 ↑		
2014-05-13	10.19	3.2	6.79 ↑	127	126
2014-05-19	10.62	2.5	7.89 ↑	118	115
2014-05-24	10.68	2.83	7.61 ↑	125	128

大、小便常规未见异常。

血生化:ALT 13U/L,AST 18U/L,LDH 234U/L,ALP 66U/L,sCr 62μmol/L,Ca²⁺ 2.21mmol/L,ALB 40.6g/L,TBIL 7.0μmol/L。

乙肝两对半:HBsAb(+),余阴性;HBV-DNA 定量<100IU/ml;肝炎系列、HIV 抗体、梅毒组合均阴性。

体液免疫7项:IgA 0.41g/L↓,IgM 0.91g/L↓,IgG 8.12g/L↓,κ链 5.81g/L↓,λ链 3.38g/L↓。

心电图:T 波改变。

腹部 B 超:轻度脂肪肝,脾大(长轴 15.4cm,厚径 6.0cm,未见异常回声);胆囊、胆管、胰腺、双肾、膀胱、输尿管超声检查未见异常,腹膜后未见异常淋巴结肿大。

全身 PET-CT 检查:①脾大,代谢未见增高,中轴骨及四肢长骨近端骨髓代谢未见增高,需结合临床考虑;②大脑镰钙化灶;右肺中叶内侧段纤维灶;③副脾;④主动脉及其分支动脉硬化;⑤多个椎体骨质增生;余所见部位 PET-CT 显像未见异常代谢病灶。

骨髓涂片(2014 年 4 月 24 日门诊):骨髓增生活跃,淋巴系统明显增生,见 14% 异常淋巴细胞,边缘不齐,有毛刺状瘤状突起现象;外周血涂片:白细胞增多,分类以淋巴细胞为主,其中异常淋巴细胞占 31%。结论:考虑慢性淋巴细胞增殖性疾病骨髓象。

骨髓流式细胞学检测(门诊):P1 为 CD19⁺ 的细胞,比例约占有核细胞的 21.4%;P1 抗原表达如下:HLA-DR 99.8%,CD34 1.0%,CD79a 91.8%,CD20 99.9%,CD22 99.8%,CD5 1.5%,CD10 0.1%,CD103 0.0%,CD25 0.8%,CD11c 84.4%,SIgM 12.4%,SIgD 1.8%,SIgG 0.7%,sκ 2.6%,sλ 2.5%。

骨髓涂片（入院后）：骨髓增生活跃，异常淋巴细胞占 18%（图 17-1），不规则，见云雾状突出，胞质少，灰蓝色，无颗粒，胞核类圆，染色质致密，少部分细胞见核仁 1~2 个。外周血涂片：白细胞增多，分类以淋巴细胞为主，见异常淋巴细胞占 27%。结论：考虑慢性淋巴细胞增殖性疾病骨髓象。

骨髓流式细胞学检测：P1 为 CD19+ B 淋巴细胞，比例约为 8.1%；抗原表达如下：CD20 79.4%，CD24 43.9%，FMC-7 69.5%，CD38 39.8%，CD138 1.4%，CD54 79.6%，CD56 1.3%，CD23 4.1%，CD23 4.1%，sκ 4.2%，sλ 5.4%。

骨髓 FISH 检测：CCND1 阴性。

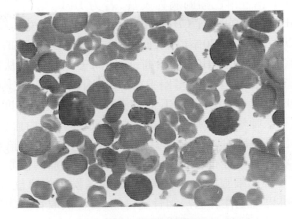

图 17-1　骨髓涂片见云雾状突出、胞质少的异型淋巴细胞

骨髓活检病理：小灶淋巴样细胞 CD20（+），CD79a 少量（+），散在分布，CD3、CD5 显示小淋巴细胞散在分布，粒系细胞 MPO（+），病变不能除外淋巴细胞性肿瘤浸润骨髓可能，但由于增生淋巴细胞灶过小，不适于继续加做免疫组化确定其性质，难以明确诊断，需结合临床其他检查结果综合考虑，必要时再取材送检。

（三）初步诊断

1. 慢性 B 淋巴细胞增殖性疾病
2. 高血压病（2 级，高危组）
3. 脂肪肝

（四）诊断思路

1. 病例特点　该患者为中老年女性，慢性病程，以腹胀为首发症状，血常规提示白细胞偏高以淋巴细胞升高为主，影像学检查提示脾轻度大，多次骨穿及流式细胞学检查提示为慢性 B 淋巴细胞增殖性疾病。

2. 鉴别诊断　患者的诊断可以从淋巴细胞增多、脾大查因等为切入点进行分析，见本书相关章节，本病例从淋巴细胞增多为切入点进行分析。患者骨髓涂片及流式细胞学检查结果提示患者存在异常 B 淋巴细胞，因此患者恶性淋巴细胞增多可以明确。患者骨髓未见原始幼稚淋巴细胞增多，可以排除急性淋巴细胞白血病；骨髓异常淋巴细胞免疫表型为 B 细胞性，可以排除 T/NK 淋巴细胞增殖性疾病；患者有脾大，可以排除 MBL。故患者诊断慢性 B 淋巴细胞增殖性疾病基本可以明确，具体类型分析如下（可参见本书相关章节）：①CLL，患者 CD5（-）、CD23（-），不支持 CLL 诊断；②MCL，CD5（-）、CCND1（-），不支持 MCL；③FL，患者 CD10（-），不支持 FL；④LPL，患者异常 B 淋巴细胞表达 CD38，注意 LPL 可能，待病理活检结果；⑤B-PLL，患者外周血幼稚淋巴细胞比例<55%，不支持 PLL 诊断，且 PLL 病程进展较快，常合并贫血、血小板减少，该疾病不支持；⑥HCL 和 MZL，患者脾大，异常淋巴细胞可见毛刺状突起，免疫表型分析异常 B 淋巴细胞表达 CD11c，支持 HCL 或 SMZL 诊断可能，因为两者的治疗有较大差别，HCL 治疗可以使用 2-氯脱氧腺苷（2-CDA）单药单疗程即可获得较好效果，而 SMZL 的支持需多个疗程的化疗，故需仔细鉴别。

该病例 HCL 和 SMZL 的鉴别可以从以下几个方面进行：①病程及临床症状和体征，该患者病程 4 年,无发热、盗汗,血常规显示血红蛋白和血小板正常,病情发展缓慢,比较符合 SMZL 惰性淋巴瘤的病程发展,若为 HCL,则病情进展较快;②从流式细胞学来看,HCL 和 SMZL 两者均可有 CD11c 的表达,但一般来说其在 HCL 的表达强度要高于 SMZL,该病例 CD11c 的表达 80% 以上,似乎倾向于 HCL,但 HCL 的患者 CD103 几乎均(+),该患者 CD103 为(−),不支持 HCL 的诊断,而倾向于 SMZL;③从病理形态上来看,若有脾的病理,HCL 多侵犯红髓,而 SMZL 多侵犯白髓,但因该患者脾仅轻度大,无压迫症状及脾亢表现,行脾切尚为时过早,HCL 和 SMZL 的细胞形态在胞质透亮度、紧致度等方面也有区别,需有经验的病理科医师仔细鉴别;④在影像学方面,毛细胞白血病的脾 CT 病灶多为均匀分布,而脾边缘区淋巴瘤的脾 CT 多表现为结节状不均匀分布,从该患者的全身 PET-CT 上看,脾的累及为结节状不均匀分布,比较支持脾边缘区淋巴瘤的诊断。综合以上分析,该患者目前诊断考虑慢性 B 淋巴细胞增殖性疾病(脾边缘区淋巴瘤可能性大)。因患者骨髓活检考虑病变不能除外淋巴细胞性肿瘤浸润骨髓可能,可再次取骨髓病理送检。

再次送检骨髓活检病理,结果回报:小灶淋巴样细胞 CD20(+),CD79a 少量(+),散在分布,CD3、CD5 显示小淋巴细胞散在分布,粒系细胞 MPO(+),CCND1(−),CD21(−),病变符合脾边缘区淋巴瘤累及骨髓(图 17-2)。

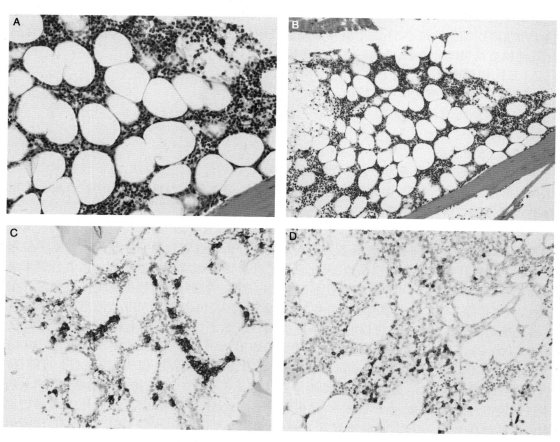

图 17-2　骨髓病理
A. 小灶异形淋巴样细胞散在分布(HE 染色×10);B. 小灶异形淋巴样细胞散在分布
(HE 染色×40);C. CD20 免疫组化阳性;D:CD79a 免疫组化阳性

（五）最终诊断

1. 脾边缘区淋巴瘤

2. 高血压病（2 级，高危组）

3. 脂肪肝

（六）治疗经过

考虑患者目前尚无治疗指征，嘱患者定期复查及随访。至今已随访 1 年余，患者一般情况良好，血常规较前无明显改变，脾无明显改变。

病例 2

（一）病史介绍

刘某，男，21 岁，因"咽痛 10 天，发热 4 天，皮疹 1 天"于 2011 年 2 月 15 日入院。患者 10 天前无明显诱因出现咽痛不适，不伴咳嗽、咳痰、声嘶、咽异物感不适，至当地医院就诊，诊断为"急性扁桃体炎"，予以输液治疗（具体不详），自觉咽痛好转不明显。4 天前患者出现发热，最高体温达 39℃，无剧烈头痛，无恶心、呕吐，再次至当地医院就诊，予抗感染治疗后患者咽痛有所好转，但仍有反复发热，体温最高 39.6℃。1 天前患者出现全身暗红色皮疹，不伴有瘙痒，为进一步诊治转诊我院。病程中患者精神、饮食、睡眠差，体重下降 2.5kg。

既往史：平素身体健康状况良好，有过敏性鼻炎病史及慢性扁桃体炎病史，否认高血压病、糖尿病、冠心病。

体格检查：T 38.2℃，P 125 次/分，R 20 次/分，BP 116/77mmHg。发育良好，神志清楚，精神欠佳。颈部、胸背部、腹部及膝关节以上皮肤可见红色斑疹，压之可褪色。全身皮肤无发绀及黄染。双侧颈部可触及多个直径 1.5～2.0cm 肿大淋巴结，质中，无压痛，活动度好，与周围组织无明显粘连，局部皮肤未见明显红肿，无溃疡、瘢痕。巩膜无黄染。咽红，双侧扁桃体Ⅱ度肿大，局部红肿并可见脓性分泌物及白色假膜附着。胸廓对称无畸形，胸骨无压痛，双肺呼吸音清，未闻及干湿性啰音。心率 125 次/分，律齐，各瓣膜听诊区未闻及杂音。腹平软，无压痛及反跳痛，肝肋下未扪及，脾大肋下 2cm，质中，无压痛，移动性浊音阴性，肠鸣音正常。脊柱、四肢无畸形，活动正常。神经系统阴性。

（二）实验室检查

血常规：WBC 8.45×10⁹/L，L 5.35×10⁹/L↑，单核细胞 0.75×10⁹/L，Hb 160g/L，PLT 172×10⁹/L。

大、小便常规均未见异常。

血生化：ALT 174U/L↑，AST 134U/L↑，GLB 37.6g/L↑，LDH 118U/L，余无特殊。

出凝血常规未见异常。

风湿病组合Ⅰ、体液免疫 7 项、SLE 5 项、风湿病组合Ⅱ、ANCA 组合、抗磷脂综合征组合均未见异常。

心电图：窦性心动过速。

胸片：心、肺未见异常。

腹部 B 超:脾大,长轴 13.6cm,余无异常。

骨髓涂片:刺激性骨髓象;外周血涂片见 23% 异型淋巴细胞(Ⅰ型+Ⅱ型)(图 17-3)。

(三)初步诊断

发热、淋巴结肿大查因:传染性单核细胞增多症?

(四)诊断思路

1. 病例特点　该患者为青年男性,急性起病。因"咽痛 10 天,发热 4 天,皮疹 1 天"入院。临床表现主要包括发热、淋巴结肿大、扁桃体炎、皮疹、脾大、肝功能损害,外周血涂片可见异形淋巴细胞。

2. 鉴别诊断　患者的诊断可以从发热查因、淋巴结肿大查因、淋巴细胞增多等为切入点进行分析,本病例从淋巴细胞增多为切入点进行分析。淋巴细胞增

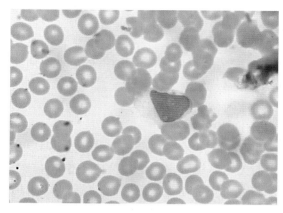

图 17-3　外周血可见异型淋巴细胞

多有恶性淋巴细胞增多和反应性淋巴细胞增多,患者起病较急,临床表现主要包括发热、淋巴结肿大、扁桃体炎、皮疹、脾大、肝功能损害,骨髓涂片未见异常增殖细胞,因此考虑患者为反应性淋巴细胞增多可能性大。具体病因分析:①感染,患者青年,急性起病,有发热、咽扁桃体炎等感染的证据,感染引起淋巴细胞增多的可能性大。病原体分析:结合患者同时有皮疹、颈部淋巴结肿大、脾大、肝功能损害及外周血发现异形淋巴细胞高达 22%,而骨髓检查未发现异形淋巴细胞,亦未见其他异常细胞浸润,因此考虑 EB 病毒引起传染性单核细胞增多症的可能性大,进一步完善 EBV 血清学检查有助于明确。胸片未见异常,不支持结核可能,必要时可予以淋巴结活检排除淋巴结结核及淋巴瘤等。②自身免疫性疾病,部分风湿免疫性疾病患者可出现反复发热、皮疹、颈部淋巴结肿大,但患者外周血涂片可见多量异形淋巴细胞而风湿免疫相关检查均未见异常,不支持此类疾病可能。

进一步感染相关检查:EB 病毒 IgM(+)、IgG(+)、IgA(-)、CMV-IgM、IgG 正常;风疹病毒-IgM 阴性、弓形虫-IgM 阴性、单纯疱疹病毒(1 型+2 型)IgM(-);肝炎系列和乙肝两对半阴性;HIV 抗体和梅毒组合阴性。

(五)最终诊断

传染性单核细胞增多症

(六)治疗经过

入院后予抗病毒、护肝、糖皮质激素等治疗后患者热退,淋巴结消退,脾缩小,皮疹消失,肝功能好转出院。

(黄蓓晖　王荷花　李娟)

参 考 文 献

1. 中华医学会血液学分会,中国抗癌协会血液肿瘤专业委员会. 中国 B 细胞慢性淋巴增殖性疾病诊断专家共识(2014 年版). 中华血液学杂志,2014,35(4):367-370.

2. 中华医学会血液学分会. 中国慢性淋巴细胞白血病的诊断与治疗指南(2011 年版). 中华血液学杂志,

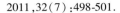

2011,32(7):498-501.

3. Carney D. Peripheral blood lymphocytosis--what is the threshold for further investigation? Leuk Lymphoma, 2008,49(9):1659-1661.

4. Kessenich CR,Flanagan M. Diagnosis of infectious mononucleosis. Nurse Pract,2015,40(8):13-16.

5. Chabot-Richards DS,George TI. Leukocytosis. Int J Lab Hematol,2014,36(3):279-288.

第18章
血小板增多的诊断思路

血小板是由骨髓中成熟的巨核细胞脱落而形成的直径 $2 \sim 5\mu m$ 的无胞核结构。正常人血小板的半衰期为 $7 \sim 9$ 天,主要在单核吞噬系统中清除,其中脾是血小板清除的一个重要部位。血小板增多的定义是外周血血小板计数大于 $400 \times 10^9/L$。血小板增多的原因可分为:①肿瘤性血小板增多;②良性或反应性血小板增多;③家族性血小板增多;④假性血小板增多,临床中可以血小板增多症为诊断切入点进行分析。

(一)肿瘤性血小板增多

包括原发性血小板增多症(essential thrombocythemia,ET)以及继发于其他血液系统恶性肿瘤和血液系统之外的恶性肿瘤引起的血小板增多。

1. 原发性血小板增多症 ET 属于骨髓增殖性肿瘤(myeloproliferative neoplasm,MPN),为多能造血干细胞克隆性疾病,患者发病年龄较大,临床表现主要包括出血或血栓形成、脾大,实验室检查方面以血小板增多为突出表现,在疾病早期血常规检查可以发现血小板计数明显升高;白细胞数可正常或增高,一般不超过 $50 \times 10^9/L$;红细胞数正常或轻度增多,少数患者因反复出血而导致贫血。到了疾病终末期也可呈现三系减少。外周血涂片方面,可以发现血小板聚集成堆、大小不一,可看到巨大型、畸形血小板。骨髓检查方面,可以发现增生明显活跃到极度活跃,巨核系增生明显,血小板聚集成堆,细胞化学染色方面 NAP 积分增加。分子生物学检测方面,约 60% 的患者可以检测出 *JAK2* V617F 突变。诊断 ET 需排除其他原因导致的血小板增多。

2. 其他骨髓增殖性肿瘤 包括真性红细胞增多症(PV)、原发性骨髓纤维化(PMF)、慢性髓系白血病(CML)等。①PV,以红细胞增多为突出表现,不同诊断标准中对血红蛋白升高的定义有所不同,其中 WHO 2008 年诊断标准是男性血红蛋白>185g/L、女性>165g/L。骨髓增生活跃或以上,三系均增生,以红系最为明显。在 PV 患者容易发现 *JAK2* V617F 基因突变。②PMF,外周血常可看见幼红幼粒细胞,可见泪滴样红细胞,骨髓穿刺多次"干抽"或取材不佳,骨髓活检显示纤维组织明显增生。诊断 PMF 需排除继发性骨髓纤维化症。③CML,血常规可表现为白细胞明显增多,主要为中性中、晚幼粒细胞和杆状核粒细胞,嗜酸、嗜碱性粒细胞增多;也有部分患者以血小板增多为主要表现,此时需注意与 ET 相鉴别,需完善 *BCR-ABL* 检查;骨髓增生明显活跃到极度活跃,分类与血常规类似;NAP 积分降低或阴性;诊断 CML 必须检测到 Ph 染色体或 *BCR-ABL* 融合基因。

3. 骨髓增生异常综合征/骨髓增殖性肿瘤(MDS/MPN) 这是一组兼具 MDS 和 MPN 特

114

点的疾病,即一系或多系具有 MDS 的血细胞减少和病态造血,又具有另一系或多系血细胞增多、器官肿大的特点,包括 4 种独立的疾病:慢性粒-单核细胞白血病(chronic myelomonocytic leukemia,CMML),不典型慢性粒细胞白血病(atypical chronic myeloid leukemia,aCML),幼年型粒-单核细胞白血病(juvenile myelomonocytic leukemia,JMML)和 MDS/MPN 不能分类(myelodysplastic/myeloproliferative neoplasms,unclassifiable,MDS/MPN-U)。

4. 骨髓增生异常综合征 MDS 多表现为一系或多系血细胞减少,少数 MDS 如 5q-综合征患者可表现为血小板增多。

5. 急性白血病(继发于 MPN 或 MDS/MPN) 由 MPN 或 MDS/MPN 进展为急性髓系白血病时,或由 CML 进展为急性淋巴细胞白血病时,患者也可有血小板增多的表现,此时应注意根据患者既往病史、临床表现(是否有明显的脾大)、细胞形态学检查(是否有病态造血或一系/多系异常增生的表现)及相关分子生物学(JAK2 基因突变、BCR-ABL 基因分型等)检查仔细鉴别。

6. 其他实体肿瘤 早在 1872 年,Leopold Riess 等人就报道了肿瘤患者出现血小板增多的情况。在最近的一项包括 3003 名不同肿瘤类型患者的试验中发现,22% 的患者会发生血小板数目增多,临床上无法解释的血小板增多可能是早期癌症的征兆。这种现象可能与肿瘤患者体内细胞因子水平增高,如白介素-1、白介素-2、白介素-6、粒细胞集落刺激因子等水平增高有关。此外,也有报道肿瘤细胞促进血小板生成素(TPO)生成,刺激定向祖细胞向原始巨核细胞分化,进一步导致血小板增多。

(二) 良性或反应性血小板增多症

1. 感染 各种急性感染可导致多种细胞因子,如白介素-2、白介素-6、TPO 合成增多,促进巨核细胞增生而产生血小板过多。各种慢性感染如肺结核等也可引起血小板增多。

2. 自身免疫性疾病及其他炎症性疾病 各种结缔组织病、慢性胰腺炎、克罗恩病、溃疡性结肠炎等也可以引起细胞因子合成增多,导致血小板增多。

3. 各种原因引起的贫血 急性失血性贫血、溶血性贫血及营养性贫血均可引起血小板增多。

4. 血小板减少症恢复后 各种原因引起的血小板减少治疗后可出现"反跳性"血小板增多。

5. 手术外伤后 各种手术及外伤后,因机体处于应激状态,可以出现一过性血小板增多。其中以脾切除术后及脾外伤破裂后的血小板增多最为明显。正常生理状况下,脾内储存的血小板为全身血液中血小板总量的 1/3,同时脾也是血小板破坏清除的最主要场所。脾切除后,血小板失去储存和破坏的场所,因此会出现血小板增高。通常在脾切除术后 2～3 天即可出现血小板增多,在 7～14 天达到高峰,此后又逐渐下降,一般在术后 1～2 个月内恢复正常。

6. 药物 一些药物可引起血小板增多或使血小板从边缘池进入循环池,导致外周血血小板增多,如糖皮质激素、长春新碱、肾上腺素、TPO 等。

(三) 家族性血小板增多

这类疾病极为少见,通常是常染色体显性遗传。这些患者的 TPO 基因存在特殊突变,导致血浆中 TPO 水平明显升高,继而发生血小板增多。

（四）假性血小板增多

目前检测血常规多使用全自动血液分析仪,其检测血小板有两个通道,一种是RBC/PLT通道,采用的是电阻抗法检测,根据红细胞和血小板大小不同产生不同的电阻信号来分析红细胞和血小板的数目。如果血液中存在大量的小红细胞及红细胞碎片,如溶血性贫血、弥散性血管内凝血等,仪器可能会将其误认为血小板而使血小板计数结果高于样本的实际值。此时需要用另一种通道即RET通道检测,根据核酸荧光染红色法来计数网织红细胞和血小板,可以避免大血小板、聚集血小板、小红细胞、红细胞碎片等因素的干扰。此外,冷球蛋白血症在寒冷天气时血液中冷球蛋白可聚集成颗粒状,仪器会将这些颗粒误认为血小板导致假性血小板增多,这种情况下将样本加热至37℃后再次检测可发现血小板数目明显下降。

【病例分析】

病例1

（一）病史介绍

谢某,男,77岁,因"发现白细胞减少3年余,头晕、乏力半个月"于2014年7月1日入院。患者于2011年5月因乏力就诊于当地医院,血常规示WBC 3.3×10⁹/L,Hb 105g/L,MCV 66.3fl,PLT 199×10⁹/L;地中海贫血基因提示α-地中海贫血,予"鲨甘醇、升血宁"治疗。2013年4月患者就诊于我科门诊,化验血常规示WBC 2.59×10⁹/L,Hb 109g/L,MCV 70.2fl,PLT 633×10⁹/L;骨穿结果为骨髓增生活跃,红系比例减低,淋巴细胞比例增高,血小板增多;骨髓 *JAK2* V617F 基因突变为阴性,予"鲨甘醇、拜阿司匹林"治疗。患者定期复查血常规,WBC(2.5~6.4)×10⁹/L、Hb 106~112g/L、PLT(600~700)×10⁹/L。2014年1月21日患者复查血常规PLT 981×10⁹/L,予"羟基脲、拜阿司匹林"治疗2个月,复查血常规WBC 3.5×10⁹/L,PLT 400×10⁹/L,4月初遂停用羟基脲及拜阿司匹林。6月中旬无诱因出现进行性头晕、乏力,伴活动后心悸,无胸闷、气促,就诊于当地医院,化验血常规WBC 2.5×10⁹/L,Hb 53g/L,PLT 634×10⁹/L,网织红细胞比例0.5%,尿常规、大便常规及血生化无明显异常,予输注红细胞2次后头晕、乏力稍减轻,再次就诊于我院门诊,骨髓穿示骨髓增生明显活跃,红系比例减低,浆细胞占3%,可见2%分类不明细胞,血小板不少;骨髓活检示骨髓增生明显活跃,粒红细胞比例增大,均以偏成熟阶段为主,嗜酸性粒细胞略增多,可见分叶巨核细胞;现为进一步明确诊断收入我科。患者自起病以来,精神、睡眠可,胃纳正常、大小便正常,体重无明显变化。

既往史、个人史、家族史无特殊。

体格检查:T 36.2℃,P 71次/分,R 20次/分,BP 104/64mmHg。发育正常,营养中等,中度贫血貌,神志清楚,查体合作。全身皮肤及黏膜苍白,无出血点、发绀、黄染。浅表淋巴结未触及肿大。巩膜无黄染。胸骨无压痛,心肺无殊。腹平软,无压痛及反跳痛,肝脾肋下未触及。双下肢无水肿。神经系统生理反射正常,病理反射未引出。

（二）实验室相关检查

血常规:WBC 3.23×10⁹/L,N 1.56×10⁹/L,Hb 80g/L,MCH 27.30pg,MCV 88.40fl,PLT 657×10⁹/L↑,Ret% 0.3%。

大、小便常规均未见异常。

血生化:LDH 187U/L,余无异常;出凝血常规未见异常。

贫血组合Ⅲ：铁蛋白433.84μg/L↑，促红细胞生成素270.00IU/L↑；Coombs试验、PNH组合、G-6-PD活性均未见异常；地中海贫血基因检测：α-地中海贫血基因SEA缺失检出基因缺失杂合（东南亚型）。

乙肝两对半、肝炎系列、HIV抗体、梅毒组合均阴性。

消化系统肿瘤Ⅰ、前列腺癌组合均阴性。

体液免疫7项：IgA 1.22g/L，C3 0.65g/L↓，余无异常；SLE 5项：抗核抗体0.9（±），余阴性；风湿组合Ⅰ+Ⅱ、ANCA组合、抗磷脂综合征组合均未见异常。

游离甲功组合：未见异常。

心电图：正常心电图。

胸片：双上肺纤维灶；双上胸膜增厚、粘连；右侧第6、7前肋陈旧性骨折；主动脉硬化。

腹部彩超：未见异常。

胃镜：①食管静脉瘤；②慢性胃炎。

肠镜：未见异常。

右髂后上棘骨髓涂片：增生活跃，粒系占72%，比例增高，红系占9%，比例减低；见1%分类不明细胞；巨核细胞28个，可见14%产血小板型小巨核细胞；未见寄生虫及转移癌细胞。NAP积分431分。

左髂前上棘骨髓涂片：增生活跃，粒系占66%，比例增高，形态大致正常；红系占11%，比例减低，形态大致正常；见0.5%分类不明细胞；全片见58个巨核细胞，可见18%小巨核细胞（图18-1）。

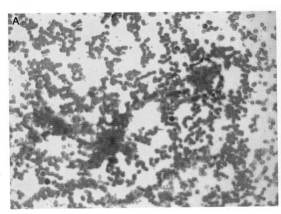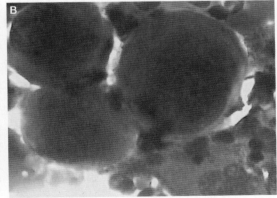

图18-1　骨髓涂片
A. 低倍镜；B. 油镜

骨髓活检：骨髓增生明显活跃，粒、红系以偏成熟阶段为主，嗜酸性粒细胞略增多，可见分叶巨核细胞。

骨髓*JAK2* V617F基因突变检测：阴性（完全野生型）。

骨髓流式细胞学检测：未发现明显异常。

骨髓FISH检查：+8阳性细胞占30%，5q-、7q-、20q-、BCR/ABL均为阴性。

骨髓基因检测：*PDGFRA*、*PDGFRB*和*FGFR1*均阴性。

（三）初步诊断

1. 白细胞减少、贫血伴血小板增多查因：骨髓增生异常/骨髓增殖性肿瘤（MDS/MPN-U）

2. 轻型 α-地中海贫血

（四）诊断思路

1. 病例特点　该患者为老年男性，慢性病程，因"发现白细胞减少 3 年余，头晕、乏力半个月"入院。主要临床表现为乏力、头晕等贫血症状。血常规呈白细胞减少、贫血、血小板增高。骨髓增生活跃，可见分类不明细胞，巨核细胞可见病态造血，JAK2 V617F 基因突变检测阴性，FISH 检查发现+8 阳性。

2. 鉴别诊断　患者的诊断和鉴别诊断可以从两系减少、血小板增多、骨髓发现分类不明细胞等多个切入点进行，可见本书相关章节，本病例从血小板增多查因为切入点进行诊断思路的简要分析。

（1）肿瘤性血小板增多：①ET，患者血小板计数大于 $400×10^9/L$ 多年，符合 ET 的诊断标准，但 ET 是一种排除性诊断，患者两系减少时间早于血小板增多时间，结合 JAK2 基因突变阴性，ET 可能性小；②其他 MPN，患者临床表现除了有 MPN 的骨髓增殖的表现，还有明显的病态造血，不符合典型 MPN，可以排除；③MDS/MPN，患者为老年男性，病程 3 年，两系减少、骨髓发现分类不明细胞、巨核细胞病态造血（见 18% 小巨核细胞）、+8 阳性，均支持 MDS 的诊断，MDS 患者中有 10%～20% 患者可以出现血小板升高；同时注意到患者骨髓检查提示巨核系存在过度增殖现象，因此需考虑 MDS/MPN 的诊断；④急性白血病（继发于 MPN 或 MDS/MPN）：患者骨髓涂片和活检未发现白血病细胞，因此可以排除；⑤其他实体肿瘤：患者目前无实体肿瘤相关症状体征，肿瘤相关抗原、胸片及腹部 B 超均未见发现异常，目前无实体肿瘤证据。

（2）良性或反应性血小板增多症：患者除贫血相关表现外，无其他疾病相关症状体征，胃镜提示食管静脉瘤无活动性出血表现，不支持反应性血小板增多可能。

（3）假性血小板增多：患者无溶血性贫血病史，无冷球蛋白血症表现，外周血涂片可见血小板增多，成簇分布，可以排除假性血小板增多。

（五）最终诊断

1. 骨髓增生异常/骨髓增殖性肿瘤（MDS/MPN-U）

2. α-地中海贫血

3. 食管静脉瘤

（六）治疗经过

明确诊断后建议患者接受地西他滨或沙利度胺治疗，患者因经济原因拒绝使用地西他滨，出院后予沙利度胺 200mg qn 治疗，定期复查血常规较稳定。

病例 2

（一）病史介绍

黄某，男，77 岁，主因"纳差乏力半个月，发现血小板增多 1 周"于 2011 年 10 月 3 日入院。患者自半个月前开始无明显诱因下出现纳差，乏力，伴有双下肢轻度水肿，不伴畏寒发热,无腹痛、腹泻,无恶心、呕吐。1 周前至当地医院就诊,血常示 WBC 9.74×10⁹/L,N 7.72×10⁹/L,Hb 103g/L,PLT 1412×10⁹/L,肝功能示 ALB 27g/L,余无异常;予以对症支持治疗(具体用药不详),双下肢水肿减轻,但纳差乏力症状无改善,现为进一步诊治转入我院。自起病来,患者无夜间阵发性呼吸困难、端坐呼吸,无皮疹、关节痛、反复口腔溃疡,精神、睡眠尚可,食欲欠佳,大便可,无呕血、黑便,小便正常,近 3 个月体重下降 4kg。

既往史:有"慢性胃炎"病史多年,未行胃镜检查,无规律治疗。

体格检查:T 36.8℃,P 90 次/分,R 20 次/分,BP 105/80mmHg。发育正常,营养中等,查体合作。全身浅表淋巴结未触及肿大。心肺无殊。腹平软,无压痛及反跳痛,无腹部包块,肝脾肋下未扪及,肠鸣音正常。双下肢轻度水肿。神经系统生理反射正常,病理反射未引出。

（二）实验室检查

血常规:WBC 15.74×10⁹/L↑,N 12.72×10⁹/L↑,Eo 0.7×10⁹/L,Baso 0.1×10⁹/L,Hb 99g/L↓,MCV、MCHC 和 MCH 正常,PLT 1412×10⁹/L↑。

血生化:ALB 29g/L↓。

体液免疫 7 项、SLE 5 项、风湿组合Ⅰ+Ⅱ、ANCA 组合、抗磷脂综合征组合征均未见异常。

乙肝两对半:HBeAb(+),HBcAb(+);肝炎系列无异常。

消化性肿瘤标志物:CA125 447.5U/ml↑,余无异常。

贫血组合Ⅲ:铁蛋白及维生素 B₁₂、EPO 均升高,叶酸正常。

肺部、腹部 CT 检查:①纵隔、双侧锁骨上区、肺门、腹膜后多发肿大淋巴结,腹膜、大网膜不规则增厚,考虑转移性肿瘤;②肝 S8 钙化灶;③双肾多发囊肿,左肾上盏结石。

骨穿检查:符合血小板增多症骨髓象;骨髓 *JAK2* V617F 基因突变阴性。

（三）初步诊断

血小板增多查因:肿瘤性疾病? 原发性血小板增多症?

（四）诊断思路

1. 病例特点　该患者为老年男性,慢性病程。患者自半个月前开始无明显诱因下出现纳差、乏力,伴有双下肢轻度水肿。1 周前至当地医院就诊,检查发现血小板明显增高。近 3 个月体重下降 4kg。辅助检查方面发现正细胞正色素性贫血,血小板明显升高。低白蛋白血症。CA125 明显升高。CT 提示膈肌上下多发淋巴结肿大,伴腹膜、大网膜不规则增厚,考虑转移性肿瘤。

2. 鉴别诊断　患者的诊断和鉴别诊断可以从贫血、血小板增多、CA125 增高等多个切入点进行,本病例从血小板增多查因为切入点进行简要分析。血小板增多包括肿瘤性血小板增多、良性或反应性血小板增多症及假性血小板增多三大类,患者为老年男性,有纳差消化道症状,实验室检查 CA125 显著增高、胸、腹部 CT 检查考虑肿瘤(膈肌上下多发淋巴结肿大、伴腹膜和大网膜不规则增厚),故患者血小板增多与肿瘤相关可能性大,下一步需明确原发肿瘤性质,考虑消化系统肿瘤或淋巴瘤(骨髓涂片见 1% 分类不明细胞)可能,可行胃镜及组织病理等检查以明确其诊断。

全身 PET-CT 检查(图 18-2):双侧颈部Ⅳ区、双侧锁骨上区、纵隔、双肺门、肠系膜区及腹膜后淋巴结,代谢活跃,大网膜及肠系膜呈污垢状,上述病灶代谢活跃,以上考虑转移瘤,胃窦部胃小弯侧胃壁代谢活跃,建议临床行胃镜检查排除胃癌;余全身 PET-CT 未见恶性肿瘤征象。

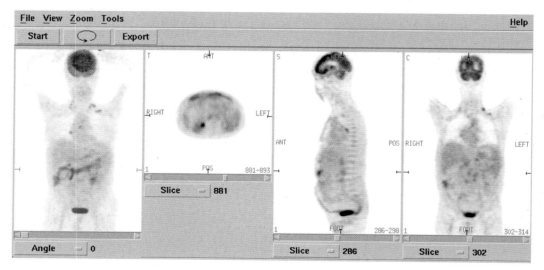

图 18-2　全身 PET-CT 检查示多发淋巴结、大网膜及肠系膜代谢活跃,
胃窦部胃小弯侧胃壁代谢活跃

胃镜检查:胃窦部可见一溃疡,直径约 2cm,表面可见污垢覆盖。胃镜病理提示符合胃窦部低分化腺癌。

(五) 最终诊断

1. 反应性血小板增多症:继发于胃窦部低分化腺癌

2. 左肾结石

3. 双肾多发囊肿

4. 前列腺肥大

(六) 治疗经过

患者入院后予血小板清除术降低血小板水平、输注白蛋白利尿消肿等处理。患者及家属拒绝进一步诊治,要求出院。

(黄蓓晖　王荷花　李娟)

参 考 文 献

1. Connolly GC,Phipps RP,Francis CW. Platelets and cancer-associated thrombosis. Semin Oncol,2014,41(3):302-310.

2. Cazzola M, Malcovati L, Invernizzi R. Myelodysplastic/myeloproliferative neoplasms. Hematology Am Soc Hematol Educ Program,2011,2011:264-272.

3. Harrison CN,Bareford D,Butt N,et al. Guideline for investigation and management of adults and children presenting with a thrombocytosis. Br J Haematol,2010,149(3):352-375.

4. Akinci S,Hacibekiroglu T,Basturk A,et al. Pseudothrombocytosis due to microerythrocytosis:a case of beta thalassemia minor complicated with iron deficiency anemia. Acta Haematol,2013,130(2):61-63.

5. Clark P,Mogg TD,Tvedten HW,et al. Artifactual changes in equine blood following storage,detected using the Advia 120 hematology analyzer. Vet Clin Pathol,2002,31(2):90-94.

6. Skoda RC. Thrombocytosis. Hematology Am Soc Hematol Educ Program,2009:159-167.

第 19 章

血小板减少的诊断思路

血小板减少的定义是外周血血小板计数小于 $100×10^9/L$。血小板减少可根据发病机制分为生成减少、破坏增加、异常分布等,此外,有部分患者存在假性血小板减少。

（一）生成减少

1. **遗传性** 遗传性血小板减少症(HT)发生率低。由于其症状不典型,发病年龄不一,诊断方法没有被广泛推广,因此在临床中常被误诊。这类疾病遗传方式有常染色体显性遗传、常染色体隐性遗传、X 连锁隐性遗传等。这类疾病分类方法较多,目前用得最多的是2012 年 Hum Genet 的分类方法,是根据血小板大小进行分类。其中最常见的包括 Fanconi贫血、非肌肉肌球蛋白重链 9(MYH9)相关性血小板减少、Wiskott-Aldrich 综合征(WAS)等。由于疾病种类繁多,这里不一一赘述。值得注意的是,这类患者也可以出现巨核细胞成熟障碍,因此临床中容易被误诊为免疫性血小板减少症(ITP)。因此,遇到一个血小板减少的患者,我们应仔细询问病史,避免误诊。Drachman JG(2004 年)罗列了以下几点,协助我们判断这些患者是遗传性还是获得性血小板减少(表 19-1)。

表 19-1 对一个"新发"血小板减少患者的评估

复习出血病史	ITP	HT
什么时候开始有出血、瘀斑、出血点?	最近	终身
健康状况是否出现改变?是否服用新的药物?	有可以评估的变化	没有变化
在小创伤、月经期、手术、分娩时是否有严重出血?	无	有
家庭成员中是否有人存在出血倾向或血小板减少?	无	有
既往是否检查过血小板计数正常?什么时候?	是	否
对治疗反应如何(激素、大剂量丙种球蛋白、抗-D 抗体、脾切除术)?	大约80% 患者血小板可以上升	不定或效果甚微
对血小板输注的效果如何(如果需要输注血小板)?	效果不佳或持续时间很短	效果明显且持续时间正常

2. **获得性**

（1）造血干祖细胞病变:各种原因引起血小板造血干祖细胞异常的疾病,均可以引起血小板减少,包括:①再生障碍性贫血(AA),典型的 AA 表现为三系减少,但早期可表现为仅血小板一系减少,骨穿提示巨核细胞减少;②阵发性睡眠性血红蛋白尿,是一种由于膜锚连蛋白突变造成的非恶性克隆性疾病,可引起一系或多系减少,伴有溶血性贫血、血栓形成等表现,实验室检查方面突出的表现是外周血 $CD55^-$、$CD59^-$ 的细胞比例增加;③骨髓增生异常综合征,以病态造血、无效造血为特征,导致血小板减少,骨髓中幼稚细胞可以增多,但不超过 20%,巨核细胞可多可少,可伴有一系或多系病态造血;可有 MDS 相关的特征性遗传学改变。

（2）骨髓浸润:各种侵犯骨髓的肿瘤性疾病均可引起血小板减少,包括血液系恶性肿瘤,如急慢性白血病、多发性骨髓瘤、淋巴瘤白血病、骨髓增生异常综合征/骨髓增殖性肿瘤等,各种实体瘤侵犯骨髓也可引起血小板减少。大量肿瘤细胞浸润骨髓,造血功能受到抑制,巨核细胞减少,导致血小板减少。

（3）感染性疾病:各种病毒感染如风疹病毒、巨细胞病毒、EB 病毒、登革热、肝炎病毒等,某些疾病引起的败血症如各类细菌败血症、真菌败血症等,某些特殊病原体感染如结核分枝杆菌感染等,均可引起血小板生成减少。

（4）营养性:造血物质缺乏可导致血小板生成减少,如叶酸或维生素 B_{12} 缺乏引起的巨幼细胞贫血、缺铁性贫血等。

（5）理化因素:接受各种辐射后,如放疗、核污染等,可引起血小板减少。多种药物,如肿瘤化疗药物、某些抗生素（磺胺类药物、氯霉素等）、解热镇痛药、抗甲状腺药物、乙醇、抗癫痫药物（苯巴比妥）等,也能够抑制血小板生成。

（二）血小板破坏增加

1. 免疫性

（1）原发性免疫性血小板减少症:ITP 是一个排除性诊断,诊断要求至少 2 次检查血小板减少,血细胞形态无异常;脾一般不大;巨核细胞增多或正常伴成熟障碍;并排除其他原因引起的血小板减少可以诊断。

（2）其他免疫性疾病:各类风湿免疫性疾病、Evans 综合征、甲状腺功能亢进症等,由于体内抗体破坏血小板导致血小板减少。

（3）同种免疫性血小板减少症:包括新生儿同种免疫性血小板减少和输血后血小板减少。

（4）药物:许多药物进入体内后以一种半抗原形式与血浆蛋白或血小板蛋白质结合形成抗原-抗体复合物,可以损伤血小板,如奎宁、奎尼丁、青霉素、头孢类抗生素、利福平、肝素等。

（5）感染:由于病毒与体内抗体形成抗原-抗体复合物,或是血小板抗体增多,导致血小板破坏增加。

2. 非免疫性破坏

（1）血管因素:各种原因引起血管内膜异常都可以导致血小板破坏增加或消耗增多,如血管炎、抗磷脂综合征、人工心脏瓣膜、血液透析、体外循环等,由于血管内膜粗糙,血小板经过时可发生机械性破坏。此外,巨大血管瘤时由于血小板在血管瘤内滞留导致血小板大量破坏而出现血小板减少,这种常见婴幼儿发病。

（2）妊娠相关性血小板减少:可能与妊娠期间高凝状态、胎盘对血小板利用增多有关。

（三）血小板消耗增加

各种原因引起的体内微血管血栓形成导致血小板消耗增多,均可引起血小板减少,如弥散性血管内凝血、血栓性血小板减少性紫癜等。这些疾病除了有血小板减少以外,还会有疾病本身引起的其他临床表现。

(四) 血小板异常分布

各种原因导致的脾大,包括:①各种原因的肝硬化继发脾功能亢进,如肝炎性肝硬化、酒精性肝硬化、营养性肝硬化、心源性肝硬化、血色病、肝豆状核变性等;②原发脾肿瘤;③脾充血;④肿瘤细胞浸润脾等;均可潴留大量血小板导致血小板减少。此外,脾大时,血细胞潴留在脾中可激活脾的单核-巨噬系统导致血细胞破坏。骨穿可发现骨髓增生活跃或明显活跃,可出现巨核细胞成熟障碍,这可能是由于外周血细胞被大量被破坏,成熟细胞释放过多导致。

(五) 假性血小板减少

假性血小板减少症是指血小板在体外由于各种原因发生聚集,血细胞分析仪无法辨认聚集的血小板导致血小板计数假性减少的现象。这些患者多次血常规检测发现血小板计数忽高忽低,而临床无任何出血倾向,外周血涂片可发现血小板不少。假性血小板减少可分为 EDTA 依赖性和非依赖性假性血小板减少症,其中以 EDTA 依赖性血小板减少症最为常见。如果血常规发现患者血小板忽高忽低,且血小板低时患者临床没有任何出血表现时,需警惕假性血小板减少的可能,要同时送检 EDTA 抗凝、枸橼酸抗凝以及末梢取血即刻检测血小板计数排除假性血小板减少。

【病例分析】

(一) 病史介绍

祁某,女,18 岁,因"发现白细胞、血小板减少 1 年余"于 2014 年 8 月 4 日入院。患者于 1 年余前(2013 年 7 月 5 日)因左踝关节骨折,就诊于当地医院,查血常规:WBC 3.10×10^9/L,N 2.17×10^9/L,Hb 112g/L,PLT 40×10^9/L。出凝血常规:PT 17.5s,APTT 48.4s,Fbg 2.00g/L。风湿免疫组合、EB 病毒、CMV 病毒未见异常。骨穿检查:骨髓增生明显活跃,粒系增生活跃,NAP 积分明细增高,巨核细胞增多伴成熟障碍,血小板少见。染色体检查:46,XX。未予特殊治疗。2 周前就诊于某医院,复查血常规提示 WBC 4.80×10^9/L,N 3.8×10^9/L,Hb 116g/L,PLT 21×10^9/L;出凝血常规:PT 22.7s,APTT 41.5s,Fbg 1.42g/L。骨穿提示骨髓增生明显活跃,巨核细胞增多伴成熟障碍。诊断"免疫性血小板减少症",予以"泼尼松(30mg bid)、奥美拉唑"等治疗 2 周后血小板未见明显上升,现入我院进一步诊治。

既往史:患者曾诊断为"原发性闭经",当地医院予口服激素类药物(具体不详)后可有大致规律月经,停药后立即停经。自诉数年前曾"感冒",在当地行血常规检查(2~3 次)均未见异常(未见报告单)。月经史:"原发性闭经",曾在用药后规律来月经 6 个月,停药后未再有月经。个人史、家族史无特殊。

体格检查:T 36.3℃,P 76 次/分,R 20 次/分,BP 100/64mmHg。发育正常,营养中等,无贫血貌。全身皮肤较粗糙,毛发稍多,全身浅表淋巴结未触及肿大。咽无充血,双侧扁桃体无肿大。心肺查体无特殊。腹部平软,无压痛及反跳痛,未触及腹部肿块。肝肋下未触及,无叩击痛。脾肋下 2cm 可及,质地较硬,表面光滑,无压痛。移动性浊音阴性。双下肢无水肿。生理反射正常,病理反射未引出。

（二）实验室检查

血常规：（2014-08-04）WBC $3.27×10^9/L↓$，N $2.05×10^9/L$，Hb 118g/L，PLT $25×10^9/L$；（2014-08-06）WBC $3.66×10^9/L↓$，N $2.58×10^9/L$，Hb 118g/L，PLT $22×10^9/L$。

大小便常规：无异常。

血生化：白蛋白25.2g/L↓，总胆红素29.7μmol/L↑，直接胆红素8.6μmol/L，间接胆红素21.1μmol/L↑，胆汁酸51.1μmol/L↑；余正常。

出凝血常规：PT 18.1s↑，APTT 50.9s↑，TT 21.2s，Fbg 1.18g/L↓；凝血因子活性测定：凝血因子Ⅸ 41.3%↓、凝血因子Ⅺ 32.0%↓、凝血因子Ⅻ 30.9%↓、凝血因子Ⅱ 47.1%↓、凝血因子Ⅴ 34.1%↓、凝血因子Ⅶ 53.1%↓、凝血因子Ⅹ 49.5%↓。

乙肝两对半、肝炎系列、HIV抗体、梅毒组合均阴性。

铁蛋白、叶酸、维生素 B_{12}、PNH（外周血 CD55⁻ 和 CD59⁻ 细胞比例）、G-6-PD、Coombs试验均阴性。地中海贫血基因检测阴性。

肿瘤相关检查：CA125 57.70U/ml↑，CEA、APF、CA19-9、鳞癌抗原均阴性。

体液免疫7项：IgM 2.32g/L↑，C3 0.31g/L↓，C4 0.08g/L↓，IgG、IgA 在正常范围；ANCA组合：抗心磷脂抗体（Acl）-IgM 弱阳性。

性激素组合：雌二醇53.00pg/ml，促卵泡激素4.24IU/L，黄体生成素5.51IU/L，泌乳素19.59ng/ml，睾酮2.03ng/ml↑，孕酮0.30ng/ml；血皮质醇（8AM、0AM）、24小时尿皮质醇、ACTH、甲状腺功能检查均正常；尿类固醇相关检查：17-酮类固醇16.45μmol/L；24小时尿17-酮类固醇40.30μmol；17-羟皮质类固醇8.15μmol/L；24小时尿17-羟皮质类固醇19.97μmol。

骨髓涂片：骨髓增生活跃；粒系、红系无明显异常；巨核细胞31个，其中25个颗粒巨核细胞、3个裸核、3个幼稚巨核细胞，未见产板巨核细胞，血小板少。外周血涂片盔型红细胞和破碎红细胞比例小于1%，血小板减少。

骨髓液流式细胞学检测：未见明显异常。

骨髓活检：骨小梁旁见少量偏成熟阶段的粒、红系细胞，可见个别分叶核巨核细胞，需结合临床。

（三）初步诊断

1. 白细胞、血小板减少查因：遗传性疾病？ 脾功能亢进？

2. 原发性闭经

（四）诊断思路

1. 病例特点　该患者为年轻女性，慢性病程，因"发现白细胞、血小板减少1年余"入院。有"原发性闭经"病史。检查发现有脾大，白细胞和血小板减少，以血小板减少明显，骨穿提示巨核细胞成熟障碍，内分泌检查提示睾酮水平升高。

2. 鉴别诊断　患者的诊断和鉴别诊断可以从出凝血功能异常、白细胞和血小板减少、脾大查因等切入点进行分析，本病例从血小板减少为切入点进行分析。

（1）生成减少：患者17岁起病，结合存在原发性闭经的病史，睾酮水平增加，虽无血小板减少家族史，目前尚不能排除遗传性血小板减少的可能。获得性生成减少分析如下：①造血干祖细胞病变，包括 AA、PNH 和 MDS，其中 PNH 的诊断可以排除（外周血 CD55⁻、CD59⁻ 的细胞比例正常）；患者骨髓巨核细胞数目不少不支持 AA 的诊断；患者血细胞两系减少病史 1 年,MDS 确诊 3 个必备条件中骨髓涂片无原始幼稚血细胞增多及病态造血现象不支持 MDS,尚待骨髓 FISH 检查 MDS 特异性染色体异常分析等检查进一步明确;②骨髓浸润,患者病史长达 1 年余,一般状况良好,目前实验室检查未发现实体瘤证据,骨髓涂片及活检未发现白血病、淋巴瘤细胞、骨髓瘤及转移癌等,故可排除。

（2）血小板破坏增加:①免疫性,患者为年轻女性,血小板减少,骨髓有巨核细胞成熟障碍注意免疫因素引起,风湿免疫学未见明显异常,结合患者无面部红斑、口腔溃疡等风湿疾病临床症状体征,可基本排除;②非免疫性,患者有脾大、骨髓涂片有巨核细胞成熟障碍,支持脾功能亢进的诊断,但需进一步明确脾大的病因,患者有肝功能异常、睾酮水平增高、凝血功能异常,注意肝硬化继发脾功能亢进可能,建议进一步完善影像学检查明确肝脾情况。患者肝炎病毒标志物阴性、年轻女性、无饮酒史及血吸虫病史,可以排除肝炎、酒精性、血吸虫等常见病因引起的肝硬化。需注意代谢性疾病如肝豆状核变性、遗传性血色病等可能,血清铁蛋白水平正常排除血色病可能,结合患者有间接胆红素升高提示溶血可能,考虑肝豆状核变性可能性大,进一步完善铜蓝蛋白、24 小时尿铜定量、眼角膜 K-F 环检查有助于明确诊断。

进一步完善相关检查:

血清铜 325μg/L↑,铜蓝蛋白<0.0798g/L↓。

腹部超声:符合肝硬化声像图;门静脉内实性回声,考虑血栓与癌栓相鉴别;肝表面、腹膜后多发迂曲扩张血管,考虑门脉高压,旁路开放。脾大,脾长径 13.5cm,脾静脉迂曲。胆囊稍大,壁增厚。胆管、胰腺、双肾、膀胱、双肾输尿管超声检查未见异常。

头颅+上腹部 MRI:①双侧苍白球及双侧大脑脚对称性异常信号,提示神经元变性可能;②肝硬化并门脉高压(巨脾、食管-胃底-脾门周围静脉曲张、少量腹水)(图 19-1);结论:上述改变符合肝豆状核变性时肝和脑改变。

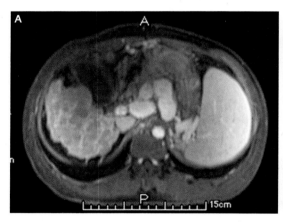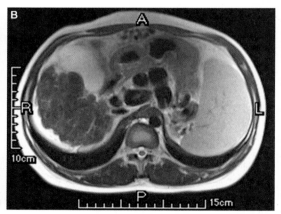

图 19-1　上腹部 MRI 检查示肝体积缩小,实质信号不均
A. T_1WI 信号增高;B. T_2WI 信号减低

眼科会诊:双眼可见 K-F 环。

患者诊断肝豆状核变性明确,予以 *ATP7B* 基因测序,患者检测出 *ATP7B* c.2333G>T,p.(Arg778Leu)杂合及 *ATP7B* c.2924C>A,p.(Ser975Tyr)杂合,其父亲携带 *ATP7B* 的 c.2333G

>T,p.（Arg778Leu）基因,其母亲携带 *ATP7B* 的 c.2924C>A,p.（Ser975Tyr）基因。

（五）最终诊断

1. 继发性血小板减少症

2. 继发性脾大、脾功能亢进（继发于肝豆状核变性）

（六）治疗经过

患者明确诊断后转外院进行驱铜治疗,后行脾切除术,术后血常规可以恢复,但术后出现肝功能异常,目前在护肝治疗中。

（黄蓓晖　王荷花　李娟）

参 考 文 献

1. Drachman JG. Inherited thrombocytopenia：when a low platelet count does not mean ITP. Blood,2004,103（2）：390-398.

2. Lambert MP. Update on the inherited platelet disorders. Curr Opin Hematol,2015,22（5）：460-466.

3. Smock KJ,Perkins SL. Thrombocytopenia：an update. Inter J Lab Hematol,2014,36（3）：269-278.

4. Stasi R. How to approach thrombocytopenia. Hematology Am Soc Hematol Educ Program,2012,2012：191-197.

5. Wong EY,Rose MG. Why does my patient have thrombocytopenia? Hematol Oncol Clin North Am,2012,26（2）：231-252.

第 20 章

妊娠期血小板减少的诊断思路

妊娠期血小板减少指血小板计数小于 $100 \times 10^9/L$。既往无血小板减少症的妇女妊娠后可以发生轻度血小板减少,通常在妊娠中晚期首次发现血小板计数降低($<100 \times 10^9/L$),而抗血小板抗体、凝血功能及免疫学指标(如抗核抗体等)正常,多无临床症状和体征,即为妊娠相关性血小板减少症(pregnancy-associated thrombocytopenia,PAT)。PAT 发生率 5% ~ 8%,是一种良性的自限性疾病,分娩后 1 ~ 6 周内恢复正常,不增加孕产妇和胎儿出血风险。

除了 PAT 外,妊娠后可以出现妊娠相关疾病或合并内外科疾病均会导致血小板减少,增加出血风险,对妊娠和分娩造成不利的影响,血小板减少严重时,可导致产妇产时或产后大出血、胎儿发育迟缓、胎死宫内及新生儿颅内出血等后果,对母婴存在严重的潜在危险。妊娠期血小板减少的原因分类,可根据与妊娠的相关性分为:①妊娠特异性,PAT、子痫、HELLP综合征、妊娠急性脂肪肝等;②非妊娠特异性,ITP、SLE、DIC 等。也可根据血小板减少发生机制分为两类,即血小板生成减少、血小板破坏或消耗过多(表 20-1)。

表 20-1　妊娠期血小板减少相关疾病的分类

(一) 血小板生成减少	(4) 血栓性血小板减少性紫癜
1. 再生障碍性贫血	(5) 脾功能亢进
2. 严重缺铁性贫血	2. 免疫因素
3. 叶酸或维生素 B_{12} 缺乏	(1) 原发性免疫性血小板减少症
4. 白血病	(2) 结缔组织疾病所致血小板减少
5. 骨髓增生异常综合征	系统性红斑狼疮
6. 先天性或遗传性血小板减少症	抗磷脂抗体综合征
(二) 血小板破坏或消耗过多	类风湿关节炎
1. 非免疫因素	系统性硬化病
(1) 妊娠期高血压疾病(子痫、HELLP 综合征)	血管炎综合征
(2) 妊娠期急性脂肪肝	(3) 药物性血小板减少性紫癜
(3) 弥散性血管内凝血	(4) 输血后紫癜
	(5) 感染性血小板减少性紫癜

妊娠期血小板减少常见于以下疾病。

(一) 血小板生成减少

1. 再生障碍性贫血　再生障碍性贫血(简称再障)是一组由多种病因所致的骨髓造血功能衰竭,以全血细胞减少为主要表现的综合征。再障与妊娠关系可分为再障后合并妊娠和妊娠后发生再障。妊娠后合并再障其发生机制可能为雌激素对骨髓的抑制作用,以及妊娠时胎盘催乳素与促红细胞生成素对红细胞的生成作用平衡失调有关。妊娠可使再障病情加重,妊娠期母体血液相对稀释,再障患者的妊娠使贫血加重,易发生贫血性心脏病,甚至造成心力衰竭。由于血小板数量减少增加了出血风险,且中性粒细胞减少使孕妇防御功能低下,易引起感染。严重再障孕妇多死于颅内出血、心力衰竭及严重的呼吸道、泌尿道感染或败血症,可导致流产、早产、胎儿宫内发育迟缓、死胎。

2. 缺铁性贫血　缺铁时血红素合成障碍,发生小细胞低色素性贫血,严重时粒细胞、血小板的生成也受影响,表现为全血细胞减少。缺铁原因包括需铁量增加而摄入量不足、铁吸收障碍、丢失过多,妊娠时铁需要量增加,若不注意补充铁剂,有可能出现缺铁性贫血。

3. 巨幼细胞贫血　叶酸或维生素 B_{12} 缺乏或某些影响核苷酸代谢的药物导致细胞 DNA 合成障碍可起巨幼细胞贫血。骨髓中红系、粒系和巨核系细胞发生巨幼样变,分化成熟异常,在骨髓中过早死亡,导致全血细胞减少。

4. 白血病　妊娠合并白血病少见,而合并急性白血病又比慢性白血病多见,骨髓中异常的原始细胞及幼稚细胞大量增殖并抑制正常造血,可引起血小板减少。大多数慢性白血病在妊娠前已确诊,而急性白血病则多在妊娠中发现。

(二) 血小板破坏或消耗过多

1. 非免疫因素

(1) 妊娠期高血压疾病:①子痫或先兆子痫,表现为高血压、水肿、蛋白尿等症状,同时可出现血小板减少,可导致胎盘破裂和流产;②HELLP 综合征,是以溶血(hemolysis)、肝酶升高(elevated liver enzymes)、血小板减少(low platelets)为特点的妊娠期高血压疾病的严重并发症。孕妇中发生率为 0.5% ~0.9% ,在重度子痫前期中发病率为 10% ~20% ,在产前、产时、产后均会发生,孕产妇死亡率可达 24% 。HELLP 综合征主要由于微血管内皮细胞受损害和血小板被激活所致,即血管内皮细胞受损,胶原组织暴露,导致血小板与之接触、黏附并被激活。HELLP 综合征临床症状不典型,表现多样化,主要临床表现为右上腹部疼痛,恶心、呕吐,头痛,视觉异常,出血及黄疸等,部分患者的体格检查可以没有任何阳性体征。实验室检查主要包括血管内溶血、肝酶升高、血小板减少。LDH 升高和血清结合珠蛋白降低是诊断本病的敏感指标,LDH 水平和血小板计数与 HELLP 综合征的症状严重程度有关。

(2) 妊娠期急性脂肪肝:又称产科急性假性肝萎缩,发病多在妊娠晚期,妊娠引起的激素变化,使脂肪酸代谢发生障碍,致游离脂肪酸堆积在肝细胞和肾、胰、脑等其他脏器,造成多脏器损害。起病急骤、上腹疼痛、恶心、呕吐、黄疸,出血倾向、血胆红素明显增高,可达 171μmol/L,而尿胆红素阴性,尿酸增高,白细胞增高,血小板减少,持续低血糖,B 超可见脂肪波,肝密度增加。

(3) 弥散性血管内凝血:围生期的弥散性血管内凝血(disseminated or diffuse intravascular coagulation,DIC)是指建立在妊娠期高凝状态的基础上,由多种产科疾病引起的凝血因子和血小板激活,大量可溶性促凝物质或羊水入血,从而引起一个以凝血功能失常为主要特征的病理过程。在微循环中形成大量微血栓,同时大量消耗凝血因子和血小板。常见导致 DIC 的产科重症有妊娠期高血压疾病、胎盘早剥、羊水栓塞、死胎滞留、产后大出血、感染性流产、子宫破裂、葡萄胎、刮宫等。本病临床表现复杂多样,多数发生在分娩期前后,主要表现是产后大出血、休克、器官功能障碍,来势凶猛,病情凶险。主要临床特点:①出血不止与血液不凝（或血凝减慢），或血凝后的血块又发生溶解；②栓塞现象，主要是微循环的栓塞，可有休克、少尿、无尿及急性肾衰竭，偶有大血管栓塞，如脑动脉栓塞、肺栓塞及多发性静脉栓塞等；③微血管病性溶血。

2. 免疫因素

（1）免疫性血小板减少症（immune thrombocytopenia，ITP）：是妊娠期血小板降低的常见疾病，临床上部分患者仅在产检中发现。ITP增加出血的风险，如母体颅内出血、产后出血、新生儿颅内出血等。妊娠ITP可能有两种情况：①妊娠前已明确诊断ITP或有ITP既往史；②妊娠后首次出现ITP，妊娠期ITP常以出血为首发症状而就诊，如皮下出血，鼻腔、口腔牙龈出血等，严重者可出现消化道出血及颅内出血等。不管何种情况，妊娠常可使ITP患者血小板进一步下降，出血加重。ITP患者骨髓检查中巨核细胞数增多或正常、有成熟障碍，注意排除其他继发性血小板减少症，如自身免疫性疾病、甲状腺疾病、再障和恶性血液病等。

（2）结缔组织疾病所致血小板减少：①系统性红斑狼疮（systemic lupus erythematosus，SLE），是风湿结缔组织疾病中引起血小板减少的最常见疾病，也是妊娠血小板减少的常见合并症，发生率为7%～30%，其中5%～10%的患者PLT严重减少。妊娠合并SLE的患者通常会出现子痫前期，病变更容易累及肾，SLE累及中枢神经系统可能出现抽搐，与子痫相似，需注意鉴别。SLE活动易导致蜕膜血管病变使胎盘梗死，胎盘血流灌注减少，最终胎儿宫内生长受限，增加新生儿发病率和死亡率。②抗磷脂抗体综合征，主要临床表现为无菌性血栓形成、流产、死胎、血小板减少、皮肤瘀斑等。③Felty综合征，为类风湿关节炎伴发肝、脾、淋巴结肿大以及全血细胞减少，发生于类风湿关节炎病程晚期，常有肝硬化和脾功能亢进表现，脾功能亢进及免疫破坏是血细胞减少的可能原因。

【病例分析】

（一）病史介绍

吴某，女，35岁，经产妇，G2P1，因"停经35^{+2}周，双下肢水肿2个月，突发上腹痛伴恶心、呕吐6小时"于2015年2月3日入院。患者末次月经2014年6月1日，预产期2015年3月8日，停经40余天开始出现早孕反应，未做任何处理后自行消失，早孕期无感冒、药物、毒物、放射线接触史，孕4个月自觉胎动至今，孕期常规产前检查，孕期之前血压正常。2个月前无诱因出现双下肢水肿，无头晕、眼花，1周前刷牙时偶有牙龈出血，无黑便，无阴道异常流血、流液。6小时前患者突然出现上腹部疼痛，呈阵发性，无放射痛，伴恶心、呕吐胃内容、头晕，可行走，于急诊就诊，测血压191/162mmHg，查尿常规示尿蛋白3g/L，拟"妊娠期高血压疾病"收入院，孕期体重增长不详。

既往体健，否认高血压、糖尿病、结核等传染病病史，否认自身免疫性疾病病史，已婚已育，2010年分娩一男孩，体重3000g，家人体健，否认有类似疾病史。

查体：T 37.2℃，P 95次/分，R 20次/分，BP 189/159mmHg，身高1.61m，体重59.3kg，BMI 22.88kg/m^2。神志清楚，查体合作。全身皮肤及黏膜无瘀点、紫癜、瘀斑，无黄染、发绀。全身浅表淋巴结未触及肿大。双眼视物稍模糊。口腔无溃疡，咽无充血，双侧扁桃体无肿大。甲状腺无肿大。胸廓无畸形，胸骨无压痛，双侧乳房发育正常且对称，双肺呼吸音清晰，未闻及干湿性啰音。心率95次/分，律齐，各瓣膜区未闻及病理性杂音。腹部膨隆，无压痛及反跳痛，肝脾肋下未扪及，肠鸣音正常。脊柱、四肢无畸形，活动正常，双下肢凹陷性水肿。

神经系统生理反射正常,病理反射未引出。

产科检查:腹部膨隆,宫高 30cm,腹围 91cm,胎方位 LOP,头先露;未衔接;未触及宫缩,估计胎儿体重 2500g 左右,胎心音最响部在脐下偏左,胎心率 158 次/分,跨耻征阴性;肛查:宫颈质中,居后,宫口未开,先露 S⁻³,宫颈评分 1 分,胎膜未破,无阴道及其窥器检查。

(二) 实验室检查

血常规:WBC $7.46×10^9/L$,Hb 105g/L,Ret% 2.1%,PLT $67×10^9/L$。

尿常规:尿比重 1.028,尿蛋白(+++),尿胆红素阴性,尿酮体阴性;24 小时尿蛋白定量 212mg。

出凝血常规:PT 11.4s,INR 1.02,APTT 31.6s,TT 11.1s,Fbg 4.18g/L;3P 试验阴性。

血生化:LDH 1175U/L↑,AST 67U/L↑,ALT 57U/L↑,TBIL 28.3μmol/L↑,DBIL 2.3μmol/L,IBIL 21.2μmol/L↑,GLU 5.8mmol/L。

乙肝两对半、肝炎系列、梅毒组合、HIV 抗体均阴性。

直接 Coombs 试验阴性,PNH 组合未见异常。

风湿病组合Ⅰ+Ⅱ、SLE 5 项、ANCA 组合、抗磷脂综合征组合、体液免疫 7 项均未见异常。

眼底检查:A:V=2:3;胎心监测(NST)8 分。

心电图:窦性心律,心率 80 次/分,正常心电图。

产科彩超:双顶径(BPD)8.5mm,头围(HC)302mm,腹围(AC)280mm,股骨长(FL)65mm。羊水指数 7.70cm。胎盘位于子宫后壁,厚度为 28mm,胎盘Ⅱ级;脐动脉 S/D 为 3.2,胎心率 158 次/分。

腹部 B 超:肝、胆、胰、脾未见异常。

(三) 初步诊断

1. 妊娠期血小板减少查因:HELLP 综合征?

2. G2P1A0,孕 35⁺²周,单活胎,LOP 未临产

(四) 诊断思路

1. 病例特点　该患者妊娠后期出现双下肢水肿 2 个月,突发上腹痛伴恶心、呕吐 6 小时,急测血压高达 191/162mmHg,实验室检查发现有蛋白尿、血小板减少,间接胆红素升高、LDH 显著增高、网织红细胞百分比增高,考虑存在溶血可能,伴有轻度肝损害。

2. 鉴别诊断　患者的诊断和鉴别诊断可以从妊娠合并高血压、溶血、血小板减少等切入点进行分析,本病例从妊娠合并血小板减少进行讨论:①再障,患者出现血小板减少需注意再障可能,但同时合并高血压、消化系统症状及 LDH 显著增高等均不支持再障的诊断;②急性白血病,患者有血小板减少,但同时有高血压、水肿、蛋白尿及无肝脾淋巴结肿大、白细胞分类正常、未见原始幼稚细胞均不支持该诊断,必要时可予以骨髓穿刺检查;③HELLP 综合征,患者妊娠后期出现高血压(血压高达 191/162mmHg)、突发上腹痛伴恶心、呕吐,实验室检查出现溶血(间接胆红素升高、LDH 显著增高、网织红细胞百分比增高)、血小板减少和肝损害,需高度警惕 HELLP 综合征;④妊娠期急性脂肪肝,患者妊娠后期突发上腹疼痛、恶心、呕吐,需注意该病可能,但突发高血压、水肿、尿蛋白及轻度肝损害(转氨酶轻度升高、轻度黄疸且以间接胆红素升高为主)可排除该诊断;⑤DIC,患者有血小板减少,但无出血或栓塞症状、出凝血常规检查正常,不支持该诊断,可继续动态监测凝血功能;⑥ITP,是妊娠期

血小板减少的常见病因,但患者出现高血压、间接胆红素升高、LDH 显著升高及肝损害不支持;⑦结缔组织疾病所致血小板减少,患者无骨关节疼痛、皮疹、口腔溃疡,风湿性疾病相关实验室检查均未见异常,故可排除。

2015 年 2 月 3 日血清结合珠蛋白 215.4mg/L↓,外周血涂片可见红细胞碎片。

(五) 最终诊断

1. HELLP 综合征

2. G2P1A0,孕 35^{+2}周,单活胎,LOP 未临产

(六) 治疗经过

患者入院时病情危重,孕 35$^+$周,考虑孕妇孕周≥32 周,彩超示 BPD 8.5mm,HC 302mm,AC 280mm,FL 65mm,估计胎儿 2500g 左右,积极控制血压等对症治疗后促进胎肺成熟,终止妊娠。患者为经产妇,但考虑母体病情不稳定,宫颈评分 1 分,宫颈未成熟,不宜阴道分娩。该患者血小板计数>50×10^9/L 且不存在过度失血或者血小板功能异常,予硫酸镁静脉滴注解痉等治疗后血压下降,于 2015 年 2 月 3 日急诊终止妊娠,术中 LOA 位剖出一女婴,羊水清,量约 500ml,胎盘、胎膜完整,术程顺利。术后抗感染,促子宫恢复,补液等对症支持治疗,血压控制良好,第 2 天起血小板逐渐上升至正常(表 20-2),未用降压药情况下平均血压 120/80mmHg 左右,切口愈合良好,一般情况良好。

表 20-2　患者术后血常规检查结果

日期	WBC(×10^9/L)	Hb(g/L)	HCT	PLT(×10^9/L)
2015-02-03	7.46	105	0.31	67
2015-02-04	12.78	95	0.28	78
2015-02-08	13.07	99	0.30	148

(周振海　李娟)

参 考 文 献

1. Al-Kouatly HB,Chasen ST,Kalish RB,et al. Causes of thrombocytopenia in triplet gestations. Am J Obstet Gynecol,2003,189(1):177-180.

2. Kelton JG. Idiopathic thrombocytopenic purpura complicating pregnancy. Blood Rev,2002,16(1):43-46.

3. 张之南,郝玉书,赵永强,等. 血液病学. 第 2 版. 北京:人民卫生出版社,2011.

4. McCrae KR. Thrombocytopenia in pregnancy:differential diagnosis,pathogenesis,and management. Blood Rev,2003,17(1):7-14.

5. Curtin WM,Weinstein L. A review of HELLP syndrome. J Perinatol,1999,19(2):138-143.

6. Repke JT,Robinson JN. The prevention and management of pre-eclampsia and eclampsia. Int J Gynaecol Obstet,1998,62(1):1-9.

7. Tseng CE,Buyon JP. Neonatal lupus syndromes. Rheum Dis Clin North Am,1997,23(1):31-54.

第 21 章

全血细胞减少的诊断思路

    全血细胞减少(pancytopenia,PCP)是指在外周血中红细胞、白细胞和血小板三种有形成分同时减少的血液学异常表现。全血细胞减少并不是一种独立疾病,而是一组引起血液有型成分减少的疾病的共同病理表现,其诊断标准是:①贫血,男性血红蛋白<120g/L,女性(非妊娠)血红蛋白<110g/L,孕妇血红蛋白<100g/L;②白细胞减少,外周血白细胞计数<4.0×10^9/L;③血小板减少,血小板计数<100×10^9/L。

    全血细胞减少的病因很多且复杂,可分为非血液系统疾病和血液系统疾病两大类,常见疾病如下。

(一) 血液系统疾病

    1. 感染性疾病   感染性疾病引起全血细胞减少可能与下列因素有关:①病原菌直接抑制造血功能或引起巨噬细胞及淋巴细胞释放介质,抑制造血;②引起噬血细胞综合征;③免疫性溶血;④骨髓坏死;⑤脾功能亢进;⑥叶酸和维生素 B_{12} 缺乏及促红细胞生成素减少等。

    (1) 细菌:①伤寒,常有发热,中毒症状较严重,相对缓脉,有显著神经系统症状,表情淡漠、嗜睡甚至谵妄、昏迷、腹胀、轻度腹痛。轻度脾大,质软、可有轻度压痛。肥达试验在本病起病 1 周后即可出现阳性反应,O 抗体 1:80 以上阳性,H 在 1:160 以上为阳性,抗体滴度逐步上升则诊断意义更大;②败血症,表现为寒战、发热、中毒症状重,感染相应临床表现与血培养获得阳性结果为确定诊断的依据;③结核病,急性粟粒型肺结核,临床表现结合胸部影像学检查可以诊断;肝结核,大多数存在肝外结核病灶,结核杆菌经血源性播散经肝动脉进入肝,CT 肝扫描可发现肝粟粒病灶,确诊须依靠肝穿刺活检;脾结核,多见于青壮年,表现为长期发热、弛张热、脾大、左上腹不适,可无脾外结核表现,行 B 超引导下脾穿刺活检或脾切除术以确诊;深部淋巴结结核,以肠系膜淋巴结结核多见,主要症状是长期发热、与饮食无关的腹部钝痛、消瘦、盗汗等,B 超引导下包块穿刺或腹腔镜检查取淋巴结活检以确诊。

    (2) 真菌:主要致病菌有念珠菌、曲霉菌、隐球菌、毛霉菌等。近期发生中性粒细胞缺乏并持续 10 天以上、接受异基因造血干细胞移植、应用糖皮质激素超过 3 周、90 天内应用过 T 细胞免疫抑制剂或核苷类似物、侵袭性真菌感染病史、患者同时患有艾滋病或遗传性免疫缺陷(如慢性肉芽肿或联合免疫缺陷病)均为真菌感染的高危因素。感染部位有内脏感染以及真菌败血症,其中侵袭性肺曲霉菌病最常见。对于存在真菌感染高危因素的患者出现不明原因发热,需行胸部 CT 检查、体液(痰、尿、血)真菌培养、血培养、G 试验、GM 试验,确诊需要侵入性的组织活检。

（3）病毒　包括：①人类免疫缺陷病毒，可伴有全血细胞减少。常见症状有发热、咳嗽、咳痰、气短、低氧血症、乏力、消瘦、全身淋巴结肿大，反复肺和肠道感染，通过测定 HIV 抗体及蛋白印迹法以确诊；②登革热，白细胞和血小板减少常见，也可全血细胞减少，表现为发热、剧烈肌肉、骨关节疼痛、颜面潮红、皮疹、浅表淋巴结肿大，根据流行病学史、临床表现、登革热病毒分离以及血清学检查可以确诊；③其他病毒，如 SARS 病毒、EB 病毒、CMV 病毒等均可引起全血细胞减少。

（4）寄生虫　包括：①黑热病，是由杜氏利什曼原虫引起的，主要表现为长期不规则发热、消瘦、进行性肝脾大和全血细胞减少等，根据流行病学资料（5~9 月）、临床特点、骨髓或淋巴结穿刺液染色找到原虫以及血清免疫学检查可以明确诊断；②疟原虫，具有流行季节居住或去过流行地区，表现为周期性发冷、发热、出汗、轻至中度脾大和间歇期症状消失，血涂片查到疟原虫是诊断最可靠的依据。

2. 结缔组织疾病

（1）系统性红斑狼疮（SLE）：SLE 是风湿结缔组织病中最常见的引起全血细胞减少的病因，其机制复杂，包括非免疫性因素及免疫性因素。非免疫性因素与蛋白代谢异常、失血及铁代谢异常有关，免疫性因素如自身抗体作用于血细胞、被脾破坏引起溶血及直接作用于骨髓引起。此病多见于年轻女性，美国风湿病学会 1997 年 SLE 分类标准包括颊部红斑、盘状红斑、光过敏、口腔溃疡、关节炎、浆膜炎、肾病变、神经病变、血液学疾病、免疫学异常和抗核抗体，符合 4 项或 4 项以上者，在除外感染、肿瘤和其他结缔组织疾病后，可诊断为 SLE。

（2）Felty 综合征：指类风湿关节炎、脾大和中性粒细胞减少三联症，发生于类风湿关节炎病程晚期，常有肝硬化和脾功能亢进表现，脾功能亢进及免疫破坏是全血细胞减少的可能原因。

3. 恶性肿瘤　其引起全血细胞减少主要原因包括：①肿瘤细胞转移至骨髓抑制正常造血组织；②肿瘤细胞分泌调控因子抑制骨髓造血功能；③肿瘤细胞摄取过多营养物质引起造血原料不足；④肿瘤引起免疫功能紊乱可影响血细胞代谢，使其生存期缩短；⑤部分肿瘤如消化道肿瘤可引起失血。

4. 急慢性肝病　肝硬化最为常见，引起全血细胞减少的主要原因为脾功能亢进。肝炎病毒感染可以引起全血细胞减少，其可能机制：病毒对造血干细胞的直接抑制作用；骨髓造血微环境破坏；肝功能不良，对有毒代谢物降解减少，造血受抑；病毒介导的自身免疫异常，引起肝细胞的损伤。

5. 其他　包括：①甲状腺功能减退由于缺乏甲状腺激素，骨髓造血功能受抑，红细胞生成素减少，或胃酸缺乏使铁及维生素 B_{12} 吸收障碍，导致巨幼细胞贫血，严重时全血细胞减少；②肾衰竭，由于造血物质摄入、吸收障碍及肾分泌促红细胞生成素减少等因素，可引起全血细胞减少；③肿瘤患者化疗、放疗后骨髓抑制；④药物、理化因素。

（二）血液系统疾病

1. 造血干细胞缺陷

（1）再生障碍性贫血（再障）：是一种由不同原因和机制引起的骨髓造血功能衰竭症。诊断标准：①全血细胞减少，网织红细胞减低，淋巴细胞比例增高；②一般无肝脾大；③骨髓多部位增生减低或重度减低，造血细胞减少，非造血细胞比例增高，骨髓小粒空虚；④除外引起全血细胞减少的其他疾病等。再障骨髓呈向心性造血萎缩,造血红髓脂肪化过程常伴有残存造血灶,故多部位骨髓穿刺有助于诊断。

（2）急性造血功能停滞：是由多种原因导致的一过性严重骨髓造血衰竭,全血细胞减少,本病可以短期内自然恢复,可继发于病毒感染、药物、溶血性贫血等因素。

（3）阵发性睡眠性血红蛋白尿：是一种获得性造血干细胞基因突变所致的良性克隆性疾病,由于红细胞膜有缺陷,GPI 锚连蛋白（主要为 CD55 和 CD59）缺失,细胞对激活补体异常敏感,血管内溶血,常伴有全血细胞减少,流式细胞学血细胞 CD55 和 CD59 水平检测有助于诊断。

（4）先天性骨髓造血衰竭：是一组少见的遗传性异质性疾病,多于幼年起病,部分患者于成年发病。多以骨髓造血衰竭、先天性躯体畸形和易患肿瘤为主要表现,进行性出现一系或多系血细胞减少,也可转变为 MDS 或急性髓系白血病,常见于 Fanconi 贫血、先天性角化不良、Shwachman-Diamond 综合征等。Fanconi 贫血可通过临床特点,结合家族史、染色体断裂试验、流式细胞学检测细胞周期等诊断;先天性角化不良以黏膜表现、骨髓衰竭和肿瘤易感为主要特征,结合流式细胞学和荧光原位杂交检测外周血白细胞各个亚群的端粒长度可以诊断。

2. 造血系统恶性克隆性疾病

（1）急性白血病：是造血干细胞的恶性克隆性疾病,发病时骨髓中异常的原始细胞及幼稚细胞（白血病细胞）大量增殖并抑制正常造血,可广泛浸润肝、脾、淋巴结等各种脏器。本病起病急,进展快,可有发热、贫血、出血、胸骨下段压痛、肝、脾、淋巴结肿大。以高白细胞、贫血和血小板减少多见,但也可以全血细胞减少起病,常见于急性早幼粒细胞白血病、急性淋巴细胞白血病和急性低增生性白血病。

（2）骨髓增生异常综合征（MDS）：MDS 是一种异质性疾病,起源于造血干细胞的克隆性疾病,老年人多见。异常克隆细胞在骨髓中分化、成熟障碍,出现病态造血,在骨髓原位或释放入血后不久被破坏,导致无效造血,外周血常规可出现一系、两系或全血细胞减少。

（3）多发性骨髓瘤：为克隆性浆细胞疾病,常见临床表现为骨痛、贫血、肾功能不全和感染等,严重时可出现全血细胞减少。

（4）淋巴瘤：以非霍奇金淋巴瘤居多。淋巴瘤临床表现复杂,常以长期发热为主要和首发表现,也可表现为血常规异常,严重时全血细胞减少。确诊淋巴瘤依赖于病理组织学检查,影像学检查尤其全身 PET-CT 对淋巴瘤筛查、组织穿刺活检定位具有重要价值,但不同亚型淋巴瘤阳性检出率不同,肿瘤太小、恶性程度低等,全身 PET-CT 检查可表现为假阴性。对于长期发热、肝脾大、全血细胞减少高度疑诊淋巴瘤的患者,当无法获取淋巴结或者病变组织包块活检时,反复多部位骨髓活检有助于明确诊断,骨髓流式细胞仪免疫学检查、免疫球蛋白重链基因重排和 T 细胞受体基因重排检测对诊断有一定帮助。

（5）原发性骨髓纤维化：起病较缓,发病年龄较大,多为 50 岁以上,病程晚期可出现全血细胞减少、肝脾大,肿大脾质多坚硬,外周血涂片见有核红细胞、幼稚粒细胞及泪滴红细胞,骨髓活检示胶原纤维和（或）网状纤维明显增生。

3. 造血原料不足或利用障碍

（1）缺铁性贫血：缺铁时,血红素合成障碍,发生小细胞低色素性贫血,严重时粒细胞、血小板的生成也受影响,表现为全血细胞减少,缺铁原因包括需铁量增加、摄入量不足、铁吸收障碍及丢失过多。

（2）巨幼细胞贫血：叶酸、维生素 B_{12} 缺乏或某些影响核苷酸代谢的药物导致细胞 DNA 合成障碍所致的贫血，骨髓中红系、粒系和巨核系细胞发生巨幼样变，分化成熟异常，在骨髓中过早死亡，导致全血细胞减少。

4. 骨髓被异常细胞浸润

（1）噬血细胞综合征：临床表现常出现两系或三系全血细胞减少，分为原发性与继发性两类，原发性又称家族性，为常染色体隐性遗传病，继发性多与感染（病原体包括病毒、细菌、真菌及寄生虫，其中 EB 病毒感染占大多数）、肿瘤（淋巴瘤最常见）及自身免疫性疾病等有关。

（2）恶性组织细胞病：常出现全血细胞减少，其起病急骤，高热、进行性衰竭、淋巴结、肝、脾大，病程中常出现黄疸、浆膜腔积液、皮肤损害、出血等症状，血涂片偶可见异常组织细胞，骨髓涂片及淋巴结、肝、脾活检可见较多异常组织细胞，特别是多核巨组织细胞有助于诊断。

（3）类脂质沉积病：可以表现为全血细胞减少，其原因与脾功能亢进以及异常细胞在骨髓浸润损害造血功能有关。类脂质沉积病包括：①尼曼-匹克病（Niemann-Pick disease），见于小儿，肝脾大突出，常为巨脾。根据肝脾大，伴有贫血，骨髓、肝、脾和淋巴结组织中有成堆的泡沫细胞（Niemann-Pick 细胞）可以诊断，检测神经鞘磷脂酶的活性对诊断有决定意义；②戈谢病（Gaucher's disease），又名葡萄糖脑苷脂病，多见于小儿，根据贫血伴有肝脾大，骨髓涂片或肝、脾、淋巴结活检见较多戈谢细胞可以诊断，测定 β-葡萄糖脑苷脂酶活性对诊断有决定意义。

（4）转移癌：骨转移癌因造血系统被癌细胞抑制可导致全血细胞减少，通过骨髓检查见转移癌巢及转移癌细胞可以诊断，进一步行 B 超、CT、MRI 或 PET-CT 等检查以寻找原发肿瘤病灶。

5. 脾功能亢进　临床表现为脾大，可出现全血细胞减少。诊断条件：①脾大；②外周血中一系、两系或三系血细胞减少；③骨髓象造血细胞呈代偿性增生表现，部分可有细胞成熟障碍；④脾切除后血细胞数恢复或接近正常。诊断脾功能亢进后，需进一步明确原发基础疾病。

【病例分析】

（一）病史介绍

黄某，女，48 岁，因"反复皮下出血、月经增多 10 余年，伴面色苍白 3 年、腹胀 1 个月"于 2014 年 7 月 15 日入院。患者于 10 余年前无诱因反复出现皮下瘀斑伴月经量增多，无牙龈及鼻出血，未予重视，也一直未予以诊治。3 年前逐渐出现面色苍白，无发热，无皮疹，无骨关节痛，于当地医院就诊，化验血常规示血小板 $50 \times 10^9/L$（其余不详），患者拒绝骨髓穿刺检查，未予特殊治疗。1 个月前出现腹胀，以餐后明显，无恶心、呕吐，无腹痛、腹泻，无身目黄染，于当地医院复诊，血常规 WBC $1.67 \times 10^9/L$，N $1.02 \times 10^9/L$，Hb 88g/L，PLT $33 \times 10^9/L$，查体见脾大，现为进一步明确诊治收入我科。患者自起病以来，精神、睡眠尚好，胃纳可，大小便正常，体重无明显下降。

既往有"乙肝"10 余年，未予规范治疗。

体格检查:T 36℃,P 80 次/分,R 20 次/分,BP 112/66mmHg。发育正常,营养中等,轻度贫血貌。四肢皮肤可见散在陈旧瘀斑,无皮疹、黄染。全身浅表淋巴结未触及肿大。头颅五官无畸形,睑结膜较苍白,巩膜无黄染。口腔无溃疡,扁桃体无肿大。胸骨无压痛,双肺呼吸音清晰,未闻及干湿性啰音。心律 80 次/分,律齐,心音正常。腹部平坦,未见胃肠型及蠕动波,未见腹壁静脉曲张;腹软,无压痛及反跳痛,未触及腹部肿块,肝肋下未触及,脾高度肿大,Ⅰ线 13cm,Ⅱ线 15cm,Ⅲ线-3cm,移动性浊音阴性。脊柱、四肢无畸形。神经系统生理反射正常,病理反射未引出。

（二）实验室检查

血常规:WBC 1.36×10⁹/L,N 0.87×10⁹/L,Hb 95g/L,MCV 76fl↓,MCHC 298g/L↓,Ret% 3.5%↑,PLT 33×10⁹/L↓。

大小便常规正常,大便未见寄生虫卵。

出凝血常规:PT 14.1s,INR 1.20,APTT 36.1s,TT 18.5s,Fbg 1.77g/L。

基础代谢生化组合Ⅰ+肝酶学+肝代谢组合:TP 57.7g/L,PA 190mg/L,TBA 38.1μmol/L,K⁺ 3.35mmol/L,UA 429μmol/L,余未见异常。

贫血组合Ⅲ:维生素 B_{12} 695ng/L,铁蛋白 6.01μg/L↓,叶酸 8.10μg/L,EPO 54.30IU/L。

地中海贫血基因突变检查:检出 α-地中海贫血基因 CS 突变、杂合;G-6-PD 活性正常,直接 Coombs 试验阴性。

乙肝两对半:HBsAg(+)、HBeAb(+)、余阴性,HBV-DNA 定量<100IU/ml,自身免疫性肝病组合未见异常,肝炎系列、HIV 抗体、梅毒组合均阴性。

风湿病组合Ⅰ、体液免疫 7 项、SLE 5 项、风湿病组合Ⅱ、ANCA 组合、抗磷脂综合征组合均未见异常。

消化系统肿瘤组合均阴性。

骨髓象:骨髓增生活跃,粒系占 48%,各阶段比例、形态大致正常;红系占 36%,比例增高,幼红细胞、成熟红细胞体积小,中心淡染;淋巴细胞、单核细胞比例和形态大致正常;全片见巨核细胞 21 个,其中幼稚巨核细胞 11 个,颗粒巨核细胞 7 个,裸核巨核细胞 3 个,血小板少;未见寄生虫;外周血涂片:白细胞数减低,分类中性分叶核粒细胞为主,成熟红细胞体积小,中心淡染,血小板少。

（三）初步诊断

1. 全血细胞减少查因:脾功能亢进? 风湿性疾病?

2. 缺铁性贫血

3. 轻型 α-地中海贫血

（四）诊断思路

1. 病例特点　该患者为中年女性,慢性病程,以贫血、出血、脾大为主要临床表现,既往有"乙肝"10 余年。实验室检查:全血细胞减少,骨髓涂片示骨髓增生活跃、红系比例增高、巨核细胞成熟障碍,血小板少,肝功能正常,乙肝两对半 HBsAg 和 HBeAb 阳性,α-地中海贫血基因 CS 突变检出基因突变杂合,风湿病相关检查未见异常。

2. 鉴别诊断　患者缺铁性贫血、轻型 α-地中海贫血诊断明确,但无法解释巨脾,后者的诊断和鉴别诊断可以从全血细胞减少、重度脾大、骨髓巨核细胞成熟障碍等多个切入点进行分析。本病例从全血细胞减少分析,其他分别见本书相关章节。①感染性疾病:包括细菌、真菌、病毒、寄生虫等,患者病史长,无发热及明显感染病灶,细菌、真菌感染可能性不大;大便未见寄生虫卵且无寄生虫感染的相应表现,故可排除寄生虫感染;有 10 多年乙型肝炎史且未规范治疗,入院查 HBsAg(+)、HBeAb(+),但乙型肝炎病毒 DNA 定量<100IU/ml,乙肝病毒感染直接导致全血细胞减少可能性不大,患者病史长达 10 年,乙肝病毒感染引起肝硬化需高度警惕;②结缔组织疾病,患者无骨关节疼痛,无皮疹、口腔溃疡,风湿性疾病相关检查均未见异常,故可排除;③再障,患者有全血细胞减少,但白细胞分类以粒细胞为主、网织红细胞比例升高及巨脾均不支持再障;④原发性骨髓纤维化,患者慢性病程、全血细胞减少、巨脾,需注意该病可能,但外周血涂片未见有核红细胞、幼稚粒细胞及泪滴红细胞,不支持该诊断,可进行骨髓活检进一步排除;⑤其他造血系统恶性克隆性疾病,如慢性粒细胞白血病、毛细胞白血病等,但外周血和骨髓检查未提示相关异常,可排除;⑥脾功能亢进,患者巨脾,出现全血细胞减少、骨髓巨核细胞成熟障碍,支持脾亢的诊断,结合患者既往有"乙肝"10 余年,未规范化治疗,注意乙肝肝硬化引起脾大可能。

7 月 16 日上腹部 CT 检查:①胆囊结石,考虑合并胆囊炎;②巨脾改变;肝硬化,合并门脉高压;③肝左叶囊肿;④左肾小囊肿。

（五）最终诊断

1. 脾功能亢进(乙肝肝硬化和地中海贫血所致)
2. 乙肝肝硬化(失代偿期)
3. 缺铁性贫血
4. 轻型 α-地中海贫血
5. 胆囊结石并慢性胆囊炎

（六）治疗经过

诊断明确后,予恩替卡韦抗乙肝病毒及补充铁剂治疗,因患者巨脾引起严重全血细胞减少,有切脾的指征,转入肝胆外科后 7 月 30 日行脾切除术,病理脾脏示慢性脾瘀血(图 21-1)、肝组织呈门脉性肝硬化改变(图 21-2),术后第 2 天血常规即开始上升,近期随访血常规均正常(表 21-1)。

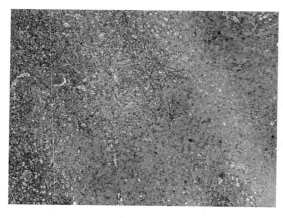 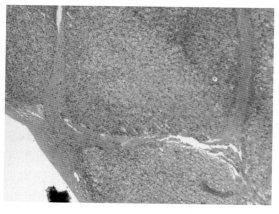

图 21-1　脾病理示脾淤血(×100)　　　　图 21-2　肝组织病理示肝组织呈门脉
　　　　　　　　　　　　　　　　　　　　　　性肝硬化改变(×100)

表 21-1　患者手术前后血常规检查结果

日期	WBC(×10⁹/L)	N(×10⁹/L)	Hb(g/L)	PLT(×10⁹/L)
2014-07-30	1.36	0.87	95	33
2014-07-31*	15.77	14.29	105	70
2014-08-02*	13.82	11.07	105	146
2014-08-07*	11.39	6.73	110	388

注:*行脾切除术后

（周振海　李娟）

参 考 文 献

1. 张之南,沈悌. 血液病诊断及疗效标准. 第 3 版. 北京:科学出版社,2007.

2. 陈灏珠. 实用内科学. 第 12 版. 北京:人民卫生出版社,2005.

3. 张之南,郝玉书,赵永强,等. 血液病学. 第 2 版. 北京:人民卫生出版社,2011.

4. Corti M,Villafañe M,Minue G,et al. Clinical features of AIDS patients with Hodgkin's lymphoma with isolated bone marrow involvement:report of 12 cases at a single institution. Cancer Biol Med,2015,12(1):41-45.

第 22 章

长期发热的诊断思路

长期不明原因发热指发热持续 3 周以上,体温≥38.5℃,经完整的病史询问、体格检查及常规实验室检查后仍不能明确诊断者,慢性低热指体温上升 37.4～38℃(舌下测温)除外生理性原因并持续 1 个月以上者。长期发热病因分类见表 22-1,手术后热、内分泌功能紊乱、自主神经功能紊乱、妊娠、月经前、甲状腺功能亢进多表现为慢性低热。

表 22-1 能引起长期发热的疾病

感染	细菌:结核病、败血症、亚急性感染性心内膜炎、伤寒、副伤寒、布鲁菌病、局部脓肿(肝脓肿、膈下脓肿)、胆道感染 真菌(多见于免疫功能低下):肺曲霉菌病、念珠菌败血症、组织胞浆菌病、隐球菌脑膜炎、肝脾念珠菌 病毒:艾滋病、登革热、EB 病毒感染、传染性单核细胞增多症、巨细胞病毒感染、流行性出血热、病毒性脑炎 寄生虫:阿米巴肝病、黑热病、急性血吸虫病、恶性疟疾 立克次体感染、衣原体感染、钩端螺旋体病
血液病	恶性淋巴瘤、白血病、B 细胞慢性淋巴细胞增殖性疾病、骨髓增殖性疾病、恶性组织细胞病、郎格汉斯细胞组织细胞增生症、组织细胞坏死性淋巴结炎、多发性骨髓瘤、噬血细胞综合征、Castleman 病
结缔组织病	成人 Still 病、系统性红斑狼疮、风湿热、结节性多动脉炎、Wegener 肉芽肿、干燥综合征、系统性血管炎、类风湿关节炎、多发性肌炎、皮肌炎
恶性肿瘤	肝癌、肺癌、结肠癌、肾癌、胃癌等
中枢性其他	下丘脑(间脑)综合征 药物热、手术后热、内分泌功能紊乱、自主神经功能紊乱、妊娠、月经前热、甲状腺功能亢进、病因未明

长期发热的热型多样,以弛张热及不规则热等热型多见。发热特点对于病因诊断具较大的参考价值。热程短,有乏力、寒战等中毒症状者,有利于感染性疾病的诊断;热程中等,但呈渐进性消耗、衰竭者,以肿瘤多见;热程长,无毒血症症状,但发作与缓解交替出现,则多见于结缔组织病。感染性疾病是长期发热最常见的原因,长期发热常见于以下几大类疾病。

(一) 感染性疾病

1. 细菌

（1）结核病：结核病是感染性疾病引起不明原因长期发热的常见病因，可见：①急性粟粒型肺结核，临床表现结合胸部影像学检查可以诊断；②肝结核，大多数存在肝外结核病灶，结核杆菌经血源性播散经肝动脉而进入肝，CT 肝扫描可发现肝粟粒病灶，肝穿刺活检可确诊；③脾结核，多见于青壮年，表现为长期发热、弛张热、脾大、左上腹不适，可无脾外结核表现，行 B 超引导下脾穿刺活检或脾切除术以确诊；④深部淋巴结结核，以肠系膜淋巴结结核多见，患者热型为弛张型或不规则型，体温可高达 39℃ 以上，消瘦、盗汗明显，出现与饮食无关的腹部钝痛，肠粘连可引起剧烈肠绞痛，可触及淋巴结团块，B 超引导下包块穿刺或腹腔镜检查取淋巴结活检可确诊。

（2）感染性心内膜炎：急性感染性心内膜炎，有先天性或风湿性瓣膜性心脏病史，或漂浮导管放置时间太长、血液透析、静脉高营养治疗和静脉吸毒等，致病菌以草绿色链球菌为多，可有发热、乏力、肌肉关节疼痛。可有轻度脾大、质软有轻压痛，伴脾梗死者左上腹有剧痛。可有皮肤瘀点及其他脏器梗死的表现。超声心动图检查可发现瓣膜赘生物，反复血培养可获阳性结果。

（3）败血症：血培养获得阳性结果为确定诊断的依据，致病菌以金黄色葡萄球菌最多，其次为大肠杆菌。败血症消除后患者仍可能有长期发热，其原因主要为迁徙性化脓病灶，可位于体内任何组织和器官，还有可能与感染消除后，体温调节中枢功能尚未稳定有关，多为低热，此外少数为药物热，多伴有药疹，停用有关药物后体温恢复正常。

（4）伤寒：典型病例初期体温逐步上升，5~7 天后呈高热，稽留不退约 2 周，中毒症状较严重，相对缓脉，有显著神经系统症状，表情淡漠、嗜睡甚至谵妄、昏迷，腹胀、轻度腹痛。脾大多为轻度，质软、可有轻度压痛。肥达试验在本病起病 1 周后即可出现阳性反应，O 抗体 1：80 以上阳性，H 在 1：160 以上为阳性，若动态观察，抗体滴度逐步上升则诊断意义更大。

2. 真菌　主要致病菌有念珠菌、曲霉菌、隐球菌、毛霉菌等。感染部位有内脏感染以及真菌败血症，其中侵袭性肺曲霉菌病最常见。对于存在真菌感染高危因素的患者出现不明原因发热，胸部 CT 平扫、体液（痰、尿、血等）真菌培养、葡聚糖检测（G 试验）、半乳甘露聚糖抗原检测（GM 试验）有助于诊断，血培养或病变组织活检找到真菌病原体可确诊。

3. 病毒

（1）获得性免疫缺陷综合征（艾滋病）：由人类免疫缺陷病毒（HIV）引起，常见症状有发热、咳嗽、咳痰、气短、低氧血症、乏力、消瘦、全身淋巴结肿大，反复肺和肠道感染。可伴有贫血、白细胞减少、血小板减少。通过测定 HIV 抗体以及蛋白印迹法以确诊。

（2）传染性单核细胞增多症：EB 病毒感染所致，主要临床表现有发热、咽痛、皮疹、轻度脾大、淋巴结肿大。全身浅表淋巴结均可累及，颈部淋巴结肿大最常见。多数出现咽痛，扁桃体肿大，陷窝可见白色渗出，偶可形成假膜。白细胞总数可升高也可正常或减低，淋巴及单核细胞增多，异常淋巴细胞>10%。血清抗体嗜异性凝集试验在起病 4~5 天至 2 周内可阳性，EB 病毒抗体尤其是 VCA-IgM 阳性。

（3）登革热：表现为发热、剧烈肌肉及骨关节疼痛、颜面潮红、皮疹、浅表淋巴结肿大，白细胞和血小板减少。根据流行病学史、临床表现、登革热病毒分离以及血清学检查可以确诊。

4. 寄生虫

（1）急性疟疾：曾在流行季节居住或去过流行地区，表现为周期性发冷、发热、出汗、轻至中度脾大和间歇期症状消失。血涂片查到疟原虫是诊断最可靠的依据。

（2）急性血吸虫病：具有发热、肝大与压痛、腹痛、腹泻、便血等，慢性期主要表现肝脾大或慢性腹泻。根据疫水接触史、典型临床表现、血常规嗜酸性粒细胞增多，病原学诊断及免疫学检查可以明确诊断。

（3）黑热病：是由杜氏利什曼原虫引起的，流行于长江以北，主要表现为长期不规则发热、消瘦、进行性肝脾大和全血细胞减少等。早期脾轻度大，后期则中重度大。根据流行病学资料（5～9月）、临床特点、骨髓或淋巴结穿刺液染色找到原虫以及血清免疫学检查可以明确诊断。

（二）血液病

1. 恶性淋巴瘤　恶性淋巴瘤是长期不明原因发热的主要病因之一，非霍奇金淋巴瘤以稽留热或弛张热为主，而霍奇金淋巴瘤以回归热多见。恶性淋巴瘤临床表现复杂，常以长期发热为主要和首发表现，结外病变可以累及全身各个系统和脏器。对于长期不明原因发热而不能以感染性疾病、结缔组织病等解释者，影像学检查尤其全身 PET-CT 对淋巴瘤的筛查、穿刺活检的定位具有重要价值。淋巴瘤的确诊依赖于病理组织学检查。

2. 白血病　分为：①急性白血病，骨髓中异常原始细胞及幼稚细胞大量增殖并抑制正常造血，可广泛浸润肝、脾、淋巴结等各种脏器，本病起病急，进展快，可有发热、贫血、出血及肝脾淋巴结肿大；②慢性粒细胞白血病，分为慢性期、加速期、急变期，慢性期可出现低热、乏力，脾大显著，进展为加速期、急变期可出现中高热。

3. 原发性骨髓纤维化　起病较缓，发病年龄较大，多为 50 岁以上，可因高代谢状态表现为发热，以低热多见，患者脾大明显，外周血涂片未见有核红细胞、幼稚粒细胞及泪滴红细胞，骨髓活检示胶原纤维和（或）网状纤维明显增生。

4. 恶性组织细胞病　可出现长期高热，热型以不规则高热居多，淋巴结、肝、脾大，病程中常出现黄疸、多浆膜腔积液、皮肤损害、出血等症状，全身进行性衰竭，血常规全血细胞减少，血涂片偶可见异常组织细胞，骨髓髓涂片及淋巴结、肝、脾活检可见较多异常组织细胞，特别是多核巨组织细胞有助于诊断。真正源自单核-巨噬细胞系统的恶性组织细胞病极为罕见。

5. 郎格汉斯细胞组织细胞增生症　包括莱特勒-西韦综合征、汉-薛-柯综合征和骨嗜酸细胞肉芽肿。本症成人罕见，多见于小儿，临床表现多样，轻者为孤立无痛性骨病变，重者广泛脏器浸润可出现长期发热，病理活检是本病诊断依据，病理可见分化较好的组织细胞增生，以及泡沫样细胞、嗜酸性粒细胞、淋巴细胞、浆细胞和多核巨细胞。此外尚需免疫组织化学检查，免疫组化染色 S-100 阳性，电镜检查可见郎格汉斯细胞及 Birbeck 颗粒。

6. 组织细胞坏死性淋巴结炎　起病急性或亚急性，95% 以上表现有中、高度发热，呈不规则发热，部分热程可长达 2～3 个月，多数有浅表淋巴结肿大，以颈部最为常见，少数有肝脾大，少数有一过性皮疹、关节痛、多器官受累，糖皮质激素治疗效果好。外周血白细胞计数常减少，可见核左移或异型淋巴细胞，轻度贫血，严重者血小板减少，淋巴结病理学改变为淋巴结结构的部分或完全破坏，可见多少不等、大小不一的坏死灶，坏死灶周围组织细胞增多，坏死灶中可见浆细胞样单核细胞和免疫母细胞增生，无中性粒细胞浸润。本病诊断主要依据病理检查。

7. 多发性骨髓瘤　以原发病为病因出现发热者仅占 3%，大部分因合并感染而发热，以肺部、泌尿系统、败血症多见。

8. 噬血细胞综合征　分为原发性与继发性两类，原发性又称家族性，为常染色体隐性遗传病，继发性多与感染（病原体包括病毒、细菌、真菌及寄生虫，其中 EB 病毒感染占大多数）、肿瘤（淋巴瘤最常见）、自身免疫性疾病等有关。临床特征是发热、肝脾淋巴结肿大、黄疸、神经系统症状等。诊断标准为符合以下两条中任何一条：①分子生物学检查符合 HLH；②符合以下 8 条中的 5 条：发热超过 1 周，热峰>38.5℃；两系或三系血细胞减少；血甘油三酯升高和（或）低纤维蛋白血症；血清铁蛋白升高；血浆可溶性 CD25 升高；NK 细胞活性下降或缺乏；骨髓或肝、脾、淋巴结病理等检查发现噬血现象。

9. Castleman 病　近 50% 的多中心型 Castleman 病表现为不明原因的长期发热，该病是一种少见的淋巴结增生性疾病，临床分型包括局灶型和多中心型。其中多中心型临床表现多样，缺乏特异性，可出现发热、淋巴结肿大、肝脾大、血细胞减少、低白蛋白血症、免疫球蛋白升高（多克隆），易合并其他疾病或并发症如自身免疫疾病、POEMS 综合征、副肿瘤天疱疮、肾损害、淀粉样变。对疑诊本病，确诊需靠淋巴结活检病理检查，病理分为透明血管型、浆细胞型及混合细胞型。

（三）结缔组织病

1. 成人 Still 病（adult Still's disease）　是一种病因未明的以长期间歇性发热、一过性皮疹、关节炎或关节痛为主要临床表现，并伴有周围白细胞总数及粒细胞增高和肝功能损伤的疾病。发热是本病的突出症状，多高于 39℃，多数弛张热，也有不规则热、稽留热。目前常用的诊断标准有日本成人 Still 病研究委员会制定的标准即 Yamaguchi 标准（1992）：①主要指标：发热≥39℃，并持续 1 周以上；关节痛持续 2 周以上；典型皮疹；白细胞增高≥10×10⁹/L。②次要指标：咽喉痛；淋巴结肿大和（或）脾大；肝功能异常；类风湿因子和抗核抗体阴性。符合 5 项条件含 2 项主要条件，排除感染性疾病及恶性肿瘤即可诊断。

2. 系统性红斑狼疮　此病多见于年轻女性，以发热为主要临床表现者占 60%～80%，可以中、高热也可呈低热，以发热为首发症状的患者常伴有皮疹与关节痛。

3. 结节性多动脉炎（PAN）　是一种累及中、小动脉全层的炎症和坏死性血管炎。患者以男性为多，发热是最常见的症状，可高热，也可低热，系统症状取决于受累器官。

4. Wegener 肉芽肿　是一种系统性、坏死性肉芽肿血管炎，主要累及上、下呼吸道及肾，同时也累及全身小动脉、静脉及毛细血管。美国风湿病协会 1990 年提出诊断标准，符合以下两项或两项以上标准：鼻或口炎、尿液呈镜下血尿或红细胞管型、胸片示结节、固定性肺浸润或空洞形成、组织活检示动脉壁或动脉及小动脉周围及组织肉芽肿炎症改变。诊断主要依靠病理组织活检。

5. 混合性结缔组织病　具有系统性红斑狼疮、多发性肌炎、进行性系统性硬化、类风湿关节炎等多种结缔组织病的症状，肾损害轻，发热几乎经常出现。目前多采用 Sharp 标准：肌炎、肺部损害（a. DLCO<70%，b. 肺动脉高压，c. 活检示肺血管增殖性损害）、雷诺现象或食管蠕动功能异常、肿胀手或指端硬化、抗 ENA 抗体滴度≥1∶10 000，且抗 R1RNP 抗体阳性，抗 Sm 抗体阴性。确诊需符合上述 4 项以上指标同时排除抗 Sm 抗体阳性。

6. IgG4 相关硬化性疾病　是以累及胰腺以及胰腺外的肺间质、腮腺、泪腺、下颌腺等外分泌腺，胆管、后腹膜、肾、胃肠道、肝、乳腺等器官和脏器的慢性炎症性病变，与自身免疫有关,且对类固醇激素治疗有效的一组异质性疾病。血清学显示高γ球蛋白血症。患者可有不明原因发热、乏力、体重下降等全身表现,临床表现与受累器官组织有关,主要表现为局部压迫症状和相应腺体功能障碍。病理学组织淋巴浆细胞浸润、弥漫而致密的纤维化是这类疾病的特点免疫组化显示,浸润的淋巴细胞主要是CD4⁺或CD8⁺T细胞和IgG4⁺浆细胞,后者常超过30个/HP。诊断依靠临床表现,血清学检查、影像学改变和病理学改变。

（四）血液系统外恶性肿瘤

原发性或继发性肝癌、肺癌、肾癌、甲状腺转移癌等常见恶性实体瘤患者可出现肿瘤热,由于肿瘤迅速生长,瘤组织相对缺血、缺氧、坏死、出血,肿瘤细胞释放肿瘤坏死因子(TNF)、IL-1、IL-6等内源性致热原,从而引起发热。临床上,大多数恶性肿瘤引起的长期发热不超过38.9℃,热型多为弛张型或不规则型,通常无寒战,萘普生对肿瘤热有选择性解热作用。肿瘤相关抗原检测以及影像学检查有助于诊断。

（五）中枢性发热

下丘脑(间脑)综合征可由炎症、肿瘤、外伤等引起,可导致长期不规则间歇发热,各项检查无急性感染的证据,血、尿培养均阴性,毒血症症状也不明显,应用各种抗生素而发热不能缓解。患者常伴有思睡、厌食或多食、肥胖、尿崩症、性功能减退以及自主神经功能紊乱症状等。

（六）其他

1. **甲状腺疾病** 甲状腺功能亢进、甲亢危象、亚急性甲状腺炎、甲状腺癌中滤泡细胞型者、少数桥本病表现为亚急性甲状腺炎或甲亢,均可有不同程度发热和出汗,这些患者同时多有高代谢症候群表现。

2. **功能性低热** 此类患者体温较正常人升高0.3~0.5℃,一般不超过38℃。除体温升高外,反复体检和感染、风湿、肿瘤等相关实验室检查无异常,常无明显不适,不影响正常工作和生活,长期观察,一般情况良好,抗感染、抗结核、抗风湿等治疗无效。

【病例分析】

（一）病史介绍

王某,女,62岁,农民,因"反复发热4个月余"于2014年10月29日入院。患者于2014年6月25日起无明显诱因出现发热,体温最高达39.7℃,伴畏寒,无咽痛、流涕,无咳嗽、咳痰、胸痛,无盗汗,无关节骨痛。7月7日至当地市级医院就诊,血常规示WBC 12.38×10⁹/L,N 86.31%,予抗炎、护胃、退热(具体不详)等处理后热退。7月16日再次发热,体温最高达39.5℃,就诊于省级医院,血常规示WBC 5.21×10⁹/L,Hb 104g/L,PLT 195×10⁹/L,CRP 90mg/L,ESR 80mm/h,PCT 0.64ng/ml,β_2-MG 4.09mg/L,游离甲功FT₃ 2.08pg/ml,胸部、腹部CT示肺气肿、右肺中叶炎症、脂肪肝、脾大,头颅MR平扫+增强示脑白质疏松、多发缺血灶、筛窦及上颌窦炎;诊断考虑"肺部感染",先后予以哌拉西林-他唑巴坦钠、亚胺培南-西司他丁联合万古霉素抗感染及对症治疗,体温恢复正常后出院。9月底再次出现发热,体温最高达39.5℃,就诊于当地中医门诊,服用中草药治疗后仍有反复发热。现患者为求进一步诊治收入我科。自起病以来,精神、睡眠尚可,胃纳一般,大小便正常,近3个月体重下降10kg。

既往史:"高血压"病史8年,长期服用拉西地平、坎地沙坦控制血压;"2型糖尿病"病史9年,服用阿卡波糖、格列美脲控制血糖。否认家人有类似疾病史者。

体格检查:T 36.6℃,P 85 次/分,R 20 次/分,BP 138/63mmHg。发育正常,营养中等,轻度贫血貌,神志清楚,平卧位,查体合作。全身皮肤及黏膜稍苍白,无瘀点、紫癜和瘀斑,无黄染、蜘蛛痣。双侧颈部可触及数枚 1cm×1cm ~ 1cm×1.5cm 肿大淋巴结,质韧,无触痛,巩膜无黄染。鼻无出血。口腔无溃疡,牙龈无肿胀及出血,咽稍红,扁桃体无肿大。颈静脉无怒张,胸廓无畸形,胸骨中下段无压痛。双侧呼吸动度等强,叩诊呈清音,双肺呼吸音清晰,未闻及干湿性啰音,无胸膜摩擦音。心前区无隆起,心尖冲动位于第 5 肋间左锁骨中线内 1cm,心率 85 次/分,律齐,心音正常。腹部膨隆,未见胃肠型及蠕动波,未见腹壁静脉曲张。腹柔软,无压痛及反跳痛,肝脾肋下未触及。移动性浊音阴性。肠鸣音正常。双下肢不肿。脊柱、四肢无畸形,活动正常。生理反射正常,病理反射未引出。

（二） 实验室检查

血常规:WBC $6.02×10^9$/L,N $4.1×10^9$/L,Hb 92g/L,PLT $282×10^9$/L。

大小便常规未见异常,大便未见寄生虫卵。

出凝血常规:PT 14.2s,INR 1.21,APTT 30.4s,Fbg 5.78g/L。

血生化:ALT 42U/L,AST 40U/L,LDH 107U/L,ALB 34.1g/L,GLB 35.6g/L,TBIL 9.3μmol/L,GLU 5.3mmol/L,Ca^{2+} 1.92mmol/L,sCr 75μmol/L。

贫血组合Ⅲ:维生素 B_{12} 805ng/L,叶酸 2.70μg/L,铁蛋白 110.9μg/L,EPO 9.83IU/L;G-6-PD 活性正常。

乙肝两对半、肝炎系列、HIV 抗体、梅毒组合均阴性。

风湿病组合Ⅰ、体液免疫 7 项、SLE 5 项、风湿病组合Ⅱ、ANCA 组合、抗磷脂综合征组合均未见异常。血沉 45mm/h。

消化系统肿瘤组合未见异常。

双手血培养阴性;巨细胞病毒抗体组合:CMV-IgM 阴性,CMV-IgG(+);EB 病毒抗体组合:EB 病毒组合 VCA-IgA 和 VCA-IgM 阴性,VCA-IgG(+);肥达反应、外斐反应、呼吸道病原体抗体 9 项均阴性;血清 PCT 0.18ng/ml;真菌 1,3-β-D 葡聚糖(G 试验)、GM 试验均未见异常。

心电图:不完全性右束支传导阻滞,轻度 ST-T 改变。

骨髓涂片:骨髓增生活跃,粒系占 52%,各阶段比例、形态大致正常;红系占 22%,比例、形态大致正常;淋巴细胞、单核细胞比例和形态大致正常;全片见巨核细胞 16 个,以产板巨核细胞为主,血小板不少;未见寄生虫。结论:大致正常骨髓象。

全身 PET-CT 检查:①左侧咽旁、双侧颈部多个大小不等淋巴结,部分代谢活跃(SUVmax 7.7),考虑炎性反应性增生与肿瘤(淋巴瘤)鉴别;②脾稍大,代谢轻度增高(SUVmax 2.2),中轴骨及骨盆骨骨髓代谢轻度增高(SUVmax 2.5),以上考虑反应性改变;③右肺中叶及左肺下叶后基底段纤维灶;④纵隔及双侧肺门小淋巴结,部分代谢轻度增高(SUVmax 约 2.0),考虑反应性改变;⑤主动脉及其分支动脉硬化;⑥副脾;⑦骨质疏松,胸 12 椎体轻度压缩,多个椎体骨质增生。

（三） 初步诊断

1. 长期发热查因:感染性? 恶性淋巴瘤?

2. 高血压病(2 级,极高危组)

3. 2 型糖尿病

（四）诊断思路

1. 病例特点　该患者为老年女性，慢性病程，以反复发热为主要临床表现，无咳嗽、咳痰、无恶心、呕吐、无骨关节疼痛、无盗汗，体重下降明显；外院查胸部 CT 提示肺部炎症，予积极抗感染后体温曾正常，但不久仍有反复发热；风湿、肿瘤、HIV、梅毒、常规感染指标均未见明显异常；骨髓活检涂片大致正常骨髓象。全身 PET-CT 示左侧咽旁、双侧颈部多个大小不等淋巴结，部分代谢活跃，考虑炎性反应性增生与肿瘤（淋巴瘤）鉴别，脾稍大。

2. 鉴别诊断　患者的诊断和鉴别诊断可以从淋巴结肿大、轻度脾大、发热查因等多个切入点进行，前面两点见本书相关章节，本病例从长期不明原因发热为切入点进行讨论。长期不明原因发热可从感染性疾病、风湿性疾病、血液病、血液系统外恶性肿瘤、中枢性发热五类疾病分析，具体分析如下：①感染性疾病，该患者反复发热近 4 个月余，巨细胞病毒抗体、EB 病毒抗体、呼吸道病原体抗体 9 项、乙肝两对半、肝炎系列、HIV 均未见异常，且无病毒感染的相应表现，故可排除病毒感染；患者有糖尿病，真菌 G 试验和 GM 试验未见异常，全身 PET-CT 检查未见明确感染灶，不支持真菌感染可能；大便未见寄生虫卵且无寄生虫感染的相应表现，故可排除寄生虫感染；患者无咽痛、咳嗽、咳痰等感染伴随相关症状，实验室检查及影像学资料均未发现明确感染病灶，PCT<0.5ng/ml，双手血培养阴性，骨髓涂片正常，在外院经强有力抗革兰阴性菌和阳性菌的治疗，发热仍未能控制，故不支持一般细菌感染；该患者年龄大，有糖尿病史，发热病程较长，以反复发热、脾大、贫血、体重下降明显为主要临床表现，血沉快，需注意特殊病原体如结核感染的可能，可完善结核抗体、PPD 皮试、淋巴结活检以进一步明确诊断；②血液病，该患者老年女性，病程较长，以反复发热、脾大、贫血、体重下降明显为主要表现，骨髓涂片示大致正常骨髓象，排除白血病的诊断，全身 PET-CT 示颈部淋巴结部分代谢活跃，考虑炎性反应性增生与肿瘤（淋巴瘤）鉴别，患者病程反复发热病程长达 4 个月无病情持续进展的表现，LDH、铁蛋白、肝肾功能均正常，考虑恶性淋巴瘤可能性不大，淋巴结活检有助于进一步鉴别；③风湿性疾病，患者老年女性，表现为反复发热、脾轻度大，但无明显骨关节疼痛、无皮疹、口腔溃疡，且风湿性疾病相关实验室检查均未见异常，故可排除；④血液系统外恶性肿瘤，患者临床表现为反复发热、贫血、体重下降明显，但肿瘤相关抗原未见异常，全身 PET-CT 未见明确肿瘤病灶，不支持恶性肿瘤诊断。

10 月 31 日抗结核抗体（PPD-IgG）阳性；11 月 2 日双手 PPD 皮试（+++）；11 月 5 日左颈部淋巴结活检病理可见大量中性粒细胞渗出，局部可见不完整肉芽肿样结构以及干酪样坏死（图 22-1），病变符合淋巴结结核。

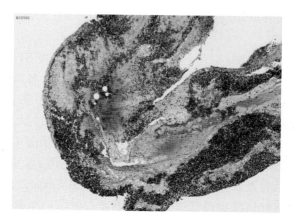

图 22-1　颈部淋巴结活检病理示局部可见不完整肉芽肿样结构及干酪样坏死

（五）最终诊断

1. 淋巴结结核

2. 高血压病(2 级,极高危组)

3. 2 型糖尿病

（六）治疗经过

患者明确诊断后转至当地结核病医院治疗,随访了解到在当地抗结核治疗后体温逐渐下降,半个月后体温完全正常,到目前为止未再发热。注意临床可有淋巴瘤患者并发淋巴结结核感染的情况,淋巴结活检由于结核的典型病变可能掩盖本身存在的淋巴瘤病理改变,因此,当单纯抗结核治疗效果不好时,应再进行其他部位肿大淋巴结活检,以避免漏诊。

（周振海　李娟）

参 考 文 献

1. 张之南,沈悌. 血液病诊断及疗效标准. 第 3 版. 北京:科学出版社,2007.

2. 陈灏珠. 实用内科学. 第 12 版. 北京:人民卫生出版社,2005.

3. 张之南,郝玉书,赵永强,等. 血液病学. 第 2 版. 北京:人民卫生出版社,2011.

4. Dai Y,Feng Y,Xu R,et al. Evaluation of interferon-gamma release assays for the diagnosis of tuberculosis:an updated meta-analysis. Eur J Clin Microbiol Infect Dis,2012,31(11):3127-3137.

5. Pai M,Zwerling A,Menzies D. Systematic review:T-cell-based assays for the diagnosis of latent tuberculosis infection:an update. Ann Intern Med,2008,149(3):177-184.

6. 中国侵袭性真菌感染工作组. 血液病/恶性肿瘤患者侵袭性真菌病的诊断标准与治疗原则(第四次修订版). 中华内科杂志,2013,52(8):704-709.

第23章

淋巴结肿大的诊断思路

淋巴结不但是一个免疫器官,也是一个造血器官。其主要功能是对细菌、异物的吞噬,产生免疫球蛋白和淋巴因子及参与髓外造血。正常淋巴结质地软、光滑、无压痛、可以滑动,直径一般不超过0.5cm,除在颌下、腋窝、腹股沟可触及1~3个淋巴结以外,一般不容易触及。颈部长期存在而无变化的扁平淋巴结,多无重要意义。如在枕后、耳周、滑车上、锁骨上等部位触及淋巴结则属异常。每一个部位的淋巴结属一组。当一组淋巴结肿大时,称为局部淋巴结肿大,两组以上的淋巴结肿大则称为全身淋巴结肿大。临床上常可见各种类型的疾病以淋巴结肿大为首发表现或伴淋巴结肿大,诊断思路可以从淋巴结肿大为切入点进行分析。

根据淋巴结肿大的不同病因,可将淋巴结肿大分为良性淋巴结肿大和恶性淋巴结肿大,前者又可以分为感染因素引起淋巴结肿大和反应性增生肿大等。

按照病情的缓急分急性淋巴结肿大和慢性淋巴结肿大。急性淋巴结肿大多见于急性单纯性淋巴结炎,病毒性感染、立克次体感染、衣原体感染、原虫感染、特殊细菌性感染、钩端螺旋体感染、过敏反应性或变态反应性疾病、毒蛇咬伤。慢性淋巴结肿大主要见于非特异性慢性淋巴结炎,淋巴结结核,结缔组织性疾病引起的淋巴结肿大,肿瘤性淋巴结大及其他因素所致的淋巴结肿大。

总之,淋巴结肿大常见的原因有:①感染因素;②结缔组织疾病;③造血系统血液肿瘤;④淋巴结转移癌;⑤其他疾病(朗格汉斯细胞组织细胞增生症、组织细胞坏死性淋巴结炎、川崎病、结节病、嗜酸性粒细胞增生性淋巴肉芽肿、低丙种球蛋白血症、IgG重链病、Castleman病、Gaucher病、Rosai-Dorfman病、Wiskott-Aldrich综合征)。

从上可以看出引起淋巴结肿大的原因很多,下列重点介绍以淋巴结肿大常就诊血液科的主要疾病。

(一) 感染性疾病

1. 单纯淋巴结炎

(1) 急性单纯性淋巴结炎:一般局部都有明显的红、肿、热、痛,常为肿痛性局限性淋巴结肿大,皮肤可潮红,质地软至中等硬度,有自发痛和压痛,表面光滑,与原发病灶部位有关,因此,应寻找局部淋巴结收纳范围的原发病灶。如头皮感染可引起枕部和耳后淋巴结炎,口腔和咽部急性炎症可引起颌下淋巴结炎。往往白细胞升高,中性粒细胞增多。结合有感染灶、局部淋巴结肿大,治疗原发病灶后淋巴结肿大缩小或消退,即可诊断。

（2）非特异性慢性淋巴结炎：多见于颌下、颈部米粒大至黄豆大不等的肿大淋巴结，无疼痛，无伴随症状，无进行性肿大，抗生素治疗后淋巴结缩小不明显，颌下淋巴结的慢性炎症性肿大，主要是以往鼻、咽或口腔急性炎症所遗留的淋巴结瘢痕组织所形成的，部分人肿大的淋巴结无消退。B 超检查可以提示反应性增生，结合病史及淋巴结的部位及性质、动态观察无明显变化，B 超检查等有助于提示该病可能，确诊需靠淋巴结活检。

2. 颈部淋巴结结核　在肺外结核病中属常见和多发病，可表现为无痛性颈部淋巴结肿大，有单发也有多发肿大，有的无结核病史，多数不伴全身结核中毒症状，该病可有单纯局部（如口腔、咽喉部）结核杆菌感染引起，也可以有全身性结核病（如肺结核）引起的局部表现。对于出现颈部淋巴结肿大，应常规行胸部 X 线了解是否有肺结核，行结核菌素抗体、PPD 皮试，结合存在上述改变之一应考虑颈部淋巴结结核可能。对于胸部 X 线无肺结核改变、结核菌素抗体、PPD 皮试阴性者，需行淋巴结活检确诊。

3. 传染性单核细胞增多症　可引起淋巴结肿大，尤以颈部为多见，结合多见于儿童、青年，患者发热、扁桃体见白色分泌物或假膜覆盖，可同时有皮疹、肝脾大，血常规淋巴细胞比例增多、转氨酶升高等应高度怀疑传染性单核细胞增多症，行外周血涂片可见异形淋巴细胞 >10%，嗜异性凝集试验及 EB 病毒 IgM 抗体阳性可确诊。骨髓象除异形淋巴增多（比外周血比例低）外无特殊改变，对糖皮质激素治疗高度敏感。

（二）风湿免疫性疾病

1. 成人 Still 病　本病可有轻度无痛性淋巴结肿大，有的深部淋巴结肿大。常伴长期发热、易误为淋巴瘤。患者虽高热，但精神状态较好，部分有皮疹，发热期出现，热退疹消。关节肿痛、咽痛、白细胞 $>15×10^9/L$，血沉增快，血清铁蛋白升高。结合临床及排除感染性、肿瘤性淋巴结肿大，中等剂量糖皮质激素治疗有效，则需考虑该病可能。

2. 系统性红斑狼疮（SLE）　临床表现错综复杂，首发症状可起自任何一个系统，常见的如血液、肾、皮肤、关节等已为人们所熟知，但初发损害单纯表现为淋巴结肿大时，则极少想到 SLE 的可能，极易造成误诊误治。有报道 6.3% 的 SLE 以淋巴结肿大为首发，患者可有无痛性轻或中度淋巴结肿大，淋巴结活检显示反应性增生或坏死性淋巴结炎。对于不明原因淋巴结肿大，常规检查有 ANA、抗 dsDNA、抗 Sm、抗 SSA、抗 SSB 阳性，C3、C4 下降者需考虑 SLE。

3. 结节病　本病为一种原因未明的多系统器官受累的肉芽肿性疾病，最易侵犯纵隔及其附近淋巴结，在头颈部以颈部淋巴结最为好发，可引起全身性浅表淋巴结肿大。伴或不伴肺外表现，如侵袭皮肤、眼、喉、关节、心脏等。胸片示双侧肺门及纵隔对称性淋巴结肿大，PET-CT 检查可以显示淋巴结肿大的部位及大小，SUV 值高，PET-CT 成像与淋巴瘤鉴别有一定困难，双侧肺门及纵隔对称性淋巴结肿大为其特征性影像学表现，淋巴结活检是确诊本病的硬标准，组织病理特征为非干酪样坏死性类上皮细胞肉芽肿，并需排除其他肉芽肿性疾病。

4. IgG4 相关性疾病　IgG4 相关性疾病是一种累及多器官、以血清 IgG4 升高、组织器官 IgG4 阳性浆细胞浸润为特点的淋巴浆细胞病，一个或多个器官弥漫或局部肿大、肿块形成、结节、增厚，主要表现为自身免疫性胰腺炎、硬化性胆管炎、硬化性涎腺炎、腹膜后纤维化和淋巴结肿大等，检查多种自身抗体阴性。典型病例易诊断，但少数患者以单纯淋巴结肿大为首发表现，淋巴结活检呈 T 淋巴细胞增生，易误诊为 T 细胞淋巴瘤，对于淋巴结肿大为首发表现,应常规检测免疫球蛋白,若 IgG 升高,需进一步行血清 IgG4 检测,淋巴结活检加做 IgG4 免疫组化。若血清 IgG4>135mg/dl,组织病理学检查发现显著的淋巴细胞和浆细胞浸润伴纤维化,组织浸润的 IgG4$^+$/IgG$^+$浆细胞比值>40%,且每高倍镜视野下 IgG4$^+$浆细胞>10 个升高,则需考虑 IgG4 相关淋巴结病。

(三) 淋巴和造血系统疾病肿瘤

1. **恶性淋巴瘤** 包括霍奇金淋巴瘤(HD)和非霍奇金淋巴瘤(NHL),70%～100%的霍奇金淋巴瘤患者首发症状常是无痛性颈部或锁骨上淋巴结进行性肿大,其次为腋窝淋巴结肿大。而非霍奇金淋巴瘤,因淋巴结和淋巴组织遍布全身且与单核-巨噬细胞系统、血液系统互相沟通,故淋巴瘤可发生在身体的任何部位。浅表淋巴结肿大通常无压痛,但当病情进展迅速、淋巴结增大过快时可有自发痛和压痛。也可以有深部淋巴结肿大,有的伴有结外组织器官病变,常伴全身症状如不明原因长期发热。对于不明原因发热、淋巴结肿大、肝脾大或结外病变,应想到淋巴瘤可能。X 线、B 超、CT、MRI 及正电子发射型断层扫描技术(PET)等寻找体内肿大的淋巴结和病变,尤其 PET-CT 可以显示病灶及代谢异常,对穿刺活组织检查有定位价值。淋巴瘤 PET-CT 显像的敏感性为 71%～100%,特异性为 69%～100%,阴性预测值 80%～100%。需要注意不同亚型的淋巴瘤阳性检出率不同,对弥漫性大 B 细胞淋巴瘤、套细胞淋巴瘤和滤泡性淋巴瘤等 SUV 值较高,而对淋巴结边缘区淋巴瘤、黏膜相关性淋巴瘤、结外边缘区 B 细胞淋巴瘤、外周 T 细胞淋巴瘤和伯基特淋巴瘤等 SUV 值较低,即肿瘤太小、恶性程度低等,PET-CT 检查可表现为假阴性。

淋巴瘤确诊需靠病理学检查,选择活检的部位及手段非常重要。有多个淋巴结肿大时原则上应选取最大的淋巴结做活检,并整个切下。浅表多部位淋巴结肿大,优先考虑做锁骨上淋巴结活检,其次是颈后、腋下,最后才考虑腹股沟淋巴结。深部淋巴结可依靠 B 超或 CT 引导下穿刺活检。对于发热、脾大、全血细胞减少为主要表现,可行多部位骨髓活检,骨髓组织形态学改变及免疫组化帮助确诊,细胞遗传学、T 细胞受体或免疫球蛋白重链(*TCR/IgH*)基因重排等分子基因学分析可判别其分型。对于多次骨髓活检不能明确诊断者,可行脾切除病理检查。单纯结外组织器官病变为主要表现则选择相应病变活检。

2. **急性白血病** 包括急性髓细胞白血病、急性淋巴细胞白血病(ALL)均可有淋巴结肿大,但以 ALL 多见,结合患者发热、贫血、出血、胸骨有压痛,血常规有异常改变,外周血分类发现幼稚细胞,需考虑急性白血病,骨髓象表现有原始细胞≥20%可确诊,借助免疫学、分子生物学及染色体可进一步确定急性白血病类型。

3. **慢性淋巴细胞白血病** 60%～80%的患者有淋巴结肿大,50 岁以上多见,起病缓慢,除浅表淋巴结肿大外,影像学检查可发现深部淋巴结肿大。部分人查体有脾大,结合患者白细胞数升高,分类以成熟淋巴细胞增多,需考虑慢性淋巴细胞白血病的可能。骨髓象成熟淋巴细胞比例>40%。流式免疫学检查最具有诊断价值,典型者可表现为 CD19$^+$CD5$^+$CD23$^+$,FMC、SIg、CD79 弱表达,Cyclin D1 阴性,排除其他 B 淋巴细胞增殖性疾病(具体参见有关章节)则可确诊。骨髓活检 CD5、CD23 免疫组化与流式结果具有互补作用。

4. **淋巴结淀粉样变** 包括局限于淋巴结或淋巴结为系统性淀粉样其中一个表现,前者淀粉样变局限于淋巴结,无系统损害的淋巴结淀粉样变(又称原发性淋巴结淀粉样变性)仅有个案报道,可以表现为淋巴结肿大伴出血。也有患者先以淋巴结淀粉样变性起病,随后出现系统损害,另有少量个案报道在一些淋巴增殖性疾病可伴发此病,预后多不良。当出现有淋巴结肿大,X线和CT下发现高密度的淋巴结中有蛋壳样钙化和淋巴结周围的血管淀粉样物质沉积导致的出血,应想到淋巴结淀粉样的可能,行淋巴结活检及刚果红染色阳性有助于确定淋巴结淀粉样变,进一步寻找其病因是原发系统性轻链性淀粉样变还是继发性淀粉变,前者血、尿本周蛋白电泳示游离轻链,病理免疫组化为克隆性的λ或κ沉积,继发性淀粉样变详见有关章节。

（四）淋巴结转移癌

对于发现浅表淋巴结肿大,触诊有一种特殊的硬实感,常多个互相粘连并与基底部粘着而不能移动,应想到转移癌的可能,结合肿大的部位如乳突尖下与下颌角之间的淋巴结肿大伴头痛、鼻出血需要注意鼻咽癌。女性患者腋窝淋巴结肿大要警惕乳腺癌。左锁骨上淋巴结肿大要注意胃癌。腹股沟淋巴结肿大则需注意泌尿生殖系统肿瘤。行淋巴结活检有助于确定转移癌,进一步寻找原发灶,结合肿瘤标志物如胃肠肿瘤、肺癌、卵巢癌等癌肿相关抗原的检测,全身PET-CT检查有助于确定部分原发癌肿的部位。

（五）其他

1. 组织细胞坏死性淋巴结炎　又称Kikuchi病,病因未明,40岁以下女性较常见,有全身性淋巴结肿大,颈部最多见,其次为腋下,也可累及锁骨下、腹股沟等部位,甚至可见于肺门。肿大的淋巴结质地较软,常有局部不适或隐痛、轻压痛,结合患者发病前多有上呼吸道感染,有不规则发热,高热常见,发热可自行或经小剂量激素治疗后消退。肿大的淋巴结可随发热高低而增大或缩小。伴一过性、多形性、非特异性皮疹,持续几天后自行消退,关节酸痛、乏力、轻度肝脾大,热退后恢复正常。白细胞及中性粒细胞比例减少、一过性蛋白尿。骨髓象多数呈感染性骨髓象等应高度考虑组织细胞坏死性淋巴结炎的可能。PET/CT淋巴结SUV值也可以异常增高,不易与淋巴瘤相鉴别。行淋巴结活检是本病确诊的依据,典型的病变是在淋巴结副皮质区出现不同程度的凝固性坏死伴多种形态的组织细胞、淋巴细胞浸润,无中性粒细胞浸润,早期可能并无典型的坏死改变,有时需多次不同部位淋巴结活检。本病对糖皮质激素治疗常高度敏感。

2. Castleman病　又称巨大淋巴结增生症,特点为无痛性淋巴结肿大,可以见于浅表淋巴结,如颈部、腋窝、腹股沟淋巴结以及纵隔淋巴结等部位,腹膜腔及腹膜后淋巴结较少见。有局灶性、多中心性两型。临床上容易误诊为淋巴瘤,结合患者有贫血、发热、血沉增快、多系统受累、肝脾大、腹水尤其多克隆免疫球蛋白增高等应高度怀疑多中心性Castleman病。淋巴结活检是确诊该病的关键。病理学类型分为透明血管型、浆细胞型和混合型多中心型。

3. 嗜酸性粒细胞肉芽肿　又称Kimura病,原因未明,起病缓慢,好发于青壮年男性,多为良性,累及头颈部浅表淋巴结和软组织的慢性肉芽肿性病变肿物质软,多发生于颌面部,特别是腮腺区,常以肿块或结节的形式生长于头颈部的皮下组织或大唾液腺内,局部或全身浅表淋巴结。临床结合患者有皮肤干燥、瘙痒、色素沉着、脱皮等改变,外周血嗜酸性粒细胞增多,IgE升高,合并肾病综合征、皮肤苔藓样淀粉样变性、口腔溃疡等应高度怀疑嗜酸性粒细胞肉芽肿的诊断,淋巴结活检有助于诊断的确立。

4. Wiskott-Aldrich综合征（WAS）　又称湿疹、血小板减少伴免疫缺陷综合征,10%~20%的患者并发恶性肿瘤,主要为淋巴瘤,以EB病毒阳性的B淋巴瘤最常见。表现为青春期和成年期出现淋巴结肿大。WAS是一种罕见病,为一种X连锁的隐性遗传病,由位于Xp11.22-p11.23的WAS蛋白（WASP）基因突变所致。WASP蛋白仅在造血细胞及各系血细胞中表达，参与信号转导及肌动蛋白的多聚化，与造血细胞的分化增殖功能有关。多见于儿童，以血小板减少首发的 WAS 易误为原发免疫性血小板减少症（ITP）。自幼起病，持续性血小板减少，最大特点是血小板体积小，常伴反复湿疹、感染，借助 WAS 蛋白的流式检测阳性和 WAS 基因分析突变是确诊手段。部分患者到了青春期和成年期出现淋巴结肿大，应想到合并淋巴瘤可能。确诊需依据淋巴结活检。易合并淋巴瘤的机制与细胞毒性 T 淋巴细胞和自然杀伤（NK）细胞的免疫监视功能缺陷有关。

【病例分析】

病例 1

（一）病史介绍

谭某，男，33 岁，因"发现多处淋巴结肿大 4 个月，腹痛伴皮肤黄染 26 天"于 2012 年 7 月 26 日入我院血液科。患者于 2012 年 3 月无明显诱因发现颈部、腋下、腹股沟多处肿物，伴有轻微疼痛，无发热，无咽痛、咳嗽，无恶心、呕吐，无尿频、尿急、尿痛。曾在当地医院查血常规正常，抗生素治疗无明显好转。3 月 25 日右侧腋窝淋巴结活检物示淋巴结基本结构保存，副皮质区扩大，大量嗜中性粒细胞浸润，髓质区髓窦扩张，可见出血及中性粒细胞浸润，病变考虑为淋巴结反应性增生。6 月 7 日于肿瘤医院门诊行左腹股沟、左腋窝、右颈部淋巴结活检，镜下示送检淋巴结内多量血管增生，伴有纤维组织增生，部分区域见灶性坏死，血管充血，部分血管壁及间质内均质红染的淀粉样物沉积（刚果红染色阳性），结合免疫组化结果，未找到肿瘤证据。活检后曾口服抗生素数天，自诉全身淋巴结较前缩小。7 月 2 日饱食后出现全腹疼痛，伴腹胀不适，为阵发性、刀割样疼痛，伴呕吐、腹胀、身目黄染，呕吐后疼痛可缓解，无发热，有肛门排气、排便。遂至我院肝胆外科就诊，腹部立卧位片示右侧中上腹部肠管积气，部分肠管轻度扩张。腹部 B 超示腹腔肿块，考虑血肿，中量腹水，肝大、脾大。上腹部、盆腔平扫+增强+三维 CT 示：①中上腹腔高密度肿块，考虑血肿可能；盆腔及双侧腋窝多发结节灶，考虑为淋巴结出血坏死可能；肝脾增大，脾血供减低；②腹、盆腔大量积液。腹水检查未找到癌细胞。现为求进一步治疗收入我科。患者自起病以来，无畏寒、发热，无胸痛、呼吸困难、无皮疹、关节痛、光过敏，大便颜色暗黑色，小便色黄，近 6 个月体重减轻约 5kg。

既往史：有"乙肝小三阳"病史 20 余年，一直定期监测肝功能及腹部 B 超，2003 年、2006 年检查发现脾轻度大（厚 4.4cm，长径 12.5cm），"慢性胆囊炎"，无特殊治疗。

体格检查：T 36℃，P 80 次/分，R 25 次/分，BP 120/70mmHg。发育正常，营养不良，自主体位。全身皮肤及黏膜重度黄染，右侧颈后三角、双腋下、双侧腹股沟可触及多个淋巴结肿大，最大者位于右颈前三角，约 2.0cm×2.0cm，表面光滑，质韧，无压痛，活动度可，与周围组织无明显粘连，局部皮肤未见明显红肿，无溃疡、瘢痕。巩膜重度黄染，胸骨中下段无压痛，双肺呼吸音减弱，未闻及干湿性啰音，心界不大，腹部膨隆，肝肋下 2cm，质韧，表面光滑，边缘清楚，无压痛，脾肋下 4cm，质软，表面光滑，边缘清晰，无压痛，肝区有叩击痛，移动性浊音可疑。

（二）实验室检查

血常规：WBC 16.7×10⁹/L，N 9.18×10⁹/L，Hb 124g/L，PLT 207×10⁹/L。

大小便常规未见异常。

血生化：血 Cr 47μmol/L，血 Ca²⁺ 2.02，血氨 69μmol/L，肝功能检查结果见表 23-1。

出凝血常规：PT 18.1s，APTT 38.1s，TT 20.4s，Fbg 1.56g/L，D-二聚体 1113μg/L。

血胰粉酶、脂肪酶均正常;尿淀粉酶阴性。

表 23-1　患者入院前后肝功能变化

日期	ALT (U/L)	AST (U/L)	ALP (U/L)	LDH (U/L)	ALB (g/L)	TBIL (μmol/L)	DBIL (μmol/L)	IBIL (μmol/L)
2012-07-03	45.6	126	190	260	30.2	66	36.1	29.9
2012-07-05	63	159	204	383	34.6	85.6	52.1	33.5
2012-07-11	102	244	387	498	33.2	289.3	197.6	91.7
2012-07-30	88	212	295	382	29.0	362.8	250	112.8

血 β_2 微球蛋白 2500μg/L↑。

EB 病毒抗体组合 VCA-IgG(+)、CMV-IgG>250IU/ml;PPD 皮试阴性、抗结核抗体阴性。

乙肝两对半:HBsAg(+),HBeAb(+),HBcAb(+);HBV-DNA 定量<100IU/ml;HIV 抗体、梅毒组合均阴性。

肿瘤相关检查:CA125 57.2U/ml,AFP、CEA 正常。

腹水常规:WBC 2993×10^6/L,红细胞(++++),Rivalta(−);腹水生化:LDH 520U/L,TP 27.4g/L,ALB 17.7g/L,TBIL 205.8μmol/L;腹水未找到癌细胞。腹水培养阴性。

体液免疫 7 项:IgA 0.99g/L,IgM 5.95g/L↑,IgG 11.3g/L,κ 链 8.91g/L,λ 链 7.49g/L;风湿病组合 I:CRP 7.13mg/L,余未见异常;风湿病组合 II、SLE 5 项、ANCA 组合和抗磷脂综合征组合均未见异常。

M 蛋白检查:血、尿本周蛋白电泳阴性;血清免疫固定电泳发现 IgM-λ 型单克隆免疫球蛋白。

尿微量蛋白组合:β_2-MG 0.595mg/L,IgG 10.5mg/L,α_1 微球蛋白 21.5mg/L。

内分泌检查:0AM 皮质醇 6.0μg/dl,8AM 皮质醇 12.1μg/dl;ACTH 13.8pmol/L;尿皮质醇 53.2μg/24h;尿皮质醇浓度 2.8μg/dl;甲状腺功能组合 FT$_3$ 1.89pmol/L,TT$_3$ 0.53nmol/L;甲状旁腺素 2.6pg/ml。

腹部 B 超:①腹腔肿块,考虑血肿;②肝门区局限性病变,考虑坏死性淋巴结;③腹水,肝大,脾大(长径 13.8cm)。

胸部、全腹部、盆腔 CT 平扫+增强+三维:①中上腹腔高密度肿块,考虑血肿可能;盆腔及双侧腋窝多发结节灶,考虑为淋巴结出血坏死可能;肝脾大,脾血供减低;②双侧胸腔积液并邻近肺组织压缩性改变;③腹、盆腔大量积液。

全身 PET-CT 检查(图 23-1):①胰体尾部前方,肝左叶、胃、脾内侧见团片状混杂密度肿物影,边界清,最大层面范围约为 12.8cm×9.0cm,肿物中央呈高密度,边缘呈低密度,可见环形异常 FDG 浓聚,最大 SUV 值约为 3.3;左侧颈 II ~ III 区、右侧锁骨上、双侧腋窝、纵隔、腹腔、腹膜后、双侧髂血管旁、双侧腹股沟见多发肿大淋巴结影,部分边界欠清,最大者位于左侧腋窝,大小约 5.2cm×3.7cm,大者形态不规则,密度不均匀,中央低密度影内可见斑片状高密度影,可见异常 FDG 浓聚,最大 SUV 值约为 4.3,考虑全身多发淋巴结肿大并出血、坏死;②中轴骨及四肢骨近端骨髓 FDG 摄取增高,最大 SUV 值约为 2.4;③肝、脾大,肝代谢弥漫性轻度增高,脾代谢减低;④盆腔积液。以上改变考虑恶性肿瘤(淋巴瘤?)可能性大。

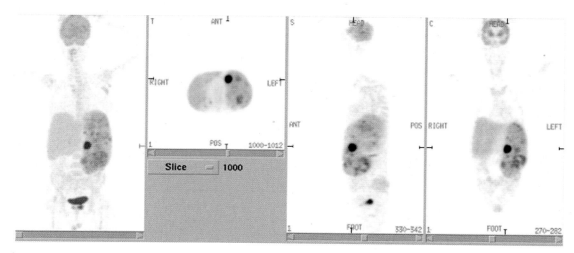

图 23-1　全身 PET-CT 示腹腔混杂密度肿物影,汇管区内有固缩的小胆管

心脏彩超:左室稍增大,室间隔 11mm,心肌回声增强,未除淀粉样变,左心室收缩及舒张功能正常。

骨髓涂片:正常骨髓象。

骨髓活检:镜下骨髓间质内可见淋巴细胞、浆细胞浸润,并见大量均质、红染的淀粉样物聚集;免疫组化示髓系细胞 MPO(+),间质内浸润浆细胞 CD38、CD138 为(+),CD20、CD79a 示间质 B 淋巴细胞增多,κ、λ 均可见散在分布的阳性细胞,CD3、CD5 散在小 T 淋巴细胞(+);特殊染色:刚果红(+);骨髓发现少量克隆性 B 淋巴细胞。

（三）初步诊断

全身多发淋巴结肿大查因:系统性淀粉样变? 淋巴瘤?

（四）诊断思路

1. 病例特点　该患者为青壮年男性,慢性病程。既往有乙肝病史,2003 年检查发现有脾轻度大。4 个月前开始出现多发淋巴结肿大,1 个月前出现腹痛、皮肤黄染。肝功能严重异常,IgM-λ 型的单克隆免疫球蛋白,血、尿本周蛋白阴性。有多浆膜腔积液,中度肝、脾大,最大特点是多发淋巴结肿大伴出血坏死,自发腹腔血肿,淋巴结、骨髓刚果红淀粉样变染色(+),骨髓发现少量克隆性 B 淋巴细胞。

2. 鉴别诊断　患者的诊断和鉴别诊断可以从肝脾大、淋巴结肿大、M 蛋白、淀粉样变等多个切入点进行,参见有关章节,本病例从淋巴结肿大为切入点进行讨论:①感染因素,各类感染情况下均可导致局部或全身性的淋巴结肿大,患者虽有白细胞、中性粒细胞数增高,全身多发淋巴结肿大,但起病前及疾病进展过程中均无发热,亦无相关感染的诱因如脓毒血症。HIV、梅毒阴性,不支持 HIV、梅毒。PPD 试验及抗结核抗体阴性、外院淋巴结活检未见干酪样坏死,不支持淋巴结结核。患者虽有乙肝、肝功能异常,但 HBV-DNA 定量<100IU/ml,难以用乙肝解释多发淋巴结肿大、肝衰竭。②结缔组织疾病,患者青壮年男性,有多浆膜腔积液,多发淋巴结肿大为主要表现,但无发热、关节骨痛、面部红斑、口腔溃疡等,SLE 及血管炎相关检查均阴性,不支持该系统疾病。③转移癌,患者临床表现有多发淋巴结肿大、体重下降,肝衰竭,虽然 LDH、CA125 等升高,但全身 PET-CT 检查未见明确原发肿瘤病变,淋巴结活检未

见转移癌细胞,不支持转移癌诊断。④白血病,白血病尤其是急性淋巴细胞白血病常伴有全身性淋巴结肿大,行骨髓细胞学、流式等检查一般均可明确诊断,但该患者骨髓及流式均未见原始或幼稚淋巴细胞,不支持该诊断。⑤淋巴瘤,患者多发淋巴结肿大,多浆膜腔积液,肝、脾大、肝衰竭,IgM-λ型的单克隆免疫球蛋白,LDH升高,骨髓发现少量克隆性B淋巴细胞,均提示淋巴瘤可能,但淋巴结出血、淀粉样较少见,应多次、多部位再次行淋巴结活检,尤其SUV增高淋巴结的活检。⑥淀粉样变,患者淋巴结及骨髓可见均质红染的淀粉样物质沉积,刚果红染色(+),淀粉样变成立,有多器官损害,支持系统性淀粉样变诊断,该患者淋巴结肿大并出血与淀粉样有关。需鉴别原发性轻链型淀粉样变还是继发性淀粉样变,该患者虽然存在M蛋白,但原发性轻链型淀粉样变应存在游离轻链,病理免疫组化应为克隆性的λ或κ沉积。而患者血、尿本周蛋白均阴性,提示不存在游离轻链,病理免疫组化结果也不支持克隆性轻链沉积。因此,不考虑轻链所致的淀粉样变,需考虑其他淀粉样物质沉积引起的淀粉样变性,但由于检测手段有限,我们暂无法检测淀粉样变性沉积的蛋白是何种蛋白。结合PET-CT提示淋巴结增大,SUV值升高,LDH升高,患者存在多系统损害的表现,骨穿发现克隆性B淋巴细胞。综上及结合有文献报道以淋巴结淀粉样变为首发的淋巴瘤,所以考虑淀粉样变继发淋巴瘤可能性大。患者全身情况差,外院已行淋巴结活检,建议外院淋巴结活检送我院会诊,再次行骨髓活检。

肿瘤医院淋巴结活检我院会诊示:多个淋巴结部分结构消失,可见出血坏死灶,其周围纤维组织增生,含铁血黄素沉着,淋巴结部分结构保存,可见滤泡和淋巴窦结构,窦内可见一些组织细胞,部分细胞内可见吞噬红细胞。血管充血,部分血管壁及间质内均质红染的淀粉样物沉积,未见异型淋巴细胞浸润。刚果红淀粉样变染色(+),κ及λ均见散在少数浆细胞(+),示血管壁及间质淀粉变,送检淋巴结病变为灶性出血坏死伴淀粉样变。

7月30日左右髂后骨髓活检均示:(镜下)骨髓增生较活跃,粒、红系细胞比例大致正常,均以偏成熟阶段为主,巨核细胞数量不少,胞体大,核呈分叶状;间质见多量小淋巴细胞散在弥漫浸润,并见大片均质红染的淀粉样物质沉积;免疫组化MPO(+),间质散

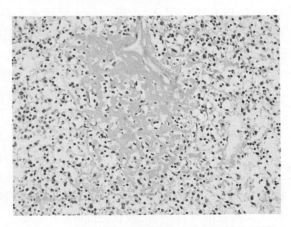

图23-2 骨髓活检病理见大片均质红染的淀粉样物质沉积,刚果红染色(+)

在小淋巴细胞CD20、CD79a、CD5、Bcl-2、CD23、CD38均阳性,B标记阳性细胞多于T标记阳性细胞,κ、λ均可见散在分布的阳性细胞,CD138、CD21、Cyclin D1、CD56均为阴性;特殊染色刚果红(+)(图23-2)。病变符合B细胞增殖性疾病伴淀粉样变,小B细胞性淋巴瘤。

(五)最终诊断

1. 小B细胞性淋巴瘤

2. 淋巴结淀粉样变

(六)治疗经过

入院后予熊去氧胆酸利胆,多烯磷脂酰胆碱、丁二磺酸腺苷蛋氨酸降酶护肝,输注血浆

纠正出凝血异常。予恩替卡韦抑制乙肝病毒复制,8月8日至8月11日予"地塞米松20mg qd"静脉滴注,8月9日予"美罗华600mg"治疗,拒绝联合化疗,经上述治疗后,浅表肿大淋巴结可明显缩小,但黄疸、肝功能无明显好转,仍有腹胀,后因经济原因,自动出院。

病例2

(一) 病史介绍

张某,男,24岁,主因"发现血小板减少、反复皮疹20余年,淋巴结增大2年"于2015年1月15日入院。患者于20余年前(8个月大)无明显诱因排黑便、双下肢散在出血点,当地医院查血小板波动于$10 \times 10^9/L$左右,予激素治疗后血小板无明显上升,最低降至$3 \times 10^9/L$。后患者反复出现下肢红色皮疹伴瘙痒,2岁时行骨髓检查(具体不详),风湿免疫相关检查无异常,诊断为"特发性血小板减少性紫癜(ITP)",予"丙种球蛋白"及"长春新碱"治疗,血小板减少、湿疹情况无明显改善。21年前(1994年)患者就诊于当地医院,查体发现全身多发淋巴结肿大,直径约1cm,无压痛,未引起注意。平时容易出现发热,每年2~3次,热峰多高达39℃,需至医院予静脉抗感染约1周后可好转。患者7年前逐渐出现嗅觉减退。2年前患者发现左颈部及右侧腹股沟淋巴结进行性增大,血常规示WBC $8.82 \times 10^9/L$,Eo $1.92 \times 10^9/L$,Hb 132g/L,PLT $15 \times 10^9/L$,腹部B超未见肝脾大,颈部和胸部CT示颈部Ⅰa、双侧Ⅰb和Ⅱ~Ⅴ区、双侧锁骨上、双侧腋窝多发肿大淋巴结,颈胸部皮下多发小结节,右肺门区增大淋巴结,双肺下叶基底段感染,予"甲强龙40mg qd"治疗后皮疹颜色较浅变暗,但血小板无明显上升。现至我院门诊查血常规示WBC $10.94 \times 10^9/L$,N $7.78 \times 10^9/L$,Eo $0.74 \times 10^9/L$,Hb 151g/L,PLT $18 \times 10^9/L$,为进一步治疗收入我科。患者诉近3年未再反复高热,无咳嗽、咳痰,无胸闷、心悸、气促,无腹胀、腹痛、腹泻,尿泡沫多,大便正常,体重无明显改变。

既往无乙肝病史。

个人史:母亲诉怀孕时曾从事家具制造工作,余无特殊。

家族史:父母体健,患者有1兄,体健,未发现类似症状。有5个表兄弟、4个表姐妹,均无类似症状。

体格检查:T 36℃,P 64次/分,R 20次/分,BP 120/70mmHg。全身皮肤可见散在红色皮疹(图23-3),双侧颌下、颈前、颈后、锁骨下、腋窝、腹股沟可扪及多枚肿大淋巴结,部分融合成片,最大直径7cm(图23-4),质韧,无红肿、压痛。咽稍充血,右侧扁桃体Ⅰ度肿大,左侧扁桃体无肿大。双肺呼吸音清,未闻及干湿性啰音,听诊心率64次/分,律齐,心音有力,各瓣膜区未闻及病理性杂音,腹软,肝脾肋下未及。

(二) 实验室检查

血常规结果见表23-2。

表23-2　患者入院前后血常规检查结果

日期	WBC ($\times 10^9/L$)	N ($\times 10^9/L$)	Hb (g/L)	PLT ($\times 10^9/L$)	MPV (fl)[*]
2014-8-1	8.82	5.6	132	15	7.5↓
2015-1-15	10.94	7.78	151	18	7.4↓
2015-1-16	9.91	7.08	153	22	7.8↓

注:[*] MPV参考值范围9~13fl

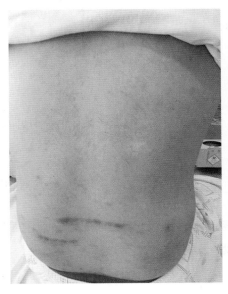

图 23-3　背部红色皮疹

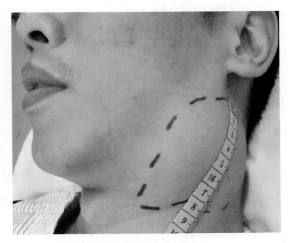

图 23-4　颈部肿大淋巴结

尿常规、大便常规未见异常。

血生化未见明显异常。

出凝血常规+DIC 组合：纤维蛋白原 4.49g/L，D-二聚体 0.26mg/L，余未见异常。

巨细胞病毒抗体组合：CMV-IgM 阴性，CMV-IgG 阳性；EB 病毒抗体组合：VCA-IgA 和 VCA-IgM 阴性，VCA-IgG 阳性；乙肝两对半、肝炎系列、HIV 抗体、梅毒组合均阴性。

风湿病组合Ⅰ：血清淀粉样蛋白 A 52.4mg/L，CRP 4.89mg/L，余未见异常；风湿病组合Ⅱ、SLE 5 项、ANCA 组合和抗磷脂综合征组合均未见异常。

体液免疫：IgA 3.55g/L，IgM 0.29g/L，IgG 10.80g/L，IgE 5790IU/ml↑，C3 和 C4 水平正常。

淋巴细胞亚群：CD3$^+$ 63.3%，CD3$^+$CD4$^+$ 38.6%，CD3$^+$CD8$^+$ 23.1%，CD19$^+$ 9.9%，NK 细胞 24.5%。

心电图：正常心电图。

骨髓涂片：骨髓增生明显活跃，粒系占 51%，红系占 28%，比例、形态大致正常，巨核细胞 3 个，均为颗粒巨核细胞，血小板少。

全身 PET-CT（图 23-5）：①双侧颈部、左侧锁骨上窝、左侧腋窝、腹膜后、双侧髂血管旁、双侧腹股沟多发淋巴结肿大，大部分代谢活跃，最大者为左侧颈部，3.9cm×5.1cm，SUVmax 为 4.2，注意淋巴瘤可能；②右肺中下叶病变，代谢轻度增高，考虑感染性病变；右肺上叶尖段结节影，代谢未见增高，考虑良性病变可能性大；右肺门淋巴结肿大伴代谢轻度活跃，考虑反应性改变。

（三）初步诊断

1. 血小板减少、湿疹、反复感染：遗传性疾病？

2. 淋巴结肿大查因：淋巴瘤？

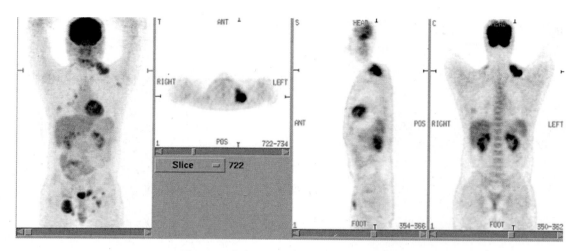

图23-5　全身PET-CT示多发肿大淋巴结

（四）诊断思路

1. 病例特点　该患者病史长，婴幼儿开始起病（出生8个月时），血小板减少、反复感染、湿疹、近2年出现多发淋巴结肿大。予激素、丙种球蛋白治疗后血小板无明显上升。血小板体积小。IgA、IgE增高，IgG正常，IgM降低。PET-CT检查提示多发淋巴结肿大、代谢活跃。

2. 鉴别诊断　患者的诊断和鉴别诊断可以从血小板减少、血小板体积小、淋巴结肿大等多个切入点进行，本病例从淋巴结肿大为切入点进行诊断思路的简要分析：①感染，患者病程中出现反复感染，感染可以引起淋巴结肿大，但难以解释自幼起血小板减少、湿疹，不除外继发反复感染后淋巴结反应性增生；②自身免疫性疾病，患者风湿病相关检查未见异常，不支持自身免疫性疾病；③转移癌，患者病程长，20余年，骨髓涂片未见转移癌细胞，不支持转移癌的诊断；④恶性淋巴瘤，近2年出现左颈部、右腹股沟淋巴结进行性肿大，全身PET-CT检查提示多部位淋巴结肿大，SUV值升高，需排除在原有基础疾病上继发淋巴瘤；⑤遗传性疾病，患者虽有血小板减少，但自幼起病，激素、丙种球蛋白治疗无效，反复感染、湿疹、近年出现多发淋巴结肿大，难以用原发性免疫性血小板减少症解释。患者出生8个月即开始起病，应高度考虑遗传性疾病，结合患者持续性血小板减少，最突出的是血小板体积小，反复湿疹、感染，应想到罕见X连锁的隐性遗传病疾病Wiskott-Aldrich综合征。该病多见于儿童，成人非常罕见，文献报道有一半左右的患者有阳性家族史，WAS基因及WAS蛋白表达的检测是明确诊断的重要手段。该病很容易继发淋巴结肿大为表现的淋巴系统恶性肿瘤。近2年出现全身多发淋巴结进行性肿大需注意反应性淋巴结肿大或继发淋巴瘤可能。综上所述，①自幼起血小板减少、血小板体积小、反复湿疹，考虑Wiskott-Aldrich综合征可能；②淋巴结肿大，考虑反应性淋巴结肿大或继发淋巴瘤可能。建议该患者检测WAS基因或WAS蛋白及淋巴结活检。

2015年1月17日WAS全基因分析：发现WAS基因突变，外显子Exon 6剪接位点突变IVS6+5G>A（图23-6）。

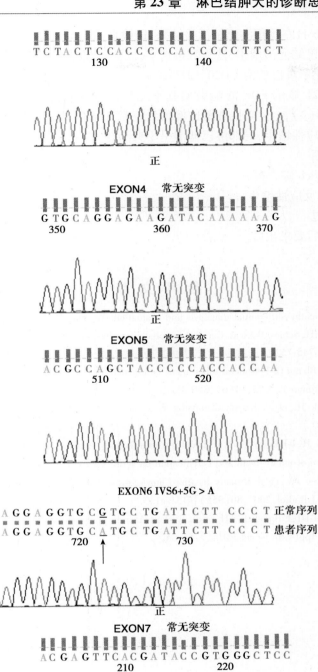

图 23-6 WAS 全基因分析发现 WAS 基因突变

2015 年 1 月 26 日左颈部淋巴结活检结果：送检直径 1.5cm，直径 0.8cm 组织各一块，全埋制片。镜下见淋巴结滤泡增生，滤泡数量增多，滤泡体积变小，滤泡间血管增生，局部呈结节状膨胀；免疫组化示淋巴滤泡 CD20、CD79a（+），生发中心 CD10、Bcl-2（+），Bcl-6（-），Ki-67 约 80%（+），CD21 显示 FDC 滤泡网架基本完整，但局部滤泡网缩小，滤泡间 CD3、CD5（+），浆细胞 CD138（+），κ、λ 阳性细胞比例大致正常。结合 HE 形态及免疫组化结果，病变符合淋巴结滤泡反应性增生，局部淋巴滤泡呈不典型增生。

（五）最后诊断

1. Wiskott-Aldrich 综合征

2. 淋巴结滤泡反应性增生

（六）治疗经过

患者明确诊断后要求出院。

（童秀珍　李娟）

参 考 文 献

1. Ferrer R. Lymphadenopathy：differential diagnosis and evaluation. Am Fam Physician. 1998,58(6)：1313-1320.

2. Al Kadah B,Popov HH,Schick B,et al. Cervical lymphadenopathy：study of 251 patients. Eur Arch Otorhinolaryngol,2015,272(3)：745-752.

3. Polesky A,Grove W,Bhatia G. Peripheral tuberculous lymphadenitis：epidemiology,diagnosis,treatment,and outcome. Medicine（Baltimore）,2005,84(6)：350-362.

4. Fu J,Seldin DC,Berk JL,et al. Lymphadenopathy as a manifestation of amyloidosis. a case series. Amyloid,2014,21(4)：256-260.

5. Matsuguma H,Suzuki H,Ishikawa Y,et al. Localized mediastinal lymph node amyloidosis showing an unusual unsynchronized pattern of enlargement and calcification on serial CT. Br J Radiol,2008,81(969)：e228-e230.

6. Yong HS,Woo OH,Lee JW,et al. Primary localized amyloidosis manifested as supraclavicular and mediastinal lymphadenopathy. Br J Radiol,2007,80(955)：e131-e133.

7. Buchbinder D,Nugent DJ,Fillipovich AH,et al. Wiskott-Aldrich syndrome：diagnosis,current management,and emerging treatments. Appl Clin Genet,2014,7：55-66.

第 24 章

轻度脾大的诊断思路

　　脾是体内最大的免疫器官和血液滤过场所,位于左上腹深部,于腋中线第 9 ~ 11 肋间,前界不超过腋前线,正常情况下肋缘下不能触及。凡在仰卧位或侧卧位在肋缘下触及脾均可称为脾大。根据肿大程度脾大分为:①轻度,深吸气时脾下缘可触及但不超过肋下 2cm;②中度,脾下缘超出肋下 2cm,在脐水平线以上;③高度,即巨脾,脾下缘超出脐水平线或脾大超出前正中线。

　　脾大的发病机制:①脾瘀血,肝硬化、门静脉、脾静脉栓塞或受压时,脾静脉压力明显增高,导致脾瘀血,静脉窦明显扩张,脾索增宽,红髓网状纤维增生、脾小梁增宽,引起脾大;②感染,当某种病原体侵入人体引起急性感染时,病原体刺激脾,脾淋巴细胞、巨噬细胞及血管系统反应性增生,血流量增多而导致脾大;当慢性感染时,脾单核巨噬细胞和淋巴细胞明显增生伴纤维组织大量形成,脾可呈中度大;③脾髓样化生,在骨髓纤维化等情况下,脾可发生髓样化生而恢复造血功能,脾红髓造血干细胞等增生,引起脾大;④脾肿瘤细胞浸润,白血病、恶性淋巴瘤及真性红细胞增多症时肿瘤细胞在脾内浸润导致脾大;⑤脾异常物质沉积,异型红细胞变形能力差,常无法通过血窦,故长期阻滞在脾索而被巨噬细胞破坏,易发生溶血,含铁血黄素等物质沉积,导致脾大。

　　轻度脾大常见于以下几类疾病。

(一) 感染性脾大

　　1. 病毒感染　可见于:①甲型病毒性肝炎、急性乙型肝炎部分患者可出现轻度脾大,HIV 感染不同程度脾大,相应实验室病原学检查有助于明确诊断;②EB 病毒感染所致传染性单核细胞增多症,可有轻度脾大,主要临床表现有发热、咽痛、皮疹、淋巴结肿大。全身浅表淋巴结均可累及,颈部淋巴结肿大最常见。多数出现咽痛,扁桃体肿大,陷窝可见白色渗出,偶可形成假膜;白细胞总数可升高也可正常或减低,淋巴细胞及单核细胞增多,异常淋巴细胞>10% 。血清抗体嗜异性凝集试验在起病 4 ~ 5 天至两周内可阳性,EB 病毒抗体 VCA-IgM 阳性。

　　2. 细菌感染　可见于:①败血症,脾大一般为轻度肿大,质地柔软,血培养获得阳性结果为确定诊断的依据;②伤寒,脾大多为轻度,质软、可有轻度压痛,常有发热,中毒症状较严重,相对缓脉,有显著神经系统症状,表情淡漠、嗜睡甚至谵妄、昏迷,腹胀、轻度腹痛;③亚急性感染性心内膜炎,可有轻度脾大、质软有轻压痛,伴脾梗死者左上腹有剧痛。先天性或风湿性瓣膜性心脏病史,发热、乏力、肌肉关节疼痛,超声心动图检查可发现瓣膜赘生物、反复血培养阳性结果可明确诊断。

3. 立克次体感染 可见于：①流行性斑疹伤寒,可有轻度脾大,临床特点为持续高热、头痛、瘀点样皮疹和中枢神经系统症状,自然病程2~3周,根据流行病学资料、典型临床表现、外斐试验的滴定效价较高和(或)有动态改变即可确诊;②地方性斑疹伤寒,其临床特征与流行性斑疹伤寒相似,但病程较短,病情较轻,半数病例有轻度脾大,根据流行病学资料、临床表现、外斐试验可以诊断;③恙虫病,可引起局限性(焦痂附近)或全身性淋巴结肿大,肿大的淋巴结皆有自发痛与压痛,常伴发热、头痛、疲倦、食欲缺乏、咳嗽等表现,肝大,轻度脾大、肺部少量湿性啰音、肝功能异常较为常见,焦痂为本病的特征性体征,有极其重要的诊断意义;疫区野外活动史,外斐试验阳性,补体结合试验、间接免疫荧光试验或固相放射免疫试验可协助确诊;巢式聚合酶链反应特异性和敏感性较高;④猫抓病,病程呈自限性,但临床表现多变,以局部皮损及引流区域淋巴结肿大为主要特征,部分患者轻度脾大。

4. 寄生虫感染 可见于：①急性疟疾,脾呈轻至中度肿大,曾在流行季节居住或去过流行地区,表现为周期性发冷、发热、出汗和间歇期症状消失,血涂片查到疟原虫是诊断最可靠的依据;②急性血吸虫病,约半数患者轻度脾大,急性期有发热、肝大与压痛、腹痛、腹泻、便血等,慢性期主要表现为肝脾大或慢性腹泻,根据疫水接触史、典型临床表现、血常规嗜酸性粒细胞增多,病原学诊断及免疫学检查可以明确诊断;③黑热病,早期脾轻度大,由杜氏利什曼原虫引起,主要表现为长期不规则发热、消瘦、进行性肝脾大和全血细胞减少等。

(二) 非感染性脾大

1. 结缔组织疾病 可见于：①系统性红斑狼疮,本病多见于青年女性,常累及多个器官,包括皮肤、肌肉、关节、浆膜、心脏、肾、消化道、中枢神经系统、眼等,部分患者脾大,多为轻度大且多无压痛感;②结节病,本病主要临床表现为咳嗽、胸闷、气促、发热、浅表淋巴结肿大,半数左右患者可有肝脾轻度大,质中而无压痛。本病诊断主要依据:X线胸片示双侧肺门及纵隔对称性淋巴结肿大,伴或不伴有肺内网状、结节状、片状阴影;组织活检特征为非干酪样坏死性类上皮细胞肉芽肿,证实或符合结节病,并需排除其他肉芽肿性疾病;Kvien试验阳性。

2. 瘀血性脾大 肺心病或继发于左侧心力衰竭的慢性右心衰竭可出现轻至中度脾大,主要表现为慢性持续瘀血引起的各脏器功能改变,心脏增大、静脉充盈、下垂性水肿,肝大,根据病史,原有心脏病的体征和体循环瘀血的表现可以诊断。

3. 急性白血病 是造血干细胞的恶性克隆性疾病,发病时骨髓中异常的原始细胞及幼稚细胞(白血病细胞)大量增殖并抑制正常造血,可广泛浸润肝、脾、淋巴结等各种脏器。本病起病急,进展快,可有发热、贫血、出血、胸骨下段压痛、肝、脾、淋巴结肿大,肝脾大多为轻至中度。

4. 恶性淋巴瘤

(1) 霍奇金淋巴瘤:无痛性淋巴结肿大,不同部位的淋巴结肿大可能引起相应部位的器官压迫症状,可伴发热、盗汗、消瘦、皮肤瘙痒等全身症状。血常规可有嗜酸性粒细胞增多、可出现贫血。晚期侵犯肝、脾、骨、骨髓等结外组织并引起相应症状。确诊需靠病理诊断,或骨髓发现典型 Reed-Sternberg 细胞。

(2) 非霍奇金淋巴瘤:临床表现以无痛性淋巴结肿大为主,韦氏咽环、胃肠道、睾丸、腹腔内淋巴结病变均较霍奇金淋巴瘤多见。侵袭性高的淋巴瘤一起病即为全身性广泛分布的病变,部分患者表现为长期或周期性发热,常侵犯骨髓而可发展为淋巴瘤细胞性白血病。确诊依靠淋巴结或受犯组织病理检查或骨髓见淋巴瘤细胞。当临床上高度怀疑淋巴瘤时,可能需多次多部位病理检查才能明确诊断。

5. 骨髓增生异常综合征　老年人多发,表现为难治性血细胞减少、无效造血、造血功能衰竭,多为轻度脾大。

6. 浆细胞病

(1) 多发性骨髓瘤:常见临床表现为骨痛、贫血、肾功能不全和感染等,可有轻度脾大,特别是合并淀粉样变时,脾大较常见。

(2) POEMS 综合征:主要表现为多发性神经病变、脏器肿大、内分泌病变、单克隆免疫球蛋白病(M 蛋白)和皮肤改变。脏器肿大主要为肝、脾及淋巴结肿大;多发性神经病为慢性进行性对称性肢体远端感觉运动障碍,病变为神经轴突变性及节段性脱髓鞘改变;内分泌功能障碍,以男性乳房增大和性功能减退、女性闭经、糖尿病、甲状腺分功能减退症多见;皮肤病变以弥漫性色素沉着最为常见。其中多发性周围神经病及 M 蛋白血症为主要诊断标准。

7. 溶血性疾病

(1) 遗传性球形红细胞增多症:贫血、黄疸、脾大是本病三大特征,脾大多为轻至中度,质较硬而无压痛,且随年龄增长而逐渐显著。确诊依据血涂片及骨髓涂片发现小球红细胞>10%,溶血临床表现,红细胞渗透脆性增加,阳性家族史等。

(2) 地中海贫血:以 α 与 β 地中海贫血常见,轻型脾可无肿大或为轻度肿大。确诊靠家族史、血红蛋白电泳、HbA2 和 HbF 测定、基因缺失与突变测定等。

(3) 自身免疫性溶血性贫血:本病脾大多为轻度至中度大,除具有一般溶血性贫血临床特点之外,Coombs 试验常阳性,糖皮质激素治疗常有效。

8. 血色病　本病分原发性和继发性,继发性多继发于多次反复输血,导致铁广泛沉积于许多器官组织。临床表现为多脏器受累,皮肤色素沉着,性功能减退,阴毛和(或)腋毛减少、男性可伴睾丸萎缩,肝、脾轻度大,部分患者血清转氨酶升高、血糖增高、尿糖阳性。实验室检查示血清铁蛋白升高,血清铁及血浆转铁蛋白饱和度增高,去铁胺排铁试验阳性。肝、皮肤等病理活检有含铁血黄素沉积。

【病例分析】

(一) 病史介绍

周某,女,25 岁,银行职员,因"发热 16 天"于 2013 年 5 月 31 日入院。患者自 5 月 15 日无明显诱因出现发热、头痛,体温 38℃,伴咽痛,无鼻塞、流涕,无畏寒、寒战,无盗汗,无咳嗽、咳痰,无尿频、尿急、尿痛,无皮肤红肿、皮疹,无恶心、呕吐,无腹痛、腹泻等不适,至当地医院就诊,查血常规 WBC $3.66×10^9$/L,N 67.5%,CRP 1.373mg/L,胸片未见异常。考虑上呼吸道感染,予中成药口服,病情无缓解,仍有发热,多于下午出现,体温波动于 37.8~39℃,不伴盗汗,未予特殊处理可自行退热。5 月 25 日再次至当地医院就诊,查 WBC $25.15×10^9$/L,嗜酸性粒细胞 $0.05×10^9$/L,Hb 126g/L,PLT $177×10^9$/L。予静脉使用抗生素(具体不详)7 天,患者仍有发热。现为进一步诊治收住我科。起病以来,患者无光过敏,无关节疼痛,无皮疹,精神、食欲、睡眠尚可,大小便正常,体重无明显变化。

既往体健,否认高血压、糖尿病、冠心病史。否认肝炎、结核等传染病史,否认手术、外伤、输血史,否认食物、药物过敏史。预防接种史不详。

体格检查:T 36.8℃,P 72 次/分,R 19 次/分,BP 100/60mmHg。发育正常,营养中等,神志清楚。全身皮肤及黏膜无黄染、苍白,左颌下扪及数个 1cm×1cm 大小肿大淋巴结,活动可,有触痛。其余部位未触及浅表肿大淋巴结,双侧瞳孔等大等圆,对光反射及调节反射均存在,口腔黏膜光滑,无溃疡,咽充血(++),双侧扁桃体Ⅰ度肿大,咽后壁多枚米粒大小淋巴滤泡。颈软,甲状腺不肿大,未闻及血管杂音。胸廓无畸形,左右对称,胸骨无压痛,双侧呼吸动度一致,双肺呼吸音清,未闻及干湿性啰音,未闻及胸膜摩擦音。心前区无隆起,心尖冲动位置正常,心率72 次/分,各瓣膜听诊区未闻及病理性杂音。腹部平坦,未见胃肠型及蠕动波,未见腹部静脉曲张。腹部柔软,无压痛及反跳痛,未触及腹部肿块。肝肋下未触及,Murphy 征阴性,脾左肋下触及 1cm,移动性浊音阴性。脊柱、四肢无畸形。肛门、外生殖器未检。生理反射正常,病理反射未引出。

（二）实验室检查

血常规:WBC 16.47×10⁹/L↑,N 1.26×10⁹/L,L 12.66×10⁹/L↑,Hb 119g/L,PLT 187×10⁹/L。

大便常规和隐血试验阴性,尿常规阴性。

血生化:ALT 253U/L↑,AST 124U/L↑,LDH 407U/L↑,ALP 119U/L,TP 73.1g/L,ALB 41.3g/L,TBIL 9.1μmol/L,GLU 4.8mmol/L,Ca²⁺ 1.92mmol/L,sCr 71mmol/L。

乙肝两对半、肝炎系列、HIV 抗体、梅毒组合均阴性。

CMV-IgM 阴性,CMV-IgG(+);肥达反应、外斐反应、呼吸道病原体抗体 9 项均阴性。

风湿病组合Ⅰ、体液免疫 7 项、SLE 5 项、风湿病组合Ⅱ、ANCA 组合、抗磷脂综合征组合均未见异常。

腹部彩超:脾大(长轴约 12.1cm↑),肝、胆囊、胆管、胰腺、双肾、膀胱未见异常。

胸部 X 线:肺部未见异常。

（三）初步诊断

发热、白细胞增高查因:传染性单核细胞增多症？恶性淋巴瘤？急性白血病？

（四）诊断思路

1. 病例特点 该患者为年轻女性,急性病程,无明显诱因出现反复发热,伴咽痛,不伴盗汗。咽充血,双侧扁桃体Ⅰ度肿大,左颌下扪及数个 1cm×1cm 大小肿大淋巴结,活动可,有触痛。脾轻度大,胸骨无压痛,无光过敏、关节疼痛、皮疹。血常规白细胞增加,以淋巴细胞为主,血红蛋白和血小板正常,ALT、LDH 升高,当地医院抗生素治疗效果不佳。体重无明显变化。

2. 鉴别诊断 患者诊断和鉴别诊断可以从淋巴细胞增多、发热、淋巴结肿大、轻度脾大、肝功能损害等多个切入点进行分析,前述几点分别见本书相关章节,本病例从轻度脾大作为切入点分析:①感染,患者有发热、咽痛,咽充血(++)、但无肺部、肠道、肛门等部位感染的临床表现,且胸片无异常、腹部 B 超除脾大外无其他异常,当地医院静脉抗生素治疗 1 周无改善,血常规白细胞增加,以淋巴细胞为主,也无明显结核中毒症状,故细菌感染的可能性不大。患者居住地非血吸虫等流行病区,且无相应的消化系统症状,所以寄生虫感染导致的脾大可排除。呼吸道病原体抗体 9 项阴性,其他感染可能性不大。患者反复发热,伴咽痛,咽充血,双侧扁桃体肿大,左颌下肿大淋巴结,脾轻度大,血常规白细胞增加,以淋巴细胞为主,当地医院抗生素治疗效果不佳。临床表现符合传染性单核细胞增多症,可以完善 EB 病毒抗体组合、骨髓穿刺,特别是外周血涂片注意观察有无异形淋巴细胞以进一步明确。②结缔组织疾病,患者无骨关节疼痛、口腔溃疡、皮疹等风湿性疾病临床表现,风湿相关检查阴性,故可排除。③瘀血性:患者为急性病程,脾轻度大,但患者无相应门静脉高压和肝功能减退症状和体征,肝代谢组合、肝炎系列未见异常,肝硬化可排除。患者也无慢性右心衰竭体征和体循环瘀血的表现,也可以排除。④白血病,患者为急性病程,胸骨无压痛,血常规白细胞增加,但血红蛋白和血小板正常,急性白血病可能性不大,可予以骨髓穿刺进一步排除。⑤恶性淋巴瘤,患者有发热、淋巴结肿大、脾轻度大、LDH 升高,要注意恶性淋巴瘤可能,但肿大淋巴结较小且有明显触痛,不支持该诊断,目前暂无淋巴瘤其他证据。

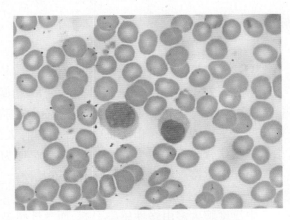

图 24-1　外周血涂片见异型淋巴细胞

　　骨髓涂片(2013 年 6 月 1 日):骨髓增生活跃,粒系占 46%,各阶段比例、形态大致正常;红系占 21%,比例增高,形态大致正常;成熟淋巴细胞为主,见 24% 异型淋巴细胞。单核细胞比例和形态大致正常;全片见巨核细胞 20 个,以产板巨核细胞为主,血小板不少;未见寄生虫。外周血涂片:外周血白细胞数目增多,以成熟淋巴细胞为主,易见异型淋巴细胞(图 24-1),占 44%,未见幼稚淋巴细胞。

　　EB 病毒组合(2013 年 6 月 5 日):VCA-IgA、VCA-IgM、VCA-IgG 均阳性。

(五)　最终诊断

传染性单核细胞增多症

(六)　治疗经过

　　6 月 1 日起予糖皮质激素、护肝、免疫球蛋白等对症处理,6 日体温退至正常,9 日颈部淋巴结及脾均未扪及。复查血常规 WBC 4.25×10⁹/L,L 2.89×10⁹/L,肝功能好转(ALT 83U/L、AST 45U/L),予以出院后应用复方甘草酸苷片(美能片)、多烯磷脂酰胆碱(易善复)胶囊护肝药。

(周振海　李娟)

参 考 文 献

1. 张之南,沈悌. 血液病诊断及疗效标准. 第 3 版. 北京:科学出版社,2007.

2. 陈灏珠. 实用内科学. 第 12 版. 北京:人民卫生出版社,2005.

3. 张之南,郝玉书,赵永强,等. 血液病学. 第 2 版. 北京:人民卫生出版社,2011.

4. Passamonti F,Cervantes F,Vannucchi AM,et al. Dynamic International Prognostic Scoring System(DIPSS)predicts progression to acute myeloid leukemia in primary myelofibrosis. Blood,2010,116(15):2857-2858.

5. Swaroop J,O'Reilly RA. Splenomegaly at a university hospital compared to a nearby county hospital in 317 patients. Acta Haematol,1999,102(2):83-88.

第 25 章

中重度脾大的诊断思路

脾位于左上腹深部,于腋中线第 9～11 肋间,前界不超过腋前线,正常情况下肋缘下不能触及。中度脾大指脾下缘超出肋下 2cm,在脐水平线以上。重度脾大,即巨脾,指脾下缘超出脐水平线或脾大超出前正中线。引起脾大的病因可分为感染性与非感染性两大类,其中有些疾病常出现中重度脾大,有些疾病早期为轻度脾大,后期则进展为中重度脾大。

引起中重度脾大常见的疾病有以下几种。

(一) 感染性脾大

中重度脾大多由慢性感染引起,而急性感染常表现为轻度脾大。

1. **细菌感染** 败血症引起的脾大,一般为轻度肿大,质地柔软,个别中高度肿大,质地较硬。血培养获得阳性结果为确定诊断的依据;脾脓肿常继发于脾静脉血栓形成,败血症和腹腔化脓性感染,脾有明显压痛或有波动感,在 B 超或 CT 引导下行脾穿刺对脾脓肿的确诊有很大价值。

2. **病毒感染** 慢性乙型肝炎可轻至中度脾大,乙肝肝硬化中重度脾大,HIV 感染可出现不同程度脾大。相应的实验室检查有助于明确诊断。

3. **寄生虫感染** 可见于:①急性疟疾,患者脾呈轻至中度大,具有流行季节居住或去过流行地区,血涂片查到疟原虫是诊断最可靠的依据;②急性血吸虫病,晚期主要有巨脾、腹水等,根据疫水接触史、典型临床表现、血常规嗜酸性粒细胞增多,病原学诊断及免疫学检查可以明确诊断;③黑热病,由杜氏利什曼原虫引起,主要表现为长期不规则发热、消瘦和全血细胞减少等,后期脾中重度大。

(二) 非感染性脾大

1. **结缔组织疾病** Felty 综合征包括类风湿关节炎、脾大和中性粒细胞减少三联症,临床上罕见,发生于类风湿关节炎病程晚期,常有肝硬化和脾功能亢进表现。

2. **瘀血性脾大**

(1) 肝硬化:是由不同原因引起的、以肝组织弥漫性纤维化、假小叶和再生结节为组织学特征的进行性慢性肝病(在国内主要由病毒性肝炎引起)。临床以门静脉高压和肝功能减退为特征,肝功能减退包括消化吸收不良、营养不良、黄疸、出血和贫血、内分泌失调、不规则低热、低白蛋白血症等;门静脉高压症包括腹水、门-腔侧支循环开放、脾功能亢进及脾大,脾常中度大。根据肝炎、酗酒等病史,门静脉高压和肝功能减退的临床表现以及相应的实验室检查可以明确诊断。

（2）慢性右心衰竭：继发于左侧心力衰竭或肺心病，主要表现为慢性持续瘀血引起的各脏器功能改变，其脾可轻至中度大，常有心脏增大、颈静脉充盈怒张、下垂性水肿等症状体征，根据病史，原有心脏病的体征和体循环瘀血的表现可以诊断。

3. 血液系统疾病引起的脾大

（1）白血病及 B 细胞慢性淋巴细胞增殖性疾病

1）慢性粒细胞白血病：分为慢性期、加速期、急变期。慢性期可无症状或出现低热、乏力、多汗、上腹胀、体重减轻、胸骨中下段压痛。脾大显著，多为巨脾，一般质较硬而无压痛。血常规白细胞明显升高，主要为中性中晚幼和杆状粒细胞，原始细胞小于 10%，伴嗜酸、嗜碱性粒细胞增多。骨髓穿刺可见增生明显活跃或极度活跃，以粒系占绝大多数，分类示外周血中性粒细胞碱性磷酸酶活性明显降低或缺如，存在 Ph 染色体和（或）*BCR-ABL* 融合基因阳性。慢性期进展为加速期、急变期，同样存在巨脾。

2）急性白血病：本病起病急，进展快，可有发热、贫血、出血、胸骨下段压痛和肝、脾、淋巴结肿大，少数患者为巨脾。

3）慢性淋巴细胞白血病：多见于中老年发病，早期起病隐匿，多无症状，病情进展慢，进展中淋巴结、肝、脾渐大。脾大多为轻至中度，质中至较硬，无压痛。血常规白细胞 $>10 \times 10^9/L$，淋巴细胞比例 $\geq 50\%$。骨髓有核细胞增生明显活跃或极度活跃，淋巴细胞比例 $\geq 40\%$，以成熟淋巴细胞为主。免疫学检查淋巴细胞具有单克隆性，表现为 B 细胞免疫表型。根据临床表现、血常规及骨髓象特点、免疫学表型特征可以诊断。

4）毛细胞白血病：中老年人多见，是一种慢性 B 淋巴细胞增殖性疾病，常有贫血症状，常见体征为脾大，多为巨脾，质较硬而无压痛。浅表淋巴结肿大少见。血常规示贫血、血小板减少，白细胞多为减少，但也可正常或增高，分类以淋巴细胞为主，可见数量不等的毛细胞。骨髓增生明显活跃，毛细胞明显。透射电镜可见毛细胞胞质有核糖体板复合物。细胞化学染色中酸性磷酸酶染色阳性且不被酒石酸盐所抑制。毛细胞除具 B 细胞免疫表型（CD19$^+$、CD20$^+$）外，细胞膜单克隆抗体典型表型（CD11c、CD25 以及 CD103）阳性，TPA 反应阳性。

5）幼淋细胞白血病：幼淋细胞白血病好发于 50 岁以上的老年人，起病缓慢，其主要临床表现为发热、多汗、乏力、消瘦、腹胀、脾中重度大，周围淋巴结不增大或轻度增大。外周血淋巴细胞中幼淋细胞比例 $>55\%$，白细胞常 $>150 \times 10^9/L$，贫血及血小板减少常见。根据免疫分型分为 B 细胞和 T 细胞-幼淋细胞白血病两大类型，临床以前者多见。

6）大颗粒淋巴细胞白血病：分为 T 细胞型和 NK 细胞型。T 细胞型脾轻度大，NK 细胞型 B 症状明显，肝脾大，可为巨脾。外周血与骨髓中大颗粒淋巴细胞（体积大，胞质丰富且多含有粗大的嗜天青颗粒）占 50%～90%。T 细胞型免疫表型为 CD3（+）、CD4（-）、CD8（+）、CD16（+）、CD56（-）、CD57（+）、TCRαβ（+），NK 细胞型免疫表型为 CD2（+）、CD10（+）、CD56（+）、CD3（-）、CD4（-）、CD57（-）。

（2）骨髓增殖性疾病

1）原发性骨髓纤维化（PMF）：脾明显大，常为巨脾，肿大的脾质多坚硬，外周血涂片见有核红细胞、幼稚粒细胞及泪滴红细胞，骨髓穿刺多次"干抽"或呈"增生低下"，骨髓活检示胶原纤维和（或）网状纤维明显增生。

2）真性红细胞增多症：特点为多血症，如皮肤黏膜绛红、脾大多为轻至中度，晚期伴骨髓纤维化时可为巨脾。患者红细胞增多(男 ≥6.5×10^{12}/L,女 ≥6.0×10^{12}/L),血红蛋白增多(男 ≥180g/L,女 ≥170g/L),内源性 EPO 水平显著降低,95% 患者 *JAK2* 基因突变阳性,诊断时需除外继发性及相对性红细胞增多症。

3)原发性血小板增多症:主要有出血、血栓形成引起的症状和体征,脾大(轻至中度),白细胞总数可轻度增多,血小板计数常>1000×10^9/L,血涂片可见大片成堆血小板,巨大血小板易见;骨髓巨核细胞增多,体大质多,血小板大片成堆分布,诊断时要除外其他骨髓增生性疾病和继发性血小板增多症。

(3)恶性淋巴瘤

1)霍奇金淋巴瘤:不同部位的淋巴结肿大可能引起相应部位的器官压迫症状,确诊需靠病理诊断,或骨髓象发现典型 Reed-Sternberg 细胞。

2)非霍奇金淋巴瘤:侵袭性高的淋巴瘤一起病即为全身性广泛分布的病变,临床谱广,部分患者表现为长期或周期性发热,常可侵犯骨髓而发展为淋巴瘤细胞性白血病。确诊依靠淋巴结或受侵犯组织病理检查或骨髓见淋巴瘤细胞。

(4)浆细胞病:原发性系统性淀粉样变性,淀粉样物质为免疫球蛋白的轻链,可累及多器官,包括舌、心、肾、胃、肠道、脾、神经系统等。首先通过刚果红染色、偏振荧光显微镜、电镜确认淀粉样变存在,再通过抗 κ 或抗 λ 抗体确定为原发性淀粉样变,血或尿中发现单克隆游离轻链可作为辅助手段,最后再明确淀粉样变累及的器官。

(5)溶血性疾病

1)遗传性球形红细胞增多症:脾大多为轻至中度,质较硬而无压痛,且随年龄增长而逐渐显著,肝多为轻度大。确诊依据血涂片及骨髓涂片发现小球红细胞>10%,可有溶血临床表现、红细胞渗透脆性增加、阳性家族史等。

2)地中海贫血:以 α 与 β 地中海贫血常见,重型脾可中至高度大。确诊靠家族史、血红蛋白电泳、HbA2 和 HbF 测定、基因缺失与突变测定等。

3)自身免疫性溶血性贫血:除具有一般溶血性贫血临床特点之外,Coombs 试验常阳性,糖皮质激素治疗常有效。本病脾大多为轻度至中度大。

(6)组织细胞增生性疾病

1)恶性组织细胞病:起病急骤,进行性衰竭,长期高热,淋巴结、肝、脾大,病程中常出现黄疸、浆膜腔积液、皮肤损害、出血等症状。血常规示全血细胞减少,血涂片偶可见异常组织细胞。确诊依据以上临床表现,加上骨髓涂片及淋巴结、肝、脾活检可见较多异常组织细胞特别是多核巨组织细胞。

2)郎格汉斯细胞组织细胞增生症:包括莱特勒-西韦综合征、汉-薛-柯综合征和骨嗜酸细胞肉芽肿。本症成人罕见,多见于小儿,临床表现多样,轻者为孤立的无痛性骨病变,重者为广泛的脏器浸润伴发热和体重减轻。

3)类脂质沉积症:尼曼-匹克病见于小儿,肝脾大突出,常为巨脾。根据肝脾大,伴有贫血,骨髓、肝、脾和淋巴结组织中有成堆的泡沫细胞(Niemann-Pick 细胞)可以诊断,检测神经鞘磷脂酶的活性对诊断有决定意义。戈谢病又名葡糖脑苷脂病,多见于小儿。根据贫血伴有肝脾大,骨髓涂片或肝、脾、淋巴结活检见较多戈谢细胞可以诊断,测定 β-葡萄糖脑苷脂酶活性对诊断有决定意义。

(7)噬血细胞综合征:分为原发性与继发性两类,原发性又称家族性,为常染色体隐性遗传病,继发性多与感染、肿瘤(淋巴瘤最常见)、自身免疫性疾病等有关。临床特征是发热、肝脾淋巴结肿大、黄疸、神经系统症状等。骨髓或肝、脾、淋巴结病理等检查发现噬血现象。

4. 原发脾的疾病　脾囊肿触之有囊性感。脾血管瘤触之质较软,病变广泛者触之有海绵感,可伴血小板减少,脾血管瘤早期多无症状,肿瘤增大后患者可能会诉左上腹隐痛不适,或无意中发现左上腹包块,或体检发现脾大。B 超或 CT 检查可协助诊断。脾原发性恶性肿瘤罕见,如原发脾淋巴瘤可表现为长期发热、乏力、左上腹胀、腹痛、体重减轻,最突出的体征是脾明显大,质坚实而无压痛。脾血管肉瘤则脾表面可不光滑,CT 可提示脾肿瘤。上述脾肿瘤行脾穿刺活检需慎重,最好行脾切除术以确诊。

【病例分析】

(一) 病史介绍

陈某,男,63 岁,因"腹胀 3 年、发现肝脾大 10 天"于 2014 年 9 月 3 日入院。患者 3 年前开始出现腹胀,逐渐加重,腹部开始膨隆,但未引起注意,未予诊治。10 天前腹胀不适加重,无发热、盗汗、无腹痛、腹泻、无恶心、呕吐,无胸闷、气促,至当地医院就诊,血常规示 WBC $22.59×10^9$/L,N $15.24×10^9$/L,HB 101g/L,PLT $192×10^9$/L,外周血涂片可见早幼粒细胞 1%、中性中幼粒 3%、中性晚幼粒 8%,偶见有核红细胞,骨髓涂片示稀释性骨髓象,腹部 CT 示肝脾大、胆囊结石、腹膜后多发小淋巴结,未予以特殊治疗,现为进一步诊治收住我科。自起病以来,患者精神、睡眠尚可,胃纳一般,大小便正常,体重无明显改变。

既往体健,否认家人中有类似疾病史者。

体格检查:T 36.5℃,P 82 次/分,R 20 次/分,BP 122/70mmHg。发育正常,营养中等,轻度贫血貌。全身皮肤及黏膜无出血点、黄染、蜘蛛痣。浅表淋巴结无肿大。巩膜无黄染。颈静脉无怒张。胸廓无畸形,胸骨中下段无压痛,双肺呼吸音清晰,未闻及干湿性啰音。心率 82 次/分,律齐,未闻及病理性杂音。腹部膨隆,未见胃肠型及蠕动波,腹壁静脉无曲张;腹柔软,无压痛及反跳痛,肝肋下 3cm,质中,表面光滑,无压痛;脾高度肿大,Ⅰ线 24cm,Ⅱ线 26cm,Ⅲ线+3cm,质地硬,无压痛。肝肾区无叩击痛,移动性浊音阴性,肠鸣音正常。脊柱、四肢无畸形,活动正常,双下肢无水肿。生理反射正常,病理反射未引出。

(二) 实验室检查

血常规:WBC $23.57×10^9$/L↑,N $19.59×10^9$/L↑,Hb 97g/L↓,PLT $246×10^9$/L。

大小便常规未见异常。

出凝血常规未见异常。

血生化:ALT 37U/L,AST 40U/L,ALP 54U/L,LDH 127U/L,TP 73.1g/L,ALB 41.3g/L,$β_2$-MG 3984μg/L↑。

乙肝两对半、肝炎系列、HIV 抗体、梅毒组合等未见异常。

风湿病组合 Ⅰ 和 Ⅱ、SLE 5 项、ANCA 组合和抗磷脂综合征组合均未见异常。

消化系统肿瘤组合、前列腺癌组合均未见异常。

贫血组合 Ⅲ:维生素 B_{12} 805ng/L,叶酸 2.70μg/L,铁蛋白 443.97μg/↑L,EPO 9.83IU/L。

腹部彩超:①肝大、脾大;②胆囊结石,不排除胆囊炎;③腹膜后多发小淋巴结;④胆管、胰腺、双肾、膀胱、前列腺未见异常。

胸部 X 线:心、肺、膈未见异常。

超声心动图:心脏形态结构未见异常,彩色多普勒未见异常,左心室收缩功能及舒张功能正常。

（三）初步诊断

脾大查因:原发性骨髓纤维化? 慢性粒细胞白血病? 淋巴瘤?

（四）诊断思路

1. 病例特点　该患者为老年男性,慢性病程,临床表现为腹胀,有肝大和脾重度大,实验室检查:血常规示白细胞和中性粒细胞升高,外院血涂片分类可见部分早幼粒、中幼粒和晚幼粒细胞及有核红细胞;肝功能正常,肝炎病毒标志物均阴性,风湿病相关检查未见异常。

2. 鉴别诊断　患者的诊断和鉴别诊断可以从外周血涂片见有核红细胞、中性粒细胞增多、脾重度大、肝大等多个切入点进行分析,分别见本书相关章节,本病例从重度脾大为切入点分析:①感染,患者有脾重度大,但整个病程中无发热,未发现感染灶,不支持败血症、疟疾、黑热病诊断;②肝硬化,患者慢性病程,肝大、巨脾,注意血吸虫或乙肝等引起肝硬化可能,但无门静脉高压和肝功能减退症状体征,外周血涂片可见幼稚粒细胞和有核红细胞,不支持该诊断;③慢性粒细胞白血病,患者慢性病程、巨脾,血常规提示白细胞和中性粒细胞升高、轻度贫血和血小板计数正常,外周血涂片分类可见早幼粒、中幼粒和晚幼粒,需注意慢性粒细胞白血病可能,但外院外周血涂片未提示嗜碱性粒细胞和嗜酸性粒细胞增多,不支持该诊断,尚需完善骨髓涂片、骨髓染色体核型及 *BCR-ABL* 融合基因检测结果确定;④原发性骨髓纤维化,老年患者,慢性病程,巨脾,外周血涂片分类可见幼稚粒细胞和有核红细胞,支持原发性骨髓纤维化的诊断,尚需观察有无泪滴红细胞及 *JAK2* V617F 基因突变、*BCR-ABL* 融合基因检测、骨穿、骨髓活检明确诊断;⑤恶性淋巴瘤,老年患者,慢性病程,有贫血、脾明显大,注意脾边缘区淋巴瘤等低度恶性淋巴瘤可能,但外周血白细胞升高以中性粒细胞为主,且分类可见早幼粒、中幼粒和晚幼粒细胞不支持,进一步骨穿行骨髓涂片、骨髓流式细胞学及骨髓活检可排除。

9 月 3 日行骨穿时"干抽",9 月 4 日再次骨髓穿刺成功。骨髓涂片:骨髓增生减低,粒系占 84%,比例增高,以分叶核为主,形态大致正常;红系占 3%,比例减低,形态大致正常;淋巴细胞、单核细胞比例和形态大致正常;巨核细胞 8 个,血小板不少;未见寄生虫及转移癌细胞。外周血涂片:白细胞数增高,分类以粒细胞为主,可见嗜酸、嗜碱性粒细胞,见 1% 原始粒细胞;成熟红细胞大小不等,可见有核红细胞及泪滴样红细胞(图 25-1),血小板不少。

骨髓 *JAK2* V617F 基因突变阳性,FISH 检查 *BCR-ABL* 融合基因阴性。

骨髓活检病理:送检骨髓组织骨髓腔内由增生的纤维组织填塞,可见少量造血组织散在其中,网状纤维染色(++++)(图 25-2);免疫组化:粒系细胞 MPO(+),少量巨核细胞 CD61(+),CD20、CD3 均见散在分布小淋巴细胞(+),CD117 少量肥大细胞(+),病变符合骨髓纤维化。

（五）最终诊断

原发性骨髓纤维化

（六）治疗经过

患者由于年龄大,治疗目的主要为减轻症状、改善造血功能,予以沙利度胺 100mg qn 治疗,患者病情平稳出院。

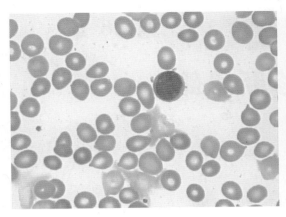

图 25-1　外周血涂片见泪滴
红细胞及原始粒细胞

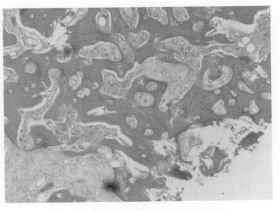

图 25-2　骨髓活检病理示骨髓腔内
纤维组织增生(×100)

（周振海　李娟）

参 考 文 献

1. 张之南,沈悌. 血液病诊断及疗效标准. 第 3 版. 北京:科学出版社,2007.

2. 陈灏珠. 实用内科学. 第 12 版. 北京:人民卫生出版社,2005.

3. 张之南,郝玉书,赵永强,等. 血液病学. 第 2 版. 北京:人民卫生出版社,2011.

4. 中华医学会血液学分会,中国抗癌协会血液肿瘤专业委员会. 中国 B 细胞慢性淋巴增殖性疾病诊断专家
共识(2014 年版). 中华血液学杂志,2014,35(84):367-370.

5. Passamonti F,Cervantes F,Vannucchi AM,et al. Dynamic International Prognostic Scoring System（DIPSS）pre-
dicts progression to acute myeloid leukemia in primary myelofibrosis. Blood,2010,116(15):2857-2858.

6. Gangat N,Caramazza D,Vaidya R,et al. DIPSS plus:a refined Dynamic International Prognostic Scoring System
for primary myelofibrosis that incorporates prognostic information from karyotype,platelet count,and transfusion
status. J Clin Oncol,2011,29(4):392-397.

第 26 章

肝大的诊断思路

　　肝是人体的一个重要器官,在机体基本物质的代谢、胆汁的生成与排泄、凝血、解毒、免疫功能等方面有重要作用。

　　正常肝右叶最大斜径为14cm。影响肝触诊结果的因素颇多,瘦长体型等在深吸气时,肋缘下 1～2cm 可触及肝,肺气肿、右胸腔大量积液,肝因位置下移也可触及。

　　由于肝脾共享门静脉、都含有网状内皮系统的成分,很多疾病肝脾大常同时存在,按肝脾大的顺序有先有肝大继有脾大、肝脾大同时存在、先有脾大后累及肝。诊断思路可以从肝大为切入点进行分析。临床上通过触诊或影像学检查发现肝大,引起肝大的原因很多,包括感染性、淤胆性、淤血、药源/中毒、血液病/肿瘤性、结缔组织病性、遗传代谢性。

　　下面仅介绍血液科相关肝大的鉴别,非血液系统疾病引起的肝大见相关书籍。

（一）血液病性肝大

　　1. **慢性溶血性贫血**　为不同程度的贫血、黄疸、肝脾大三大特征,有的患者贫血较轻,而黄疸、肝脾大突出易误为肝病,甚至行肝穿刺都不能诊断,应结合总胆红素升高以间接胆红素升高为主、贫血、网织红细胞升高考虑慢性溶血性贫血,借助 Coombs 试验、地中海贫血基因、外周血球形红细胞比例、铜蓝蛋白水平等检查确定其病因。

　　2. **急性白血病**　部分患者可出现白血病细胞浸润肝脏,表现为肝大,多数为轻中度肝大,肝功能异常,甚至出现肝细胞性黄疸,结合伴有发热、贫血、出血症状、淋巴结肿大、脾大,血常规异常改变,会想到急性白血病,依据骨髓象等检查可确诊,肝大排除肝炎病毒、感染、药物因素可考虑肝浸润,化疗后肝大可缩小、肝功能恢复正常。

　　3. **恶性淋巴瘤**　原发肝淋巴瘤很罕见,大多数淋巴瘤可累及肝,多数为弥漫性肿大,少数为占位性病变,常伴发热、脾大、黄疸、腹水、肝功能异常、凝血功能差,全血细胞减少,极易误为恶性组织细胞病,部分因缺乏淋巴结肿大或其他部位病变难以诊断,对多次骨髓活检未能确诊,需纠正凝血功能,输注血小板后行肝穿刺而诊断。过去诊断为恶性组织细胞病的病例多属 T/NK 细胞淋巴瘤或噬血细胞综合征等,真正的恶性组织细胞病已极罕见,对类似于上述表现,病理免疫组化提示克隆性组织细胞才诊断恶性组织细胞病。另需与缺乏体内其他结核病灶的改变肝结核鉴别,借助陈旧性肺结核,碱性磷酸酶升高、球蛋白升高、结核菌素试验阳性,应警惕肝结核。肝穿刺活检有助于鉴别。

　　4. **噬血细胞综合征**　可以有肝大,结合发热、脾大、全血细胞减少,最突出改变骨髓有≥2% 的噬血细胞,应想到噬血细胞综合征,需积极进一步明确引起噬血细胞综合征的基础疾病(包括遗传性、感染性、结缔组织疾病、EBV 相关噬血淋巴组织细胞增生症、肿瘤相关性尤其淋巴瘤)。

5. 原发性骨髓纤维化　除了脾大外,有 50% ~ 80% 的患者有肝大,因肝及门静脉血栓形成,致门静脉高压症,有些患者有乙肝病毒携带,很容易误为乙肝所致。结合患者贫血,早期大部分患者白细胞增多,后期白细胞减少,血小板减少。外周血出现泪滴样红细胞、幼红细胞及幼粒细胞是本病的特征之一,骨髓穿刺术出现"干抽现象"是本病的一个特点,骨髓活检可见到大量网状纤维组织为诊断本病的依据,50% ~ 60% 的患者 *JAK2 V617F* 突变检测阳性。

6. 肝淀粉样变　包括系统性淀粉样变累及肝、原发性肝淀粉样变,后者少见。按淀粉样物质沉积可分为免疫球蛋白的轻链(AL 型)、淀粉 A 蛋白(AA 型)等。文献报道系统性轻链型淀粉样变中约 70% 的患者有肝受累。对于患者出现不明原因肝大,碱性磷酸酶明显升高而相对其他肝功能受损较轻,结合有蛋白尿、巨舌,左室壁普遍性增厚、室间隔增厚、周围神经病变等多器官损害,应高度怀疑系统性轻链型淀粉样变,进一步行血、尿本周蛋白电泳,血免疫固定电泳检测到单克隆免疫球蛋白,血、尿 λ 或 κ,游离轻链定量升高,尿微量蛋白以尿蛋白为主,骨髓可见异常的浆细胞,流式检查提示克隆性,病变组织刚果红染色阳性而诊断,由于本病肝穿刺有出血甚至肝破裂风险,对于系统淀粉样变性累及肝者,可通过其他部位活检(皮肤、舌、骨髓、肾)证实淀粉样物质沉积并结合肝累及得以判断。对于其他部位未获得阳性结果,必要时行 B 超引导下肝穿刺以明确诊断。多数无骨骼损害、尿微量蛋白以白蛋白溢出、克隆性浆细胞比例低、M 蛋白水平较低且轻链以 λ 轻链为主,可与多发性骨髓瘤继发淀粉样变相鉴别。

7. 输血相关性血色病　反复输血可导致体内铁负荷过多,多见于红细胞输注依赖的贫血患者如重型地中海贫血、再生障碍性贫血、骨髓增生异常综合征、骨髓纤维化等,过量的铁沉积在肝、心、脾、胰腺、甲状腺等引起相应脏器功能损害。因此有大量输血史患者出现肝大,结合皮肤色素沉着,血糖高,心功能不全,应考虑输血相关性血色病可能,铁沉积指标有助于诊断(详见遗传性血色病)。对于红细胞输注依赖患者,应每年监测 3 ~ 4 次铁蛋白,及时去铁治疗,尽早防治继发性血色病。

(二)　遗传代谢性疾病引起的肝大

1. 遗传性血色病　是一种铁储存过多疾病,属常染色体隐性遗传。临床上罕见,发病多在中年以后,但国内报告也有发生于青壮年。男性罹患远多于女性,可以表现为肝大,黄疸明显,发展为肝硬化时肝缩小而硬度明显增加,临床结合患者有皮肤色素沉着、继发性糖尿病与性功能减退、心脏病等应高度怀疑血色病。进一步检测血清铁蛋白、血清铁及转铁蛋白饱和度反映体内铁储存量,同时需排除继发性含铁血黄素沉着症如长期大量输血或长期大量应用铁剂之后、溶血性贫血、慢性肝病(肝炎、酒精肝)等。血色病时血清铁蛋白可达到正常人的 5 ~ 10 倍以上,CT 或 MRI 检查肝有过量铁沉积的改变。肝活组织检查和普鲁士蓝染色是血色病确诊的主要依据之一,基因学检测可以显示血色病基因缺陷,*C282Y* 和 *H63D* 基因突变。

2. 肝豆状核变性(HLD)　又名 Wilson 病(WD),是一种常染色体隐性遗传性铜代谢障碍性疾病,好发于青少年。由于铜的代谢和运转障碍,体内大量的铜首先沉积于肝,有报道 37.9% 的患者有肝大,肝损害是多数 HLD 患者的首发症状。6% 的患者表现有血液系统受损,表现为溶血性贫血,脾功能亢进,肝硬化引起的凝血功能异常。对于不明原因肝大或肝硬化为首发的青少年患者,结合患者神经精神症状如步态异常、言语不清、抽搐、情感异常,应想到肝豆状核变性的可能,眼角膜 K-F 环阳性有提示诊断作用,血清铜蓝蛋白水平低于正常参考值下限、24 小时尿铜>100μg、角膜 K-F 环阳性是临床常用诊断 HLD 的指标,腹部超声、CT 或 MRI 在 HLD 早期检查中可发现肝实质性病变,头颅 MRI 有助于了解脑部病变,行肝穿刺活组织检查,*ATP7B* 基因检测有助于确诊。

3. 戈谢病　戈谢病是一种常染色体隐性遗传性疾病,是由于 β-葡糖苷酶-葡糖脑甘脂酶缺乏导致葡萄糖脑苷脂在肝、脾、骨骼和中枢神经系统的单核-巨噬细胞内蓄积引起的。根据神经系统是否受累,分为有神经系统损害型(婴儿型、幼年型)和无神经系统病变(成年型,最常见)。有报道成年型的年龄范围可为 22～60 岁,中位年龄 35 岁,各型均有肝脾大、骨损害,有时累及肺及其他器官。成年型大多起病隐匿,常以肝脾大合并脾功能亢进就诊,因此当患者出现不明原因的肝脾大、脾功能亢进,结合骨痛、神经系统症状,病史长,骨髓涂片发现戈谢细胞增多,应想到戈谢病的可能。对于成年后就诊,尤其需排除继发性戈谢细胞(类戈谢细胞)增多,有文献个案报道慢性粒细胞白血病、急性淋巴细胞白血病、急性早幼粒细胞白血病、地中海贫血、骨髓纤维化、多发性骨髓瘤、淋巴瘤、尼曼-匹克病等疾病伴戈谢细胞增多(该类疾病骨髓中的单核-巨噬细胞等会吞噬细胞碎片或脂质代谢产物,形成与"戈谢细胞"相似的"类戈谢细胞"),患者外周血白细胞或皮肤成纤维细胞中葡萄糖脑苷脂酶活性明显降低正常值[4～15nmol/(h·mg)]的 30% 可作为确诊依据,葡萄糖脑苷脂酶基因突变检测可以从基因水平作出诊断。

【病例分析】

病例 1

(一) 病史介绍

郑某,男,63 岁,因"发现全血细胞减少、肝脾大 3 年,纳差 3 个月余"于 2014 年 9 月 15 日入院。患者 3 年余前体检时查血常规示 WBC $3.20×10^9$/L,N $2.58×10^9$/L,Hb 108g/L,PLT $46×10^9$/L,网织红细胞比例 2.9%,铁蛋白 1107.5μg/ml,间接胆红素 8.0μmol/L,腹部 B 超示肝大,肋下可见 6.5cm,门静脉增宽,巨脾,厚 8.4cm,未进一步诊治。3 个月前患者有乏力、纳差,觉腹胀明显,铁蛋白 2161.06μg/L,G-6-PD 活性、Coombs 试验无异常,诊断未明,现为进一步诊治收入我科。患者自起病以来无骨痛、关节痛,无发热、盗汗,无咳嗽、咳痰,无排泡沫尿,无意识改变、语言障碍、行走困难、惊厥发作,大小便无异常。

个人、家族史:否认疫区、疫水接触史,否认苯等化学药品、工业毒物及放射性物质接触史。有间断吸烟史,已戒烟 30 余年,无酗酒史。否认家族中有类似疾病史。

体格检查:T 36.5℃,P 96 次/分,R 16 次/分,BP 128/72mmHg。精神较差,贫血貌,全身皮肤及黏膜无发绀、黄染,全身浅表淋巴结未触及肿大。胸骨无压痛,双肺呼吸音稍粗,未闻及干湿啰音。心率 96 次/分,律齐,未闻及病理性杂音。腹部平软,无压痛及反跳痛。肝肋下 6cm,质韧,边缘清晰,巨脾,Ⅰ线 15cm,Ⅱ线 18cm,Ⅲ线+5cm,质韧,边缘清晰,移动性浊音阴性,肠鸣音正常,3 次/分。生理反射正常,病理反射未引出。双下肢无水肿。

(二) 实验室检查

血常规:WBC $1.56×10^9$/L,Hb 61g/L,PLT $35×10^9$/L,Ret% 2.5%。

尿常规、大便常规：无异常。

血生化：血钾 3.79mmol/L，肌酐 63μmol/L，血糖 5.3mmol/L，血尿酸 430μmol/L，总蛋白 55.8g/L，白蛋白 29.7g/L，球蛋白 26.1g/L，总胆红素 16.1μmol/L，谷丙转氨酶 8U/L，谷草转氨酶 20U/L，乳酸脱氢酶 303U/L，血碱性磷酸酶 239U/L。

出凝血常规：APTT 37.0s，PT 15.1s，Fbg 3.35g/L。

乙肝两对半、肝炎系列均未见异常。

风湿免疫检查：IgG、IgM 正常，IgA 1.13g/L，C3 0.58g/L，C4 0.13g/L，ANA 1.14(+)抗 dsDNA、抗 Sm、抗 SSA、抗 SSB 均阴性。

溶血相关检查：地中海贫血基因检测阴性，G-6-PD 活性正常、红细胞渗透脆性试验正常；Coombs 试验、PNH 组合均未见异常。

消化系统肿瘤组合、前列腺癌组合、肺肿瘤组合均未见异常。

血免疫固定电泳及血、尿本周蛋白电泳阴性。

血铜蓝蛋白 0.34g/L。

心电图：轻度 ST-T 改变。

胸片：双肺纹理增粗、紊乱，心影未见扩大，纵隔居中，未见增宽。

上腹部 CT 平扫+增强+三维：肝大，未见占位性病变，脾体积明显增大，中央低密度区未见明确强化；脾门区多见迂曲血管影，脾静脉明显增粗，管腔直径约 19mm。门脉主干及其分支显影正常。腹膜后未见肿大淋巴结影。

2014 年 9 月 22 日全身 PET-CT：①肝大，代谢轻度增高，SUVmax 为 2.4，巨脾，不均匀性代谢活跃，SUVmax 为 9.0（图 26-1）；②左腋窝数个稍大淋巴结，代谢增高，中轴骨、骨盆骨及下肢骨近段骨髓代谢轻度增高，淋巴瘤待排除。

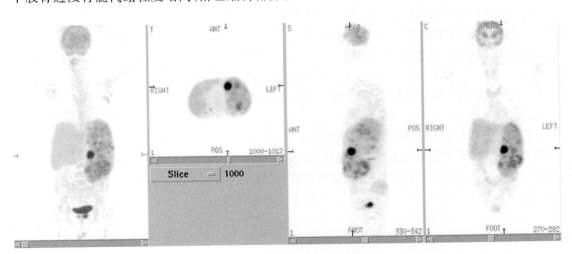

图 26-1　全身 PET-CT 示肝大、巨脾

骨髓涂片（2014 年 9 月 16 日）：骨髓增生活跃，粒系占 42.5%，红系占 43%，见 7% 戈谢细胞（图 26-2），其胞体类圆、大小不等，胞质量多，呈波纹样，胞核类圆，染色质纤网状，可见双核现象，片尾可见成堆分布。外周血涂片未见泪滴样红细胞、幼红细胞、幼粒细胞。

FISH：*JAK2* V617F 基因突变和 *BCR-ABL* 基因均阴性。

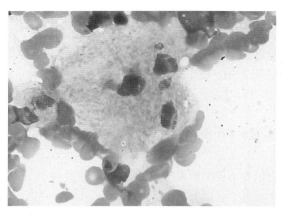

图 26-2　骨髓涂片见戈谢细胞

（三）初步诊断

肝脾大查因：戈谢病？淋巴瘤？

（四）诊断思路

1. 病例特点　该患者为老年男性，病程长，慢性起病，以全血细胞减少、肝脾大为主要临床表现，骨髓见戈谢细胞。

2. 鉴别诊断　患者的诊断和鉴别诊断可以从全血细胞减少、肝脾大、骨穿见戈谢细胞等多个切入点进行分析，分别参见有关章节，本病例从肝大病因为切入点进行诊断思路的简要分析：①病毒性肝炎，患者既往无肝炎病史，乙肝两对半、肝炎系列均正常，转氨酶正常，可排除病毒性肝炎引起；②酒精性肝病，长期大量饮酒可引起酒精性肝病致肝大，该患者无饮酒不良嗜好，可排除酒精性肝病引起；③寄生虫性肝病，该病可引起肝脾大、黄疸，但患者无疫区接触史，无发热、腹痛等症状，不支持该诊断；④化学毒物或药物，患者无长期有毒有害物质接触史，无长期服药史；⑤肝癌及转移癌，患者 AFP 正常，全身 PET-CT 未显示肝占位性病变，不支持肝癌及肝转移癌；⑥原发性骨髓纤维化，患者外周血无泪滴样红细胞、无幼红和幼粒细胞，*JAK2* V617F 阴性，不支持原发性骨髓纤维化诊断；⑦戈谢病，该患者有肝脾大，全血细胞减少，考虑存在脾功能亢进，需要进一步寻找病因，结合骨髓见有戈谢细胞，需注意遗传性戈谢病，但患者发病年龄大，难以用遗传性解释，需排除继发性戈谢细胞增多（如真性红细胞增多症、原发性血小板增多症、慢性粒细胞白血病、淋巴瘤、多发性骨髓瘤，地中海贫血等）。原发和继发鉴别在于 β 葡萄糖脑苷脂酶活性、电镜下戈谢细胞有无管状结构等，原发性时电镜下戈谢细胞有管状结构。该患者根据现有的检查不支持地中海贫血、慢性粒细胞白血病、多发性骨髓瘤、骨髓纤维化引起的戈谢细胞增多，淋巴瘤仍不能除外。综上所述，考虑戈谢细胞增多继发淋巴瘤、遗传性戈谢病可能，建议做外周血白细胞 β-葡萄糖脑苷脂酶活性和戈谢病基因突变检测，做骨髓活检，必要时行脾切除排除淋巴瘤。

2014 年 9 月 16 日骨髓活检：骨髓增生较活跃，粒、红系细胞比例明显减少，均以偏成熟阶段为主；巨核细胞数量相对增多，胞体大，核呈分叶状；间质内可见片状分布的浅紫细胞，胞质丰富，淡染，胞质内可见丝状物，呈皱折纸样，核小，圆形，居中，呈戈谢细胞样变，未见异型淋巴样细胞。结合临床，病变形态上可符合戈谢病改变。

戈谢病基因突变检测：存在突变。

外周血白细胞 β-葡萄糖脑苷脂酶活性：活性下降，2.0nmol/（h·mg）［正常值 4～15nmol/（h·mg）］。

（五）最终诊断

遗传性戈谢病

（六）治疗经过

患者因经济原因，放弃治疗。

（童秀珍　李娟）

参 考 文 献

1. Wang YD,Zhao CY,Yin HZ. Primaryhepatic amyloidosis：a mini literature review and five cases report. Ann Hepatol,2012,11(5)：721-727.

2. Adams PC. Epidemiology and diagnostic testing for hemochromatosis and iron overload. Int J Lab Hematol,2015, 37,Suppl 1：25-30.

3. Ye XN,Mao LP,Lou YJ,et al. Hemolytic anemia as first presentation of Wilson's disease with uncommon ATP7B mutation. Int J Clin Exp Med,2015,8(3)：4708-4711.

4. Roberts EA,Schilsky ML,American Association for Study of Liver Diseases(AASLD). Diagnosis and treatment of Wilson disease：an update. Hepatology,2008,47(6)：2089-2111.

5. Mistry PK,Cappellini MD,Lukina E,et al. A reappraisal of Gaucher disease-diagnosis and disease management algorithms. Am J Hematol,2011,86(1)：110-115.

6. Haddley K. Taliglucerase alfa for the treatment of Gaucher's disease. DrugsToday(Barc),2012,48(8)：525-532.

7. Rosenbloom BE,Weinreb NJ,Zimran A,et al. Gaucher disease and cancer incidence：a study from the gaucher registry. Blood,2005,105(12)：4569-4572.

第 27 章

纵隔肿块的诊断思路

纵隔位于双侧胸腔之间,脊柱之前,胸骨之后,上为颈部入口,下达膈肌。纵隔内含有心脏、气管、食管、胸腺、胸导管、血管、神经、淋巴管等组织。以胸骨角与第 4 胸椎下缘的水平连线为界,纵隔分为上纵隔、下纵隔。下纵隔再以心包前后界分为前、中、后三部位。

纵隔肿块可以是非肿瘤性疾病(如纵隔淋巴结结核、结节病等)和肿瘤性疾病,后者分原发性和转移性,原发性肿瘤中良性多见,少部分为恶性。肿瘤性疾病包括原发于纵隔疾病如神经源性肿瘤、胸腺瘤、畸胎类、纵隔囊肿等;胸内异位组织肿瘤;淋巴造血系统来源肿瘤如淋巴瘤、髓系肉瘤;其他肿瘤如有血管源性、脂肪组织性、结缔组织性、间叶组织肿瘤。

不同疾病可位于纵隔不同的区域,位于前纵隔的有胸腺瘤、畸胎类及皮样囊肿、胸骨后甲状腺肿;后纵隔有气管或支气管囊肿;神经源性肿瘤多位于后纵隔脊柱旁脊区内;淋巴源性通常位于上纵隔。

胸部 X 线可发现多种异常征象,但往往不典型,诊断思路可以从纵隔肿块为切入点进行分析,其常见于以下疾病。

(一) 纵隔淋巴结结核

纵隔淋巴结结核好发于儿童,成人发病率也有增长趋势。胸片可显示淋巴结肿大多累及气管周围,尤以上纵隔气管旁组淋巴结多见。若患者伴发肺内活动性或陈旧性结核病灶较易确诊。由于常无肺实质性病变,临床结核中毒症状表现不甚典型,易误诊为其他疾病如恶性淋巴瘤、转移癌、结节病等。对临床上遇有纵隔淋巴结肿大的患者,结合发热、部分查体有浅表淋巴结肿大,肺内陈旧性结核病灶,CT 增强示纵隔淋巴结环形强化等应高度注意纵隔淋巴结结核,PPD 皮试强阳性、结核抗体阳性有提示作用,确诊往往需借助 CT 引导下或纵隔镜活检病理发现结核肉芽肿。

(二) 纵隔淋巴瘤

纵隔淋巴瘤包括淋巴瘤累及纵隔、原发性纵隔淋巴瘤,后者少见。多数纵隔肿大时已有其他部位的淋巴瘤表现,较易确诊。以纵隔淋巴结肿大为主要表现,增大或侵犯周围脏器时可引起相应症状,结合患者有发热、心包积液、胸腔积液,合并了其他部位的淋巴结肿大应想到淋巴瘤的可能,纵隔以外的淋巴结活检病理学未能显示淋巴瘤时,行 CT 引导下活检或纵隔镜或胸腔镜甚至开胸活检而确诊。另外,若遇局限于上纵隔的巨大肿块(直径>10cm)和局部压迫症状明显的年轻患者,病情进展快,远处播散症状少,应高度注意起源于胸腺髓质

B 细胞的原发纵隔大 B 细胞淋巴瘤,借助病理显微镜下可见染色的肿瘤组织被肺泡样纤维分隔的特征性改变,免疫组化除了共有的 B 细胞标志,还有 CD23$^+$、特异性强的 MAL 蛋白阳性。发现 9 号染色体短臂(9p)而确诊。

(三)　髓系肉瘤

髓系肉瘤(MS)是由原始粒细胞或不成熟的髓细胞在纵隔增生和浸润所形成的肿瘤性包块。包括孤立性髓系肉瘤(非白血病性 MS)和白血病性 MS(白血病髓外浸润)。后者临床有贫血、出血、感染,血常规异常,骨髓可见 20% 白血病细胞,流式检测显示髓系克隆细胞表现易确诊。前者临床主要表现为无痛性肿物,可发生于任何部位,最常侵犯软组织、骨、腹膜、淋巴结和胃肠道。发生在纵隔时常表现为纵隔肿块,有胸闷、胸痛、憋气及胸腔积液的表现,血常规及骨髓可以无急性髓细胞白血病的表现。对于不明原因的纵隔肿块,伴有胸腔积液,部分胸水沉渣可见小圆恶性细胞,借助胸水流式免疫学检测有髓系克隆细胞,应高度考虑纵隔髓系肉瘤的可能。胸腔镜或纵隔镜或 CT 引导下穿刺活检病理提示异常恶性细胞,免疫组化无 B、T 细胞标记,MPO 染色阳性,联合其他抗体免疫表型检测 CD68、CD43、CD20、CD34、CD99 等可使大多数 MS 确诊。

(四)　结节病

呼吸系统最常受累,约有 90% 的患者胸片内皆有胸内受累征象,表现为两侧肺门及纵隔对称性淋巴结肿大,部分患者表现为单纯纵隔淋巴结肿大不伴肺门淋巴结的肿大。PET-CT 显示纵隔肿块,SUV 值也增高,易误为淋巴瘤。结合患者有皮下结节及其他多系统损害,提示结节病的可能。该病诊断主要依据病理组织检查发现非干酪性肉芽肿综合判断。

(五)　胸腺瘤

多位于前上纵隔,多为良性,少数为潜在恶性。小的胸腺瘤多无症状,等肿瘤长到一定体积常出现胸闷、胸痛、咳嗽、声音嘶哑、上腔静脉阻塞综合征等症状。结合患者胸部 CT 显示前上纵隔边缘锐利或分叶状的圆形或椭圆形块影,如合并重症肌无力、单纯红细胞再生障碍性贫血、类风湿关节炎等基本可以确诊为胸腺瘤。患者如无特异性表现可行 CT 引导下经皮穿刺病灶活检或纵隔镜和胸腔镜活检病理检查可以进一步确诊。

(六)　畸胎瘤

多位于前纵隔,接近心底部的心脏大血管前方。肿瘤较小时多数患者无症状,肿瘤增大破入支气管可咳出皮质和毛发样物。穿破入心包可引起心包炎、心包填塞。穿破入胸膜腔则造成胸腔积液。结合胸部 CT 见纵隔椭圆形肿块,混杂有脂肪、钙化、牙齿影、骨骼改变有助于诊断。

(七)　神经源性肿瘤

多位于后纵隔脊柱旁沟区,良性多无明显症状而在体检时发现,恶性可伴有胸背部疼痛、咳嗽、Horner 综合征等症状。诊断依赖胸片和 CT 检查,良性者胸片呈界限清楚的致密影,恶性者形态变化比较大。肿块多位于脊柱旁,向椎管内生长可呈哑铃状。起源于自主神经系统的肿瘤均位于后纵隔神经节部位,恶性的肿瘤肿块多呈梭形,容易破坏骨质,部分伴有钙化。起源于外周神经的肿瘤恶性者少见,常伴有疼痛和神经功能障碍。脊髓造影可显示神经源性肿瘤有无侵入椎管内。

【病例分析】

病例1

（一）病史介绍

贾某,女,22岁,因"胸闷不适1个月余,胃纳差伴腹胀2周余"于2014年2月7日入院。患者于2014年1月7日无明显诱因出现胸闷不适,活动后气促,未予治疗。1月23日出现胃纳差,胸、肩部不适,胸闷、气促加重,自感腹胀及心悸,就诊于当地医院经抗生素治疗未见明显缓解。于2月1日行胸部超声检查提示双侧胸腔积液,行胸腔穿刺,抽出淡黄色胸液约300ml,考虑结核可能性大,并留置胸管1条。胸部CT检查提示前纵隔肿物,心包积液及双侧胸腔积液,行心包穿刺未引出液体。现患者为进一步治疗入我院,门诊拟"纵隔肿物"收治我科。患者起病以来,精神、睡眠可,无发热、咳嗽、咳痰,无恶心、呕吐、腹痛,胃纳差,大小便正常,体重变化不大。

既往体健,否认"肝炎、结核、疟疾"等传染病史及接触史。

体格检查:T 36.5℃,P 90次/分,R 20次/分,BP 113/69mmHg。发育正常,营养中等,神志清楚,查体合作。全身皮肤及黏膜无发绀,无瘀点、紫癜和瘀斑,无黄染、蜘蛛痣。浅表淋巴结无肿大。巩膜无黄染,鼻无出血,口腔无溃疡,牙龈无肿胀及出血,咽无充血,扁桃体无肿大。胸廓无畸形,左右对称,左侧胸壁腋后线留置引流管1条。双侧呼吸运动度一致,双侧语颤一致,未触及胸膜摩擦感。双肺叩诊呈清音,双肺呼吸音清晰,未闻及干湿性啰音,无胸膜摩擦音。心率90次/分,律齐,心音正常。腹部膨隆,未见胃肠型及蠕动波,未见腹部静脉曲张。腹部柔软,无压痛及反跳痛,未触及腹部肿块。肝脾肋下未触及,移动性浊音阴性。肠鸣音正常,3次/分。脊柱、四肢无畸形,活动正常。生理反射正常,病理反射未引出。

（二）实验室检查

血常规结果见表27-1。

表27-1 患者入院后血常规检查结果

日期	WBC (×10⁹/L)	N (×10⁹/L)	Hb (g/L)	RBC (×10¹²/L)	PLT (×10⁹/L)
2014-02-12	12.70	10.71	90	3.95	297
2014-02-14	10.41	7.98	96	4.31	348
2014-02-16	9.01	6.05	108	4.80	388
2014-03-10	12.09	9.68	90	3.96	287

尿常规、大便常规未见异常。

血生化:ALT 13U/L, AST 12U/L, TP 55.6g/L, ALB 33.9g/L, GLB 21.7g/L, Ca^{2+} 2.02mmol/L, Cl^- 109mmol/L, GLU 5.2mmol/L, sCr 71μmol/L, UA 447μmol/L。

出凝血常规:PT 13.2s, APTT 35.7s, TT 19.6s, Fbg 2.30g/L。

血沉、叶酸、维生素B_{12}、铁蛋白正常。乙肝两对半阴性。

PPD皮试、结核抗体阴性。胸水未找到结核杆菌。

胸水常规组合:淡黄色,微浊,无凝块,Rivalta反应(+),WBC $724×10^6$/L,单个核细胞

0.45,单个核细胞 0.55,RBC(+)。

胸水生化检查:Cl⁻ 115mmol/L,GLU 5.6mmol/L,LDH 118U/L,TP 19.3g/L,ALB 13.6g/L,腺苷脱氢酶(ADA)4.2U/L,CHOL 0.4mmol/L,TG 0.04mmol/L,TBIL 3.6μmol/L。

肺肿瘤组合未见异常。

心电图:窦性心动过速,轻度 ST-T 改变。

胸部正侧位片:①双侧少量胸腔积液;②心影增大。

胸腹部 CT 平扫+增强:①上纵隔病变,淋巴瘤与生殖细胞类肿瘤鉴别;②双肺间质性炎症改变;③心包中等量积液;双侧胸腔、腹腔少量积液;④双侧心膈角区及腹膜后多发淋巴结轻度增大;肝门静脉及其分支周围低密度影,考虑淋巴水肿。

心脏超声:心包积液(大量,心脏摆动明显),余心脏形态结构未见明显异常,左心室收缩功能正常,舒张功能减低(Ⅱ级)。

胸水离心沉淀涂片及沉渣石蜡包埋切片:见少量细胞体积较小但细胞核质比大的非典型细胞。免疫细胞化学染色:非典型细胞 CK(−),Vimentin(−),TTF-1(−),CgA(−),CD56(−),CD3(−),CD20(−),MC(−),CR(−),Syn(+)。根据涂片细胞形态变化和免疫细胞化学染色结果,考虑(胸水)涂片中非典型细胞为小细胞恶性肿瘤细胞可能性大,建议结合临床排除神经内分泌系统来源肿瘤及淋巴造血系统来源肿瘤的可能性大。

全身 PET-CT 检查示(图 27-1):①前上纵隔见团块状软组织密度影包绕纵隔大血管,范围约为 7.9cm×7.5cm×6.0cm,FDG 异常浓聚,SUVmax 为 6.3,代谢活跃,考虑恶性肿瘤,以淋巴瘤可能性大;②心包增厚,代谢活跃,考虑心包受肿瘤累及;左侧内乳区、左侧膈上及肝胃韧带数个稍大淋巴结,代谢活跃,考虑肿瘤累及;③左肺炎症,以左肺下叶为著;左侧液气胸;右侧胸腔积液;心包少量积液。

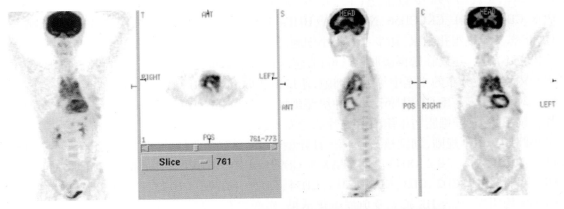

图 27-1　全身 PET-CT 示前上纵隔见团块状软组织,心包增厚

骨髓涂片:正常骨髓象。

骨髓活检:(骨髓)送检长 1.0cm 直径 0.2cm 组织一条,全埋制片。镜下:骨髓增生较低下,粒、红系细胞比例增大,均以偏成熟阶段为主,可见分叶核巨核细胞,未见明确肿瘤浸润,需结合临床。

(三) 初步诊断

纵隔肿物查因:恶性肿瘤?

（四）诊断思路

1. 病例特点　该患者为年轻女性，急性起病，病程较短，以胸闷不适、胃纳差伴腹胀为主要临床表现，胸部 CT 发现纵隔肿物及胸腔、心包积液，胸水见少量非典型细胞。

2. 鉴别诊断　患者的诊断和鉴别诊断可以从纵隔肿块和胸腔、心包积液等多个切入点进行，本病例从纵隔肿块为切入点进行讨论，具体分析如下：①纵隔淋巴结结核，该患者无发热、盗汗、体重下降等结核症状，CT 未发现肺部有陈旧性或活动性结核病灶，最主要胸水检测见有非典型细胞，未见结核杆菌，结核可能性小；②淋巴瘤，患者有纵隔肿块，PET-CT 示代谢活跃，肝胃韧带数个 SUV 值高的稍大淋巴结，胸水、心包积液，胸水为渗出液，淋巴瘤可能，需行纵隔肿物病理组织活检以及免疫组化进一步证实；③髓系肉瘤，该患者 PET-CT 提示纵隔肿块，多浆膜腔积液，胸水检测提示小细胞恶性肿瘤细胞可能性大，免疫组化 CD5、CD20 阴性，应想到少见病髓系肿瘤可能；④结节病，该病可累及纵隔淋巴结，引起淋巴结肿大，压迫周围器官可出现相应症状，但胸水发现非典型细胞，不支持结节病；⑤胸腺瘤，患者有纵隔肿块，但该患者肿块不是位于前纵隔，良性胸腺瘤很少合并胸腔积液及心包积液，该患者无合并重症肌无力的表现，不支持胸腺瘤；⑥畸胎瘤，该病部分患者有咳出毛发或油脂样物的病史，胸片主要表现为前纵隔圆形或椭圆形肿块，密度多不均匀，可见钙化、牙齿影，多向一侧突出，虽然破入胸膜腔可引起胸腔积液，但根据该患者胸片无钙化、牙齿影，不支持畸胎瘤；⑦神经源性肿瘤，胸片显示肿块多位于后纵隔脊柱旁，向椎管内生长可呈哑铃状，可起源于自主神经或外周神经，多伴有神经功能障碍，该患者症状及胸片检查均与其不符。

2014 年 2 月 11 日行胸腔镜下心包开窗+纵隔肿物活检术。纵隔肿物活检：纵隔肿物送检直径 0.8cm 碎组织一堆，全埋制片。镜下：纤维组织内弥漫分布小至中等大的肿瘤细胞，明显挤压变形，未变形的细胞胞质少，核圆，染色质粗。免疫组化：肿瘤细胞 LCA（+）、CD7（+）、Syn（±）、CD79a 少数细胞（+）、Ki-67 约 80%（+），CD3、CD5、CD20、TdT、CD2、CD4、CD8、CD1a、TIA-1、CK、CD56、NSE、CgA、HHF-35、PLAP、CD10、CD34、CD117 均阴性。结合 HE 形态及免疫组化结果，初步考虑为小细胞恶性肿瘤，由于送检组织挤压变形明显，免疫组化染色不满意，建议临床再次取材送检；心包送检直径 1cm 组织一块，全埋制片。镜下：纤维组织内见灶性分布的小至中等大小细胞，伴挤压变形，不排除肿瘤侵犯的可能。

2014 年 2 月 25 CT 引导下纵隔肿块穿刺病理：纵隔送检直径 0.2cm 碎组织一堆，全埋制片。镜下：穿刺纤维脂肪组织内可见片状分布的异型细胞（图 27-2A），部分挤压变形，部分呈小圆形或稍不规则，细胞核大、深染，具异型性，病变符合恶性肿瘤。免疫组化：肿瘤细胞 LCA、MPO（图 27-2B）、CD43、CD7、PAX-5、CD99、CD10 均阳性，CD4 部分弱阳性，Ki-67 约 80% 阳性，TdT、CD2、CD3、CD5、CD1a、CD34、CD20、CD79a、CD123、CD30、PLAP、OCT3/4、CD117 均阴性；结合 HE 形态及免疫组化结果，病变符合（纵隔）幼稚造血细胞性肿瘤，考虑为髓系肉瘤。

（五）最终诊断

髓系肉瘤

（六）治疗经过

确诊为髓系细胞肉瘤，于 2014 年 3 月 14 日开始予 IA 方案（IDA 10mg qd d1～3，Ara-C 0.1g bid d1～7）诱导化疗，过程顺利；2014 年 4 月 24 日予大剂量 Ara-C 方案（Ara-C 4.5g q12h,d1、3、5）第 2 次化疗；2014 年 6 月 6 日予 IA 方案（IDA 10mg qd d1～3，Ara-C 100mg bid

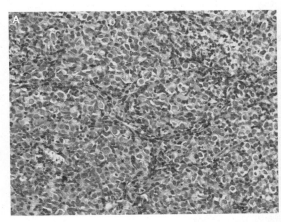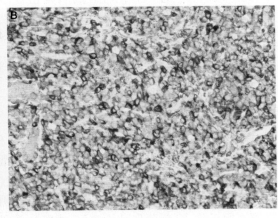

图 27-2　纵隔肿块活检病理
A. 可见片状分布的异型细胞浸润;B. 免疫组化,过氧化物酶阳性

d1~7)化疗。对比每次 CT 肿块大小,IA 方案较 HD-Ara-C 敏感,于 2014 年 7 月 22 日选用 IA 方案(IDA 10mg qd d1~3,Ara-C 0.1g bid d1~7)化疗。复查胸部 CT 纵隔肿物明显缩小,心包积液、胸腔积液消失,2014 年 10 月行纵隔小剂量放疗,复查 PET-CT 示病灶完全消失。下一步拟行异基因造血干细胞移植。

病例 2

(一)　病史介绍

黎某,男,47 岁,因"皮疹 10 余年,咳血丝痰 20 余天"于 2013 年 12 月 10 日入院。患者 10 余年前无明显诱因出现皮疹,以双下肢、背部为主,呈结节样红斑,伴瘙痒,冬春季明显,夏秋季好转,患者未予重视及诊治。1 个月前因"牙痛"出现发热,体温最高 39℃,无咳嗽、咳痰,无胸闷、气促,无腹痛、腹泻,于当地医院就诊予对症治疗(具体不详)后症状缓解,未再出现发热。20 余天前无明显诱因出现咳嗽,咳血丝痰,呈鲜红色,量 1~5ml,多为晨起时明显,偶有涕中带血,量少,可自行止血,夜间有盗汗,可湿透一件上衣,皮疹数量及范围有所增多,无发热、午后潮热,无胸痛、气促,无乏力、肌肉痛,无骨关节痛,于当地医院行 CT 检查示纵隔淋巴结肿大,现为进一步诊治来我院就诊。患者起病以来,食欲、精神、睡眠可,小便正常,大便偶有稀烂,体重无明显变化。

既往体健,有密切接触结核病患者史,否认特殊化学品及放射线接触史。已婚已育,家人体健,否认有类似疾病史。

体格检查:T 36.2℃,P 59 次/分,R 20 次/分,BP 131/72mmHg。发育正常,营养中等。双下肢及背部散在分布大小不等的结节红斑,最大直径约 3cm,凸起皮面,无压痛,部分有破损,无脱屑、溃疡、渗血,全身皮肤及黏膜无发绀、黄染、苍白,双颌下可触及各两枚肿大淋巴结,类圆形,直径约 1cm,边界清,活动度好,与周围组织无粘连,无触痛。双鼻侧上眼睑可见对称分布脂肪增生,睑结膜无出血、水肿,耳鼻未见异常分泌物,口腔黏膜光滑,无皮疹、溃疡,咽无充血,双侧扁桃体无肿大。甲状腺不肿大,未闻及血管杂音。胸廓无畸形,左右对称。双侧呼吸动度等强,叩诊呈清音,双肺呼吸音清晰,未闻及干湿性啰音,无胸膜摩擦音。心率 59 次/分,律齐,心音正常。腹软,无压痛及反跳痛,未扪及包块。肝脾肋下未扪及,质中,无压痛。移动性浊音阴性。肠鸣音正常,3 次/分。脊柱、四肢无畸形,活动正常。生理反射正常,病理反射未引出。

(二) 实验室检查

血常规:WBC 7.51×10^9/L,Hb 143g/L,PLT 274×10^9/L,Eo% 9.6% ↑,Eo 0.72×10^9/L↑。

尿常规、大便常规未见异常。

血生化:血钙正常,GLU 4.8mmol/L,BUN 3.9mmol/L,sCr 87μmol/L,UA 484μmol/L,TP 67.1g/L,ALB 40.3g/L,GLB 26.8g/L,TBIL 6.9μmol/L,DBIL 2.0μmol/L,IBIL 4.9μmol/L。

出凝血常规未见异常。血脂组合未见异常。

乙肝两对半、肝炎系列、HIV 抗体、梅毒组合均未见异常。

感染相关检查:PPD 皮试阴性,结核抗体阴性,痰涂片未见抗酸杆菌,痰培养阴性。血清降钙素原正常,真菌葡聚糖检测(G 试验)、深部真菌抗原检测均正常。传染性单核细胞增多症 EB 病毒抗体组合未见异常。

风湿病组合 Ⅰ:CRP 3.58mg/L,RF 阴性;体液免疫 7 项:IgA 3.24g/L,IgM 0.87g/L,IgG 10.80g/L,IgE 368.00IU/ml,C3 1.19g/L,C4 0.27g/L;SLE 5 项、ANCA 组合、ACL、抗磷脂综合征组合均未见异常。

血沉:28mm/h。

肺肿瘤组合:CEA 7.15μg/L,NSE11 18ng/ml,CFRA21-1 1.35ng/ml;消化系统肿瘤 Ⅰ:CEA 5.81μg/L,余未见异常。

结节病组合 Ⅱ:UA 402μmol/L,ALP 60U/L,TP 69.7g/L,ALB 41.5g/L,GLB 28.2g/L,白/球比值 1.5,Ca^{2+} 2.36mmol/L,ACE 18U/L。

游离甲功组合未见异常。

尿生化组合:尿钠 220.00mmol/24h,尿钾 39.25mmol/24h,尿素 117.50mmol/24h,尿酸 1.91mmol/L,尿钙正常。

心电图:左心室高电压。

心脏彩色超声心动图:左房、左室、右室稍增大;二尖瓣关闭不全(轻度)、左心室收缩功能正常,舒张功能减低(Ⅱ级)。

骨髓涂片:正常骨髓象。

骨髓活检:未见明确异型淋巴样细胞。

胸部正位、颈椎正侧位 X 线片:双侧顶胸膜稍增厚;双肺野未见明确实质性或间质性病变;纵隔肿大;心影大小、形态正常。颈 4 椎体相对于颈 5 椎体略后移,余椎体序列正常;颈 4 ~6 椎板边缘稍变尖,余各颈椎椎体、附件骨质未见异常;颈椎旁软组织未见异常。

膝关节双侧正侧位 X 线片:双髌骨上缘见骨质增生征象。余双膝关节各骨骨质结构完整,形态正常,未见异常骨密度灶。双膝关节对位好。

全身 PET-CT 检查(图 27-3):双侧锁骨上窝、纵隔内(血管前间隙、气管旁、腔气间隙、主动脉弓左旁、隆突下、食管旁)、双侧肺门、腹膜后腹主动脉旁可见多发肿大的淋巴结影,部分融合,最大者位于隆突下,约 4.4cm×2.1cm,可见 FDG 异常浓聚,SUVmax 约为 24.3;以上所见,考虑淋巴瘤可能性大;右侧后下胸膜部分区域局限性稍增厚,可见异常 FDG 浓聚,SUVmax 为 4.7。

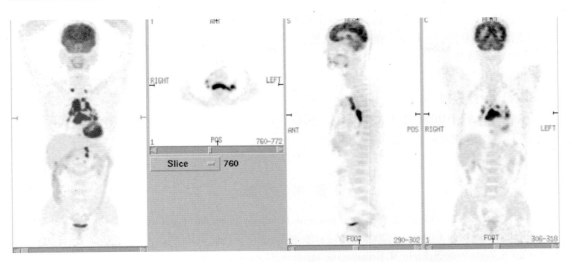

图 27-3 全身 PET-CT 示多发肿大淋巴结,右侧后下胸膜部分区域局限性稍增厚

（三）初步诊断

纵隔淋巴结肿大查因:淋巴瘤？结核？

（四）诊断思路

1. 病例特点 该患者为中年男性,慢性起病,病程较长,以常年双下肢、背部出现结节样红斑,近 20 天咳血丝痰为主要临床表现,PET-CT 示纵隔内多发淋巴结肿大,考虑淋巴瘤可能性大。PPD 皮试阴性、结核抗体阴性、痰涂片未见抗酸杆菌。

2. 鉴别诊断 患者的诊断和鉴别诊断可以从皮疹、纵隔肿块等多个切入点进行,本病例拟从纵隔肿块为切入点进行诊断思路的简要分析,常见疾病包括:①纵隔淋巴结结核,该患者中年男性,慢性病程,有结核患者接触史,且伴有咳嗽、咳血丝痰,盗汗,胸部 CT 示纵隔多发淋巴结肿大,但患者胸部 CT 未发现有陈旧性或活动性结核病灶,有多年双下肢、背部皮肤结节样红斑病史,PPD 阴性,结核依据不足;②淋巴瘤,该患者慢性病程,咳嗽、咳血丝痰,PET-CT 示纵隔多发淋巴结肿大,代谢活跃,右侧后下胸膜局限性轻度增厚,代谢增高,考虑淋巴瘤可能;③肺癌,患者虽有纵隔淋巴结肿大,但 PCT-CT 未显示肺内肿瘤的病灶,可能性小;④结节病,该患者中年男性,不明原因出现双下肢、背部结节样红斑 10 年,且近期出现咳嗽、咳血丝痰提示病变累及肺部,有结节病可能。综上所述,纵隔淋巴结肿大查因:淋巴瘤？结节病？建议请胸外科会诊行纵隔淋巴结活检。

2013 年 12 月 22 日行"气管内麻醉下经左胸胸腔镜下隆突下淋巴结活检术",术后病理示(图 27-4)淋巴结结构

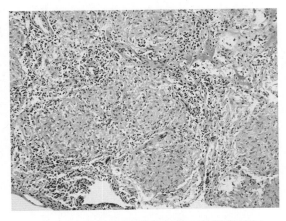

图 27-4 纵隔淋巴结活检示淋巴结结构破坏,见类上皮细胞和个别郎汉斯巨细胞组成的大小较一致结节

破坏,真皮内可见多个由类上皮细胞和个别郎罕斯巨细胞组成的大小较一致结节,部分区域结节融合伴胶原化,但未见干酪样坏死,形态符合慢性肉芽肿性炎,考虑结节病。

(五) 最终诊断

结节病

(六) 治疗经过

患者确诊后于2014年1月7日泼尼松联合环磷酰胺治疗,1年后复查胸部CT病灶明显缩小,目前病情稳定。

(童秀珍　李娟)

参 考 文 献

1. Tan D,Wong GC,Koh LP,et al. Successful treatment of primary granulocytic sarcoma by non-myeloablative stem cell transplant. Leuk Lymphoma,2006,47(1):159-162.

2. Paydas S,Zorludemir S,Ergin M. Granulocytic sarcoma:32 cases and review of the literature. Leuk Lymphoma,2006,47(12):2527-2541.

3. Breccia M,Mandelli F,Petti MC,et al. Clinic opathological characteristics of myeloid sarcoma at diagnosis and during follow up:report of 12 cases from a single institution. Leuk Res,2004,28(11):1165-1169.

4. Lan TY,Lin DT,Tien HF,et a. Prognostic factors of treatment outcomes in patients with granulocytic sarcoma. Acta Haematologica,2009,122(4):238-246.

5. Nunes H,Bouvry D,Soler P,et al. Sarcoidosis. Orphanet J Rare Dis,2007,2:46.

6. Marchell RM,Judson MA. Cutaneous sarcoidosis. Semin Respir Crit Care Med,2010,31(4):442-451.

7. Iannuzzi MC,Fontana JR. Sarcoidosis:clinical presentation,immunopathogenesis,and the rapeutics. JAMA,2011,305(4):391-399.

8. Teirstein AS,Machac J,Almeida O,et al. Results of 188 whole-body fluorodeoxyglucose positron emission tomography scans in 137 patients with sarcoidosis. Chest,2007,132(6):1949-1953.

第 28 章

骨髓巨核细胞成熟
障碍的诊断思路

正常骨髓巨核细胞数每张涂片为 7~35 个,其中原巨核细胞占 0~0.5%,幼稚巨核细胞 0~10%,颗粒巨核细胞 10%~50%,产板巨核细胞 20%~70%,以产板巨核细胞为主。巨核细胞成熟障碍在骨髓形态学表现为骨髓巨核细胞数目增多或正常,以幼稚、颗粒巨核细胞为主,产板巨核细胞比例减低;巨核细胞形态上表现为体积增大,也可呈单核,胞质量少,缺乏颗粒成熟障碍改变。巨核细胞成熟障碍常被认为是原发性免疫性血小板减少症(ITP)典型骨髓细胞形态学改变,同时也可见于结缔组织病(系统性红斑狼疮、干燥综合征等)、脾功能亢进、血栓性血小板减少性紫癜(TTP)、淋巴瘤及病毒感染等疾病。有文献报道 97 例骨髓巨核细胞成熟障碍的病因以 ITP、脾功能亢进及结缔组织疾病为主,分别占 35%、16.5%、15.4%,其中 ITP 患者骨髓巨核系成熟障碍较脾功能亢进更为明显,巨核系变异程度更高。常见血小板减少或合并血小板减少伴骨髓巨核细胞成熟障碍可见于以下疾病。

(一) 原发性免疫性血小板减少症(ITP)

ITP 是一组免疫介导的血小板过度破坏所致的出血性疾病,患者单系血小板减少,白细胞数及分类、血红蛋白正常(有失血时可以贫血),查体脾不大,应想到 ITP 的可能,结合有骨髓巨核细胞数目增多且成熟障碍,除外继发性血小板减少(如结缔组织疾病、淋巴增殖性疾病等),糖皮质激素或大剂量丙种球蛋白治疗有效,支持 ITP 的诊断。ITP 引起巨核细胞成熟障碍的机制可能是血小板和巨核细胞有共同的表面抗原,抗血小板抗体和血小板结合,在脾被巨噬细胞吞噬、破坏,同时抗血小板抗体作用于巨核细胞,影响其增殖分化和正常成熟,并进一步反馈刺激巨核细胞使其增殖,另外可能巨核细胞产生损伤也会影响巨核细胞的成熟。

(二) 结缔组织病

1. 系统性红斑狼疮(SLE) 以血小板减少、骨髓巨核细胞成熟障碍为首发表现的 SLE 在临床上很常见,这类患者可以无脱发、面部红斑等表现,常规检查会发现 ANA、抗 dsDNA 抗体、抗 Sm、抗 SSA、抗 SSB 抗体阳性和补体下降而诊断为 SLE。因其与 ITP 同为自体免疫性疾病,故可能有共同的发病机制。也有研究发现,在 SLE 患者无论是否伴有血小板减少,其骨髓涂片多数合并巨核细胞升高,提示 SLE 患者普遍存在巨核细胞成熟受阻或分化为产板巨核细胞的能力下降。

2. 干燥综合征(pSS) 有以血小板减少首诊,骨穿示巨核细胞成熟障碍,易误诊为 ITP,结合患者有口干、眼干、猖獗性龋齿,应想到干燥综合征的可能,自身抗体抗 SSA、抗 SSB 阳性有助于干燥综合征的诊断,唇腺活检有淋巴细胞灶均支持干燥综合征的诊断。文献报道49例pSS其中10例表现有血小板减少,骨髓检查示7例表现为巨核细胞成熟障碍,提示患者血小板的减少不仅与单核-巨噬系统的破坏有关,更与巨核细胞功能异常相关。

3. 脾功能亢进　脾功能亢进引起巨核细胞成熟障碍机制与血小板减少在脾内阻留、被吞噬细胞破坏所致反馈刺激巨核细胞使其增殖有关。患者初期以白细胞和(或)血小板减少为主,后期常发生全血细胞减少,骨髓增生活跃或明显活跃、骨髓可见外周血细胞减少的相应细胞系代偿增生且一般均伴有成熟障碍,血小板减少患者巨核系可见数目增多但产血小板型巨核细胞减少。患者有脾大,出现血小板减少伴巨核细胞成熟障碍应考虑脾功能亢进的可能,需积极进一步明确引起脾大的基础疾病,临床上ITP特别需与慢性乙型肝炎肝硬化合并脾功能亢进引起的血小板减少相鉴别,因二者治疗方法截然不同。

4. 血栓性血小板减少性紫癜(TTP)　TTP表现之一有血小板减少、骨髓巨核细胞成熟障碍,易被误诊为ITP。获得性TTP患者中有很大一部分尤其是特发性TTP,可以检测到抗ADAMTS13自身抗体的存在,推测其抗体作用于巨核细胞,影响其增殖分化和正常成熟,血小板消耗并进一步反馈刺激巨核细胞使其增殖。TTP患者除了血小板减少,还有神经精神症状、微血管性溶血性贫血、肾损害、发热五联症,输血浆或血浆置换有效需考虑TTP。外周血见盔形红细胞,vWF多聚体分析发现UL-vWF、vWF-CP活性降低均有助于诊断。

5. 淋巴瘤合并脾功能亢进　淋巴结肿大或结外病变为首发表现,也可以表现为一系或多系血细胞减少,骨髓巨核细胞数目升高并成熟障碍现象,结合患者有脾大、发热、消瘦、盗汗等全身症状,PET-CT显示脾大,脾及骨髓SUV值升高应想到淋巴瘤继发脾功能亢进可能,该类患者往往无淋巴结肿大或结外病变,骨髓象见有比例不高的分类不明细胞,借助骨髓免疫组化染色、细胞遗传学、T细胞受体或免疫球蛋白重链(TCR/IgH)基因重排及多部位骨髓活检明确诊断,多部位骨髓活检未能获得阳性结果,应行脾切除术病理检查确诊。

【病例分析】

(一)病史介绍

罗某,女,52岁,主因"全身乏力伴食欲减退1个月"于2012年11月23日入院。患者于1个月前无明显诱因出现全身乏力,以四肢明显,伴食欲缺乏,活动后易出现胸闷及气促,无发热,无咳嗽、咳痰,无恶心、呕吐,于当地私人诊所就诊予中药(具体不详)治疗后未见好转。后上述症状呈进行性加重,1天前于医院门诊就诊,查血常规示 WBC 3.84×10^9/L, N 1.9×10^9/L, Hb 102g/L, PLT 58×10^9/L;血生化示 TBIL 34.8μmol/L, DBIL 7.1μmol/L, IBIL 17.7μmol/L;腹部彩超示脾大(48mm×120mm),为进一步诊治入院。患者自起病以来,曾出现头晕,自服中药3天后症状缓解,无头痛,无身目黄染,无皮疹,无皮肤瘀点、瘀斑,无脱发、光过敏,无口腔溃疡,无牙龈出血,无偏食、厌食,无厌油腻,偶有腹胀,无腹痛、腹泻,无呕血、黑便,无腰痛,无血尿、泡沫尿,无酱油样、浓茶样尿,无关节肿痛。胃纳欠佳,睡眠、精神一般,大便正常,小便颜色正常,体重较起病前无明显变化。

既往无乙肝病史,家族中无类似疾病史。

体格检查:T 36.4℃,P 90次/分,R 18次/分,BP 100/68mmHg。轻度贫血貌,神志清

楚,精神可,全身皮肤及黏膜无发绀、黄染,无皮疹,全身浅表淋巴结未触及肿大。巩膜无黄染,双侧瞳孔等大等圆,对光反射及调节反射均存在,口腔黏膜光滑,无溃疡,舌体不大,牙龈无肿胀,咽无充血,双侧扁桃体无肿大。左侧颈部后侧可见一瘢痕,甲状腺不肿大,未闻及血管杂音。胸骨中下段稍压痛,双肺呼吸音清,未闻及干湿性啰音。心律齐,心脏各瓣膜听诊区未闻及病理性杂音。腹部平软,无压痛及反跳痛,未触及腹部肿块。肝肋下未触及,脾肋下3cm可触及。肠鸣音正常,4次/分。双下肢无水肿。生理反射存在,病理反射未引出。

（二）实验室检查

血常规结果见表28-1。

表28-1　患者入院后血常规检查结果

日期	WBC (×10⁹/L)	N (×10⁹/L)	RBC (×10¹²/L)	Hb (g/L)	MCV (fl)	PLT (×10⁹/L)	Ret (%)
2012-11-23	4.19	2.32	3.21	105	94.4	60	3.5
2012-11-25	4.14	2.03	2.75	88	96.0	62	3.7
2012-11-27	3.75	1.70	2.84	91	96.1	71	4.0
2012-11-28	3.67	1.70	2.86	91	96.2	2	4.0
2012-11-30	3.19	1.61	2.73	87	97.1	84	3.9
2012-12-04	3.74	2.00	2.97	95	99.0	87	3.5

大、小便常规均未见异常。

血生化:LDH 826U/L↑,TP 68g/L,ALB 35g/L,GLB 33g/L,Ca²⁺ 2.17mmol/L,TBIL 16.8μmol/L,DBIL 4.6μmol/L,IBIL 14.2μmol/L,AST、ALT、血糖、BUN、肌酐均正常。

乙肝两对半:HBsAb(+),余为阴性;肝炎系列、HIV抗体、梅毒组合均阴性。

游离甲功组合、CA125、AFP、CEA、CA19-9均未见异常。

贫血相关检查:直接、间接Coombs试验阴性,CD55⁻、CD59⁻细胞比例无升高,G-6-PD活性正常,冷凝集试验阴性,叶酸、维生素B₁₂水平正常,铁蛋白543.44μg/L,EPO 47.3IU/L,地中海贫血基因检查未见异常。

体液免疫7项:IgA 1.13g/L,C3 0.58g/L,C4 0.13g/L;风湿病组合Ⅰ、风湿病组合Ⅱ、SLE 5项、ANCA组合和抗磷脂综合征组合均未见异常。

心电图:轻度ST-T改变。

胸片:心、肺、膈未见异常。

腹部彩超:脾大(61mm×153mm),腹膜后未见淋巴结肿大,肝、胆囊、胆管、胰腺、双肾、膀胱、双输尿管未见明显异常。

妇科彩超:子宫萎小,盆腔内未见明显占位性病变。

心脏彩超:心脏形态结构未见异常,左心室收缩与舒张功能正常(EF 70%)。

全身PET-CT检查(图28-1):①脾体积增大,外缘超过9个肋单元,上下径约15.9cm,代谢明显增高(最大SUV值约4.3),脾实质内见多处斑片状低密度影,边界欠清,脾大,以上所见考虑血液系统疾病(淋巴瘤、白血病);②双肺野密度普遍性稍增高,代谢轻度增高(最大

SUV 值约 1.85）；③中轴骨骨髓代谢轻度增高（最大 SUV 值约 2.2），考虑肿瘤浸润与反应性改变鉴别。

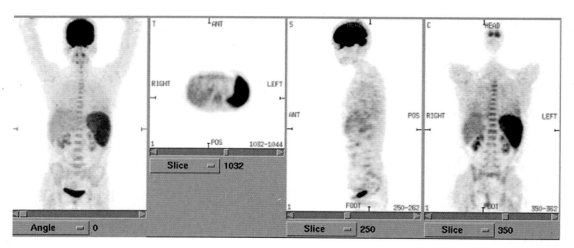

图 28-1 全身 PET-CT 示脾肿大，代谢明显增高，脾实质内见多处斑片状低密度影

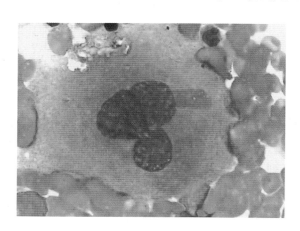

图 28-2 骨髓涂片见颗粒巨核细胞

骨髓涂片（图 28-2）：骨髓增生活跃，粒系占 50%，红系占 29%，比例、形态大致正常，全片见巨核细胞 148 个，其中幼稚巨核细胞 9 个，颗粒巨核细胞 135 个，裸核巨核细胞 4 个，血小板少。

骨髓流式细胞学检测：未见明显异常。

骨髓 FISH 检测：5q-、7q-、+8、+20 均阴性。

骨髓活检病理：①左髂后上棘，骨髓增生大致正常，粒、红系细胞比例大致正常，均以成熟阶段为主，巨核细胞数量不少，胞体大，核呈分叶状，未见异型淋巴细胞；免疫组化：MPO 髓系细胞（+），CD3、CD5、CD20、CD79a 散在小淋巴细胞（+）；②右髂后上棘，送检大部分为骨质，仅见少量骨髓组织，骨髓增生程度不一，部分增生大致正常，部分增生低下，粒、红系细胞比例大致正常，均以偏成熟阶段为主，可见分叶核巨核细胞，未见异型淋巴细胞。

（三）初步诊断

三系减少、脾大查因：脾功能亢进？淋巴瘤？

（四）诊断思路

1. 病例特点　该患者为中年女性，急性起病，病程较短，以乏力、食欲缺乏、脾大为主要临床表现，血细胞减少、网织红细胞比例升高、血乳酸脱氢酶升高，骨髓涂片可见巨核细胞数量增多、成熟障碍。

2. 鉴别诊断　患者的诊断和鉴别诊断可以从全血细胞减少、脾大、乳酸脱氢酶升高、骨髓巨核细胞增多成熟障碍等多个切入点进行,参见有关章节,本病例拟从骨髓涂片可见巨核细胞数量增多、成熟障碍为切入点进行讨论。具体分析如下:①原发免疫血小板减少症(ITP),患者虽有骨髓巨核细胞成熟障碍,但为三系减少、脾大,乳酸脱氢酶升高,不支持ITP;②结缔组织疾病,患者无脱发、红斑,无关节痛,风湿病相关检查均未见异常,可排除;③脾功能亢进,患者脾大,外周血可见三系减少,骨髓增生活跃,可见巨核细胞数目增多并成熟障碍,可考虑脾功能亢进,但无肝炎病毒、慢性心功能不全等病因,需进一步寻找其病因;④血栓性血小板减少性紫癜,患者无神经精神症状,无溶血性贫血证据、肾损害、发热等临床表现,外周血形态学未见破碎红细胞,不支持;⑤淋巴瘤,患者全血细胞减少、脾大、代谢明显增高(最大 SUV 值约 4.3),乳酸脱氢酶升高,排除前述的疾病可能,需注意脾淋巴瘤。

患者转入外科行脾切除术,术后血常规 WBC $6.16×10^9/L$,Hb 104g/L,PLT $258×10^9/L$,指标较术前改善;术后脾病理:红、白髓结构尚存,红、白髓内见异型淋巴样细胞浸润(图 28-3A),异型细胞 CD20(图 28-3B)、CD79a、PAX-5 均为阳性,Bcl-2、Bcl-6 部分阳性,CD10、Cyclin D1 均为阴性,Ki-67 异型细胞阳性40%,原位杂交 EBER(−);结论:符合侵袭性 B 细胞性非霍奇金淋巴瘤,未能明确分型。

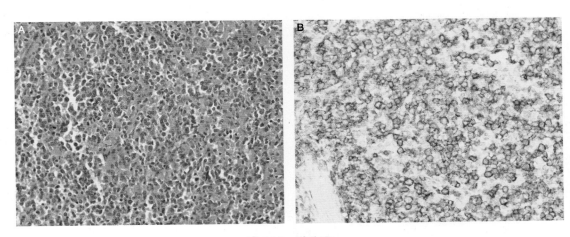

图 28-3　脾病理
A. 红白髓内见异型淋巴细胞;B. 免疫组化,CD20 阳性

(五)最终诊断

侵袭性 B 细胞性非霍奇金淋巴瘤合并脾功能亢进

(六)治疗经过

患者 2013 年开始予以 R-CHOP 方案化疗,1 个疗程后血常规恢复正常,6 个疗程后复查全身 PET-CT 检查示未见淋巴瘤所致活性高代谢灶,后未再返院复治。

(童秀珍　李娟)

参 考 文 献

1. 青玉凤,周京国,杨明辉,等. 原发性干燥综合征伴血液系统损害的临床分析. 中华风湿病学杂志,2009,13(2):117-119.

2. Iraqi M,Perdomo J,Yan F,et al. Immune thrombocytopenia:antiplatelet autoantibodies inhibit proplatelet formation by megakaryocytes and impair platelet production in vitro. Haematologica,2015,100(5):623-632.

3. Aleem A,Al Arfaj AS,Khalil N,et al. Haematological abnormalities in systemic lupus erythematosus. Acta Reumatol Port,2014,39(3):236-241.

4. Sarmiento Maldonado M,Bertín Cortés-Monroy P,Lira Vergara P,et al Treatment of thrombotic thrombocytopenic purpura with rituxmab. Report of eight cases. Rev Med Chil,2015,143(6):809-811.

5. Iriyama N,Horikoshi A,Hatta Y,et al. Localized,splenic,diffuse large B-cell lymphoma presenting with hypersplenism:risk and benefit of splenectomy. Intern Med,2010,49(11):1027-1030.

第 29 章

骨髓涂片见分类不明
细胞的诊断思路

骨髓穿刺涂片细胞形态学检查是血液病诊断的主要方法,瑞氏染色镜检有时可见到一类难于识别的细胞,参考涂片上其他细胞后形态学上仍难以确定,将其归类为"分类不明细胞"。

骨髓涂片见分类不明细胞,文献分析以恶性肿瘤为主(占 83%),常见于淋巴瘤,其中非霍奇金淋巴瘤(NHL)占半数以上,其他可见于骨髓增生异常综合征(MDS)、转移癌和恶性组织细胞病等;非肿瘤的良性疾病仅占 17%,多为免疫机制异常骨髓未成熟前体 B 淋巴细胞的异常增生。因此骨髓涂片发现分类不明细胞应高度重视,诊断思路可以从骨髓涂片见分类不明细胞为切入点进行分析,其常见于以下几大类疾病。

(一)恶性淋巴瘤

常见于非霍奇金淋巴瘤(NHL),淋巴瘤细胞浸润骨髓多呈局灶性分布,当骨髓增生活跃、分类不明细胞数量较少且分布在片尾或夹在正常骨髓组织中时,容易被忽略,应格外仔细观察。临床结合患者有反复发热、肝脾大、进行性血细胞减少、肝损害、出凝血功能异常、乳酸脱氢酶(LDH)明显升高及骨髓涂片见噬血细胞等应高度怀疑淋巴瘤的诊断。

骨髓涂片分类不明细胞通常细胞数量少,同时由于淋巴瘤浸润常引起骨髓网状纤维沉积,骨髓穿刺容易部分稀释甚至干抽,抽吸的骨髓液中不一定含有病变细胞,因此借助流式细胞仪技术免疫分型明确其病变性质的意义有限。骨髓活检更容易发现病变细胞,国外大宗 NHL 患者骨髓活检综合分析表明淋巴瘤骨髓浸润可分为骨小梁旁、结节性、弥漫性、骨小梁间/间质内和窦组织间隙/血管内 5 种形式,有经验的病理科医师识别出这些分类不明的细胞非常重要,进一步骨髓免疫组化染色、细胞遗传学、T 细胞受体或免疫球蛋白重链(*TCR/IgH*)基因重排等分子基因学分析可判别分类不明细胞的性质、明确原发病的诊断和准确分型。

一份好的骨髓组织标本长度至少 1cm 以上和至少包括 5~6 个骨小梁结构,病变呈局灶性浸润则要求标本长度最好至少 2cm,目前新式骨髓活检针的应用使骨髓取材标本更为完整和方便。临床部分高度侵袭性淋巴瘤患者,往往病变侵袭性越高其肿块病灶越难局限,无法获取淋巴结或者病变组织活检,为尽早明确诊断建议同时多部位髂骨骨髓活检。研究报道在高度侵袭性 NHL 患者同时多部位骨髓活检病灶阳性率达 31%~50%,依据全身 PET-CT 扫描结果指导骨髓病变部位的活检将有助于进一步提高骨髓活检诊断 NHL 的阳性率。

（二） 骨髓增生异常综合征（MDS）

MDS 患者有一系或多系的血细胞减少,骨髓涂片有时可见散在分布少量不典型原始幼稚造血细胞,细胞化学染色后仍不能明确其性质,常被划归为分类不明细胞,骨髓细胞流式细胞学免疫分型提示分类不明细胞为幼稚髓系细胞有助于 MDS 的诊断。结合骨髓细胞形态学有粒系、红系或者巨核细胞系血细胞的病态造血现象、荧光原位杂交技术（FISH）检测有 MDS 特异性 5q-、7q-、20q-或+8 染色体的异常、骨髓活检病理发现幼稚前体血细胞异位均支持 MDS 的诊断。

（三） 转移癌

骨髓是转移癌最常见部位之一,其中肺癌、乳腺癌、前列腺癌容易转移至骨和骨髓,大多数骨转移癌患者骨髓见成团或成堆癌细胞而确诊,部分由于癌细胞在骨髓中所占比例低,未发现有典型癌巢,而被划归为分类不明细胞。这部分患者临床上常无明显癌肿病史,大多以贫血查因而就诊于血液科,临床病因分析无其他原因所致的贫血,实验室检查 LDH 和碱性磷酸酶（ALP）水平升高尤其是后者显著增高但无肝脏基础疾病时常提示癌肿转移至骨和骨髓。目前很多医院已开展常见肿瘤标志物如胃肠肿瘤、肺癌、卵巢癌等癌肿相关抗原的检测,阳性检查结果有利于转移癌的临床诊断,注意极少部分隐匿性弥漫性晚期癌肿患者以弥散性血管内凝血（DIC）临床表现为首发症状。骨髓病理组织活检及组化染色可进一步明确并判断转移癌组织来源,结合全身 PET-CT 检查可以确定部分原发癌肿的部位。

（四） 感染

病毒感染如 EB 病毒感染以及其他特殊病原体的感染如结核分枝杆菌、组织胞浆菌和隐球菌等引起的慢性炎症性肉芽肿病变,刺激骨髓使其处于应激增生状态,骨髓穿刺涂片可见分类不明细胞,同时由于炎症性肉芽肿形成常引起骨髓网状纤维沉积,骨髓穿刺时骨髓容易部分稀释而不能发现肉芽肿病变。EB 病毒急性感染在机体免疫正常患者可出现传染性单核细胞增多症,患者淋巴细胞增多常伴有咽痛、发热、颈部淋巴结肿大,可同时有转氨酶升高、血细胞减少和肝脾大,外周血涂片见异型淋巴细胞,血清 EBV 特异 IgM 抗体和嗜异凝集试验或者 EBV-DNA 定量检测均有助于诊断。注意部分青少年患者持续 3 个月以上容易转为慢性活动性 EBV 感染,骨髓间质或窦间隙出现轻度的成熟 T/NK 淋巴细胞浸润,原位杂交 EBV 检测阳性,*TCR* 基因重排阴性支持慢性 EBV 感染的诊断,注意和 T 细胞淋巴瘤的鉴别。特殊病原体慢性肉芽肿病变患者可有不明原因发热、血细胞减少、肝脾大,全身 PET-CT 检查甚至可出现类似于恶性淋巴瘤的改变,此时容易误诊,但其骨髓分类不明细胞的出现常为一过性,骨髓涂片、骨髓病理活检及病原体的特殊染色有可能发现病原体及其肉芽肿性病变。本章病例分析中的病例 2 患者,入院初临床症状体征和实验室检查高度疑诊淋巴瘤,但经骨髓活检病理和特殊病原体染色及后续骨髓涂片确诊为播散型组织胞浆菌病。

（五） 再生障碍性贫血

再生障碍性贫血是一组骨髓造血功能衰竭综合征,主要表现为全血细胞减少和贫血、出血、感染,骨髓涂片多部位增生减低或重度减低,粒系、红系和巨核细胞均减少,约5%的患者骨髓涂片可见分类不明细胞。这些分类不明细胞经流式细胞学免疫表型分析分为 B 淋巴细胞或者 T 淋巴细胞来源,可能与其免疫机制异常引起淋巴细胞异常增生有关。其中 B 淋巴细胞来源者为一过性幼稚前体 B 淋巴细胞,即 Hematogones 细胞,正常可见于新生儿。Hematogones 细胞形态多数类似于幼稚淋巴母细胞,近期多参数流式细胞检测技术的应用和骨髓组化染色检查证实 Hematogones 细胞是骨髓内正常的未成熟前体 B 淋巴细胞,骨髓内呈散在分布,骨髓组化苏丹黑、髓过氧化物酶和非特异性酯酶染色均阴性,免疫表型分析以及骨髓病理呈散在分布而非小簇状聚集特点可与淋巴肿瘤细胞相鉴别。

（六）风湿结缔组织疾病

风湿结缔组织疾病属于自身免疫性疾病,其发病机制可能与淋巴细胞活化有关,诱发因素包括 EB 病毒感染等多方面,其中异常淋巴细胞的自身免疫反应可刺激骨髓使其处于增生状态,少数患者骨髓穿刺涂片可见分类不明细胞。临床患者有骨、关节、肌肉疼痛或者脱发、皮损、口腔溃疡、外阴溃疡、口眼干燥等风湿病相关症状,结合自身抗体检测阳性、补体低水平等有利于风湿结缔组织疾病的早期诊断。

【病例分析】

病例 1

（一）病史介绍

叶某,男,32 岁,公务员,因"发热 13 天,发现全血细胞减少 8 天"于 2012 年 10 月 7 日入院。患者于 2012 年 9 月 24 日起无明显诱因出现午后发热,体温最高达 38.5℃,次晨能自行退至正常,曾在当地诊所给予消炎退热治疗（具体用药不详）后仍有发热,且自 9 月 29 日起体温高峰较前升高,波动于 39.3 ~ 40℃,无寒战,无咽痛、咳嗽、咳痰,无咯血、胸痛,无关节骨痛,无皮肤出血,无牙龈和鼻出血。10 月 1 日入住当地医院,实验室检查:血常规示 WBC 1.74×10⁹/L,Hb 95g/L,PLT 33×10⁹/L,肝肾功能 ALB 29g/L,骨髓涂片可见异常组织细胞。上腹部 MRI 提示:①脾大,未见占位病灶;②双侧胸腔少量积液;③胸腰段椎体增强后呈轻度花斑样改变。初步诊断"发热查因",先后给予头孢唑肟钠 2g bid×3 天、美罗培南 1g q8h×3 天抗感染及布洛芬、地塞米松 5mg/d 退热、输注血小板 1U 等治疗,仍有反复高热,体温波动于 39.8 ~ 40℃。现患者为求进一步诊治入我院,门诊拟"发热、全血细胞减少查因"收住我科。自起病以来,精神、睡眠尚可,饮食一般,无腹胀,大小便正常,体重无明显变化。

既往体健,否认苯等化学药品、工业毒物以及放射性物质接触史。

体格检查:T 36.4℃,P 82 次/分,R 20 次/分,BP 124/72mmHg。发育正常,营养中等,贫血貌。全身皮肤及黏膜稍苍白,无瘀点、紫癜和瘀斑,无黄染、蜘蛛痣。浅表淋巴结无肿大。巩膜无黄染。鼻无出血。口腔无溃疡,牙龈无肿胀及出血,咽稍红,扁桃体无肿大。胸廓无畸形,胸骨中下段无压痛,双肺呼吸音清晰,未闻及干湿性啰音。心率 82 次/分,律齐,心音正常。腹平软,无压痛及反跳痛,未扪及包块,肝肋下未扪及,脾轻度大,肋下 3cm,质中,无压痛;移动性浊音阴性;肠鸣音正常,3 次/分。脊柱、四肢无畸形,活动正常。神经系统生理反射正常,病理反射阴性。

（二）实验室检查

血常规结果见表 29-1。

表 29-1　患者入院后血常规检查结果

日期	WBC （×10⁹/L）	N （×10⁹/L）	Hb （g/L）	RBC （×10¹²/L）	PLT （×10⁹/L）
2012-10-7	2.74	1.78	107	3.67	45
2012-10-9	1.38	0.72	93	3.25	25
2012-10-11	0.74	0.35	83	2.95	17

大便常规、小便常规均未见异常。

出凝血常规：PT 14.2s，APTT 39.7s，Fbg 3.68g/L。

血生化：ALT 57U/L，AST 46U/L，LDH 492U/L↑，TP 54g/L，ALB 26g/L，GLB 28g/L，TBIL 12.6μmol/L，GLU 5.8mmol/L，Ca²⁺ 1.32mmol/L，sCr 71μmol/L。

贫血组合Ⅲ：维生素 B₁₂ 3610ng/L↑，叶酸 2.3μg/L，血清铁蛋白>4000μg/L↑。

阵发性睡眠性血红蛋白尿组合未见异常，直接 Coombs 试验阴性。

血清降钙素原（PCT）0.36ng/ml，双手血培养、肥达反应、外斐反应均阴性；巨细胞病毒抗体组合：IgM 阴性，IgG 88.30IU/ml；EB 病毒组合：VCA-IgA、VCA-IgM 均阴性，VCA-IgG 阳性；真菌检测：1,3-β-D 葡聚糖、新型隐球菌抗原、曲霉菌抗原均未见异常；PPD 皮试阴性。

乙肝 5 项：HBsAb（＋）、HBeAb（＋）、HBcAb（＋），肝炎系列、HIV 抗体、梅毒组合均阴性。

风湿病组合Ⅰ：血清淀粉样蛋白 A 12.90mg/L、CRP 11.8mg/L，余阴性；体液免疫 7 项：IgA 2.30g/L，IgM 0.61g/L，IgG 8.25g/L，C3 和 C4 水平正常；SLE 5 项、风湿病组合Ⅱ、ANCA组合和抗磷脂综合征组合均未见异常。

消化系统肿瘤组合：CA125 142U/ml↑，余未见异常；前列腺癌组合未见异常。

心电图：QT 间期稍延长；超声心动图：心脏形态结构未见异常，左心室收缩功能及舒张功能正常。

腹部彩超：①肝大（右叶最大斜径 14.3cm）、脾大（长轴约 15.9cm）；②胆囊、胆管、胰腺、双肾、膀胱、前列腺未见异常，腹膜后未见明显异常肿大淋巴结。

骨髓涂片（左侧髂后上棘）：骨髓增生明显活跃，粒系占 48%，各阶段比例、形态大致正常；红系占 35%，比例增高，形态大致正常；淋巴细胞、单核细胞比例和形态大致正常；组织细胞占 1%；见 2% 分类不明细胞（图 29-1），其胞体大小不等，胞核类圆形或不规则形，染色质致密，核仁 1~3 个，胞质量中等，见少量嗜天青颗粒；全片见巨核细胞共 96个，其中颗粒巨核细胞 78 个，幼稚巨核细胞 18 个，血小板少；未见寄生虫。细胞化学染色：中性粒细胞碱性磷酸酶（NAP）阳性率 52%，积分 134；铁染色：外铁（＋＋），内铁Ⅰ型 1%。

骨髓涂片（右侧髂后上棘）：骨髓增生明显活跃，粒系占 56%，各阶段比例、形态大致正常；红系占 30%，比例、形态大致正常；淋巴细胞、单核细胞比例和形态大致正常；组织细胞占 1%；可见噬血细胞现象（图 29-2）；全片见巨核细胞共 62 个，其中颗粒巨核细胞 59 个，裸核巨核细胞 3 个,血小板少;未见寄生虫和转移癌细胞。

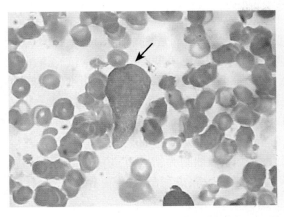

图 29-1　骨髓涂片见分类不明细胞

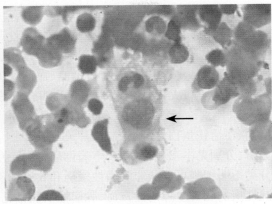

图 29-2　骨髓涂片见噬血细胞

骨髓流式细胞学检测:P7 为 CD19$^+$B 淋巴细胞,占有核细胞比例约 5.7%,占淋巴细胞比例约 19%;其抗原表达如下:CD20 99%,CD22 98.9%,CD5 5.0%,HLA-DR 99.7%,CD79a 97.3%,FMC7 3.8%,CD23 2.8%,CD38 33.4%,CD24 79.7%,CD15 29.3%,sκ 55.5%,sλ 38.2%。

全身 PET-CT 检查(图 29-3):①脾大,FDG 摄取弥漫性增高(SUVmax 1.7);中轴骨及扫描野内四肢长骨近端骨髓代谢活跃(SUVmax 5.6);以上改变,考虑血液系统恶性肿瘤,以淋巴瘤可能性大;②左肺上叶下舌段及右肺中叶内侧段少许纤维灶;双侧胸腔少量积液;③心腔密度略低于心肌密度,考虑贫血所致;④副脾。

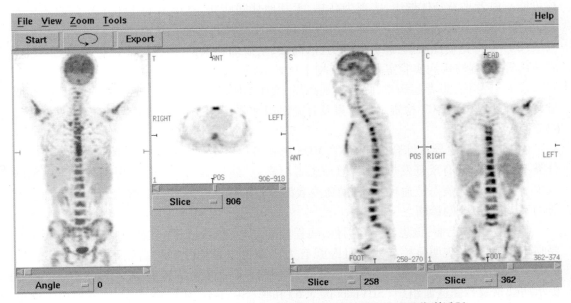

图 29-3　全身 PET-CT 示脾大、中轴骨及四肢长骨近端骨髓代谢活跃

（三）初步诊断

发热、全血细胞减少查因：淋巴瘤？恶性组织细胞增生症？

（四）诊断思路

1. 病例特点　该患者为年轻男性，急性起病，以发热、进行性全血细胞减少、脾大为主要临床表现，先后给予头孢唑肟钠、美罗培南、哌拉西林-他唑巴坦联合万古霉素抗感染治疗仍高热不退。实验室检查 LDH 增高、血清铁蛋白增高、骨髓涂片见 2% 分类不明细胞及噬血细胞，全身 PET-CT 示脾大、中轴骨及四肢长骨近端骨髓代谢活跃，考虑淋巴瘤可能。

2. 鉴别诊断　患者的诊断和鉴别诊断可以从全血细胞减少、发热查因、轻度脾大、LDH增高、血清铁蛋白增高、骨髓涂片见噬血细胞、骨髓涂片见分类不明细胞等多个切入点进行分析，分别见本书相关章节，本病例从骨髓涂片见分类不明细胞为切入点进行讨论。骨髓见分类不明细胞可以从非肿瘤性疾病和肿瘤性疾病两方面分析，非肿瘤性疾病常见有感染、风湿性疾病和再生障碍性贫血，肿瘤性疾病常见于血液系统肿瘤和转移癌。

（1）感染：某些特殊病原体的感染刺激骨髓，骨髓涂片可见少量分类不明细胞。该患者发热近半个月，需排除细菌、病毒、寄生虫、真菌感染可能，但患者无咽痛、咳嗽、咳痰、关节肌肉疼痛等感染伴随的相关症状，体格检查及影像学资料均未发现明确感染病灶，PCT<0.5ng/ml，双手血培养阴性，骨髓涂片未见寄生虫、组织胞浆菌等特殊病原体；先后给予美罗培南、哌拉西林-他唑巴坦联合万古霉素强有力广谱抗生素诊断性抗感染治疗后仍高热不退，不支持一般细菌感染可能；病毒感染患者 HIV 抗体阴性、巨细胞病毒和 EB 病毒抗体检查均提示为既往感染，钩端螺旋体抗体、出血热相关实验室检查可进一步排除相关可能；肥达反应和外斐反应未见异常，不支持伤寒杆菌和恙虫病感染；结核分枝杆菌感染可引起发热，但患者病程短，有高热但无结核其他中毒症状、PPD 皮试阴性、全身 PET-CT 检查提示病灶累及骨髓为主（SUV 值显著高于脾）均不支持结核的诊断，进一步骨髓病理活检可排除结核可能。患者平素身体健康，表现为高热，无其他伴随症状，真菌 G 试验和 GM 试验未见异常，全身 PET-CT 脾大其 FDG 摄取弥漫性增高，不支持脾真菌感染可能。

（2）自身免疫性疾病：患者年轻男性，高热、全血细胞减少，但无关节骨痛、面部红斑、口腔溃疡等，风湿性疾病实验室相关检查均未见异常，不支持该系统疾病。

（3）转移癌：患者起病急，临床表现高热、全血细胞减少，虽然 LDH、铁蛋白及 CA125 明显升高，但全身 PET-CT 检查示病灶累及骨髓组织和脾，考虑血液系统恶性肿瘤，不支持转移癌诊断。

（4）骨髓增生异常综合征（MDS）：MDS 患者可以有全血细胞减少、脾轻度大及骨髓见分类不明细胞，偶有反复发热症状，但该患者起病急、病程不到半个月出现进行性全血细胞减少、骨髓涂片无病态造血现象、骨髓免疫表型检查未提示分类不明细胞为幼稚髓系细胞可能均不支持 MDS 的诊断。

（5）恶性淋巴瘤：该患者年轻男性，病程较短，以发热、进行性全血细胞减少、脾大为主要临床表现，未发现明显感染病灶且经强有力广谱抗生素治疗后仍高热不退，实验室检查 LDH、SF 及 CA125 明显升高，骨髓涂片见分类不明细胞及噬血细胞现象，全身 PET-CT 检查提示病灶累及骨髓造血组织（SUVmax 为 5.6）和脾（SUVmax 为 1.7），以上均强烈提示淋巴瘤的诊断，鉴于病程进展快提示高度侵袭性恶性淋巴瘤可能，由于患者血小板严重减低，且全身 PET-CT 检查提示病灶累及骨髓造血组织为主，故应行多部位骨髓活检尽快明确诊断，予以有效化疗以避免病情进一步恶化。

（6）恶性组织细胞增生症：患者病情进展快，有发热、进行性全血细胞减少、脾大和噬血细胞现象，注意该病可能，但多次骨髓象检查未见到异常组织细胞、多核巨噬细胞等恶性组织细胞，全身 PET-CT 检查亦未见到浅表和深部淋巴结肿大，不支持本病的诊断。

10 月 12 日骨髓活检结果（双侧髂后上棘骨髓活检）：镜下骨髓增生较活跃，骨髓间质内可见多量散在分布异型淋巴细胞，胞体中等大，胞质丰富，核不规则，染色质粗，核仁不明显，并可见残存粒系、红系及巨核细胞；免疫组化：异型淋巴细胞 CD3、TIA-1、Gran-B 均为阳性，CD2、CD5、CD7、CD56 部分阳性，CD10、CD20、Cyclin D1 均阴性，残留髓系 MPO 阳性，CD79a 散在小淋巴细胞阳性；综合 HE 形态、免疫组化和临床所见，病变符合 T 细胞淋巴瘤累及骨髓（图 29-4）。

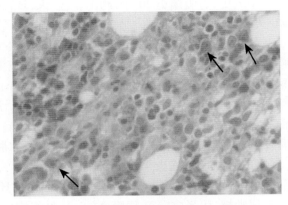

图 29-4　骨髓活检病理见异型淋巴样细胞散在浸润

（五）最终诊断

T 细胞淋巴瘤（ⅣB 期）

（六）治疗经过

患者明确诊断后分别于 2012 年 10 月 13 日、11 月 9 日予以 CHOP 方案化疗 2 个疗程后，患者体温退至正常，一般状况明显改善，血常规指标恢复正常。

病例 2

（一）病史介绍

傅某，男，68 岁，因"乏力、腹胀 1 年余，加重 3 个月余"于 2014 年 6 月 5 日入院。患者于 2012 年 8 月起无明显诱因出现乏力，以活动后明显，伴腹胀感，无腹痛、腹泻，无恶心、呕吐，无厌油，无发热、盗汗。2012 年 9 月就诊于当地医院门诊，血常规检查 WBC $1.8×10^9$/L，N $0.7×10^9$/L，RBC $4.03×10^{12}$/L，Hb 129g/L，PLT $104×10^9$/L，腹部彩超提示脾大，肝炎病毒标志物检测均阴性，诊断不明确，后多次复查血常规，WBC 波动于 $2.35×10^9$/L ~ $3.22×10^9$/L，Hb 110 ~ 120g/L，一直未予特殊处理。今年 3 月初起感乏力、腹胀逐渐加重，活动劳累后感气促，无发热、咳嗽、咳痰，无胸闷、呼吸困难，无关节骨痛。入住当地医院，实验室检查：血常规 WBC $2.91×10^9$/L，Hb 105g/L，PLT $100×10^9$/L，免疫球蛋白 IgG 50.69g/L，IgA 0.68g/L，IgM 2.81g/L，心电图提示心房颤动，胸部 CT 示轻度肺气肿及左右心房增大；骨髓涂片示增生活跃，浆细胞占 2.5%；骨髓细胞免疫分型示 B 淋巴细胞增多；骨髓活检示增生明显活跃，浆细胞增多，免疫组化 CD138、CD20、CD38 部分细胞阳性，CD56 少量细胞阳性，结论是浆细胞瘤待排除；全身骨扫描示四肢关节对称性放射性分布增多浓聚；诊断：①慢性支气管炎、阻塞性肺气肿、肺源性心脏病、心房颤动、慢性心功能不全；②多发性骨髓瘤？治疗上予以强心、利尿、控制心室率等对症处理（具体不详）10 余天，气促缓解，但乏力及腹胀无明显改善。现为进一步明确诊治入我院，门诊拟"血细胞减少、脾大查因"收住。患者自起病以来，精神一般，睡眠尚可，胃纳减少，大小便正常，近 3 个月体重下降约 4kg。

既往史:发现"心律失常"30余年,诊断"心房颤动"2年余,曾用中成药治疗(具体不详);"高血压"20余年,近半年规律服用"厄贝沙坦氢氯噻嗪(安博诺)1片,每天1次"降压治疗;"慢性支气管炎、阻塞性肺气肿"3年。否认肝炎、结核等传染病史。

个人史:有吸烟史20年,约1.5包/天,现已戒烟20年。有饮酒史5年,平均白酒1~2两/天,现已戒酒30年。

体格检查:T 36.6℃,P 62次/分,R 210次/分,BP 124/72mmHg。轻度贫血貌,体型消瘦,神志清楚。全身皮肤无黄染、蜘蛛痣。浅表淋巴结无肿大。巩膜无黄染。胸骨无压痛。桶状胸,双肺呼吸音稍减弱,可闻及少许湿啰音。心界扩大,心率82次/分,心律绝对不齐,第一心音强弱不等,各瓣膜听诊区未闻及杂音。腹部平软,肝肋下4cm,剑突下2cm,质中,表面光滑无结节,无压痛;脾大平脐,质中,无压痛;肝区无叩击痛,移动性浊音阴性;肠鸣音正常。四肢活动正常,有杵状指(趾),双下肢无水肿。神经系统生理反射正常,病理反射阴性。

(二)实验室检查

血常规:WBC 1.67×10^9/L,N 1.01×10^9/L,Hb 104g/L,PLT 105×10^9/L。

尿常规:尿蛋白(+),尿隐血(++),红细胞(+),草酸钙结晶(+)。大便常规及隐血试验无异常。

出凝血常规+DIC组合Ⅰ:PT 13.4s,APTT 42.4s,Fbg 1.71g/L,D-二聚体1.95mg/L,FDP 4.5μg/ml,ATⅢ 43.2%。

血生化:ALT 8U/L,AST 25U/L,LDH 172U/L,ALP 65U/L,TP 93.9g/L↑,ALB 23.6g/L,GLB 70.3g/L↑,sCr 187μmol/L,UA 410μmol/L,Ca^{2+} 2.91mmol/L↑。

体液免疫7项:IgA 0.50g/L↓,IgM 1.71g/L,IgG 63.40g/L↑,C3 0.47g/L↓,C4 0.17g/L,κ链47.80g/L↑,λ链18.70g/L↑;血清免疫固定电泳及尿免疫固定电泳未见异常蛋白条带,血$β_2$微球蛋白12240μg/L↑。

乙肝5项:HBSAb(+)、HBcAb(+)、HBV-DNA定量<100IU/ml,余阴性。肝炎系列、HIV抗体、梅毒组合均阴性。

风湿病组合Ⅰ:CRP 6.22mg/L,余阴性;SLE 5项:抗核抗体(ANA)1.08(±),抗双链DNA抗体1.28(+),余阴性;风湿病组合Ⅱ:均阴性;ANCA组合:MPO弱阳性,余阴性;抗磷脂综合征组合均未见异常。

消化系统肿瘤、肺肿瘤组合、前列腺癌组合均阴性。

双手血培养、骨髓培养和痰培养均无细菌、真菌生长;血1,3-β-D葡聚糖、新型隐球菌抗原、白色假丝酵母菌抗原、曲霉菌抗原均未见异常。

心电图:偶发室性期前收缩,心房颤动伴Ⅰ度房室传导阻滞,肢体导联呈低电压,ST-T改变,异常Q波,左室高电压。

超声心动图:左房、右房、右室增大,二尖瓣关闭不全(中度),三尖瓣关闭不全(重度),主动脉瓣关闭不全(轻度),左心室收缩功能正常,EF 75%。

胸部正位片:双下肺炎症,双下肺野纤维灶,心影增大。

骨髓涂片(2014年5月26日门诊):增生活跃,粒系占43%,比例、形态大致正常;红系比例42%,比例增高,形态大致正常;淋巴细胞、单核细胞比例和形态大致正常;浆细胞3%,偶见葡萄样浆细胞,全片见13个巨核细胞,血小板小簇状。未见寄生虫及转移癌细胞。

骨髓涂片(2014 年 6 月 5 日右侧髂后上棘):增生活跃,粒系占 51%,比例、形态大致正常;红系比例 27%,比例、形态大致正常;淋巴细胞、单核细胞比例和形态大致正常;浆细胞占 4%;见 2% 分类不明细胞(图 29-5),其胞体大小不等,胞核类圆,染色质粗颗粒状疏松,部分核仁不清;胞质量偏少,灰蓝色,无颗粒;全片见 36 个巨核细胞,血小板少;未见寄生虫及转移癌细胞。血涂片:白细胞数减低,分类以中性分叶核粒细胞为主,形态大致正常,成熟红细胞呈缗钱状分布,血小板少。细胞组化:NAP(-);铁染色:外铁(+),内铁Ⅰ型 12%。

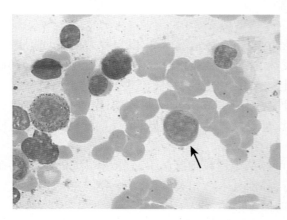

图 29-5　骨髓涂片见分类不明细胞
(瑞氏染色×1000)

骨髓流式细胞学检测(2014 年 6 月 5 日):$CD19^+SSC^{low}$ B 淋巴细胞占有核细胞 1.9%,抗原表达 CD20 61.4%、CD22 77.3%、CD5 4.7%、HLA-DR 91.7%、CD79a 70.5%、CD15 31.8%、CD103 0.6%、CD25 1.9%、CD11c 17%;$CD38^+$ $CD45^{dim/+}$ 浆细胞占 1.8%,抗原表达 CD19 65.8%、CD56 12%、CD20 11.5%、CD138 78.8%、CD54 87.5%、CD49e 16.8%、cIgM 12.5%、cIgG 26.6%、cκ 70.0%、cλ 21.3%。

全身 PET-CT 检查(图 29-6):①脾体积明显增大,长轴 15.8cm,代谢活跃(SUVmax 4.1);肝体积增大,代谢轻度活跃(SUVmax 2.9);以上改变考虑血液系统恶性肿瘤,以淋巴瘤、白血病可能性大;②全身多发稍大未融合淋巴结,部分代谢轻度活跃(SUVmax 3.9),拟反应性改变与淋巴瘤累及鉴别,以前者可能性大;③未见骨质破坏,中轴骨及四肢长骨近段骨髓代谢活跃(SUVmax 4.0),拟反应性改变与淋巴瘤累及相鉴别,以前者可能性大;

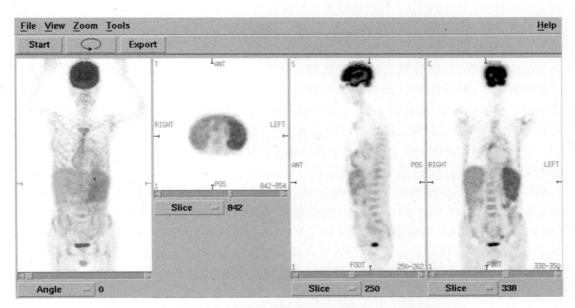

图 29-6　全身 PET-CT 示脾体积明显增大,长轴 15.8cm,SUVmax 4.1

④轻度脑萎缩;左侧上颌窦及双侧筛窦少许炎症;⑤双肺散在少许纤维灶,双肺上叶肺气肿;⑥左、右心房增大,心腔密度减低。

(三)初步诊断

1. 两系减少、肝脾大查因:淋巴瘤? 感染性?
2. 高钙血症
3. 高血压病(2级,极高危组),心房颤动,心脏扩大,心功能Ⅱ级
4. 慢性支气管炎,肺气肿,肺源性心脏病

(四)诊断思路

1. 病例特点　该患者为老年男性,病程近2年,一般情况尚可,以与脾大相关的腹胀、乏力为主要临床表现,近期体重下降4kg,无发热、盗汗。实验室检查:中性粒细胞减少、高钙血症,IgG显著升高(63.40g/L),但免疫固定电泳未见M蛋白,骨髓流式细胞学检测分析提示为反应性浆细胞而非恶性单克隆浆细胞;骨髓涂片见2%分类不明细胞;全身PET-CT检查脾大、肝大提示淋巴瘤可能,中轴骨及四肢长骨近段骨髓代谢活跃,拟反应性改变与淋巴瘤累及相鉴别。

2. 鉴别诊断　患者的诊断和鉴别诊断可以从中性粒细胞减少、轻度脾大、肝大、高钙血症、骨髓见分类不明细胞等多个切入点进行,分别见本书相关章节,本病例参照病例1从骨髓见分类不明细胞为切入点进行诊断思路的简要分析:①感染:患者病程近2年,肝脾明显大但整个病程中无发热症状,不支持常见细菌、病毒和结核感染,高钙血症、全身PET-CT提示病变主要在脾、肝和骨髓,需注意某些特殊病原体的长期慢性感染可刺激单核-巨噬系统出现肝脾大和骨髓病变可能。②自身免疫性疾病:老年患者,无关节骨痛、脱发、口腔溃疡等风湿性疾病常见临床表现,实验室检查中性粒细胞减少、抗核抗体ANA弱阳性、抗双链DNA(1.28)阳性、CRP增高,提示可能同时有风湿性疾病倾向可能,但不能解释患者肝脾大、高钙血症及全身PET-CT结果。③转移癌:患者病程近2年,一般情况尚可,无非血液系统实体瘤相关症状体征,全身PET-CT检查病灶累及肝脾和骨髓造血组织提示淋巴瘤可能,多部位骨髓涂片未见转移癌细胞,不支持转移癌的诊断。④骨髓增生异常综合征(MDS):患者老年男性,有白细胞减低病史近2年,但骨髓细胞学检查无病态造血、无环形铁粒幼细胞及未见原始幼稚细胞增多,外院骨髓活检未见幼稚前体血细胞异位,以上均不支持MDS的诊断。⑤恶性淋巴瘤:患者有脾大、高钙血症、骨髓涂片分类见不明细胞、全身PET-CT结果均高度提示淋巴瘤诊断可能,病程近2年、一般状况尚好,可能为低度恶性B细胞淋巴瘤,进一步多部位骨髓活检或必要时脾切除术后病理有助于进一步明确诊断。

骨髓活检报告(图29-7)(本院2个部位髂骨骨髓活检切片及会诊外院3月份骨髓活检标本镜下结果相同):镜下骨髓增生较活跃,可见偏成熟阶段粒红系细胞及分叶核巨核细胞,间质纤维组织及组织细胞明显增生,部分细胞胞质内可见圆形粗颗粒状物;免疫组化:MPO髓系细胞(+),CD3、CD5示T淋巴细胞稍增多,CD20、CD79a散在少数B淋巴细胞(+),CD117个别细胞(+);特殊染色:银染(++),PAS、六胺银均(+),艾先兰(-)。综合HE染色、免疫组合及特殊染色结果,病变符合骨髓特殊病原体感染,考虑为真菌感染,组织胞浆菌感染可能性大,需结合临床骨髓培养结果进一步明确病原体类型。

骨髓涂片(2014年6月10日左侧髂后上棘):增生明显活跃,粒系占45%,比例、形态大致正常;红系占37.5%,比例增高,形态大致正常;淋巴细胞、单核细胞比例和形态大致正常;

浆细胞占 5% , 见 2.5% 分类不明细胞(特点同 6 月 5 日骨髓象), 全片见 32 个巨核细胞, 血小板小簇状。全片偶见吞噬细胞, 疑似吞噬组织胞浆菌(图 29-8)。

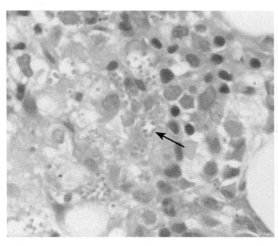

图 29-7　骨髓活检病理示组织细胞胞质内可见多少不等的红染圆形颗粒

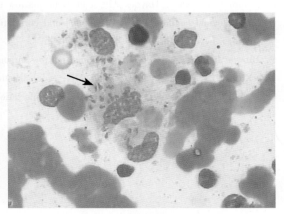

图 29-8　骨髓涂片见吞噬细胞, 吞噬物疑似组织胞浆菌

(五) 最终诊断

慢性播散型组织胞浆菌病

(六) 治疗经过

入院后治疗:①降压、控制心室率、拜阿司匹林抗凝治疗;②高钙血症(血钙 2.91mmol/L,校正后为 3.04mmol/L)予以唑来膦酸(择泰)、水化、利尿治疗后恢复正常;③伊曲康唑(斯皮仁诺)抗组织胞浆菌治疗第 3 天, 患者出现气促、脑钠素 19361pg/ml, 考虑患者有慢性心功能不全, 改用两性霉素 B 治疗, 12 天后肝缩小至肋下 2cm、脾缩小至肋下 4cm, 患者出院回当地医院继续治疗。

(王荷花　李娟)

参 考 文 献

1. Sovani V,Harvey C,Haynes AP,et al. Bone marrow trephine biopsy involvement by lymphoma:review of his-topathological features in 511 specimens and correlation with diagnostic biopsy,aspirate and peripheral blood findings. J Clin Pathol,2014,67(5):389-395.

2. Muslimani AA,Farag HL,Francis S,et al. The utility of 18-F-fluorodeoxyglucose positron emission tomography in evaluation of bone marrow involvement by non-Hodgkin lymphoma. Am J Clin Oncol,2008,31(5):409-412.

3. 王荷花,周振海,欧阳涓,等.隐匿性弥漫性癌肿相关微血管病性溶血性贫血 4 例并文献分析.中国肿瘤临床与康复,2011,4:316-319.

4. Sevilla DW,Colovai AI,Emmons FN,et al. Hematogones:a review and update. Leuk Lymphoma,2010,51(1):10-19.

5. Riley RS,Hogan TF,Pavot DR,et al. A pathologist's perspective on bone marrow aspiration and biopsy:I. Per-forming a bone marrow examination. J Clin Lab Anal,2004,18(2):70-90.

6. Riley RS,Williams D,Ross M,et al. Bone marrow aspirate and biopsy:a pathologist's perspective. Ⅱ. interpre-

tation of the bone marrow aspirate and biopsy. J Clin Lab Anal,2009,23(5):259-307.

7. Arber DA,George TI. Bone marrow biopsy involvement by non-Hodgkin's lymphoma:frequency of lymphoma types,patterns,blood involvement,and discordance with other sites in 450 specimens. Am J Surg Pathol,2005, 29(12):1549-1557.

8. Sovani V,Harvey C,Haynes AP,et al. Bone marrow trephine biopsy involvement by lymphoma:review of histopathological features in 511 specimens and correlation with diagnostic biopsy,aspirate and peripheral blood findings. J Clin Pathol,2014,67(5):389-395.

9. Browne PM,Sharma OP,Salkin D. Bone marrow sarcoidosis. JAMA,1978,240(24):2654-2655.

10. Kurtin PJ,McKinsey DS,Gupta MR,et al. Histoplasmosis in patients with acquired immunodeficiency syndrome. Hematologic and bone marrow manifestation. Am J Clin Pathol,1990,93(3):367-372.

第 30 章

骨髓涂片见噬血细胞的诊断思路

骨髓穿刺涂片细胞形态学检查是血液病诊断的主要方法,有时在骨髓中可见一些明显吞噬功能亢进的单核细胞、巨噬细胞,吞噬物多为形态结构完整的白细胞、成熟或未成熟的红细胞及血小板,此类细胞即为噬血细胞,同时可伴有组织细胞增多,多以分化成熟或较成熟的组织细胞增多为主,有此改变可描述为噬血现象。如患者临床上表现为高热、肝脾淋巴结肿大,全血细胞减少,肝功能异常和凝血功能障碍等症状群,称之为噬血细胞综合征(hemophagocytic syndrome,HPS),又称噬血细胞性淋巴组织细胞增生症(hemophagocytic lymphohistiocytosis,HLH)。必须指出的是,HLH 只是疾病过程中一组症状群的描述,并非临床最终诊断,积极寻找继发因素甚为重要。

骨髓中见噬血细胞通常继发于感染(如病毒、原虫、真菌、细菌、支原体、衣原体、结核菌)、自身免疫性疾病、恶性肿瘤等。因此以骨髓中出现噬血细胞为出发点,重点考虑以下几种疾病。

(一) 感染

噬血现象可由细菌、病毒、真菌、立克次体、原虫等感染引起,其中以 EB 病毒相关最为常见。应积极寻找病原体,包括体液培养、涂片、血清学检查、病理活检、核酸检查(如 EBV-DNA、CMV-DNA 等)全面的病原体检测,如果有某种或某些病原体阳性,需要考虑感染相关噬血现象的可能性。EB 病毒感染潜伏期一般为 2 周,如若患者发病前有病毒感染史,出现发热、肝脾大、颈部淋巴结肿大等典型表现,需要高度怀疑为病毒感染相关,但需注意有些淋巴瘤相关噬血现象也会出现 EB 病毒抗体的阳性,经抗病毒治疗,抗体消失后症状仍不能缓解,需高度警惕淋巴瘤的可能。

(二) 恶性肿瘤

其中以恶性淋巴瘤最为多见,淋巴瘤相关噬血现象较多见于高度侵袭性淋巴瘤,如 T 细胞淋巴瘤、NK/T 细胞淋巴瘤,B 细胞淋巴瘤相对较少。由于淋巴瘤大部分患者在起病时伴有感染,容易掩盖原发病,为诊断带来极大困难。骨髓涂片见噬血细胞及 LDH 明显升高应高度怀疑淋巴瘤的诊断,此时骨髓病理活检及组化对尽早明确诊断尤为重要,而依据全身PET-CT 扫描结果指导骨髓病变部位的活检将有助于进一步提高骨髓活检诊断 NHL 的阳性率。噬血现象亦可见于实体肿瘤,患者某系统临床表现、肿瘤标志物血浆学检测以及影像学检查可以为寻找实体肿瘤病灶提供线索。

(三) 风湿性疾病

儿童最常并发于全身型幼年特发性关节炎(SJIA),成人中主要为系统性红斑狼疮

（SLE）、成人 Still 病，也可见于其他风湿性疾病如类风湿关节炎、干燥综合征、系统性硬化病等。可由风湿性疾病活动、继发感染或使用免疫抑制剂诱发。与其他病因相比，风湿性疾病并发噬血现象时 IL-1β、IL-6、TNF-α 细胞因子水平较高。临床患者有骨、关节、肌肉疼痛或者脱发、皮损、口腔溃疡、外阴溃疡、口眼干燥、牙齿脱落等风湿病相关症状，结合自身抗体检测阳性、补体低水平等有利于风湿结缔组织疾病的早期诊断。另外，风湿性疾病并发噬血现象时外周血常规如白细胞计数、血小板计数等通常是正常或升高的。

（四）移植后淋巴组织增殖性疾病（PTLD）

临床较少见，发生在实体器官移植或 HLA 不相合造血干细胞移植后，有移植物去除 T 细胞、使用 ATG 以及其他免疫抑制剂或单克隆抗体等病史，最常见的症状体征是发热、淋巴结肿大、肝脾大、咽炎及中枢神经系统症状等，可表现为伴败血症样综合征迅速恶化的淋巴瘤或单核细胞增多症样疾病，常有白细胞降低伴异型淋巴细胞增多和血小板降低，贫血，肝肾功能损伤，尿酸和 LDH 升高，外周血 EBV 病毒负荷升高，定量 PCR 检测血清中 EBV-DNA 的含量及病理检查对诊断最为重要。

（五）HLH

分为原发性和继发性，继发性病因如上述，本节仅述原发性 HLH。原发性 HLH 主要包括家族性噬血细胞综合征和具有噬血细胞综合征相关基因缺陷的免疫缺陷综合征，70%～80% 在 1 岁以内发病，亦有青年和成人期发病的报道，并且大多数患者有阳性家族史，通过发病年龄、典型症状、基因筛查及阳性家族史、排除继发性因素可以诊断。值得注意的是，原发性 HLH 易与感染相关性 HLH 相混淆，因为感染尤其是病毒感染，既可以是继发性 HLH 的病因，也可触发原发性 HLH 的产生。因此采用不同方法进行全面的病原体检测甚为必要。

【病例分析】

（一）病史介绍

廖某，男，56 岁，教师，因"反复发热 3 周"于 2012 年 1 月 21 日入院。患者 3 周前无明显诱因出现发热，体温约 38.5℃，于当地医院予"青霉素类、头孢类、左氧氟沙星（可乐必妥）"抗感染治疗，症状无明显好转，体温高峰逐渐升高，最高达 42℃，每天早、晚各发热一次，伴畏寒、夜间盗汗，无寒战、咽痛、咳嗽、咳痰，无皮疹、关节疼痛，伴有食欲缺乏、腹胀，进食后明显，无恶心、呕吐、腹痛、腹泻，口服退烧药物效果不佳，体温下降缓慢，拟"发热查因"收入我院呼吸科。实验室检查血常规 WBC $7.01×10^9$/L，N $4.39×10^9$/L，Hb 98g/L，PLT $131×10^9$/L，LDH 389U/L，肥达反应、血寄生虫、G 试验、GM 试验、外斐试验、游离甲功、消化系统肿瘤标志物及风湿系统相关检查均未见异常，多次查血培养均阴性，全身 PET-CT 检查示肝脾大（代谢活跃，以脾为著），以上考虑血液系统疾病，淋巴瘤可能性大；骨穿示组织细胞比例增高，见噬血现象，见 1% 分类不明细胞；先后予"莫西沙星、哌拉西林-他唑巴坦+阿奇霉素、美罗培南"抗感染治疗无效而收入血液科。患者自起病以来，精神、睡眠尚可，胃纳一般，大小便正常，体重下降约 2kg。

既往史：2010 年 3 月因反复发热于外地就诊，当时肥达试验阳性考虑"伤寒"可能，予"左氧氟沙星"静脉抗感染治疗 4 天后体温可降至正常，此后未进一步复查。

体格检查：T 37.6℃，P 116 次/分，R 20 次/分，BP 122/78mmHg。轻度贫血貌，神清合

作。全身皮肤及黏膜皮疹、黄染。全身浅表淋巴结未触及肿大。巩膜无黄染。咽无充血,扁桃体无肿大。胸骨无压痛,双肺呼吸音清晰,未闻及干湿性啰音。心率 116 次/分,律齐,三尖瓣听诊区可闻及收缩期 3/6 级吹风样杂音。腹平软,无压痛及反跳痛,肝未触及,脾肋下 4cm 可触及,质韧,表面光滑,无压痛;移动性浊音阴性;肠鸣音正常。脊柱、四肢无畸形,活动正常。双下肢无水肿。神经系统生理反射正常,病理反射未引出。

(二) 实验室检查

血常规结果见表 30-1。

表 30-1　患者入院前后血常规检查结果

日期	WBC($\times 10^9$/L)	N($\times 10^9$/L)	Hb(g/L)	PLT($\times 10^9$/L)
2012-01-09	7.01	4.93	98	131
2012-01-13	4.13	2.32	91	116
2012-01-17	8.51	7.00	87	71
2012-01-20	5.39	3.78	72	75
2012-01-25	10.38	7.95	88	66
2012-01-28	11.98	9.10	87	72
2012-01-31	13.87	10.11	98	67

尿常规、大便常规未见异常。

血生化:ALT 81U/L, AST 59U/L, ALP 154U/L, TP 51.9g/L, LDH 558U/L ↑, TG 4.56mmol/L。

出凝血功能正常;贫血组合Ⅲ:血清铁蛋白 2270.0μg/L↑。

感染相关检查:血清 PCT 25.6ng/ml↑;双手血培养阴性;痰涂片未找到抗酸杆菌,PPD 皮试、结核抗体组合阴性;巨细胞病毒抗体组合:CMV-IgM 阴性,CMV-IgG(+);EB 病毒抗体组合:VCA-IgA 和 VCA-IgM 阴性,VCA-IgG(+);肥达反应、外斐反应、呼吸道病原体抗体 9 项均阴性;真菌 G 试验、GM 试验均未见异常。

风湿病组合Ⅰ:CRP 46.5mg/L,余未见异常;体液免疫 7 项、SLE 5 项、风湿病组合Ⅱ、ANCA 组合、抗磷脂综合征组合均未见异常。

消化系统肿瘤组合、前列腺癌组合未见异常。

心电图未见异常;心脏彩超:二尖瓣轻度反流、三尖瓣中至重度关闭不全,左室舒张及收缩功能正常。

腹部彩超:脾大,脾长轴 11.5cm,脾厚 4.4cm,余未见明显异常。

胸部 CT 检查:双肺尖、右肺水平裂及右肺中叶纤维增殖灶,双上胸膜增厚、粘连。

全身 PET-CT 检查:①肝脾大,代谢活跃,肝 SUVmax 值约 2.8,脾 SUVmax 值 10.4,以上考虑血液系统疾病,淋巴瘤可能性大;②右肺上叶后段、左肺下叶舌段炎症;③腹腔肠系膜区及腹膜后小淋巴结,代谢未见增高;余全身 PET-CT 显像未见恶性肿瘤改变。

骨髓涂片:骨髓增生活跃,组织细胞比例增高,易见噬血现象(图 30-1),见 2% 分类不明细胞,其胞体大,外形不规则,胞质蓝,胞核不规则,染色质粗糙、疏松,核仁不清;未见巨核细

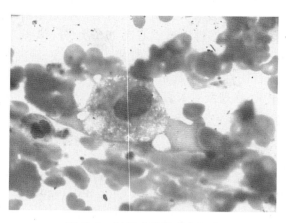

图30-1　骨髓涂片见噬血细胞

胞,血小板不少。

骨髓流式细胞学检查:未见明显异常免疫表型细胞群。

骨髓活检病理:局部间质内见少量异型细胞,胞体中等偏大,核大、不规则。免疫组化:CD20、CD79a显示骨小梁旁个别异型细胞(+),CD3、CD5散在分布小淋巴细胞(+),粒系细胞MPO(+),巨核细胞CD61(+);网状纤维染色(+);结合HE形态及免疫组化结果,病变不除外B淋巴细胞异常增殖性病变,但由于异型细胞数量过少,难以确诊。

（三）初步诊断

1. 骨髓噬血细胞查因:淋巴瘤?

2. 肺部感染

（四）诊断思路

1. 病例特点　该患者为中老年男性,急性起病,主要症状为反复高热、消瘦、盗汗,先后予"莫西沙星、哌拉西林-他唑巴坦+阿奇霉素、美罗培南"抗感染治疗无效。实验室检查:血红蛋白、血小板两系减少,肝损害,LDH、铁蛋白升高,全身PET-CT示肝脾大考虑淋巴瘤可能,骨髓涂片见2%分类不明细胞及噬血细胞现象。

2. 鉴别诊断　患者的诊断和鉴别诊断可以从发热查因、血细胞减少、中度脾大、肝大、骨髓见分类不明细胞及噬血细胞等多个切入点进行,可分别见本书相关章节,本病例从骨髓见噬血细胞为切入点分析。患者有发热、肝脾大、两系减少、肝功能异常、血清铁蛋白升高、甘油三酯升高、骨穿可见噬血现象,故噬血细胞综合征诊断明确,具体分析如下。

（1）感染:见于①细菌感染,患者有畏寒高热、白细胞升高及血清PCT明显升高,结合肺部影像学提示肺部有感染灶,肺部感染明确存在,但先后予"莫西沙星、哌拉西林-他唑巴坦+阿奇霉素、美罗培南"强效广谱抗生素抗感染治疗后仍高热不退,单纯肺部感染不能解释患者肝脾大、铁蛋白显著升高,且全身PET-CT示肝脾大考虑淋巴瘤可能;②病毒感染,患者HIV抗体阴性,CMV和EBV抗体检查均提示为既往感染,且血清PCT明显升高不支持病毒感染;③特殊病原体感染,骨髓涂片未见寄生虫、组织胞浆菌等特殊病原体;患者无生食鱼片病史,无疫水疫区接触史,不支持寄生虫感染;肥达反应和外斐反应未见异常,排除伤寒杆菌和恙虫病感染可能;胸部CT提示双上肺纤维灶需注意结核感染可能,但患者PPD皮试阴性、结核抗体阴性、痰涂片未找到抗酸杆菌,排除活动性结核;患者平素身体健康,无免疫抑制基础情况,真菌G试验和GM试验未见异常,不支持真菌感染可能;④特殊感染灶方面,患者发热时间较长,查体心脏有杂音,心脏彩超提示三尖瓣中至重度反流,需注意感染性心内膜炎可能,但多次血培养均阴性、心脏彩超未见赘生物、PET-CT示肝脾大均不支持,可予复查心脏彩超并请心内科会诊。

（2）恶性淋巴瘤:患者有反复高热、消瘦、盗汗,强效广谱抗生素抗感染治疗仍有高热,实验室检查LDH及铁蛋白明显升高、骨髓涂片见分类不明细胞及噬血细胞现象及全身PET-

CT 示肝脾大考虑淋巴瘤可能(肝 SUVmax 值 2.8,脾 SUVmax 值 10.4),单个部位骨髓活检提示骨小梁旁见个别 CD20 和 CD79a 阳性异型细胞,以上均强烈提示淋巴瘤的诊断,但尚需病理证实。同时多部位骨髓活检有助于尽快明确诊断,若仍不能明确诊断可考虑行脾切除术脾病理检查。

(3) 自身免疫性疾病:患者不明原因高热、血细胞减少、肝脾大,需注意风湿免疫性疾病,但患者为中老年男性,无关节骨痛、面部红斑、口腔溃疡等,风性疾病实验室相关检查均未见异常,故不支持自身免疫性疾病。

(4) 血液系统外恶性肿瘤:中老年男性患者,不明原因高热、肝脾大,但消化系统肿瘤标志物和前列腺癌组合均未见异常,影像学未提示肝癌等实体瘤可能,故可排除血液系统外恶性肿瘤。

第二次骨髓活检结果:造血组织中见异型淋巴样细胞,呈灶性浸润,胞质较丰富,核较大,圆形,核仁明显,可见核分裂;免疫组化:异型淋巴细胞 CD20(+)、CD79a(+)、CD10(+)、Bcl-6(+)、Bcl-2(+)、MuM(+)、Ki-67 约 80%(+),CD3、CD5、CD117、MPO、CK 均阴性;结合 HE 形态及免疫组化结果,病变符合 B 细胞性非霍奇金淋巴瘤累及骨髓,考虑为弥漫大 B 细胞淋巴瘤。

(五) 最终诊断

非霍奇金淋巴瘤(弥漫大 B 细胞性,ⅣB 期)(骨髓噬血细胞现象继发于 NHL)

(六) 治疗经过

患者予以 R-CHOP 方案化疗 1 个疗程后热退,脾明显缩小,复查骨髓涂片噬血细胞消失。后继续予 R-CHOP 方案化疗 3 个疗程,4 个疗程后复查全身 PET-CT 示肝、脾体积较前减小,代谢未见异常,余未见淋巴瘤所致活性高代谢病灶。疗效评价 CR,后继续 R-CHOP 方案化疗 4 个疗程。

(邹外一　李娟)

参 考 文 献

1. 王昭,王旖旎,冯翠翠,等.继发性噬血细胞性淋巴组织细胞增多症 57 例患者的早期诊断和临床分析.中华内科杂志,2009,48(4):312-315.

2. 中华医学会儿科学分会血液学组.噬血细胞性淋巴组织细胞增生症诊疗建议.中华儿科杂志,2012,50(11):821-825.

3. Janka GE. Familial and acquired hemophagocytic lymphohistiocytosis. Annu Rev Med,2012,63(2):233-246.

4. Kimura H,Ito Y,Kawabe S,et al. EBV-associated T/NK-cell lymphoproliferative diseases in nonimmunocompromised hosts:prospective analysis of 108 cases. Blood,2012,119(3):673-686.

5. Schram AM,Berliner N. How I treat hemophagocytic lymphohistiocytosis in the adult patient. Blood,2015,125(19):2908-2914.

第 31 章

低丙种球蛋白血症的诊断思路

丙种球蛋白（imunoglubulin，Ig）又称免疫球蛋白，是 B 淋巴细胞接受抗原刺激后增殖分化为浆细胞后产生的特异性产物，主要发挥体液免疫功能。丙种球蛋白根据重链的类型可分为五种，包括免疫球蛋白 G（IgG）、免疫球蛋白 M（IgM）、免疫球蛋白 A（IgA）、免疫球蛋白 D（IgD）、免疫球蛋白 E（IgE）。低丙种球蛋白血症指血清中总丙种球蛋白水平降低或者一种和一种以上丙种球蛋白水平降低。低丙种球蛋白血症临床主要见于先天性及继发性两种情况。

（一） 先天性低丙种球蛋白血症

主要见于各种体液和（或）细胞免疫缺陷的原发性免疫缺陷性疾病。

1. 原发性体液免疫缺陷性疾病　包括先天性无丙种球蛋白血症、常见变异型免疫缺陷、婴儿暂时性低丙种球蛋白血症及选择性 IgA 缺乏症等。

（1） 先天性无丙种球蛋白血症：又称 X 连锁无丙种球蛋白血症或 Bruton 病，是一种性染色体遗传性疾病，男性发病，多在出生 6 个月后起病。该病是由于 X 染色体上的 Bruton 酪氨酸激酶（BTK）基因缺失或突变，B 细胞发育受阻于原 B 细胞，极少成熟 B 细胞（CD20+，CD19+，SIg+ B 细胞少于 2%）。这些患者普遍存在营养不良和生长发育延迟，反复细菌感染，淋巴浆和扁桃体发育不良，外周血 B 淋巴细胞和浆细胞缺乏，血清中免疫球蛋白明显下降。BTK 基因检测有助于诊断该病。

（2） 常见变异型免疫缺陷病：患者起病年龄较大，一般大于 4 岁，球蛋白中 IgG 明显下降（至少低于平均年龄 2 个标准差）、IgM 和（或）IgA 明显下降，无同型血细胞凝集素和（或）疫苗反应低下，外周血 B 淋巴细胞可以正常或减少，T 淋巴细胞可以正常或异常（CD4 与 CD8 比率异常）等。

（3） 婴儿暂时性低丙种球蛋白血症：是一种自限性疾病，由于母体产生抗胎儿免疫球蛋白的抗体，通过胎盘破坏或抑制胎儿产生的免疫球蛋白，使出生后一段时间内血清 IgG、IgA、IgM 均低下。发病特点与先天性无丙种球蛋白血症相似。患儿产生免疫球蛋白的功能推迟到生后 9~18 个月，至 2~4 岁时达正常水平。

（4） 选择性 IgA 缺乏症：男女均可发病，以 IgA 明显下降为主要特点，其他 Ig 在正常范围或升高，这类患者常合并上呼吸道感染。

2. 以 T 细胞功能缺陷为主的免疫缺陷性疾病　常因 T 细胞功能低下，不能提供辅助 B 细胞合成、分泌免疫球蛋白的信息，因而也会发生不同程度的抗体产生减少，球蛋白水平降低。多在出生后 6 个月内发病。检查可发现 T 细胞功能异常,伴或不伴 B 细胞数目异常及球蛋白下降。

3. 联合免疫缺陷病　是一组兼有抗体免疫缺陷和细胞免疫缺陷临床表现的疾病,检查方面可发现 T 和(或)B 淋巴细胞数目下降或功能异常,免疫球蛋白水平下降。包括严重联合免疫缺陷病(SCID)、湿疹血小板减少伴免疫缺陷综合征(又名 Wiskott-Aldrich 综合征)、共济失调毛细血管扩张症以及胸腺发育不良综合征等。

(1) 严重联合免疫缺陷病呈常染色体隐性或性-连锁遗传:多在出生后 3 个月开始出现反复感染症状,生长发育迟缓或障碍。疫苗接种,如牛痘疫苗或脊髓灰质炎疫苗接种可能导致严重感染甚至死亡。

(2) Wiskott-Aldrich 综合征(WAS):WAS 是一种 X-连锁的原发性免疫缺陷病,男性发病。以湿疹、血小板减少及免疫缺陷三联征为典型临床表现。多在出生 6 个月后容易发生感染。

(3) 共济失调毛细血管扩张症:又称 Louis-Bar 综合征,是一种累及神经、血管、皮肤、单核-巨噬细胞系统、内分泌的原发性免疫缺陷病。婴儿期即可出现共济失调的表现,1/3 的患者可以出现智力发育障碍。3 ~ 6 岁开始出现毛细血管扩张症的表现。预后不良,2/3 的患者死于 20 岁以前。

(4) 胸腺发育不良综合征:又称 Nezelof 综合征,多在婴儿晚期或幼儿期出现反复感染,淋巴细胞及淋巴组织减少,各类免疫蛋白水平不一,有的增加或降低,有的正常。

(二) 继发性低丙种球蛋白血症

许多因素可以导致继发性低丙种球蛋白血症,这种低丙种球蛋白血症往往是暂时性的,在原发病控制后可以恢复。

1. 感染　各种急慢性感染,如细菌、真菌、原虫等感染均可能引起机体免疫功能低下,继发低丙种球蛋白血症。在感染控制后球蛋白水平可以恢复。

2. 恶性肿瘤　恶性肿瘤患者常常合并低丙种球蛋白血症,主要包括以下几种原因:①免疫系统恶性肿瘤如 B 细胞性非霍奇金淋巴瘤、各类急性和慢性 B 淋巴细胞白血病等,由于 B 淋巴细胞功能异常,可以出现低丙种球蛋白血症。多发性骨髓瘤根据 M 蛋白类型不同,其球蛋白水平不同,如果是 IgG、IgA 或 IgM 型,其总球蛋白大多是升高的;但如果是 IgD 或 IgE 型的,由于 M 蛋白量低,正常球蛋白分泌受抑制,总球蛋白往往不高或降低;而轻链型则由于分泌正常免疫球蛋白的浆细胞受抑制,其总球蛋白水平降低。②恶性肿瘤细胞分泌免疫抑制因子;③抗肿瘤药物疗法可以导致免疫功能低下,或针对 B 淋巴细胞 CD20 单克隆抗体的使用,清除了大多合成丙种球蛋白的 B 淋巴细胞。④肿瘤患者常常因进食减少、药物不良反应及肿瘤本身消耗状态容易合并营养不良,继发低丙种球蛋白血症。

3. 自身免疫性疾病　自身免疫性疾病多合并高丙种球蛋白血症,但在合并大量蛋白尿时或接受某些免疫抑制治疗后,也可能会继发低丙种球蛋白血症。此外,也有报道纯红细胞再生障碍性贫血可以出现低丙种球蛋白血症。

4. 肾疾病　各种出现大量蛋白尿的肾疾病均可以出现低丙种球蛋白血症,主要是与丢失增加有关。此外,肾疾病的治疗常常需要使用免疫抑制剂,也可能会导致低丙种球蛋白血症的发生。

5. 消化系统疾病 各种原因引起的慢性腹泻可以导致肠道丢失球蛋白继发低丙种球蛋白血症。

6. 其他疾病 如 Cushing 综合征、大面积烧伤、长期使用糖皮质激素导致 B 淋巴细胞凋亡等。

【病例分析】

病例1

（一）病史介绍

陈某,男,14 岁,因"反复发热、咳嗽 3 个月"于 2012 年 8 月 1 日入住我院。患者于 3 个月前无明显诱因下出现发热、咳嗽,热型不规则,体温最高 40.3℃,多波动于 39 ~ 40.3℃,偶体温上升前可出现畏寒,咳嗽伴黄色脓痰,曾有一过性右髋关节、左踝关节肿痛,无气促,无鼻塞、流涕,无皮疹,无腹痛,在当地诊断为"风湿病",治疗后可退热,咳嗽、咳痰症状好转,关节肿痛症状消失。但仍有反复发热,间隔几天发作一次,每次持续约 1 周。最近发作一次为 1 周前,当时体温达 40.3℃,予退热、抗感染等治疗后热退。现为进一步诊治转诊我院。自起病以来,患者精神、胃纳差,睡眠尚可,大小便正常,体重无明显变化。

既往史:患者平素体质可,否认患肝炎、结核等传染病。否认有长期外地居住史,否认手术、外伤、输血史,否认药物、食物过敏史。按时免疫接种。

个人史:足月顺产,出生时无窒息抢救史,生后母乳喂养。生长发育与同龄人相仿,现读初中一年级,学习成绩较好。

家族史:父母体健,非近亲婚配。否认家族中肝炎、长期发热及结核病病史,否认"地中海贫血、先天性心脏病、G-6-PD 缺乏症"等遗传性疾病史。母孕期体健。

体格检查:T 37.9℃,P 95 次/分,R 22 次/分,BP 102/68mmHg。发育正常,营养中等,神志清楚,精神可,反应好,全身皮肤无黄染、皮疹及出血点,全身浅表淋巴结未触及肿大。结膜无充血、苍白,巩膜无黄染。咽充血(+),双侧扁桃体无肿大。双肺呼吸音粗,右肺可闻及湿性啰音,未闻及胸膜摩擦音。心界不大,心率 95 次/分,律齐,心前区未闻及病理性杂音。腹平软,未见胃肠形及蠕动波,未见腹部静脉曲张,未触及腹部肿块,肝脾肋下未及,移动性浊音阴性,肠鸣音正常。脊柱、四肢无畸形。双下肢无水肿,肢端尚暖,无脱屑。肛门及外生殖器外观无畸形。生理反射存在,病理反射未引出。

（二）实验室检查

血常规:WBC 10.80×10^9/L↑,N% 64.9%,L% 28.1%,Hb 102g/L↓,PLT 296×10^9/L。

大小便常规:未见异常。

血生化:ALT 15U/L,AST 13U/L,ALB 38g/L,GLB 18g/L↓。

出凝血常规:无异常。

感染相关检查:PCT 0.2ng/ml;血沉 5mm/h;CRP 12mg/L;抗结核抗体:阴性。PDD 试验:阴性。痰培养:肺炎链球菌,药敏试验提示青霉素、头孢曲松钠敏感。血培养及呼吸道病原体 9 项均未见异常。痰涂片未找到抗酸杆菌。

体液免疫组合:见表 31-1。

表 31-1 体液免疫组合检查结果（g/L）

日期	IgG	IgA	IgM	C3	C4
2012-08-01	0.33 ↓	0.07 ↓	0.04 ↓	1.2	0.2
2012-08-08	1.97 ↓	0.07 ↓	0.04 ↓	1.09	0.16
2012-08-15	5.53 ↓	0.07 ↓	0.06 ↓	1.06	0.15

注：患者 2012 年 8 月 4 日至 2012 年 8 月 13 日使用丙种球蛋白 400mg/kg 治疗

外周血淋巴细胞抗原检查：$CD19^+$ 0.15%（参考值 7% ~ 18%），$CD3^+$ 92.2% ↑（参考值 62% ~ 76%），$CD3^+CD4^+$ 38.6%（参考值 32% ~ 46%），$CD3^+CD8^+$ 47.3% ↑（参考值 18% ~ 32%）。

风湿相关检查：抗 CCP<0.5U/ml，ASO<13.5KU/ml，SAA 50.2mg/L，RF<10.4KU/L，ANA 1.11（-），AHA（-），AnuA（-），抗 DNP 抗体（-）。风湿组合 Ⅱ 未见异常。

地中海贫血组合（-）。贫血组合未见明显异常。

血沉正常。

腹部 B 超（肝、胆、脾、胰、双肾、输尿管、膀胱、前列腺）：未见异常。

心电图：正常心电图。

胸片：右中下肺野，考虑间质性炎症，继发性渗出性结核待排除。

骨髓涂片：刺激性骨髓象。

骨髓流式细胞学检测：$CD19^+$ 细胞数量明显减少，胞质重链 μ 及 SmIg（因 $CD19^+$ 细胞数量少而未分出）。T 细胞分组组合：$CD3^+$ 细胞增多，其中 $CD8^+$ 细胞比例 50.1%，$CD4^+$ 细胞比例 32%。

（三）初步诊断

1. 低丙种球蛋白血症查因：先天性免疫缺陷病？

2. 右肺肺炎

（四）诊断思路

1. 病例特点　该患者为青少年患者，慢性病程，因"反复发热、咳嗽 3 个月"入院。本次入院前 3 个月开始出现反复发热、咳嗽，予抗感染后可退热，但停用抗生素后又再次发热。实验室检查方面最突出的表现是丙种球蛋白下降，体液免疫球蛋白检查发现多种球蛋白均明显下降。外周血发现 B 淋巴细胞明显下降，T 淋巴细胞比例增高。骨髓液流式细胞学检测发现 B 细胞数量明显减少。

2. 鉴别诊断　患者的诊断和鉴别诊断可以从发热查因、低丙种球蛋白血症、肺部间质性改变等多个切入点进行分析。本病例从低丙种球蛋白血症为切入点进行讨论。

（1）先天性低丙种球蛋白血症：主要见于各种体液和（或）细胞免疫缺陷的原发性免疫缺陷性疾病，由于患者在青少年时期才开始起病，基本可以排除细胞免疫缺陷和联合免疫缺陷这两大类疾病，主要鉴别是否为原发体液免疫缺陷性疾病，由于其多种免疫球蛋白均下降，且起病时间较晚，可以排除婴儿暂时性低丙种球蛋白血症及选择性 IgA 缺乏症。重点需要鉴别以下两种疾病：①先天性无丙种球蛋白血症，该病多在出生后 6 个月起病，感染症状较重，且多存在营养不良和生长发育延迟。本患者起病年龄较晚，且发育正常，营养良好，不符合该病发病特点。基本可以排除,可进一步完善 *BTK* 基因检测明确诊断。②常见变异型免疫缺陷病(CVID),该病的患者起病年龄较大,一般大于 4 岁,外周血 B 淋巴细胞可以正常或减少,T 淋巴细胞可以正常或异常(CD4 与 CD8 比率异常)等。本患者感染症状发病年龄较晚,外周血 B 淋巴细胞减少,CD4 与 CD8 比率异常,均符合 CVID 的表现,诊断 CVID 可能性大。但需要排除各种其他原发性免疫缺陷病及继发性低丙种球蛋白血症。

(2)继发性低丙种球蛋白血症:①感染,各种急慢性感染,如细菌、真菌、病毒原虫等感染均可能引起继发性低丙种球蛋白血症。在本病例中,患者的确存在反复感染的病史,是否由于感染继发低丙种球蛋白血症?结合病史,考虑患者反复多部位的感染是原发免疫力低下,而不是感染导致的继发性低丙种球蛋白血症。若由于感染导致继发性低丙种球蛋白血症,在感染控制后,球蛋白水平应有所恢复,免疫功能应该可以恢复,而不应出现反复感染的情况。②恶性肿瘤,患者年龄较小,骨髓检查未发现 B 淋巴细胞相关恶性肿瘤,消化系统肿瘤组合阴性,目前无恶性肿瘤的证据。③自身免疫性疾病,本病患者没有皮疹、光过敏、口腔溃疡、关节痛、脱发等症状,自身免疫性疾病相关检查均阴性,可以排除。④肾疾病,相关实验室检查未发现肾疾病,可以排除。⑤消化系统疾病,患者没有明显消化道症状,可以排除。⑥药物,患者没有用药史,可以排除。⑦其他疾病,如 Cushing 综合征、大面积烧伤等,患者无相关临床表现及病史,可以排除。

综上所述,患者诊断考虑为原发性免疫缺陷综合征。后进一步行 *BTK* 基因检测,结果提示未见基因突变,排除了先天性低丙种球蛋白血症,故患者最终诊断为常见变异型免疫缺陷病。

(五)　最终诊断

1. 原发性免疫缺陷综合征:常见变异型免疫缺陷病

2. 肺部感染

(六)　治疗效果及追踪

患者 2012 年 8 月 4 日至 13 日使用丙种球蛋白 400mg/kg 治疗 10 天,同时予头孢哌酮舒巴坦抗感染治疗。治疗后患者热退,咳嗽、咳痰症状缓解,肺部啰音消失,复查体液免疫 IgG 升至 5.53g/L,病情好转出院。出院后患者每 2 周在当地医院输注 1 次丙种球蛋白 5g,感染次数较前明显减少。

病例 2

(一)　病史介绍

陈某,女,64 岁,因"反复咳嗽、咳痰 3 个月余"于 2013 年 7 月 27 日入院。患者 3 个月前无明显诱因出现反复咳嗽、咳痰,间有发热,体温最高 39.0℃,就诊于当地医院,血常规无异常;肝功能检查提示球蛋白下降,15g/L;血生化示血肌酐 121μmol/L;胸部 CT 提示肺部感染;在当地医院拟诊"双肺肺炎、慢性肾功能不全",予抗感染、护肾等治疗后咳嗽、咳痰好转,复查胸部 CT 提示肺部炎症吸收好转。但上述症状有所反复,1 个月余前再次出现咳嗽、咳痰,经再次抗感染后症状缓解。3 天前患者再次出现发热,体温最高 38.5℃,伴咳嗽、咳黄痰,尿常规示尿蛋白(+);血生化检查肝功能示 sCr 211μmol/L、ALB 37g/L、GLB 14g/L。泌尿系统超声检查示双肾实质回声增强,考虑慢性肾疾病声像图。为进一步诊治收入我院。自起病以来,患者无光过敏、口腔溃疡、关节痛、皮疹、脱发,无腹痛、腹泻,有可疑泡沫尿,无便血或黑便,精神欠佳,食欲、睡眠一般,近 3 个月体重下降 4kg。

既往史:平素规律体检,自诉去年肾功能正常(未见报告单)。既往有"冠心病"病史 1 年余,未规律治疗。有"右肾结石"病史 2 年余,未处理。否认"高血压病、糖尿病"等病史。否认"肝炎、结核"等传染病史,否认手术、外伤、输血史,否认药物、食物过敏史。预防接种史不详。

体格检查:T 36.6℃,P 90 次/分,R 20 次/分,BP 95/61mmHg。发育正常,营养中等,全身浅表淋巴结未扪及肿大,胸骨中下段无压痛。双肺呼吸音稍粗,未闻及干湿啰音。心率 90 次/分,律齐,未闻及病理性杂音。腹平软,无压痛,肝脾肋下未及。双下肢无水肿。生理反射正常,病理反射未引出。

(二) 实验室检查

血常规:WBC $4.36×10^9/L$,N $2.44×10^9/L$,Hb 110g/L,PLT $136×10^9/L$。

大小便常规均未见异常。

血生化:sCr 239μmol/L↑,BUN 19.4μmol/L↑,白蛋白 35g/L,球蛋白 16g/L。

体液免疫组合:IgG 3.7g/L↓,IgA 0.53g/L↓,IgM 0.31g/L↓,κ 链 1.19g/L↓。

风湿相关检查:SLE 5 项、风湿病组合均阴性。

消化道肿瘤组合及肺肿瘤 2 项均阴性。

腹部 B 超(肝、胆、脾、胰、双肾、输尿管、膀胱、前列腺):双肾实质回声增强,考虑慢性肾疾病声像图。余无特殊。

心电图:肢体导联低电压。

胸部 CT:双肺肺炎。

全身 PET-CT:普遍性骨质疏松,多发骨质破坏,中轴骨骨髓不均匀性轻度代谢增高(图 31-1)。

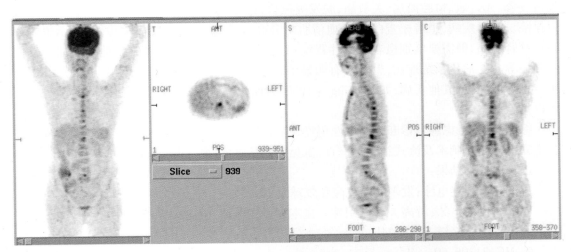

图 31-1　全身 PET-CT 示普遍性骨质疏松,多发骨质破坏,中轴骨骨髓不均匀性轻度代谢增高

(三) 初步诊断

1. 低丙种球蛋白血症查因:肿瘤性疾病?

2. 双肺社区获得性肺炎

3. 慢性肾功能不全

（四）诊断思路

1. 病例特点　该患者为老年女性，亚急性起病，因"反复咳嗽、咳痰3个月余"入院。本次入院前3个月开始出现反复肺部感染，经抗感染后症状可缓解，但症状反复。实验室检查方面主要表现为丙种球蛋白下降，体液免疫球蛋白检查发现多种球蛋白均明显下降，肾功能不全。影像学检查提示双肾呈慢性肾病图像；胸部CT提示肺部感染。全身PET-CT提示全身多发骨质破坏。

2. 鉴别诊断　患者的诊断和鉴别诊断可以从肾功能不全、低丙种球蛋白血症、反复感染及全身多发骨质破坏等多个切入点进行分析。本篇拟从低丙种球蛋白血症为切入点进行讨论。低丙种球蛋白血症可以从原发性（先天性）和继发性两个方面进行分析。

（1）先天性低丙种球蛋白血症：主要见于各种体液和（或）细胞免疫缺陷的原发性免疫缺陷性疾病。这类疾病为遗传性疾病，患者多在出生后数月到数年起病。而本病例患者是老年人，既往无反复感染病史，可以排除先天性免疫缺陷病。

（2）继发性低丙种球蛋白血症：①感染，在本病例中，患者存在反复感染，需要仔细鉴别患者是因为球蛋白下降，免疫力低下导致反复感染，还是反复感染导致球蛋白下降。考虑患者的肺部感染经抗感染治疗后症状容易缓解，并非存在难以控制的严重感染，因此，用免疫力低下导致反复感染来解释患者病情更为恰当，但不排除反复感染后患者免疫球蛋白水平进一步下降的可能。②恶性肿瘤，患者为老年女性，是肿瘤高发人群，且患者全身PET-CT提示多发骨质破坏，因此应高度考虑可以累及骨骼的肿瘤，如血液系统的淋巴瘤、多发性骨髓瘤以及转移癌等。患者肿瘤学标志物阴性，PET-CT未见明显实体瘤原发病灶，暂无实体瘤依据，因此考虑多发性骨髓瘤和淋巴瘤可能性大，需要进一步完善血免疫固定电泳，血、尿本周蛋白电泳，骨髓穿刺术及流式细胞学检查进一步明确诊断。③自身免疫性疾病，本病患者没有皮疹、光过敏、口腔溃疡、关节痛、脱发等症状，自身免疫性疾病相关检查均阴性，基本可以排除。④肾疾病，患者尿蛋白（+），血清肌酐升高，B超提示慢性肾病声像图，提示患者存在慢性肾疾病，但需要鉴别患者的慢性肾疾病是原发性疾病还是继发于其他疾病如多发性骨髓瘤等。⑤消化系统疾病，患者没有明显消化道症状，可以排除。⑥药物，患者没有用药史，可以排除。⑦其他疾病，如Cushing综合征、大面积烧伤等，患者无相关临床表现及病史，可以排除。

综上所述，考虑患者诊断为继发性免疫缺陷，以血液系统恶性肿瘤可能性最大。建议进一步完善骨髓穿刺术及流式细胞学检查，血免疫固定电泳，血、尿本周蛋白电泳。

进一步检查结果：

血清免疫固定电泳：发现有单克隆免疫球蛋白λ轻链。

尿本周蛋白电泳：游离λ轻链阳性。血本周蛋白电泳：游离λ轻链阳性。

尿单克隆λ轻链：3.1g/24h。

β_2-MG：21306.60μg/L。

肾穿刺病理活检结果（光镜）：①病变符合管型肾病；②不排除合并淀粉样变性肾病的可能，免疫组化示λ阳性，κ阴性。进一步补充电镜结果提示：符合肾淀粉样病性肾病表现。

心脏彩超：室间隔增厚，13mm，左室舒张功能减低，收缩功能正常，三尖瓣反流（中度），主动脉瓣反流，主动脉窦部及升主动脉扩张。

肌电图：双侧桡神经神经源性损害。

骨髓涂片:骨髓增生活跃,见 5% 浆细胞。

骨髓流式细胞学检测:$CD38^+CD45^{dim/-}$ 浆细胞比例约为 4.358%,占浆细胞比例约为 94.74%,cλ 92.3%;$CD38^+CD45^{dim/+}$ 浆细胞比例约为 0.242%,占浆细胞比例约为 5.26%。

(五) 最终诊断

继发性低丙种球蛋白血症

继发于多发性骨髓瘤(λ 轻链,D-S 分期为 Ⅲ B 期,ISS 分期为 Ⅲ 期)

继发性系统性轻链型淀粉样变(累及心脏、肾、周围神经)

(六) 治疗经过

确诊后按多发性骨髓瘤治疗 8 个疗程后疗效评价为完全缓解。后序贯来那度胺维持治疗。目前患者为来那度胺维持治疗中。

(黄蓓晖　王荷花　李娟)

参 考 文 献

1. Samson M,Audia S,Lakomy D,et al. Diagnostic strategy for patients with hypogammaglobulinemia in rheumatology. Joint Bone Spine,2011,78(3):241-245.

2. Compagno N,Malipiero G,Cinetto F,et al. Immunoglobulin replacement therapy in secondary hypogammaglobulinemia. Front Immunol,2014,5:626.

3. Reust CE. Evaluation of primary immunodeficiency disease in children. Am Fam Physician,2013,87(11):773-738.

4. Verma N,Thaventhiran A,Gathmann B,et al. Therapeutic management of primary immunodeficiency in older patients. Drugs Aging,2013,30(7):503-512.

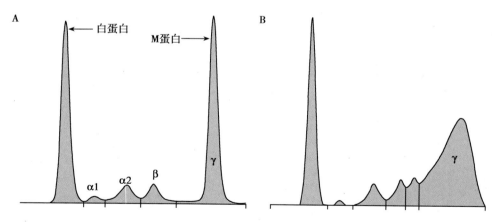

第 32 章

多种免疫球蛋白升高的诊断思路

免疫球蛋白（immunoglobulin）是指具有抗体活性的动物蛋白，主要存在于血浆中，也见于其他体液、组织和一些分泌液中。人血浆内的免疫球蛋白大多数存在于丙种球蛋白中。免疫球蛋白可以分为免疫球蛋白 G（IgG）、免疫球蛋白 A（IgA）、免疫球蛋白 M（IgM）、免疫球蛋白 D（IgD）和免疫球蛋白 E（IgE）五类。

对于球蛋白升高的患者，首先应鉴别升高的免疫球蛋白呈单克隆表现还是多克隆表现。如为单克隆免疫球蛋白升高，血免疫球蛋白检测一般显示仅有其中一种免疫球蛋白明显升高，而其余免疫球蛋白相应降低，且轻链检测仅有一种轻链升高，另一种轻链降低；血清免疫固定电泳在相应区域出现浓染密集的条带；血清蛋白电泳在 γ 区（少部分在 β 区）出现窄底高峰（M 峰），形如"电视塔样"（图 32-1A）；血、尿本周蛋白电泳可阳性。而多克隆表现一般为多种免疫球蛋白均升高，血清免疫固定电泳无浓染密集的条带，血清蛋白电泳在球蛋白区呈宽底状峰，从 α1 或 α2 区起延伸至 γ 区，形如"山坡状"（图 32-1B）。

图 32-1　血清蛋白电泳
A. 单克隆免疫球蛋白升高；B. 多克隆免疫球蛋白升高

多克隆性免疫球蛋白升高可见于以下疾病。

（一）肝疾病

多种肝疾病可引起多种免疫球蛋白升高，包括各种病毒性肝炎、酒精性肝炎、自身免疫性肝炎、原发性硬化性胆管炎以及各种原因造成的肝硬化等。可通过检测患者肝功能包括胆红素、谷丙转氨酶、白蛋白等指标协助诊断,检测肝炎病毒标志物协助病毒性肝炎的诊断。对酒精性肝炎主要通过询问患者有无长期大量饮酒史来判断。自身免疫性肝炎诊断相对困难,可检测抗核抗体、抗平滑肌抗体、抗肝肾微粒体抗体、抗可溶性肝细胞抗原抗体等。原发性胆汁性肝硬化可查抗线粒体抗体;肝豆状核变性患者血浆铜蓝蛋白异常,角膜色素环阳性;血色病患者则伴有铁代谢异常。当病情发展到肝硬化失代偿期时,可出现失代偿的各种临床表现,包括腹水、食管-胃底静脉曲张、瘀血性脾大甚至肝性脑病等。

(二) 慢性感染

各种病原体感染如细菌、病毒、真菌、支原体、衣原体等感染均可造成多克隆免疫球蛋白升高,尤其是慢性感染。结核、感染性心内膜炎等疾病临床表现较为隐匿,确诊有一定困难,应反复仔细进行体格检查、微生物学检测、影像学检查等进一步明确。

(三) 风湿免疫性疾病

风湿免疫性疾病存在免疫功能失调,B 细胞功能亢进可分泌多种自身抗体导致免疫球蛋白水平升高。主要通过临床表现以及风湿病相关的检查来确诊。如系统性红斑狼疮多发于育龄期女性,有关节痛、蝶形红斑、光过敏、多浆膜腔积液、肾、血液、神经等多系统损害,实验室检查有 ANA、抗 Sm 抗体、抗 dsDNA 抗体阳性,活动期补体明显下降。干燥综合征可表现为口干、眼干、猖獗齿等,实验室检查可出现抗 SSA 和抗 SSB 阳性。类风湿关节炎常有近端指间关节受累,常伴晨僵,实验室检查提示类风湿因子滴度升高。抗中性粒细胞胞质抗体检查有助血管炎和韦格纳肉芽肿的诊断。但有些血管炎目前并未发现特异性抗体,诊断仍主要依靠临床及病理,如巨细胞动脉炎。

(四) 血液系统疾病

自身免疫性溶血性贫血、免疫性血小板减少症等存在 B 细胞功能紊乱,可造成多种免疫球蛋白升高。Castleman 病目前也被认为是一种恶性 B 淋巴细胞增殖性疾病,大部分可表现为多克隆免疫球蛋白升高,个别患者可出现单克隆表现。B 细胞淋巴瘤部分表现为单克隆免疫球蛋白升高,但因被机体的免疫系统作为抗原识别而出现反应性多克隆免疫球蛋白升高,因此也会出现多克隆免疫球蛋白升高的情况。

(五) 其他

一些实体肿瘤也会出现多克隆免疫球蛋白升高,如胃癌、卵巢癌、肾癌、肝细胞癌等。

其他与免疫紊乱有关的疾病也可出现多克隆免疫球蛋白升高,如炎症性肠病、Graves病、桥本甲状腺炎、重症肌无力等。因其临床表现均较具有特征性,诊断并不困难。

【病例分析】

(一) 病史介绍

邹某,女,31 岁,因"口干 2 年,眼干 1 年,发现球蛋白升高 3 周余"于 2015 年 7 月 17 日入院。患者 2 年前无明显诱因出现口干,1 年前出现眼干,未予重视。3 周余前因"发热、流涕、干咳 4 天"就诊于当地医院,查血常规示 Hb 56g/L,MCV 69.4fl,白细胞、血小板正常。血生化示球蛋白 93g/L,骨髓涂片见 5% 浆细胞,可见个别幼稚浆细胞。头颅、胸部、骨盆平片示颅骨板障骨质破坏,左侧致密性髂骨炎。未予治疗。1 天前就诊于我院门诊,拟"球蛋白升高查因:干燥综合征?"收入我科。患者起病以来,无头痛、头晕,无恶心、呕吐、腹痛、腹胀,无胸闷、心悸等不适,精神、睡眠、胃纳一般,大小便正常,近2年体重无明显变化。

既往史:2014年体检发现轻度贫血(未见报告单),未予诊治。2014年10月曾出现左侧腮腺肿大,伴发热,至当地医院予"消炎"等治疗后好转。余无异常。

月经史:既往患者月经周期28天,月经期3~5天,量中等,今年开始月经期延长至7~10天,量较去年稍多,2015年2月曾有经期延长至17天、经量增多病史,于外院妇科就诊口服药物后缓解(具体不详)。

个人史、家族史无异常。

体格检查:T 36.5℃,P 70次/分,R 18次/分,BP 117/72mmHg。中度贫血貌。全身浅表淋巴结未触及肿大。咽无充血,扁桃体无肿大。双肺呼吸音清。心律齐。腹部平软,无压痛、反跳痛。双下肢无水肿。

(二) 实验室检查

血常规:WBC 5.81×10^9/L,N 4.01×10^9/L,Hb 60g/L,MCV 69.5fl,MCH 18.8pg,MCHC 280g/L,PLT 184×10^9/L,Ret% 0.59%。

尿常规:尿隐血(±)。

大便常规:血红蛋白(±)、转铁蛋白(±)。

出凝血常规:PT 15.9s,APTT 47.8s,TT 18.4s,Fbg 1.97g/L。

肝肾功能:sCr 87μmol/L,Ca^{2+} 2.60mmol/L,UA 439μmol/L,ALT 16U/L,AST 20U/L,TP 107.9g/L,ALB 24.5g/L,GLB 83.4g/L,LDH 100U/L,ALP 57U/L。

空腹血糖、糖化血红蛋白未见异常。

贫血组合Ⅲ:铁蛋白5.02μg/L,EPO 187.43IU/L,叶酸和维生素B_{12}检测正常。

地中海贫血基因检测全套:阴性。

风湿免疫相关检查:抗核抗体989.36U/ml,抗双链DNA抗体12.67IU/ml,抗组蛋白抗体(AHA)3.56(+),抗核小体抗体(AnuA)17.31U/ml,抗SSA抗体(+),抗SSB抗体(±),SAA 6.70mg/L,RF 2880.00KU/L。血管炎和抗心磷脂抗体检测未见异常。

血β_2-MG:2916.00μg/L。

尿微量蛋白组合:尿ALB<10.70mg/L,尿κ链13.70mg/L,尿λ链15.20mg/L。

体液免疫7项:IgA 27.70g/L↑,IgM 4.67g/L↑,IgG 43.40g/L↑,C3 0.90g/L,C4 0.62g/L,κ链51.20g/L↑,λ链14.24g/L↑。

血清蛋白电泳:白蛋白29.2%,γ球蛋白55.5%,β球蛋白8.5%,未发现M峰(图32-2A)。血清免疫固定电泳:未发现单克隆免疫球蛋白(图32-2B)。

血、尿本周蛋白电泳:阴性。

感染相关检查:乙肝两对半均阴性;HIV抗体、梅毒、肝炎系列均阴性。

肿瘤相关检查:肺肿瘤2项未见异常;消化系统肿瘤Ⅰ:CA125 39.30U/ml,鳞癌抗原(SCC)1.60μg/L。

骨髓涂片:骨髓增生明显活跃,粒系占44%,比例、形态大致正常;红系占32%,比例增高,形态大致正常。淋巴细胞、单核细胞比例、形态大致正常。浆细胞占2%(图32-3)。全片可见50个巨核细胞,分类25个,其中幼稚巨核细胞4个,颗粒巨核细胞18个,产板巨核细

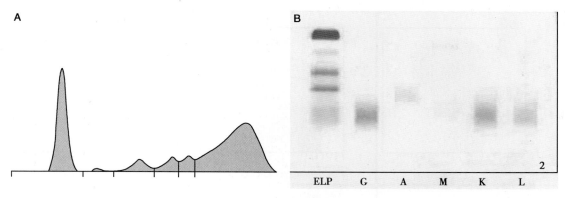

图 32-2　血清电泳
A. 血清蛋白电泳；B. 血清免疫固定电泳

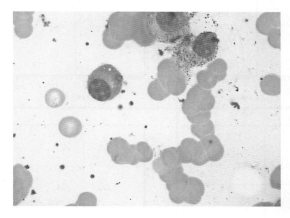

图 32-3　骨髓涂片见形态基本正常的浆细胞

胞 3 个，血小板不少。外周血部分成熟红细胞呈缗钱状排列。

骨髓流式细胞学检测：P1 为 CD38^{bright} 浆细胞（图 32-4），比例约为 0.8%；抗原表达如下：CD19 80.7%，CD56 1.7%，CD20 2.5%，CD138 74.9%，CD54 95.0%，CD49e 13.7%，cIgM 5.0%，cIgG 35.8%，cκ 24.9%，cλ 69.9%。

全身 PET-CT 检查：①前纵隔（胸廓入口层面向右下延伸至右心缘）软组织肿块，代谢活跃，考虑肿瘤性病变（髓外浆细胞瘤？胸腺来源肿瘤？淋巴瘤？），需结合临床；②中轴骨、骨盆构成骨及所见四肢骨近端骨髓代谢弥漫性、轻度增高；③全组副鼻窦炎；双侧乳腺增生；右肺中叶少许炎症；右肺下叶小增殖灶；左肺下叶少许纤维灶；心腔密度减低，提示贫血；④子宫内膜增厚，代谢未见异常，建议超声复查。

（三）初步诊断

1. 多种免疫球蛋白升高查因？

2. 干燥综合征

3. 缺铁性贫血（子宫内膜病变致月经过多引起）

（四）诊断思路

1. 病例特点　该患者为中年女性，慢性起病。主要表现为口干、眼干、贫血的症状。实验室检查发现多种免疫球蛋白升高，风湿检查提示抗核抗体升高，抗 SSA 阳性，抗 SSB 弱阳。贫血呈小细胞低色素性，骨髓铁染色提示内、外铁均阴性，铁蛋白降低。

2. 鉴别诊断　该患者的诊断可从多种免疫球蛋白升高为切入点进行鉴别诊断。首先，该患者的体液免疫检查提示 IgG、IgA、IgM 均升高，轻链示 κ 链、λ 链同时也升高，血清蛋白电泳未发现 M 峰，而是呈"山坡状"，血免疫固定电泳、血尿本周蛋白电泳也未发现单克隆条

221

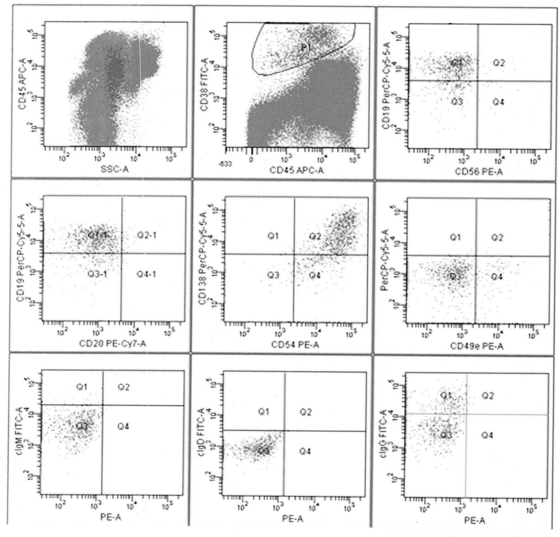

图 32-4　骨髓浆细胞免疫表型

带。因此,该患者升高的免疫球蛋白考虑为多克隆性。可从以下几种出现多克隆免疫球蛋白升高的疾病进行鉴别诊断:①肝病,该患者肝炎标志物均阴性,肝酶、胆红素、白蛋白均无异常,肝影像学检查无异常,肝病基本可以排除。②感染,患者无发热表现,常见细菌、真菌感染可能性不大,PPD 皮试阴性,肺部影像学检查未发现结核相关的病灶,结核基本可除外,其他特殊感染目前亦无证据。③风湿免疫性疾病,该患者有口干、眼干病史,ANA 阳性,抗SSA 阳性,风湿科会诊后考虑为干燥综合征。④Castleman 病或淋巴瘤,该患者 PET-CT 提示前纵隔区域可见一肿块,尚未明确是否胸腺来源。如果为胸腺来源,则考虑胸腺瘤可能性大。胸腺瘤常易继发各种自身免疫性疾病包括干燥综合征,可进一步行胸腺 CT 以进一步明确。如果不是胸腺来源,要高度警惕是否为淋巴瘤或 Castleman 病可能,二者的诊断均需要病理检查。⑤非血液系统恶性肿瘤,患者肿瘤标志物阴性,全身 PET-CT 检查除了纵隔区域见一巨大肿块外,余部位未见明显异常,考虑非血液系统恶性肿瘤的可能性不大。

胸腺 CT：前纵隔占位，大小 160mm×85mm×76mm（图 32-5），考虑胸腺瘤，病灶部分包绕左侧颈总动脉、头臂干及头臂静脉，与上腔静脉、升主动脉及心包分界欠清。

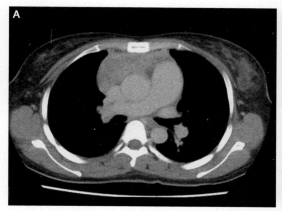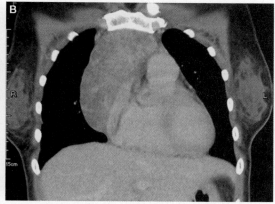

图 32-5　患者胸腺 CT 显示前纵隔占位，大小 160mm×85mm×76mm
A. 冠状面；B. 矢状面

（五）最终诊断

1. 多种高丙种球蛋白血症：继发于胸腺瘤和（或）干燥综合征

2. 缺铁性贫血（子宫内膜病变致月经过多引起）

（六）诊疗经过

多种免疫球蛋白升高本身不需要治疗，只需治疗原发病，转胸外科行胸腺瘤切除术，同时给予琥珀酸亚铁治疗。

（刘俊茹　李娟）

参 考 文 献

1. Tsai Y，Lin Y，Chen C，et al. Thymoma associated with myasthenia gravis and Sjögren syndrome. West Indian Med J，2013，62（3）：264-265.

2. Economopoulos T，Papageorgiou S，Pappa V，et al. Monoclonal gammopathies in B-cell non-Hodgkin's lymphomas. Leuk Res，2003，27（6）：505-508.

第 33 章

血清蛋白电泳见 M 峰的诊断思路

血清蛋白电泳(serum protein electrophoresis,SPE)指采用电泳方法测定血清中各类蛋白占总蛋白的百分比。血清含有各种蛋白质,其等电点均在 pH 7.5 以下,若置于 pH 8 以上的缓冲液电泳时均游离成负离子,再向正极移动。由于其等电点、分子量和分子形状各不相同,其电泳速度就不同。故可将血清中蛋白质区分开来。分子量小,带电荷多者,泳动速度最快。按其游动速度顺序将血清蛋白粗略分为白蛋白和 α1、α2、β 及 γ 球蛋白。

正常人体内的浆细胞群由许多不同株的浆细胞组成(多克隆性),不同株的浆细胞合成和分泌化学结构和免疫特性不同的免疫球蛋白(多克隆性)。当浆细胞发生恶性变时,由于单株浆细胞(单克隆性)无节制地大量增殖,血清中会出现由单克隆浆细胞所分泌的大量同源的、结构完全均一的免疫球蛋白或其多肽链亚单位,这些同源的、结构完全均一的免疫球蛋白或其多肽链亚单位称为单克隆免疫球蛋白(简称 M 蛋白)。应用血清蛋白电泳可在 γ 区(少部分在 β 区)出现窄底高峰,称为 M 峰(M 蛋白),类似"电视塔"样改变。

血清蛋白电泳可对 M 蛋白进行定量检测,但只有在 M 蛋白高于一定水平(0.13g/L)时才能检测到,敏感度较低,一般见于 IgG、IgA 和 IgM 类型的 M 蛋白,但不能区别 M 蛋白类型。应注意以下几种情况尽管存在 M 蛋白,但在血清蛋白电泳时不会出现 M 峰。如轻链型多发性骨髓瘤(MM)(因为轻链的分子量小于白蛋白,电泳时跑在白蛋白的前面);另外,IgD 型和 IgE 型 MM 由于血清 M 蛋白含量很微小,也不能通过血清蛋白电泳检测到 M 蛋白;经过治疗后有效的 MM 患者由于 M 蛋白明显降低通过免疫固定电泳仍呈阳性,但由于其含量微小亦不能形成 M 峰;这几种情况就需借助免疫固定电泳来鉴定。因此,血清蛋白电泳见 M 峰与免疫固定电泳见 M 蛋白的意义并不完全一致,血清免疫固定电泳敏感度高但不能定量。该方法可对包括轻链型、IgD 型和 IgE 型等各种类型的 MM、治疗后的 MM 等进行 M 蛋白类型的定性检测,阳性结果在相应区域出现密集的条带。

血清蛋白电泳发现 M 峰可见于以下原因。

(一) 干扰因素

标本放置太久、合并溶血或混有纤维蛋白原时,血清蛋白电泳在 γ 区可见类似的 M 峰。

（二）　意义未明的单克隆免疫球蛋白血症（MGUS）

MGUS 是引起 M 蛋白最常见的原因。诊断 MGUS 需要满足以下 4 条：①血清单克隆 M 蛋白<30g/L；②骨髓中单克隆浆细胞<10%；③无浆细胞增殖所致的器官和组织损伤。MGUS 不需特殊治疗，只需定期监测相关指标。

（三）　多发性骨髓瘤（MM）

有 M 蛋白、克隆性浆细胞及骨髓瘤相关的器官功能损害。患者多出现骨骼疼痛，骨骼 X 线片常见多发骨质破坏，另外还常伴随贫血、高钙血症、肾功能不全、反复感染、高黏滞血症、淀粉样变性等，临床遇到 M 蛋白又存在上述器官功能损害时要高度怀疑 MM 的可能。

（四）　华氏巨球蛋白血症（WM）

M 蛋白为 IgM，骨髓增殖的细胞为淋巴样浆细胞，流式检查除 CD38 阳性外，同时有 CD19、CD20 高表达。与 MM 相比，多无骨质破坏，荧光原位杂交（FISH）检测常无 t（11；14）等 *IgH* 易位，分子生物学检测常常有 *MYD88* L265P 突变。临床中遇到 IgM 型单克隆免疫球蛋白，要首先想到 WM 的可能，而不是 IgM 型 MM，后者临床上极为罕见。

（五）　POEMS 综合征

表现为多发性神经病变、器官肿大、内分泌病、单克隆球蛋白血症及皮肤改变，其中 M 蛋白和神经病变为诊断所必需。患者有 M 蛋白，但 M 蛋白不是很高，如同时出现神经损害时要高度怀疑 POEMS 综合征的可能，要进行详细的查体，观察皮肤有无色素沉着、肝脾淋巴结有无肿大以及内分泌相关检验有无受累。在内分泌检查中以性激素的异常改变最为重要，单纯糖尿病和甲状腺功能异常不能作为内分泌系统受累的指标。

（六）　浆细胞白血病

以外周血出现大量原始幼稚浆细胞为特征，表现为外周血浆细胞>20%，浆细胞绝对值 >2.0×10⁹/L，可由 MM 转化而来（继发性浆细胞白血病），也可起病时就表现为浆细胞白血病（原发性浆细胞白血病）。有 MM 病史者临床较易诊断，原发性浆细胞白血病发病年龄轻，起病凶险，常合并发热、出血、骨痛、脏器肿大等症状，与急性白血病类似。

（七）　慢性淋巴细胞白血病（CLL）

外周血 B 淋巴细胞绝对值≥5.0×10⁹/L，流式细胞学检查提示 CD5、CD23 表达阳性，CD10 阴性，CCND1 阴性等，当临床遇到 M 蛋白伴有淋巴细胞明显升高时，要注意 CLL 的诊断。

（八）　B 细胞淋巴瘤

临床表现多样，当患者有 M 蛋白，查体发现多发淋巴结肿大、盗汗、消瘦、血 LDH 升高时要注意有无淋巴瘤可能，诊断需靠病理。

（九）　Castleman 病

一般表现为巨大淋巴结增大，多表现为多克隆免疫球蛋白增多，少数出现 M 蛋白。诊断需要靠病理。

（十）　反应性单克隆免疫球蛋白血症

继发于其他疾病的浆细胞增多并伴有免疫球蛋白的分泌增多，反应性免疫球蛋白血症大多为多克隆性,仅少数为单克隆性。伴发于非浆细胞性疾病的单克隆免疫球蛋白血症称为继发性单克隆免疫球蛋白血症。可引起继发性单克隆免疫球蛋白血症的疾病包括:①慢性炎症,包括细菌(结核分枝杆菌感染、棒状杆菌感染、细菌性心内膜炎、骨髓炎、脓皮病、胆道感染、化脓性肾盂肾炎等)、病毒(巨细胞病毒、人类免疫缺陷病毒、肝炎病毒等)、原虫等多种病原体感染均可引起浆细胞增多,成人以病毒感染和慢性细菌感染引起者多见;②自身免疫性疾病,以系统性红斑狼疮多见,尤其见于疾病活动期,其他可见于类风湿关节炎、硬皮病、干燥综合征、克罗恩病等;③慢性肝病,如慢性酒精中毒性肝病、门脉性肝硬化;④变态反应性疾病;⑤脂肪代谢障碍,如戈谢病、家族性高胆固醇血症、黄脂病等;⑥肿瘤,据报道可引起浆细胞增多的肿瘤有神经母细胞瘤、额叶星形细胞瘤、神经纤维肉瘤、结肠癌、乳腺癌、胆管癌、骨转移癌、肾透明细胞癌;⑦血液系统疾病,如再生障碍性贫血、骨髓增殖性疾病、骨髓增生异常综合征、恶性组织细胞病、缺铁性贫血、巨幼细胞贫血、溶血性贫血、过敏性紫癜、ITP、粒细胞缺乏症、白血病、嗜酸性粒细胞增多症、T细胞淋巴瘤等;⑧内分泌系统疾病,如甲状旁腺功能亢进等;⑨其他,也有报道在化疗后、放疗后及骨髓移植后出现单克隆免疫球蛋白血症。

【病例分析】

(一)病史介绍

张某,男,64岁,因"腰痛3个月余、加重10天"于2015年7月11日入院。患者3个月前开始出现腰部疼痛,非针刺样,疼痛未向双下肢放射,但伴双下肢无力,遂到当地医院就诊,诊断"骨质增生",予中药外敷后症状未见明显好转。2个月前就诊于外院,考虑"神经炎",予塞来昔布(西乐葆)等对症治疗,症状稍有缓解。10天前患者从坐位站立时突发疼痛加重,再次就诊于外院,腰椎MR提示T10~T12胸椎、腰椎、骶椎弥漫性骨髓信号异常,考虑骨转移瘤可能性大,T10、L1~L4椎体合并病理压缩性骨折。予洛索洛芬钠(乐松)等处理后症状无缓解,现为进一步诊疗入住我科。患者起病以来,无发热、咳嗽、咳痰,无头晕、头痛,无视物模糊,无肢体麻木,无恶心、呕吐,腹胀,无泡沫尿,精神一般,胃纳较差,睡眠一般,小便正常,近2个月大便约2天一次,体重下降约5kg。

既往史:2014年5月因"甲状腺结节"行"甲状腺切除术",目前口服左甲状腺素钠(优甲乐)100μg qd治疗。否认高血压、糖尿病、冠心病病史。否认肝炎、结核等传染病病史。

个人史、家族史无特殊。

体格检查:T 36.8℃,P 84次/分,R 20次/分,BP 120/78mmHg。中度贫血貌,神志清楚。全身皮肤及黏膜苍白,全身浅表淋巴结未触及肿大。胸骨无压痛,双肺呼吸音清,未闻及干湿性啰音。心率84次/分,律齐。腹部平软,无压痛及反跳痛,肝脾肋下未触及,双下肢无水肿。

(二)实验室检查

血常规:WBC 4.19×10^9/L,N 2.18×10^9/L,Hb 65g/L,PLT 78×10^9/L。

尿常规:尿蛋白(+),尿隐血(+)。

大便常规+隐血:转铁蛋白阳性,余无异常。

肝肾功能:总蛋白 95.9g/L,白蛋白 21.1g/L,球蛋白 74.8g/L,ALT 25U/L,AST 21U/L,LDH 120U/L,ALP 203U/L,sCr 597μmol/L,BUN 15mmol/L,UA 1112μmol/L,Ca^{2+} 3.3mmol/L。

出凝血常规:PT 17.3s,APTT 43.7s,TT 26.6s,Fbg 1.54g/L。

体液免疫 7 项:IgG 77.90g/L↑,IgM 0.08g/L↓,IgA 1.06g/L↓,κ 链 3.45g/L↓,λ 链 60.20g/L↑。

尿微量蛋白组合:尿白蛋白 37.20mg/L,尿 κ 链 11.20mg/L,尿 λ 链 12700.00mg/L↑。

血 $β_2$-MG:16440.0μg/L。

乙肝两对半:HBsAg(+),HBeAg(+),HBcAb(+);乙型肝炎病毒 DNA 定量:5.93×10^6IU/ml。

游离甲功组合:TSH 4.316mIU/L,游离 T_3 1.607pmol/L,游离 T_4 15.197pmol/L。

血清蛋白电泳:在 γ 区发现窄底高峰(M 蛋白)(图 33-1)。

血清免疫固定电泳:发现单克隆免疫球蛋白 IgG-λ 型(图 33-2)。

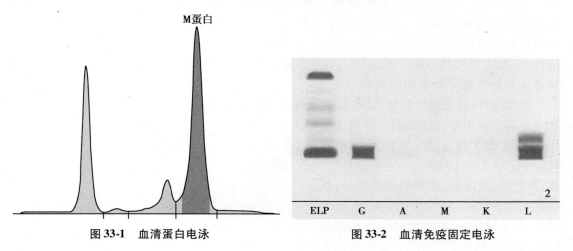

图 33-1　血清蛋白电泳　　　　　图 33-2　血清免疫固定电泳

血本周蛋白电泳:阳性(游离 λ 轻链);尿本周蛋白电泳:阳性(游离 λ 轻链)。

全身骨骼 X 线片:①颅骨、右侧肱骨、双侧锁骨、双侧肩胛骨、双侧肋骨、骨盆左侧髋臼上方、双侧耻骨多发骨质密度减低区,多个胸、腰椎椎体骨质密度不均匀减低;②脊柱退行性变:各椎体骨质增生;腰 4/5 椎间盘变性;颈项韧带钙化;③腰 5 椎体不除外压缩性骨折;④双侧膝关节、髋关节退行性骨关节病。

肺部 CT:①左肺上叶尖后段小肺气囊;②双侧胸腔少量积液,邻近下叶节段性肺不张;③扫描层面示胸骨、多个胸椎、肋骨、双侧肩胛骨、双侧肱骨见广泛骨质疏松,部分骨骼有低密度骨质缺损区。

超声心动图:室间隔 11mm,EF 67%,左房、左室增大,主动脉瓣关闭不全(轻度),二尖瓣关闭不全(轻度),左心室收缩及舒张功能正常。

肌电图:①右胫神经、腓神经、左正中神经、尺神经传导速度正常;②左正中神经、右腓神经 F 波正常;③右胫前肌肌电图未见明显异常。

（三）初步诊断

腰痛查因：多发性骨髓瘤？

（四）诊断思路

1. 病例特点　该患者为老年男性，慢性起病，主要表现腰背疼痛，检查提示球蛋白升高，以一种免疫球蛋白升高为主，其余免疫球蛋白下降，血清蛋白电泳发现 M 峰。生化检查提示血肌酐升高、高血钙，血常规提示贫血，骨骼 X 线片提示多发骨质破坏。

2. 鉴别诊断　该患者的诊断思路可从血清蛋白电泳发现 M 峰为切入点进行鉴别诊断。血清蛋白电泳发现 M 峰常见于以下疾病：①意义未明的单克隆免疫球蛋白血症（MGUS），是引起 M 蛋白最常见的原因。该患者存在 M 蛋白，但 IgG 高达 77.9g/L，且出现肾功能损害、高钙血症、贫血、骨质破坏等组织器官功能损害，因此，目前可以排除MGUS。②华氏巨球蛋白血症（WM），该患者的 M 蛋白为 IgG 型，而 WM 的 M 蛋白应为IgM 型，且该患者有多发骨质破坏，因此，可以排除 WM。③POEMS 综合征，该患者除了 M蛋白外，无多发性神经病变、器官肿大、内分泌病及皮肤改变，诊断 POEMS 综合征条件不足。④浆细胞白血病，该患者外周血未见到浆细胞，不符合浆细胞白血病的诊断标准。⑤慢性淋巴细胞白血病、Castleman 病、淋巴瘤，目前尚无证据，待骨穿及流式协助检查。⑥反应性单克隆免疫球蛋白血症，反应性免疫球蛋白血症大多为多克隆性，仅少数为单克隆性，一般为排除性诊断。通过以上鉴别诊断分析，目前高度考虑多发性骨髓瘤可能。需要进一步行骨髓穿刺术协助诊断。

骨髓涂片：骨髓增生明显活跃，粒红比为 3.14∶1；粒系占 22%，形态大致正常；红系占7%，形态大致正常；淋巴细胞、单核细胞比例和形态大致正常；骨髓瘤细胞占52%（图 33-3），其胞体大小不等，胞质丰富，灰蓝色，泡沫感，胞核类圆形偏位，核染色质致密，核仁 1~2 个或不清；全片可见 15 个巨核细胞，其中幼稚巨核细胞4 个，颗粒巨核细胞 10 个，产板巨核细胞1 个，血小板小簇分布。

骨髓流式细胞学检测：P1 为 CD38$^+$CD45$^{dim/-}$异常浆细胞（图 33-4），比例约为14.9%；抗原表达如下：CD19 0.9%，CD5698.4%，CD20 1.2%，CD138 81.3%，CD5458.2%，CD49e 16.4%，cIgM 1.1%，cIgD0.5%，cIgG 68.5%，cκ 0.0%，cλ 99.7%。

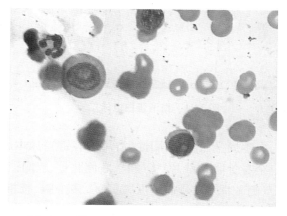

图 33-3　骨髓涂片可见较多形态异常浆细胞

骨髓 FISH 检查：1q21 扩增，*IGH/FGFR* 基因位点融合阳性，13q14、t(4;14)、17p-、t(11;14)、t(14;16)、t(14;20)均阴性。

按照多发性骨髓瘤诊断标准，该患者符合两条主要诊断标准（M 蛋白 IgG 77.9g/L，免疫固定电泳示 IgG-λ；瘤细胞 52%，流式检查提示为克隆性浆细胞），因此，诊断多发性骨髓瘤明确，DS 分期ⅢB 期，ISS 分期Ⅲ期，器官功能损害包括贫血、高钙血症、肾功能损害、骨骼破坏。

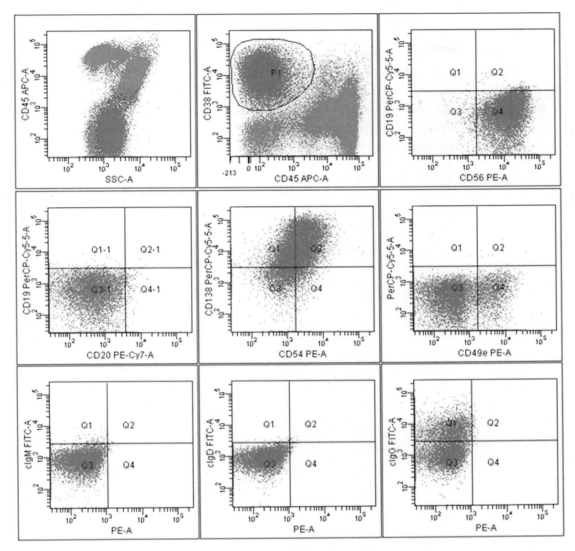

图 33-4　骨髓浆细胞免疫表型

（五）最终诊断

1. 多发性骨髓瘤（IgG-λ 型,DS 分期ⅢB 期,ISS 分期Ⅲ期）

2. 乙型肝炎病毒携带者

3. 甲状腺切除术后

（六）治疗经过

入院后给予水化、地塞米松、呋塞米静脉推注,并予血液透析降钙处理,于 2015 年 7 月 14 日开始予 PAD 方案（硼替佐米+脂质体阿霉素+地塞米松）化疗,第一针硼替佐米（万珂）治疗后复查血钙即降至正常。

（刘俊茹　李娟）

参 考 文 献

1. 李娟. 继发性单克隆免疫球蛋白血症的诊断与治疗. 中国实用内科杂志,2007,27(19):1497-1499.

2. Kyle RA, Rajkumar SV. Monoclonal gammopathy of undetermined significance and smoldering multiple myeloma. Hematol Oncol Clin N Am,2007,21(6):1093-1113.

3. Rajkumar SV,Kyle RA,Buadi FK. Advances in the diagnosis,classification,risk stratification,and management of monoclonal gammopathy of undetermined significance:implications for recategorizing disease entities in the presence of evolving scientific evidence. Mayo Clin Proc,2010,85(10):945-948.

第 34 章
血清免疫固定电泳见浓染条带
（M 蛋白）的诊断思路

免疫固定电泳（immunofixation electrophoresis,IFE）是一种用于分析样本中特异性抗原的技术,包括琼脂糖凝胶蛋白电泳和免疫沉淀两个过程。检测标本可以是血清、尿液、脑脊液或其他体液。首先利用琼脂糖凝胶电泳将蛋白进行分离,再加入不同的特异性抗体（抗γ、抗α、抗μ、抗δ、抗ε和抗κ、抗λ抗体）进行抗原-抗体反应,以形成沉淀复合物,阳性结果为在相应的重链和轻链区域呈现一条浓染密集的条带,该条带即单克隆免疫球蛋白——M蛋白。

正常人体内的浆细胞群由多克隆浆细胞组成,不同株的浆细胞合成和分泌化学结构和免疫特性不同的多克隆性免疫球蛋白,因此,免疫固定电泳在相应的位置不会聚集成一条条带,而是弥散呈涂抹状（图34-1A）。但当浆细胞发生恶性变时,单克隆浆细胞会分泌大量同源的、结构完全均一的免疫球蛋白或其多肽链亚单位（称M蛋白）,应用血清免疫固定电泳可在对应的部位出现浓染密集的条带（图34-1B）。

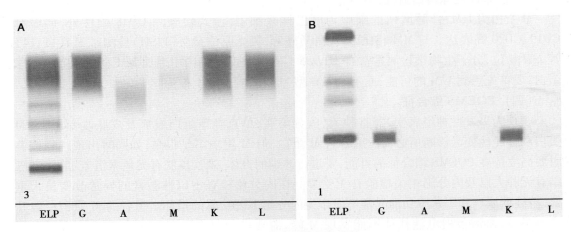

图 34-1　血清免疫固定电泳
A. 免疫固定电泳阴性；B. 发现 IgG-κ 型单克隆免疫球蛋白

血清免疫固定电泳（IFE）阳性说明存在 M 蛋白,血清蛋白电泳（SPE）发现 M 峰也可证实存在 M 蛋白,二者有何区别呢？①IFE 可对 M 蛋白进行分型,迄今仍是 M 蛋白鉴定的金标准,但其不能对 M 蛋白进行定量；SPE 可对 M 蛋白进行定量,但不能进行分型；②敏感度不同,虽然二者均可作为 M 蛋白的检测手段,二者检测的敏感度是不同的,IFE 检测敏感度高,即使血清中含有微量的 M 蛋白即可检测出;而 SPE 仅有当 M 蛋白高到一定水平(>0.13g/L)时才能检测出;③IFE 可以检测包括 IgD 型、IgE 型、轻链型在内的 M 蛋白,由于血清中 IgD、IgE 含量微小,轻链型 M 蛋白分子量小于白蛋白,电泳时跑到白蛋白前面,因此 SPE 不能检测到这几种 M 蛋白;④用于疗效评价时的意义不同,IFE 转阴可作为 CR 的标准之一,而 SPE 仅能用于评价 M 蛋白减少的数量,当治疗后 M 蛋白减少到一定程度时,通过 SPE 不能发现 M 峰,但即使未见 M 峰也不能作为 CR 的标准。

血清免疫固定电泳发现 M 蛋白可见于以下 13 种病因,分别为意义未明的单克隆免疫球蛋白血症(MGUS)、多发性骨髓瘤、华氏巨球蛋白血症、浆细胞白血病、POEMS 综合征、慢性淋巴细胞白血病、Castleman 病、B 细胞淋巴瘤、轻链型淀粉样变性、孤立性骨髓瘤、髓外浆细胞瘤、重链病、少部分反应性单克隆免疫球蛋白血症。

(一) 意义未明的单克隆免疫球蛋白血症(MGUS)

MGUS 是引起 M 蛋白最常见的原因。诊断 MGUS 需要满足以下 4 条:①血清单克隆 M 蛋白<30g/L;②骨髓中单克隆浆细胞<10%;③无浆细胞增殖所致的器官和组织损伤。MGUS 不需特殊治疗,只需定期监测相关指标。

(二) 多发性骨髓瘤(MM)

有 M 蛋白、克隆性浆细胞及骨髓瘤相关的器官功能损害。患者多出现骨骼疼痛,骨骼 X 线片常见多发骨质破坏,另外还常伴随贫血、高钙血症、肾功能不全、反复感染、高黏滞血症、淀粉样变性等,临床遇到 M 蛋白又存在上述器官功能损害时要高度怀疑 MM 的可能。轻链型、IgD 型、IgE 型 MM,血清蛋白电泳不能发现 M 峰,M 蛋白的鉴定只能依赖免疫固定电泳来检测。目前常用的免疫固定电泳可以鉴定 IgG、IgA、IgM、IgD、IgE 和 κ 轻链、λ 轻链。

(三) 华氏巨球蛋白血症(WM)

M 蛋白为 IgM,骨髓增殖的细胞为淋巴样浆细胞,流式检查除 CD38 阳性外,同时有 CD19、CD20 高表达。与 MM 相比,多无骨质破坏,荧光原位杂交(FISH)检测常无 t(11;14)等 IgH 易位,分子生物学检测常常有 MYD88 L265P 突变。临床中遇到 IgM 型单克隆免疫球蛋白,要首先想到 WM 的可能,而不是 IgM 型 MM,后者临床上极为罕见。

(四) POEMS 综合征

表现为多发性神经病变、器官肿大、内分泌病、单克隆球蛋白血症及皮肤改变,其中 M 蛋白和神经病变为诊断所必需。患者有 M 蛋白,但 M 蛋白不是很高,如同时出现神经损害时要高度怀疑 POEMS 综合征的可能,要进行详细的查体,观察皮肤有无色素沉着、肝脾淋巴结有无肿大以及内分泌相关检验有无受累。在内分泌检查中以性激素的异常改变最为重要,单纯糖尿病和甲状腺功能异常不能作为内分泌系统受累的指标。患者的 M 蛋白一般升高不明显,血清蛋白电泳往往不能发现 M 峰,需要借助免疫固定电泳检测证实 M 蛋白的存在。

(五) 浆细胞白血病

以外周血出现大量原始幼稚浆细胞为特征,表现为外周血浆细胞>20%,浆细胞绝对值>2.0×10^9/L,可由 MM 转化而来(继发性浆细胞白血病),也可起病时就表现为浆细胞白血病(原发性浆细胞白血病)。有 MM 病史者临床较易诊断,原发性浆细胞白血病发病年龄轻,起病凶险,常合并发热、出血、骨痛、脏器功能肿大等症状,与急性白血病类似。

（六）轻链型淀粉样变性

轻链型淀粉样变性是由单克隆轻链变性、沉积造成的组织和器官的损伤,是引起淀粉样变最为常见的类型,约占所有淀粉样变性的80%以上。因M蛋白为轻链,血清蛋白电泳不能发现M峰,只能依靠免疫固定电泳才能发现。原发性系统性轻链型淀粉样变的临床表现多样,对于患者同时出现以下症状,如尿常规显示尿蛋白(++)或以上、微量蛋白组合示大量白蛋白尿、舌体肥大、不能解释的非缺血性心肌病、顽固严重的心律失常、非感染性腹泻、多浆膜腔积液、肺间质病变、周围神经病、不能解释的肝脾大、低血压状态等应高度怀疑淀粉样变的可能。

（七）孤立性骨髓瘤

发生于骨骼或者骨骼以外的单个孤立的浆细胞瘤,诊断主要靠活检和组织学证据。可以出现M蛋白,但往往M蛋白量很少,血清蛋白电泳不能出现M峰。查体或者影像学检查仅有一个病灶要考虑孤立性骨髓瘤,目前孤立性骨髓瘤的诊断必须要行全身PET-CT检查。

（八）髓外浆细胞瘤

发生于骨髓以外的浆细胞肿瘤,血清和(或)尿中含少量或者不含M蛋白,骨骼X线检查正常,无MM相关器官或组织损伤。

（九）重链病

以恶性增殖的单克隆浆细胞合成和分泌大量结构均一、分子结构不完整的单克隆免疫球蛋白为特征,该免疫球蛋白仅有重链组成,不含轻链成分。血清免疫固定电泳只发现重链成分。

（十）慢性淋巴细胞白血病

外周血B淋巴细胞绝对值≥$5.0×10^9$/L,流式细胞术检查提示CD5、CD23表达阳性,CD10阴性,CCND1阴性等,当临床遇到M蛋白伴有淋巴细胞明显升高时,要注意CLL的诊断。

（十一）B细胞淋巴瘤

临床表现多样,当患者有M蛋白,查体发现多发淋巴结肿大、盗汗、消瘦、血LDH升高时要注意有无淋巴瘤可能,诊断需靠病理。

（十二）Castleman病

一般表现为巨大淋巴结增大,多表现为多克隆免疫球蛋白增多,少数出现M蛋白。诊断需要靠病理。

（十三）反应性单克隆免疫球蛋白血症

继发于其他疾病的浆细胞增多并伴有免疫球蛋白的分泌增多,反应性免疫球蛋白血症大多为多克隆性,仅少数为单克隆性。伴发于非浆细胞性疾病的单克隆免疫球蛋白血症称为继发性单克隆免疫球蛋白血症。可引起继发性单克隆免疫球蛋白血症的疾病包括:①慢性炎症,包括细菌(结核分枝杆菌感染、棒状杆菌感染、细菌性心内膜炎、骨髓炎、脓皮病、胆道感染、化脓性肾盂肾炎等)、病毒(巨细胞病毒、人类免疫缺陷病毒、肝炎病毒等)、原虫等多种病原体感染均可引起浆细胞增多,成人以病毒感染和慢性细菌感染引起者多见;②自身免疫性疾病,以系统性红斑狼疮多见,尤其见于疾病活动期,其他可见于类风湿关节炎、硬皮病、干燥综合征、克罗恩病等;③慢性肝病,如慢性酒精中毒性肝病、门脉性肝硬化;④变态反应性疾病;⑤脂肪代谢障碍,如戈谢病、家族性高胆固醇血症、黄脂病等;⑥肿瘤,据报道可引起浆细胞增多的肿瘤有神经母细胞瘤、额叶星形细胞瘤、神经纤维肉瘤、结肠癌、乳腺癌、胆管癌、骨转移癌、肾透明细胞癌;⑦血液系统疾病,如再生障碍性贫血、骨髓增殖性疾病、骨髓增生异常综合征、恶性组织细胞病、缺铁性贫血、巨幼细胞贫血、溶血性贫血、过敏性紫癜、ITP、粒细胞缺乏症、T细胞淋巴瘤,慢性和急性淋巴细胞白血病、慢性和急性骨髓细胞白血病、嗜酸性粒细胞增多症等;⑧内分泌系统疾病,如甲状旁腺功能亢进等;⑨其他,也有报道在化疗后、放疗后及骨髓移植后出现单克隆免疫球蛋白血症。

【病例分析】

病例1

(一) 病史介绍

谭某,男,45岁,因"胸腿痛4个月余,面色苍白1个月"于2010年2月5日入院。患者4个月前无明显诱因在变换体位时出现阵发性双侧胸部、腿部疼痛,可自行缓解,当时未予重视,疼痛呈进行性加重。来我院门诊查血常规示WBC $2.91×10^9$/L,N $0.38×10^9$/L,Hb 79g/L,PLT $178×10^9$/L。体液免疫7项示IgG 3.2g/L,IgA 0.25g/L,IgM 0.17g/L,κ链2.02g/L,λ链4.61g/L。骨髓穿刺涂片示浆细胞占30%,免疫固定电泳发现单克隆免疫球蛋白λ轻链。患者近1个月来胸部、腿部疼痛呈进行性加重,夜间睡眠受影响。家人诉其近1个月面色苍白,患者未觉头晕、乏力、气促。患者自起病以来,无发热、咽痛、咳嗽、咳痰,无胸闷、气紧,无腹痛、腹胀、腹泻,无牙龈出血、鼻出血,皮肤无新发瘀点、瘀斑,无泡沫尿、浓茶样小便。患者近1个月睡眠较差,胃纳可,小便无明显异常,大便较干结,体重下降约2kg。

体格检查:T 36.4℃,P 92次/分,R 20次/分,BP 124/80mmHg。中度贫血貌,神志清楚。全身皮肤及黏膜苍白,全身浅表淋巴结未触及肿大。胸骨无压痛,双肺呼吸音清,未闻及干湿性啰音。心率92次/分,律齐。腹部平软,无压痛及反跳痛,肝脾肋下未触及,双下肢无水肿。

既往史、个人史、家族史无特殊。

(二) 实验室检查

血常规:WBC $4.23×10^9$/L,N $2.26×10^9$/L,Hb 71g/L,PLT $192×10^9$/L。

肝肾功能:sCr 95μmol/L,BUN 6.5mmol/L,UA 481μmol/L,Ca^{2+} 2.5mmol/L,ALB 40.8g/L,GLB 22g/L,ALP 96U/L。

大便常规、尿常规、乙肝、血糖检测均无异常。

血 $β_2$-MG:6262.7μg/L。

体液免疫7项:IgG 3.2g/L↓,IgA 0.25g/L↓,IgM 0.17g/L↓,κ链2.02g/L↓,λ链4.61g/L↓。

尿微量蛋白组合:24小时尿λ轻链6.8g↑;尿白蛋白34mg/L。

血清蛋白电泳:未发现M峰。

血清免疫固定电泳:发现单克隆免疫球蛋白λ轻链型(图34-2)。

血本周蛋白电泳:阳性(游离λ轻

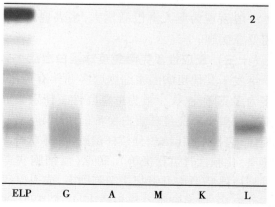

图34-2 血清免疫固定电泳可见单克隆免疫球蛋白λ轻链型

链);尿本周蛋白电泳:阳性(游离 λ 轻链)。

全身骨骼 X 线片:颅骨、双侧多发肋骨、双侧髂骨翼、双侧坐骨及可疑双侧肱骨头、股骨近段、右侧腓骨及右侧胫骨上段骨质破坏,全身多发骨质破坏。

心脏彩超:心脏形态结构未见异常,彩色多普勒未见明显异常,左心室收缩及舒张功能正常。

胸部 CT:左肺小结节考虑为纤维灶,右肺中叶、左肺上叶舌段纤维灶。

骨髓涂片:骨髓增生活跃,粒系占 39%,红系占 10%,淋巴细胞、单核细胞形态大致正常;骨髓瘤细胞占 22%(图 34-3),其胞体中等大小,胞质丰富,蓝色不透明,泡沫感,胞核规则,偏位,胞核染色质细致疏松,偶见核仁;巨核细胞 23 个,血小板小簇分布。

骨髓流式细胞学检测:P1 为 CD38^{strong}CD45^{dim} 细胞(图 34-4),比例约为 4%;抗原表达如下:CD19 0.2%,CD56 0.6%,CD20 4.8%,CD54 91.7%,CD138 81.7%,CD49e 1.6%,cλ 88.9%,cκ 1.9%,cIgD 94.4%,cIgG 16.4%。

(三)初步诊断

单克隆免疫球蛋白血症查因:多发性骨髓瘤?

(四)诊断思路

1. 病例特点 该患者为中年男性,主要表现胸部及双腿疼痛,检查提示各种免疫球蛋白下降,血清蛋白电泳未发

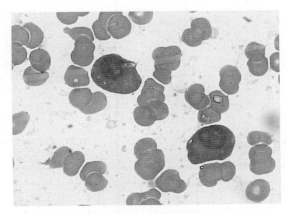

图 34-3 骨髓涂片可见异常浆细胞增多

现 M 峰,血清免疫固定电泳发现单克隆免疫球蛋白,为 λ 轻链型,骨髓浆细胞增多,为克隆性浆细胞,骨骼 X 线片提示多发骨质破坏。

2. 鉴别诊断 可从多发骨质破坏、血清免疫固定电泳发现 M 蛋白、骨髓浆细胞增多等为切入点进行鉴别诊断,分别见相应章节。本病例从血清免疫固定电泳发现 M 蛋白进行鉴别诊断,可见于如下疾病:①意义未明的单克隆免疫球蛋白血症(MGUS),是引起 M 蛋白最常见的原因。该患者存在 M 蛋白,但 24 小时尿轻链定量明显升高,6.8g,且出现贫血、骨质破坏等组织器官功能损害,因此,目前可以排除 MGUS。②华氏巨球蛋白血症(WM),该患者的 M 蛋白非 IgM 型,且该患者有多发骨质破坏,而 WM 患者很少出现多发骨质破坏,故可以排除 WM。③POEMS 综合征,该患者除了 M 蛋白外,无多发性神经病变、器官肿大及皮肤改变,内分泌病目前无证据,诊断 POEMS 综合征条件不足。④系统性轻链型淀粉样变性,轻链型淀粉样变患者虽然可以有 M 蛋白,但 M 蛋白的数值一般不会很高,有克隆性浆细胞,浆细胞比例一般也小于 10%。该患者尿蛋白以轻链为主,且轻链定量远远大于 1g/24h,目前无舌体肥大、白蛋白尿、多浆膜腔积液、肺间质病变、室间隔增厚等淀粉样变的证据。诊断淀粉样变证据不足。⑤浆细胞白血病,该患者外周血未见到浆细胞,不符合浆细胞白血病的诊断标准。⑥孤立性骨髓瘤和髓外浆细胞瘤,该患者 M 蛋白明显升高,瘤细胞 22%,同时伴有贫血、多发骨质损害等器官功能损害的表现,因此,不考虑孤立性骨髓瘤和髓外浆细胞瘤。⑦重链病,该患者血清免疫固定电泳显示 λ 轻链型,不支持重链病的诊断。⑧B 淋巴细胞增

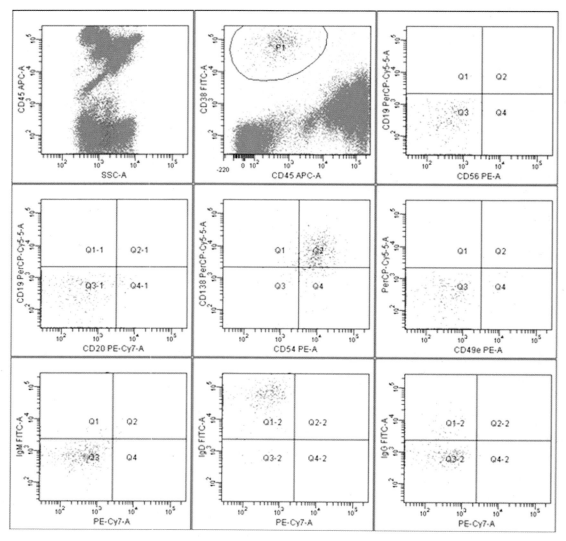

图34-4　骨髓浆细胞免疫表型

殖性疾病如慢性淋巴细胞白血病、Castleman 病、淋巴瘤,患者外周血淋巴细胞无增高,瘤细胞为克隆性浆细胞,无 B 淋巴细胞的标记,故不考虑。⑨反应性单克隆免疫球蛋白血症,反应性免疫球蛋白血症大多为多克隆性,仅少数为单克隆性,一般为排除性诊断。⑩多发性骨髓瘤,该患者 24 小时尿轻链超过 1g,固定电泳证实为单克隆性;瘤细胞 22%,流式证实为克隆性浆细胞,符合 MM 诊断标准的一条主要标准加一条次要标准,因此,该患者目前考虑多发性骨髓瘤的诊断。但该患者免疫固定电泳仅仅检查了常规的 IgG、IgA、IgM 和轻链,结果发现 λ 轻链型单克隆免疫球蛋白,需要进一步行 IgD、IgE 的免疫固定电泳以明确多发性骨髓瘤的分型。

血清免疫固定电泳(IgD+IgE):发现单克隆免疫球蛋白,IgD-λ 型(图 34-5)。

(五)　最终诊断

多发性骨髓瘤(IgD-λ 型,DS 分期ⅢA 期,ISS 分期Ⅲ期)

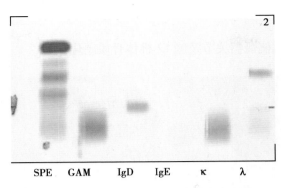

图34-5　血清免疫固定电泳可见IgD-λ型
单克隆免疫球蛋白

（六）治疗经过

给予PAD(硼替佐米+脂质体阿霉素+地塞米松)方案化疗4个疗程后行自体外周血造血干细胞移植术,术后予沙利度胺联合干扰素维持治疗。

病例2

（一）病史介绍

陈某,男,68岁,因"发现右下肺小结节2年余,双下肢水肿2个月余"于2012年8月7日入院。患者于2010年2月出现咳嗽、咳白痰,痰较稀,于当地医院就诊予抗感染、止咳、祛痰等治疗后症状有所缓解。2010年4月患者单位体检时CT示右肺下叶外侧基底段胸膜下小结节占位病变,考虑小肺癌可能性大;行PET-CT考虑为肺癌并纵隔淋巴结转移及多发骨转移可能性大。患者遂于2012年4月1日至外院就诊,行VATS右下肺肿物楔形切除术,冰冻为右下肺炎性肉芽肿,病理示肺新型隐球菌感染;行全身骨显像示T7椎体和右侧骶髂关节下部局灶性活动性骨质改变,转移性病变可能性大,患者未治疗。半年前,家人发现患者晨起眼睑水肿,午后消退,2个月前(2012年6月)患者于长途旅行后出现双下肢凹陷性水肿、泡沫尿,于2012年7月至当地医院,24小时尿总蛋白定量216.5mg;血免疫固定电泳IgG-κ(+)。现为进一步诊治至我院就诊。起病以来,患者上肢、背部、下肢色素沉着,无发热、畏寒,无咳嗽、咳痰,无乏力,无腹胀、腹泻,无鼻出血、牙龈出血,无血尿、尿频、尿急,无骨痛、关节疼痛。精神、睡眠一般,胃纳可,大便正常,小便如上所述,体重下降约2kg。

既往史:2002年因"黄疸"于外院就诊,怀疑为"胆总管扩张"。2012年体检检查示双肾多发囊肿,甲状腺结节,胆囊多发砂粒样结石,前列腺结石、前列腺增生,外痔,双眼老年性白内障(初发期),慢性中耳炎。余无特殊。

个人史、家族史无特殊。

体格检查:T 37.5℃,P 68次/分,R 20次/分,BP 128/80mmHg。上肢、背部、下肢皮肤色素沉着,全身皮肤及黏膜无发绀、黄染、苍白,全身浅表淋巴结未触及肿大。胸骨中下段无压痛,双肺呼吸音清,未闻及干湿性啰音,心率68次/分,律齐。腹部平坦,肝脾肋下未触及,移动性浊音阴性。双下肢轻度凹陷性水肿。

（二）实验室检查

血常规:WBC $7.34×10^9$/L,N $5.13×10^9$/L,Hb 117g/L,PLT $269×10^9$/L。

肝肾功能:sCr 87μmol/L,BUN 6.8mmol/L,Ca^{2+} 2.19mmol/L,ALT 21U/L,AST 15U/L,ALP 70U/L,LDH 174U/L,TP 74g/L,ALB 41g/L,GLB 33g/L,UA 442μmol/L。

出凝血常规、尿常规、大便常规、乙肝两对半、肝炎系列、空腹血糖、糖化血红蛋白未见异常。

血 $β_2$-MG:2378.2μg/L。

体液免疫7项:IgA 3.5g/L,IgM 0.84g/L,IgG 12.7g/L,κ链9.69g/L,λ链5.63g/L。

尿微量蛋白组合:白蛋白54.3mg/L,κ链31.8mg/L,λ链10.1mg/L。

血、尿本周蛋白电泳:阴性。

血清免疫固定电泳:IgG-κ 型。

24 小时尿蛋白定量:0.34g。

全身骨骼 X 线片:胸 6 椎体骨质破坏,右侧骶髂关节及胸 12 椎体骨质硬化。

腹部 B 超:胆囊结石,多发性,胆囊壁增厚,脾大,长轴 12.4cm,双肾囊肿,前列腺钙化。

心脏彩超:主动脉增宽,室间隔 11mm,主动脉瓣关闭不全(轻度),二尖瓣关闭不全(轻度),左心室收缩功能正常。

骨髓涂片:骨髓增生活跃,粒红比为 2.25:1;粒系占 54%,比例、形态大致正常;红系占 24%,比例、形态大致正常;淋巴细胞、单核细胞比例和形态大致正常;浆细胞占 8%(图 34-6),其胞体大小不等,胞质丰富,泡沫感,胞核类圆形偏位,

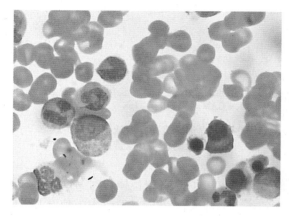

图 34-6　骨髓涂片见浆细胞增多,占 8%

核染色质致密,核仁 1～2 个、不清;可见巨核细胞,血小板不少。

骨髓流式细胞学检测:可见两群浆细胞(图 34-7);P1 为 CD38^{bright}CD45$^{dim/-}$细胞,比例约为 0.3%;抗原表达如下:CD19 21.0%,CD56 72.2%,CD20 9.9%,CD54 100%,CD138 70.3%,CD49e 2.8%,cIgM 19.0%,cIgD 0.1%,cIgG 81.6%,cκ 86.0%,cλ 12.7%;P3 为 CD38^{bright}CD45^{+}细胞,比例约为 0.3%;抗原表达如下:CD19 75.8%,CD56 15.1%,CD20 15.8%,CD54 100%,CD138 69.9%,CD49e 2.6%,cIgM 20.1%,cIgD 0.6%,cIgG 58.5%,cκ 43.5%,cλ 53.0%。

（三）初步诊断

单克隆免疫球蛋白血症查因:多发性骨髓瘤?

（四）诊断思路

1. 病例特点　该患者为老年男性,临床主要表现为右下肺小结节及双下肢水肿,查体皮肤色素沉着,双下肢水肿。血清免疫固定电泳发现 M 蛋白,骨髓浆细胞增多,流式提示两群浆细胞,骨骼 X 线片提示胸 6 椎体骨质破坏,右侧骶髂关节及胸 12 椎体骨质硬化表现。

2. 鉴别诊断　该病例血清免疫固定电泳发现单克隆免疫球蛋白 IgG-κ 型,故以此为切入点进行鉴别诊断:①MGUS,该患者有 M 蛋白,不超过 30g/L,有两群浆细胞,其中一群为克隆性浆细胞,不超过 10%,但患者有脾大、皮肤改变,可排除 MGUS。②MM,该患者在外院诊断为 MM,进一步分析该患者 M 蛋白和克隆浆细胞均未达主要诊断标准,如果套用最低诊断标准,必须有 MM 相关器官功能损害的证据。患者无贫血、高钙、肾功能损害、反复感染、高黏滞血症及淀粉样变的证据,目前与 MM 相关的器官功能损害不能排除的是骨质破坏,但仔细回顾患者病史,患者 2 年前即出现胸 6 椎体骨质破坏,且阅片后发现骨质破坏周围存在成骨表现,不符合 MM 相关的骨损害。另外,从患者的体液免疫 7 项及浆细胞形态、流式等分析也不符合典型 MM 的诊断,MM 的瘤细胞形态学上异型性更明显,流式常常仅出现一群异常的浆细胞,体液免疫 7 项表现为一种明显升高,其余均下降。而该患者浆细胞形态异型性

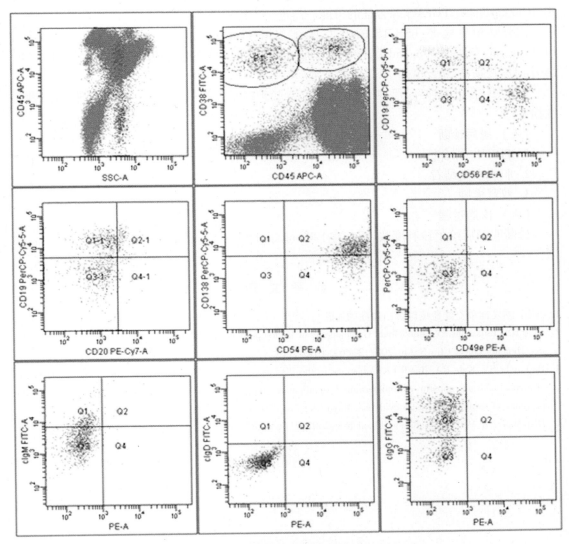

图 34-7　骨髓浆细胞免疫表型,可见两群浆细胞

不明显,流式除了一群异常浆细胞,还存在一群正常浆细胞,体液免疫 7 项 IgG 在正常范围,而且 IgA 和 IgM 并未明显受抑制,因此,MM 的诊断证据不足。③淀粉样变,患者无心脏、肺间质、消化道等器官受累,尿蛋白未以白蛋白为主,血、尿本周蛋白阴性提示无引起淀粉样变的游离轻链存在,可排除。④孤立性骨髓瘤和髓外浆细胞瘤,目前尚无证据,可进一步行 PET-CT 以排除。⑤浆细胞白血病,该患者外周血未见浆细胞。⑥重链病,该患者 M 蛋白为 IgG-κ 型,可排除。⑦华氏巨球蛋白血症,该患者 M 蛋白类型非 IgM。⑧慢性淋巴细胞白血病、Castleman 病、淋巴瘤,患者淋巴细胞绝对值<5.0×10⁹/L,异常细胞为浆细胞表达,无 B 淋巴细胞标记,故可排除。⑨反应性单克隆免疫球蛋白血症,反应性免疫球蛋白血症大多为多克隆性,仅少数为单克隆性,一般为排除性诊断。⑩POEMS 综合征,表现为多发性神经病变、器官肿大、内分泌病、单克隆球蛋白血症及皮肤改变,其中 M 蛋白和神经病变为诊断所必需。该患者有 M 蛋白、皮肤色素沉着、器官肿大等表现,骨骼影像学提示存在骨硬化的表

现,因此高度怀疑POEMS综合征的可能。需进一步行周围神经和内分泌相关检查以确诊。

内分泌相关检查:FSH 15.03IU/L↑,雌二醇 42pg/ml,黄体生成素 8.92IU/L,泌乳素 14.14ng/ml,睾酮 1.09ng/ml↓,孕酮 0.2ng/ml;皮质醇示 0AM 7.70μg/dl,8AM 8.04μg/dl;24 小时尿皮质醇 3μg/dl;甲状腺功能正常。

肌电图:右正中神经、尺神经轻度损害,双胫神经重度损害,右小指展肌、右胫前肌神经性损害。

(五) 最后诊断

1. POEMS 综合征

2. 胆囊多发结石

3. 双肾囊肿

(六) 诊治过程

诊断明确后给予沙利度胺(反应停)200mg qn 持续治疗,以后门诊随诊。

(刘俊茹　李娟)

参 考 文 献

1. 李娟. 继发性单克隆免疫球蛋白血症的诊断与治疗. 中国实用内科杂志,2007,27(19):1497-1499.

2. Kyle RA,Rajkumar SV. Monoclonal Gammopathy of Undetermined Significance and Smoldering Multiple Myeloma. Hematol Oncol Clin N Am,2007,21(6):1093-1113.

3. Rajkumar SV,Kyle RA,Buadi FK. Advances in the diagnosis,classification,risk stratification,and management of monoclonal gammopathy of undetermined significance:implications for recategorizing disease entities in the presence of evolving scientific evidence. Mayo Clin Proc,2010,85(10):945-948.

4. Dispenzieri A. POEMS syndrome. Blood Rev,2007,21(6):285-299.

第 35 章

血清 IgM 升高的诊断思路

IgM(immunoglobulin M,IgM)是人的免疫球蛋白之一,占血清免疫球蛋白总量的 5% ~ 10%,血清浓度约 1g/L。单体 IgM 以膜结合型(mIgM)表达于细胞表面,构成 B 细胞抗原受体(BCR)。分泌型 IgM(SIgM)为五聚体,是分子量最大的免疫球蛋白,称为巨球蛋白,一般不能通过血管壁,主要存在于血液中。IgM 是个体发育过程中最早合成和分泌的抗体,在胚胎发育晚期的胎儿即能产生 IgM,故脐带血 IgM 升高提示胎儿有宫内感染(如风疹病毒或巨细胞病毒等感染)。IgM 也是初次体液免疫应答中最早出现的抗体,是机体抗感染的"先头部队";血清中检出 IgM 提示新近发生感染,可用于感染的早期诊断。

对于血清 IgM 增高,首先应该鉴定升高的 IgM 为单克隆表现还是多克隆表现,详细鉴别要点见第 32 章。如为单克隆 IgM 升高,血免疫球蛋白检测一般显示仅 IgM 升高,而 IgG 和 IgA 相应降低,且轻链检测仅有一种轻链升高,另一种轻链降低;血清免疫固定电泳在相应区域出现浓染密集的条带;血清蛋白电泳在 γ 区出现窄底高峰(M 峰);血、尿本周蛋白电泳可阳性。而多克隆表现一般为多种免疫球蛋白包括 IgM、IgG 和 IgA 均升高,且两种轻链均可升高,血清免疫固定电泳无浓染条带,血清蛋白电泳在整个球蛋白区呈宽底状峰。单克隆 IgM 升高可见于以下几种疾病。

(一) 意义未明的单克隆免疫球蛋白血症(MGUS)

MGUS 是以浆细胞克隆性增殖并产生 M 蛋白为特征的一组疾病,是引起 M 蛋白最常见的病因。诊断 MGUS 需要满足以下 4 条:①血清单克隆 M 蛋白<30g/L;②骨髓中单克隆浆细胞<10%;③无浆细胞增殖所致的器官和组织损伤。在 MGUS 的免疫球蛋白类型中,以 IgM 最为常见,IgM 型 MGUS 的转归一般转化为华氏巨球蛋白血症,也可转化为淋巴瘤,较少转化为 IgM 型 MM。如患者仅仅体检发现单克隆 IgM,无贫血、出血倾向、视力障碍等临床表现,要考虑 IgM 型 MGUS 的可能。

(二) 华氏巨球蛋白血症(WM)

WM 为起源于 B 淋巴细胞的恶性增殖性疾病,诊断应满足:①骨髓中出现小 B 淋巴细胞,表现为浆细胞样和(或)浆细胞的分化特征,且不满足其他任何伴有浆细胞分化的 B 细胞肿瘤的诊断标准;②外周血单克隆 IgM,老年患者多见,当患者有单克隆 IgM,并出现贫血、高黏滞综合征如视力障碍、雷诺现象等要高度怀疑 WM 的可能。

(三) IgM 型多发性骨髓瘤(MM)

IgM 型 MM 非常少见,约占 MM 的 0.5%,临床表现及预后与其他类型 MM 相似,诊断

IgM 型 MM 时需要非常谨慎，注意与 WM 鉴别。当患者出现单克隆 IgM 时，临床思维要重点考虑 WM 的可能，而不是 IgM 型 MM。

（四）其他淋巴细胞增殖性疾病

伴有浆细胞性/浆细胞样分化的 B 细胞淋巴瘤，包括慢性淋巴细胞白血病（CLL）、脾边缘区 B 细胞淋巴瘤、MALT 型结外边缘区 B 细胞淋巴瘤（黏膜相关淋巴组织淋巴瘤）等，也可出现单克隆 IgM。CLL 主要结合淋巴细胞升高、特殊的流式表现（CD5$^+$CD23$^+$等）来诊断；淋巴瘤的诊断主要依靠病理。

（五）冷抗体型自身免疫性溶血性贫血（CAS）

90% 的 CAS 可找到继发性因素，有 10% 为原发。常见的基础疾病为淋巴浆细胞增殖性疾病，少数病因为结缔组织病、病毒感染或支原体感染。原发性 CAS 有 95% 出现单克隆性质冷抗体，多为 IgM-κ 型单克隆免疫球蛋白，病理来源考虑为骨髓克隆性 CD20$^+$Cyκ$^+$B 细胞。

多克隆 IgM 升高的鉴别诊断参考本书多种免疫球蛋白升高的诊断思路（32 章）。多克隆 IgM 升高可见于胎儿宫内感染、新生儿 TORCH 症候群，急性肝炎以 IgM 升高为主，而慢性肝炎以 IgG 升高为多，传染性单核细胞增多症、支原体肺炎、寄生虫感染、结缔组织疾病等也可出现多克隆 IgM 升高。

【病例分析】

病例 1

（一）病史介绍

彭某，男，55 岁，因"排泡沫尿 1 年余，乏力、体重下降半年"于 2013 年 5 月 31 日入院。患者 1 年余前无明显诱因排泡沫尿，无眼睑、双下肢水肿，无排茶色尿，未予重视。半年前无明显诱因出现乏力、体重进行性下降，伴视物模糊及阵发性四肢酸软，四肢酸软可自行缓解。遂于 10 天前于我院门诊体检查血常规 Hb 90g/L，基础生化总蛋白 108.3g/L、白蛋白 26.1g/L、球蛋白 82.2g/L，现为进一步诊治收入我科。患者自起病以来，无发热，无头晕、头痛、乏力，无胸闷、胸痛，无心悸、气促等不适，无双下肢水肿，精神稍倦怠，睡眠欠佳，多梦，胃纳可，大小便正常，半年来体重减轻 3kg。

既往史、个人史、家族史无特殊。

体格检查：T 37.0℃，P 84 次/分，R 20 次/分，BP 105/70mmHg。轻度贫血貌，全身皮肤及黏膜无发绀、黄染，全身浅表淋巴结未触及肿大。心、肺检查未见异常，肝脾肋下未触及。双下肢无水肿。生理反射正常，病理反射未引出。

（二）实验室检查

血常规：5.88×10^9/L，N 1.58×10^9/L，Hb 84g/L，PLT 168×10^9/L。

肝肾功能：TP 101.6g/L，ALB 24.3g/L，GLB 77.3g/L，sCr 87μmol/L，BUN 4.7mmol/L，ALT 7U/L，AST 11U/L，ALP 55U/L，LDH 77U/L，UA 558μmol/L，Ca^{2+} 2.27mmol/L。

EB 病毒 VCA-IgA：弱阳性。

体液免疫 7 项：IgM 76g/L，IgA 0.51g/L，IgG 11.5g/L，κ 链 86.6g/L，λ 链 5.06g/L。

24 小时尿蛋白定量：0.163g。

尿微量蛋白组合：白蛋白 15.5mg/L，κ 链 293.00mg/L，λ 链 4.01mg/L。

血 β$_2$微球蛋白：2537.70μg/ml。

血清蛋白电泳:发现有单克隆免疫球蛋白 IgM-κ 型。

尿本周蛋白电泳:阳性,κ 链。

血清本周蛋白电泳:阴性。

出凝血常规、尿常规、大便常规、乙肝、贫血组合Ⅲ均未见异常。

全身骨骼 X 线片:腰 2～5 椎体内斑点状密度减低区,意义待定;胸、腰椎体骨质增生,腰5/骶1 椎间盘变性;头颅、双侧股骨、胫腓骨、肱骨、尺桡骨及骨盆未见异常。

骨髓涂片:骨髓增生尚活跃;粒系占64%,比例增高,形态大致正常;红系占13%,比例减低,形态大致正常;淋巴细胞、单核细胞比例和形态大致正常;淋巴细胞比例相对偏高,见 3% 淋巴样浆细胞(图 35-1),巨核细胞 24 个。

骨髓流式细胞学检测:CD19⁺B 淋巴细胞,比例约为 2.1%,抗原表达 CD20 99.1%、CD22 98.4%、HLA-DR 96.4%、CD79a 97.9%、FMC7 78.2%、CD23 9.9%、CD38 37.5%、CD24 78.2%、sκ 56.9%、sλ 36.5%;CD38⁺CD45$^{dim/-}$浆细胞比例约为 0.2%,抗原表达 CD19

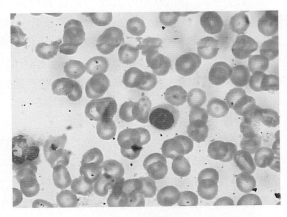

图 35-1　骨髓涂片可见淋巴样浆细胞

84.2%、CD20 84.2%、CD54 92.5%、CD138 20.8%、cIgM 88.9%、cκ 2.9%、cλ 76.5%。

B 超:多发肝囊肿。

(三) 初步诊断

贫血查因:华氏巨球蛋白血症?

(四) 诊断思路

1. 病例特点　该患者为老年男性,慢性病程,主要表现为排泡沫尿、贫血、消瘦,免疫7项示 IgM 明显升高,IgG 和 IgA 下降,免疫固定电泳发现单克隆免疫球蛋白 IgM-κ 型,骨髓涂片发现淋巴样浆细胞,流式提示呈 B 淋巴细胞表达。

2. 鉴别诊断　该患者突出的特点为单克隆 IgM 升高,可以从单克隆 IgM 升高进行鉴别诊断。①IgM 型 MGUS,该患者 IgM 明显升高,达 76g/L,且伴有贫血、高黏滞血症等器官功能受损表现,因此,MGUS 诊断不能成立。②IgM 型多发性骨髓瘤(MM),该患者有 M 蛋白,骨髓中异常细胞有浆细胞标记,且为克隆性表达,有贫血、高黏滞血症等器官功能损害的表现,看似 MM 的诊断可以成立。但进行仔细分析,发现患者异常细胞虽有克隆性浆细胞的标记,但和 MM 的异常浆细胞标记不同。首先形态上该患者为淋巴样浆细胞,流式 CD19、CD20 表达阳性,而 CD138 比例表达虽有阳性,但表达率较低。另外,IgM 型 MM 临床较为少见,诊断时要注意和华氏巨球蛋白血症(WM)相鉴别。③其他 B 细胞增殖性疾病,该患者外周血淋巴细胞<5.0×10⁹/L,不符合 CLL。无肝脾淋巴结肿大,脾边缘区淋巴瘤目前不考虑。④华氏巨球蛋白血症,该患者单克隆 IgM 明显升高,骨髓可见淋巴样浆细胞,考虑 WM 的诊断可以成立。

临床遇到 IgM 升高,一定要对 IgM 型 MM 和 WM 进行鉴别诊断。两者有以下共同点:

①均有单克隆免疫球蛋白,为 IgM 型;②均可伴有贫血、高黏滞血症等器官功能损害的表现。两者的鉴别点如下:①细胞形态学,MM 为恶性浆细胞,并有明显形态异常,WM 为淋巴样浆细胞;②细胞的表面标记不同,MM 的细胞为恶性浆细胞的标记,CD38、CD138、CD56 阳性,其 CD138 比例一般明显升高,尽管 WM 形态学上看似浆细胞样,但 CD138 表达比例偏低,且WM 的流式标记为广泛 B 淋巴细胞表达,CD19、CD20 表达阳性,基本上 100% 表达 CD20;③骨质破坏,MM 骨质破坏非常多见,约 90% 的患者有骨损害,而 WM 一般无骨质破坏;④核型和细胞遗传学分析,MM 可出现特征性的改变,如 17p-、t(4;14)、t(14;16)、(del)13、亚二倍体、超二倍体等,这些改变在 WM 非常罕见。具体到该患者,骨髓见淋巴样浆细胞,流式标记主要为克隆性 B 细胞标记,CD138 比例升高不明显,因此诊断 WM 成立。

该患者腰 2～5 椎体内斑点状密度减低区,似乎与典型的 WM 不符。典型的 WM 一般不伴有明显的骨质损害,需要进一步进行鉴别。通过 MRI 检查未发现明显异常,因此,该患者诊断 WM 明确。

(五) 最终诊断

华氏巨球蛋白血症

(六) 治疗经过

患者入院时 IgM 明显升高,给予血浆置换术,之后给予 R-CHOP 方案化疗,化疗过程顺利,3 个疗程的化疗后 IgM 降至 26.2g/L,目前门诊随访中。

病例 2

(一) 病史介绍

董某,男,52 岁,因"活动后气促 20 余天"于 2014 年 12 月 1 日入院。患者 20 余天前无明显诱因开始出现活动后气促,伴全身乏力,头晕不适,无头痛,无呼吸困难,无咳嗽、咳痰,无腹痛、腹泻,患者未予重视。后患者自觉症状有所加重,间断出现发热,伴全身乏力,恶性呕吐,于 2014 年 11 月 14 日至外院就诊,门诊血常规示 WBC 29.84×10⁹/L,Hb 53g/L,腹部 B超示胆囊内异常回声,考虑胆囊息肉。门诊予对症处理后患者自觉症状好转。2014 年 11 月20 日患者自觉症状加重,再次至该院就诊,中医诊断为虚劳,气血亏虚;西医诊断为:①白细胞异常查因,白血病? ②贫血查因,上消化道感染? ③胆囊息肉。复查血常规示 WBC 35.27×10⁹/L,Hb 45g/L。予输血、护胃等对症治疗后,患者要求出院。现患者为进一步诊治,至我院急诊就诊,急诊以"贫血查因"收入我科。入院后,患者仍诉活动后气促,无头晕、头痛,无畏寒、发热,无呼吸困难,无咳嗽、咳痰,无腹痛、腹泻,双下肢无水肿,精神尚可,胃纳一般,大小便正常,近 1 个月体重无明显改变。

既往史:平素身体健康状况良好。否认有高血压、糖尿病、冠心病病史,否认有结核等传染病史,否认外伤、手术史,否认药物、食物过敏史。预防接种史不详。1987 年于外院诊断为"乙型肝炎"。患者自诉既往有痔疮史 10 余年,间断有出血。

个人史、家族史无特殊。

体格检查:T 37.5℃,P 100 次/分,R 20 次/分,BP 133/58mmHg。重度贫血貌,全身皮肤及黏膜无发绀、黄染,全身浅表淋巴结未触及肿大。胸骨无压痛,双肺呼吸音清,未闻及干湿性啰音。听诊心率 100 次/分,律齐。肝脾触诊不满意。双下肢无水肿。

(二) 实验室检查

血常规:WBC 29.48×10⁹/L,N% 11.6%,L% 8 3.6%,L 24.66×10⁹/L,Hb 41g/L,PLT

130×10^9/L;Ret% 2.2%,MCV 102fl,MCH 33.6pg。

肝肾功能:sCr 102μmol/L,BUN 7.0mmol/L,ALB 32.3g/L,GLB 36.0g/L,TBIL 42.3μmol/L,IBIL 28.8μmol/L,ALT 8U/L,AST 19U/L,LDH 426U/L。

出凝血常规:Fbg 3.5g/L,D-二聚体 1.47mg/L,PT 13.6s,APTT 27.2s。

乙肝两对半:HBeAb、HBcAb 均阳性,余阴性。

消化系统肿瘤标志物:甲胎蛋白(AFP)2.03μg/L,癌胚抗原(CEA)1.57μg/L,CA125 13.30U/ml,鳞癌抗原(SCC)0.50μg/L,CA19-9 3.96U/ml。

PNH 组合:阴性。

体液免疫 7 项:IgM 27.2g/L,IgA 0.78g/L,IgG 6.16g/L,κ 链 23.4g/L,λ 链 2.4g/L。

血清免疫固定电泳:发现单克隆免疫球蛋白 IgM-κ 型。

尿本周蛋白电泳:阳性,κ 轻链。

血本周蛋白电泳:阴性。

贫血组合Ⅲ:叶酸 9.28μg/L,维生素 B_{12} 195.51ng/L,铁蛋白 352.41μg/L;甲状腺功能检测、G-6-PD、地中海贫血基因检测无异常。

直接 Coombs 试验:阴性;广州市中心血站 Coombs 试验阳性,IgM 型。

心脏彩超、胸片、心电图:未见异常。

骨髓涂片:骨髓增生明显活跃;粒系占 27%,比例减低,形态大致正常;红系占 8%,比例减低,形态大致正常;淋巴细胞比例增高,形态大致正常;单核细胞、浆细胞比例和形态大致正常;全片可见 10 个巨核细胞,其中颗粒巨核细胞 7 个,产板巨核细胞 1 个,裸核巨核细胞 2 个,血小板小簇分布。

骨髓流式细胞学检测:见 49.8% 异常 B 淋巴细胞;抗原表达如下:CD20 97.5%,CD22 97.1%,CD19 95.1%,CD10 0.2%,CD34 0.1%,HLA-DR 98.7%,CD79a 95.0%,CD13 83.5%,CD38 6.7%,CD138 1.4%,sκ 98.4%,sλ 0.6%。CD103 0.1%,CD11c 2.7%,CD5 3.1%,CD23 8.2%。

全身 PET-CT 检查:①中轴骨、骨盆各构成骨及四肢长骨近段骨髓代谢活跃;脾大,代谢活跃;②右肺下叶背段斜裂胸膜下增殖灶;双肺下叶后基底段纤维灶;纵隔淋巴结钙化;③胃窦部结节样代谢增高,考虑炎症可能性大;胆囊底部病变,代谢未见增高,考虑胆囊息肉;前列腺钙化灶;④多个椎体骨质增生;⑤余所见部位 PET-CT 显像未见异常高代谢病灶。

（三）初步诊断

白细胞升高、贫血查因:白血病?

（四）诊断思路

1. 病例特点　该患者为中年男性,主要表现为活动后气促,血常规提示白细胞明显升高,以淋巴细胞升高为主,重度贫血,免疫 7 项示 IgM 明显升高,IgG 和 IgA 下降,免疫固定电泳发现单克隆免疫球蛋白 IgM-κ 型,骨髓示淋巴细胞比例明显升高,流式提示为 B 淋巴细胞标记。

2. 鉴别诊断　对该患者可从贫血查因、溶血性贫血、大细胞性贫血、B 淋巴细胞增殖性疾病等进行鉴别诊断,均在其他章节阐述。该患者突出的特点为单克隆 IgM 升高,因此参照病例 1 可以从单克隆 IgM 升高进行鉴别诊断。①IgM 型 MGUS,该患者伴有重度贫血,MGUS

可除外；②IgM 型多发性骨髓瘤，非常罕见，且患者仅具备 M 蛋白，无克隆性浆细胞的证据，无骨骼损害的证据，因此，IgM 型多发性骨髓瘤基本可以除外；③华氏巨球蛋白血症，患者虽有 M 蛋白升高，骨髓淋巴细胞为 B 淋巴细胞，但其标记为 CD38 阴性、CD138 阴性，无浆样分化或浆细胞的特征，故可以除外；④其他 B 细胞增殖性疾病，患者 CD19、CD20、CD79a 阳性，外周血淋巴细胞>5×10⁹/L，可按照 B 淋巴细胞增殖性疾病的鉴别诊断思路进行，参见本书相关章节。流式显示 CD5 和 CD23 均阴性，不考虑慢性淋巴细胞白血病；CD10 阴性不考虑滤泡性淋巴瘤；CD5 阴性、CCND1 阴性基本除外套细胞淋巴瘤；外周血未见幼稚淋巴细胞，排除幼淋细胞白血病；CD103 和 CD11c 阴性除外毛细胞白血病。综上所述，考虑边缘区淋巴瘤可能性较大。进一步行骨髓活检协助诊断。

　　患者贫血程度重，有胆红素、LDH 升高等红细胞破坏的依据，网织红细胞升高等红细胞代偿增生的证据，考虑存在溶血性贫血。对溶血性贫血的病因也进行了进一步筛查，我院 Coombs 试验、G-6-PD、地中海贫血基因检测、PNH 均阴性。但我院的 Coombs 试验仅仅针对 IgG 型，结合患者 IgM 升高，血中发现 IgM 型单克隆免疫球蛋白，且其原发病考虑为淋巴瘤，因此考虑其溶血性贫血继发于淋巴瘤，其介导抗体为 IgM，后送广州中心血站进行 Coombs 试验检测呈阳性证实。对于有明确病因引起的溶血性贫血，主要针对原发病进行治疗。

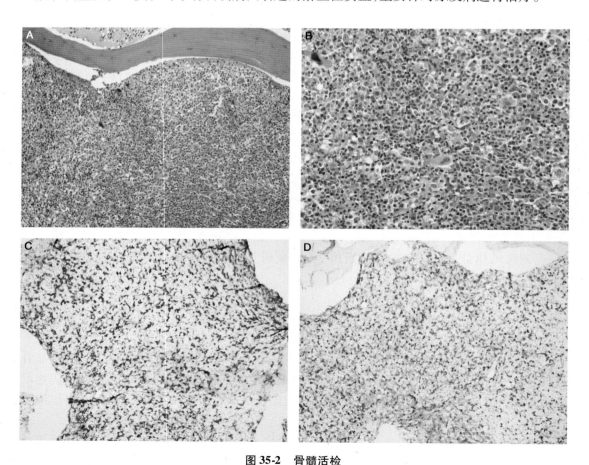

图 35-2　骨髓活检
A. HE 染色，×100；B. HE 染色，×400；C. CD20 免疫组化阳性，×400；D. CD79a 免疫组化阳性，×400

骨髓活检:骨髓送检长 0.7cm、直径 0.1cm 穿刺物一条,全埋制片。镜下:送检骨髓组织呈增生性改变,正常造血细胞散在分布,大部分区域为体积中等偏小的淋巴样细胞占据,并与残存的造血细胞混杂生长,细胞体积偏小,核分裂象与核仁均不易见。免疫组化:小淋巴样细胞 CD20(+),CD79a(+),Ki-67 约 10%(+),CD3、CD5、CD10、MPO、CD117、CD68、CD23、Cyclin D1、CD34 均(−)。诊断:B 淋巴细胞性肿瘤,边缘区淋巴瘤累及骨髓(图 35-2)。

(五) 最终诊断

边缘区淋巴瘤(ⅣA 期)

(六) 治疗经过

予 CHOP 方案化疗 4 个疗程,化疗后白细胞逐渐下降,血红蛋白在 3 个疗程的化疗后升至 139g/L,IgM 降至 10.6g/L。后患者因经济困难,回当地医院继续治疗。

(刘俊茹　李娟)

参 考 文 献

1. Economomopoulos T, Papageorgiou S, Pappa V, et al. Monoclonal gammopathies in B-cell non-Hodgkin's lymphomas. Leuk Res,2003,27(6):505-508.

2. Rajkumar SV, Kyle RA, Buadi FK. Advances in the diagnosis, classification, risk stratification, and management of monoclonal gammopathy of undetermined significance: implications for recategorizing disease entities in the presence of evolving scientific evidence. Mayo Clin Proc,2010,85(10):945-948.

3. Pangalis GA, Kyrtsonis MC, Kontopidou FN, et al. Differential diagnosis of Waldenstrom's macroglobulinemia and other B-cell disorders. Clin Lymphoma,2005,5(4):235-240.

4. Owen RG, Treon SP, Al-Katib A, et al. Clinicopathological definition of Waldenstrom's macroglobulinemia: consensus panel recommendations from the Second International Workshop on Waldenstrom's Macroglobulinemia. Semin Oncol,2003,30(2):110-115.

第 36 章

骨髓浆细胞增多的诊断思路

浆细胞(plasma cell)是 B 淋巴细胞在抗原刺激下分化增殖而形成的一种不再具有分化增殖能力的终末细胞。在分化过程中获得特有的浆细胞抗原,这是浆细胞区别于淋巴细胞的主要膜标志。正常浆细胞直径 10~20μm,核较小,占细胞的 1/2 以下,多偏于一侧,偶可见双核;染色质粗密、聚集成堆、不均匀,在近核处一边伸出半月状淡染区;浆中偶见有空泡或有泡沫感。由单个 B 细胞增殖分化成的浆细胞系,仅能合成一种类型的免疫球蛋白分子。正常机体中有许多不同的免疫活性细胞克隆,故可发展成不同的浆细胞系,并合成针对各种抗原的抗体。

骨髓中浆细胞正常值国内报道为 0~1.2%,关于浆细胞增多的定义目前尚不统一,大多以>5% 为诊断标准(每一张玻片)。

从浆细胞的性质划分,浆细胞增多可分为如下两类。

(一) 浆细胞克隆性增生

浆细胞克隆性增生即原发于浆细胞的恶性疾病导致浆细胞的增殖,临床常见疾病基本同引起单克隆免疫球蛋白疾病,包括意义未明的单克隆免疫球蛋白血症、多发性骨髓瘤、华氏巨球蛋白血症、浆细胞白血病、POEMS 综合征、轻链型淀粉样变性、孤立性骨髓瘤、髓外浆细胞瘤、重链病、少部分反应性浆细胞增生等,这些疾病均有特有的临床表现。鉴别诊断详见本书相关章节。克隆性增生的浆细胞可有如下特点:①形态学,细胞大小不一,胞体一般较大,呈明显的多形性,常常呈簇状分布,细胞圆形、椭圆形或不规则形,胞核圆形或椭圆形,可见分叶、多核等现象,核染色质粗颗粒网状,但不呈车轮状排列,核仁 1~2 个;胞质量丰富,呈不透明灰蓝色或深蓝色,核周无淡染区,无颗粒或有少量嗜天青颗粒;②流式细胞学,表现为 CD38、CD138、CD56、CD54 阳性,胞质 κ 和 λ 链比例严重失调,呈"一边倒"现象;③数量,克隆性增生的浆细胞一般数量多,且常聚集成堆;④克隆性浆细胞分泌免疫球蛋白的特点,克隆性增生的浆细胞仅能分泌一种免疫球蛋白,体液免疫检查可出现一种免疫球蛋白明显升高,其余免疫球蛋白下降,免疫固定电泳发现单克隆免疫球蛋白;如果仅分泌轻链,可表现为球蛋白下降,IgG、IgA、IgM 均下降,尿轻链定量增多。

(二) 反应性浆细胞增生症

反应性浆细胞增生症(reactive plasmacytosis,RP)指一组由多种原因或原发疾病引起的以骨髓成熟浆细胞增多为特征的临床综合征。一般认为其机制是外来感染或内在某种抗原刺激,导致单克隆或多克隆的浆细胞增生,因而可产生过多的单克隆或多克隆免疫球蛋白,大多数情况为多克隆性,仅有少部分为单克隆性。其临床表现主要与原发疾病有关而并非由浆细胞增多本身或其分泌的免疫球蛋白引起。常见的原发病:①结缔组织疾病,如系统性红斑狼疮、类风湿关节炎、干燥综合征、血管炎等;②各种感染,如病毒感染、细菌感染,各种慢性感染性疾病;③血液系统疾病,如再生障碍性贫血、粒细胞缺乏症等;④其他疾病,如变态反应性疾病、慢性肝病、恶性肿瘤等也可引起反应性浆细胞增加。反应性浆细胞在原发病得到有效治疗后可逐渐下降至正常水平。

反应性浆细胞增多的特点如下:形态上接近正常浆细胞,无形态异常改变,一般数量不多,散在分布,比例小于 10%,个别可达 30%,流式检查提示 CD19 高表达,而 CD138 弱表达,CD56 阴性,胞质 κ 链、λ 链比例无明显失调。反应性浆细胞一般表现为多克隆性增生,其分泌免疫球蛋白也为多克隆性质,多克隆性生化检查提示球蛋白升高,进一步检查发现多种免疫球蛋白升高,但各种免疫球蛋白升高的程度不一致,可以一种免疫球蛋白为主,血清蛋白电泳无 M 峰,在球蛋白区域呈现"山坡样"改变,固定电泳无单克隆免疫球蛋白条带。

【病例分析】

(一) 病史介绍

梁某,女,41 岁,因"消瘦、全身乏力、进行性面色苍白 1 年"于 2004 年 7 月 28 日入院。患者 1 年前无明显诱因出现消瘦、易疲倦,全身乏力,无发热、盗汗,无呕吐、厌食,无心悸,无全身骨痛、关节肿痛。进行性面色苍白,无明显头晕眼花,无皮肤瘀点、瘀斑,无鼻出血、牙龈出血。在外院住院骨穿报告示"多发性骨髓瘤骨髓象",输注红细胞 400ml。现为进一步治疗收入我院。患者自发病以来,精神、食欲欠佳,睡眠一般,大小便正常,1 年来体重减轻 10kg。

既往史:2 年来反复干咳,诊为慢性支气管炎,多次门诊治疗,无明显好转。否认高血压、糖尿病病史,无肝炎、肺结核病史,无食物、药物过敏史。

个人史:有经常接触刺激性气体史(烟厂工作),近期迁居新房及添置新家具,一直有刺激性气味。

体格检查:T 36.8℃,P 86 次/分,R 18 次/分,BP 100/65mmHg。神志清楚,消瘦体型,皮肤黏膜无黄染及出血点,腋窝下、腹股沟可触及数个肿大淋巴结,最大者 1.0cm×1.0cm。胸骨无压痛,心、肺查体无异常,肝脾肋下未触及。

(二) 实验室检查

血常规:WBC $11.92×10^9$/L,N $6.0×10^9$/L,Hb 73g/L,PLT $182×10^9$/L。

尿常规:尿隐血(+++),尿红细胞(++),尿蛋白阴性。

肝肾功能:AST 69U/L,ALT 45U/L,LDH 81U/L,TBIL 4.8μmol/L,TP 121g/L,ALB 35g/L,GLB 86g/L;sCr 58μmol/L,Ca^{2+} 2.2mmol/L。

血 $β_2$-MG:3272.6μg/L。

24 小时尿蛋白定量:0.72g。

PPD 皮试:阴性。

血沉:105mm/h。

肿瘤标志物:AFP<20μg/L,CEA 0.5μg/L,CA125 7.34U/ml,CA19-9 1.47U/ml。

贫血组合Ⅲ:铁蛋白 284.24μg/L,维生素 B_{12} 427ng/L,叶酸 4.6μg/L。

风湿病相关检查:抗 RNP、抗 SM、抗 SSA、抗 SSB、抗 SCL-70、抗 JO-1、抗 RIB 均阴性,抗 ANA 1.94(<1.0),抗 dsDNA 3.005(<0.9),抗心磷脂 IgM 阳性,抗心磷脂 IgG 弱阳性,P-ANCA(MPO)和 C-ANCA(PR-3)均弱阳性。

出凝血常规:PT 16.1s,APTT 61s,TT 23s,Fbg 5.1g/L。

乙肝两对半:HBsAg(+)、HBeAb(+)、HBcAb(+),余为阴性。

体液免疫 7 项:IgG 68g/L↑,IgA 4.98g/L↑,IgM 8.2g/L↑,κ 链 49.92g/L↑,λ 链 16.19g/L↑。

血、尿本周蛋白电泳:阴性。

血免疫固定电泳:未发现单克隆免疫球蛋白。

血清蛋白电泳:未发现 M 峰,白蛋白 16.4%,α_1 球蛋白 3.0%,α_2 球蛋白 8.6%,β 球蛋白 7.6%,γ 球蛋白 64.4%。

骨骼 X 线片:全身骨骼未见明显异常。

胸部 CT:双肺纹理增多,左右肺内见多个小点状结节影,部分肺纹理交织呈细网状,纵隔及肺门见多个肿大淋巴结。

腹部 B 超:脾略大,肝、胆囊、胆管和双肾超声检查未见异常。

骨髓涂片:骨髓增生活跃,粒系占 80.5%,比例偏高,形态正常;红系 5%,形态正常,成熟红细胞大小不等;淋巴细胞 6.5%,形态正常;浆细胞占 8%(图 36-1),比例偏高,浆细胞体大,浆量多,胞质蓝,核偏位;巨核细胞可见,血小板不少;未见转移癌及寄生虫。外周血涂片:白细胞分类以中性粒细胞分叶核居多,占 65%,成熟红细胞大小不等,见缗钱状现象。

复查骨髓涂片:骨髓增生明显活跃,粒系占 59.5%,各阶段细胞比例、形态大致正常。红系占 11%,浆细胞 6%。结合临床考虑多发性骨髓瘤。

骨髓流式细胞学检测:CD19 85.7%,CD56 8.6%,CD138 75.9%,CD54 15%,CD20 3.6%,cκ 72.6%,cλ 16.5%。

(三) 初步诊断

浆细胞升高查因:多发性骨髓瘤?

(四) 诊断思路

1. 病例特点 该患者为中年女性,慢性病程,主要表现为贫血、消瘦,查体发现多发淋巴结肿大,实验室检查发现多种免疫球蛋白升高,骨髓浆细胞比例升高。

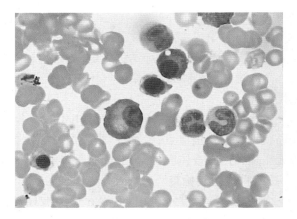

图 36-1 骨髓涂片可见形态基本正常的浆细胞

2. 鉴别诊断 对该患者可从多种免疫球蛋白升高查因、淋巴结肿大查因、浆细胞升高查因等进行鉴别诊断。本病例从浆细胞升高入手进行鉴别诊断。该患者骨髓多次浆细胞比例升高,首先进行鉴定升高的浆细胞为单克隆还是多克隆。该患者浆细胞比例虽有升高,但<10%,未见成簇分布,形态上接近正常浆细胞。流式提示 CD19 阳性,CD138 弱阳,CD56 和 CD54 均阴性,胞质 κ 和胞质 λ 虽略有失调,但基本在正常范围。从其分泌的免疫球蛋白分析,IgG、IgA、IgM 均升高,且 κ 链和 λ 链均升高,血清蛋白电泳未发现 M 峰,血尿免疫固定电泳未发现单克隆免疫球蛋白。因此,该患者升高的浆细胞为反应性多克隆浆细胞。再以反应性多克隆浆细胞增多作为切入点进行鉴别诊断:①血液系统疾病,骨髓穿刺除了浆细胞增多外,增生程度正常,粒系、红系和巨核系基本正常,未发现异常细胞,基本可除外再生障碍

性贫血、ITP、粒细胞缺乏症、白血病等。患者多发淋巴结肿大,有消瘦表现,尚不能除外淋巴瘤、Castleman病,需行淋巴结活检进一步排查。②慢性感染,患者虽然有反复咳嗽,但PPD皮试阴性,肺部CT也未发现明显病灶,肺结核不考虑。其余病毒、细菌、真菌感染目前暂时没有依据。③慢性肝病,该患者虽有乙肝小三阳表现,但其转氨酶、白蛋白、凝血功能均正常,B超也未提示肝形态学改变,慢性肝病目前不考虑。④实体瘤,患者肿瘤标志物筛查均无异常,且目前尚无实体瘤的表现,必要时可行相关部位的影像学检查。⑤结缔组织病,患者多项风湿指标异常,包括抗ANA、抗dsDNA、抗心磷脂IgM阳性、抗心磷脂IgG、P-ANCA(MPO)、C-ANCA(PR-3)等阳性,高度怀疑结缔组织病可能。进一步请风湿科会诊,考虑诊断未分化结缔组织病(SLE倾向)。

腋窝淋巴结活检病理结果:慢性淋巴炎,免疫组化κ、λ部分浆细胞阳性。

（五）最终诊断

1. 反应性浆细胞增多症:继发于未分化结缔组织病(SLE倾向)

2. 上呼吸道感染

（六）诊治经过

给予甲泼尼龙(美卓乐)16mg bid,MTX 10~15mg iv qw,患者病情好转。

病例2

（一）病史介绍

王某,男,57岁,主因"发现球蛋白升高2年余"于2012年12月2日入院。患者于2年前体检时发现血清球蛋白升高(GLB 38.4g/L),血肌酐水平正常,无自觉特殊不适,未行进一步诊治。1年前体检提示GLB 52.6g/L,至消化内科就诊,查乙肝两对半示HBsAb(+)、HBcAb(+),未予特殊处理。1个月前体检时查肝功能GLB 60.7g/L,遂至外院就诊,血免疫固定电泳发现IgG-λ型M蛋白;骨髓穿刺示骨髓增生活跃,浆细胞占8.5%,其中幼浆细胞占4.5%;现为进一步诊治收入我院。自起病以来,患者无发热、头晕、头痛,无手足麻木、骨骼疼痛,无胸闷、胸痛、心悸、气促,无全身乏力、盗汗,无腹痛、恶心、呕吐、腹泻,无尿少、泡沫尿,无双下肢水肿等不适,2天前受凉后出现少许咳嗽,无明显咳痰,无压痛、流涕、鼻塞等不适,精神、胃纳可,大小便正常,近期体重无明显变化。

既往史:"高血压病"病史2年余,血压最高达190/110mmHg,既往曾服用"苯磺酸氨氯地平(压氏达)、厄贝沙坦(安博维)"治疗,近半年余自行停药。否认"糖尿病、冠心病"病史,否认肝炎、结核等传染病史,2004年因"痔疮并肛瘘"手术治疗,否认外伤、输血史,个人史、家族史无特殊。

体格检查:T 36.9℃,P 70次/分,R 20次/分,BP 120/80mmHg。皮肤黏膜无黄染、出血点,浅表淋巴结未触及肿大。口腔黏膜光滑,无皮疹、溃疡,咽无充血,双侧扁桃体无肿大。心、肺查体未见异常,腹部平坦,肝脾肋下未触及肿大。双下肢无水肿。

（二）实验室检查

血常规:WBC $5.31×10^9$/L,N $4.04×10^9$/L,Hb 123g/L,PLT $178×10^9$/L。

肝肾功能:ALT 30U/L,AST 14U/L,ALP 57U/L,TP 89U/L,ALB 39g/L,GLB 50g/L,sCr 88μmol/L,BUN 5.9mmol/L,Ca^{2+} 2.2mmol/L。

尿常规、大便常规、肝炎标志物未见异常。

体液免疫7项:IgA 0.15g/L↓,IgM 0.3g/L↓,IgG 28g/L↑,κ链 2.21g/L↓,λ链 21.8g/

L↑。

血 β_2-MG:2009. 6μg/L。

尿微量蛋白组合:尿白蛋白 15.8mg/L,尿 κ 链 19.8mg/L,尿 λ 链 21.8mg/L。

24 小时尿蛋白定量:0.115g。

血、尿本周蛋白电泳:阴性。

血清免疫固定电泳:IgG-λ 型单克隆免疫球蛋白。

心脏彩超:室间隔 10mm,EF 76% 。

全身骨骼 X 线片:①腰 3/4 及腰 4/5 椎间盘变性;胸、腰椎骨质增生;②双侧肱骨、股骨、胫腓骨、尺桡骨未见明确异常;③心、肺、膈、肋骨未见异常;④骨盆平片未见异常;⑤头颅正侧位片未见异常。

全身 PET-CT:①多个椎体及骨盆骨质疏松,代谢轻度减低;②双侧上颌窦炎症;结节性甲状腺肿;③双肺上叶、右肺下叶外、后基底段散在多发结节,部分钙化,考虑增殖灶;右肺下叶背段肺大疱形成;右肺中叶、左肺上叶舌段少许纤维灶;右肺门、纵隔小淋巴结影部分伴钙化,代谢轻度活跃,考虑反应性改变;④肝内多发低密度影,代谢未见增高,考虑良性病变;考虑左侧肾上腺增生;前列腺增生;主动脉及其分支硬化;⑤余全身 PET-CT 显像未见异常高代谢病灶。

骨髓涂片:骨髓增生活跃,粒红比为 2.25:1;粒系占 54% ,比例、形态大致正常;红系占 24% ,比例、形态大致正常;淋巴细胞、单核细胞比例和形态大致正常;浆细胞占 8% (图 36-2),其胞体大小不

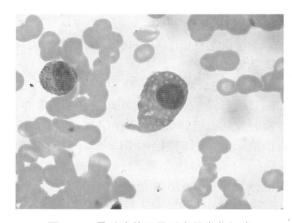

图 36-2 骨髓涂片可见形态异常浆细胞

等,胞质丰富,泡沫感,胞核类圆形偏位,核染色质致密,核仁 1 ~ 2 个、不清;可见巨核细胞,血小板不少。

骨髓流式细胞学检测:CD38⁺ CD45⁻ 细胞为 1.2% (图 36-3);抗原表达如下:CD19 1.6% ,CD20 0.6% ,CD138 92.3% ,CD54 96.5% ,CD 56 97.5% ,cκ 1.6% ,cλ 96.9% 。

（三）初步诊断

1. 浆细胞升高查因:多发性骨髓瘤?

2. 高血压病(3 级,极高危组)

（四）诊断思路

1. 病例特点 该患者为中老年男性,主要表现为球蛋白升高 2 年余,临床查体无异常。实验室检查提示球蛋白升高,血清免疫固定电泳发现 IgG-λ 型单克隆免疫球蛋白,骨髓中有 8% 异常浆细胞。

2. 鉴别诊断 该病例可从骨髓浆细胞增多为切入点进行鉴别诊断。对于浆细胞增多,首先判断其增多的浆细胞为克隆性还是反应性。该患者骨髓浆细胞形态异常,胞质量增多,有泡沫感,流式提示 CD56、CD54 阳性,胞质 κ 和 λ 比例明显失调,呈现"一边倒"的现象;另

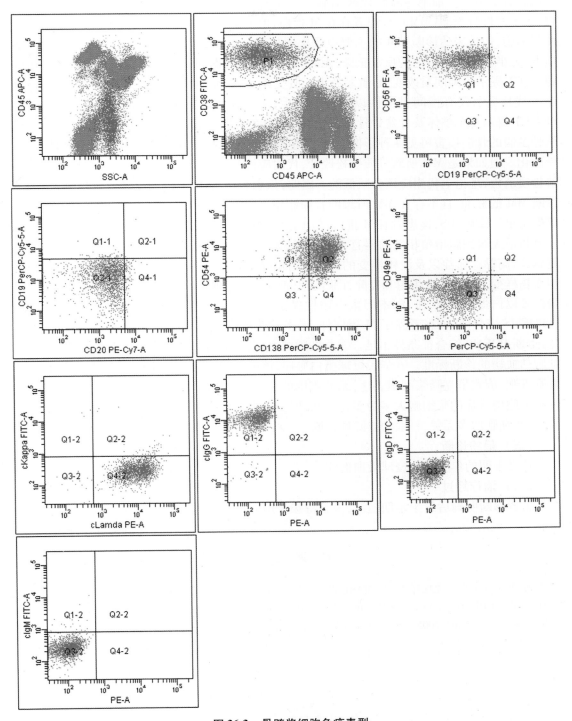

图 36-3　骨髓浆细胞免疫表型

外,从其分泌的免疫球蛋白来看,通过免疫固定电泳鉴定为单克隆免疫球蛋白,因此可以明确该患者增多的浆细胞为克隆性浆细胞。下面就以引起克隆性浆细胞的疾病——进行排查:①多发性骨髓瘤(MM),该患者存在 M 蛋白,但 IgG 未达诊断 MM 的主要标准,虽有克隆性浆细胞,但也未达诊断 MM 的主要以及次要标准。该患者无贫血、无高钙血症、无肾功能损害、无半年内两次以上的反复感染、无高黏滞血症的证据,尿蛋白以轻链为主,查体无舌体肥大、CT 提示无肺间质改变、心脏彩超无心脏受累,因此淀粉样变证据目前不存在。全身骨骼 X 线片提示仅有椎间盘变性以及骨质增生,未见 MM 常见的骨骼损害的影像学表现。PET-CT 提示多个椎体及骨盆骨骨质疏松,代谢轻度减低,无溶骨性破坏及病理性骨折。虽然骨髓瘤的骨骼损害可见 4 种影像学改变,包括广泛性骨质疏松、溶骨性破坏、病理性骨折、骨硬化。但如果是 MM 所致骨质疏松改变,代谢应该轻度活跃,而年龄因素导致的钙流失所致骨质疏松,理论上代谢应该为减低的。因此,该患者虽有 M 蛋白和克隆性浆细胞,但未达诊断 MM 的标准,且不存在 MM 所致的骨髓瘤相关器官功能损害。因此,诊断多发性骨髓瘤证据不足。②MGUS,该患者有 M 蛋白,但不超过 30g/L,有克隆性浆细胞,不超过 10%,且该患者目前无浆细胞增殖相关的器官功能损害,无贫血、骨质破坏、肾功能损害、高钙血症、反复感染、高黏滞血症以及淀粉样变的证据,因此,考虑该患者诊断 MGUS 可能性大。③轻链型淀粉样变,可出现 M 蛋白和克隆性浆细胞,但患者无心脏、肺间质、消化道等器官受累,尿蛋白未以白蛋白为主,血、尿本周蛋白阴性提示无引起淀粉样变的游离轻链存在,可排除。④POEMS 综合征,该患者除了 M 蛋白外,无多发性神经病变、器官肿大、内分泌病及皮肤改变,诊断 POEMS 综合征条件不足。⑤浆细胞白血病,该患者外周血未见到浆细胞,不符合浆细胞白血病的诊断标准。⑥华氏巨球蛋白血症,该患者的 M 蛋白为 IgG 型,且细胞形态为异常浆细胞,流式呈克隆浆细胞表达,无 B 细胞的标记,可排除。⑦反应性浆细胞增多症,反应性浆细胞增多症的浆细胞大多为多克隆性,仅少数为单克隆性,其临床表现主要与原发病有关,与浆细胞增多无关,一般为排除性诊断。

(五) 最终诊断

意义未明的单克隆免疫球蛋白血症

(六) 治疗经过

患者诊断明确后给予定期随访,未予特殊干预。每隔 3 个月进行 M 蛋白的检测。

(刘俊茹 李娟)

参 考 文 献

1. 李娟. 继发性单克隆免疫球蛋白血症的诊断与治疗. 中国实用内科杂志,2007,27(19):1497-1499.

2. Shih SR,Su DH,Hsiao YL,et al. Reactive plasmacytosis of the thyroid gland in a patient with disseminated tuberculosis. Acta Cytol,2005,49(5):584-585.

第 37 章

刚果红染色阳性的诊断思路

刚果红(congo red),化学名为二苯基-4,4'-二(偶氮-2-)-1-氨基萘-4-磺酸钠,分子式为 $C_{32}H_{22}N_6Na_2O_6S_2$,为棕红色粉末。刚果红染色法特指纤维素的染色法,刚果红能把纤维素染成红色复合物,临床主要用于诊断淀粉样变。

淀粉样变包括一组异质性疾病,是不同种类的蛋白质沉积于组织器官引起的疾病。1854 年,Virchow 首先发现一种沉淀于组织的物质,该物质接触碘或硫酸时呈现与淀粉相似的颜色反应,称为淀粉样物质。目前研究证实该物质为蛋白质。淀粉样变的共同特征是不溶性纤维蛋白淀粉样物质沉积于血管壁或器官、组织的细胞外间质,这种淀粉样物质特征性地呈 β 片状结构,刚果红染色阳性,在偏振光显微镜下呈绿色双折光。根据不同的淀粉样蛋白以及沉积部位的分布情况(系统型或局灶型)将其进行分型。

引起淀粉样变的物质有二十多种,原理上只要比白蛋白分子量小的物质就可引起淀粉样变。如免疫球蛋白轻链、血清淀粉样 A 蛋白、转甲状腺素、β_2微球蛋白、纤维蛋白原 α 链、β 蛋白前体、朊病毒蛋白、溶菌酶、载脂蛋白等均可引起淀粉样变。但轻链引起淀粉样变的比例最大,占 80% ~90% 。

对于免疫组化出现刚果红染色阳性,首先考虑淀粉样变的存在。刚果红阳性仅能证实沉积的物质为淀粉样物质,但不能鉴定为哪一种淀粉样物质引起。而治疗措施与淀粉样物质类型密切相关,因此辨别病变前体蛋白的类型显得尤为关键,需要进一步检查证实淀粉样变物质的性质。传统用于定性的方法为免疫组化,用淀粉样蛋白的相应抗体进行病变组织的免疫组化。如应用抗 κ 或抗 λ 的抗体检测到阳性结果,可以确定为轻链型淀粉样变。90%轻链型淀粉样变患者沉积的肽包括恒定区序列,目前临床应用的抗体也主要针对恒定区抗原决定簇特异的抗轻链血清进行染色。但因淀粉样变沉积的轻链可为其片段,淀粉样沉积物中轻链通常表现为同一区域中部分或全部的缺失,或其结构发生改变后可导致抗原决定簇发生改变,因此,有约 10% 患者的沉积物不能与抗轻链血清结合,从而可以出现假阴性结果。免疫组化可以作为证实淀粉样变物质的直接证据,如果找不到直接证据,也可行相关检查找寻轻链的间接证据,如血或尿中发现单克隆轻链、骨髓中单克隆浆细胞、游离轻链比例明显失调等可以作为诊断的佐证。

除了免疫组化,目前一些新兴的检查技术能够以较高的可信度与准确性进行病变前体蛋白的分类,从而指导治疗策略的正确实施。免疫荧光染色法比免疫组化有更高的检出率(65% ~85% vs 38% ~87%)。研究发现激光显微切割术联用质谱分析法(LMD/MS)可以用来检测嗜刚果红的沉积物,能够对 98% 的病例进行准确分型。LMD/MS 的关键特点之一是能够捕捉到淀粉样沉积物的所有伴侣蛋白,同时还能分辨纤维素中的不同蛋白成分。此外,通过 DNA 测序法可以直接得出病变的基因学证据,对淀粉样变性中遗传变异型的患者意义重大,若显示为阳性结果,应对其家族成员进行筛查并加强随访。

一旦确定了淀粉样变物质的性质,接下来要进行淀粉样变累及器官的评估。理论上确定器官是否存在淀粉样变往往需要活检病理证实,但活检是有创性的检测方法,而淀粉样变患者的血管壁可能有淀粉样物质沉积,这就导致一旦受损出血不容易止住甚至发生大出血的可能。因此,只要我们证实了某一器官存在淀粉样变,其余器官是否受累通常可以借助无创性检测手段来完成。如心脏彩超观察心脏是否受累,胸部 CT 观察肺部是否受累,消化道造影观察胃肠道累及情况、肌电图明确周围神经受累情况等。只要有两个或以上器官受累的证据,即可诊断为系统性淀粉样变。

轻链型淀粉样变是最常见的淀粉样变疾病,其临床表现多种多样,当患者有 M 蛋白或异常浆细胞,但临床表现或实验室检查出现以下改变时要怀疑淀粉样变的存在,如尿常规提示尿蛋白(++)或以上(尿常规中的尿蛋白检测针对白蛋白)、微量蛋白组合示大量白蛋白尿、舌体肥大、不能解释的非缺血性心肌病、顽固严重的心律失常、非感染性腹泻、多浆膜腔积液、肺间质病变、周围神经病、不能解释的肝脾大、低血压状态等,应高度怀疑淀粉样变的可能,仔细找寻可疑部位做病理活检进行刚果红染色。正确区分淀粉样变与 MM 非常重要,因为两者的治疗和预后都不同。

除轻链型淀粉样变外,临床还可见透析相关性淀粉样变,是长期透析患者常见而严重的并发症,其淀粉样物质为 β_2-MG,β_2-MG 沉积于骨关节周围组织、消化道、心脏等部位。可表现为腕管综合征、淀粉样变骨关节病、脊柱关节病、囊性骨损害等。诊断主要结合长期透析病史,组织活检证实淀粉样变物质为 β_2-MG。其他类型的淀粉样物质也可引起相应的疾病,如血清淀粉样 A 蛋白可继发于慢性炎症、肾细胞癌和家族性地中海热,转甲状腺素与老年系统性淀粉样变以及家族性淀粉样变有关,纤维蛋白原 A 与遗传性肾淀粉样变有关。

【病例分析】

病例 1

(一) 病史介绍

钟某,男,47 岁,因"中上腹胀痛 1 年余,尿检异常 1 个月余"于 2012 年 11 月 7 日入院。患者于 2011 年 7 月 20 日进食大量黄皮后出现中上腹饱胀、隐痛不适伴恶心感,无呕吐,到当地医院检查肝左叶小囊肿(10mm×8mm),建议定期复查,未用药等进一步诊治;后出现间歇性中上腹胀和隐痛不适以及便秘与腹泻交替出现,有时大便像羊粪难解,有时便如糊状,带黏液;无发热、头晕、头痛,无咽痛、咳嗽、咳痰,无胸闷、气促、心悸,无咯血,无尿频、尿急、尿痛及排泡沫尿等不适;未给予重视和进一步诊治;近期中上腹胀痛不适症状明显,排便改变,自觉消瘦,体重减轻约 5kg,2012 年 10 月 26 日再次到当地医院检查,胃镜示慢性充血渗出性胃炎伴糜烂。B 超示肝囊肿。大便隐血(+)。24 小时尿蛋白定量 2.65g/2650ml,尿蛋白(++)。血白蛋白 27g/L,胆固醇 6.8mmol/L。为进一步诊治来我院。患者自起病以来,精神尚可,睡眠一般偏差,饮食正常,大便如上述,小便未见异常,体重下降 6kg。

既往史:5年前因"心动过速"行射频消融术,术程顺利,术后症状缓解。否认"冠心病、高血压、糖尿病"等慢性病史。否认肝炎、结核等传染病史,否认手术、外伤、输血史,否认食物、药物过敏史。预防接种史不详。

个人史、婚育史、家族史无特殊。

体格检查:T 36℃,P 80次/分,R 20次/分,BP 114/80mmHg。发育正常,慢性病容。全身皮肤及黏膜无发绀、黄染、苍白,全身浅表淋巴结未触及肿大。口腔黏膜光滑,舌无肿大。胸骨中下段无压痛,双肺呼吸音清,未闻及干湿性啰音。心率85次/分,律齐。肝脾肋下未触及,移动性浊音阴性。双下肢无水肿。

(二)实验室检查

血常规:WBC 5.39×10⁹/L,N 2.57×10⁹/L,Hb 143g/L,PLT 163×10⁹/L。

尿常规:尿蛋白阳性(+++),其余阴性。

肝肾功能:总蛋白54.5g/L,ALB 26.6g/L,GLB 27.9g/L,ALP 105U/L,Ca^{2+} 2.08mmol/L,BUN 4.7mmol/L,sCr 82μmol/L,UA 395μmol/L。

血脂检测:总胆固醇6.9mmol/L,甘油三酯1.45mmol/L。

大便常规+隐血、肌钙蛋白、ProBNP、乙肝两对半、甲状旁腺素、肿瘤标志物(AFP、CEA、CA125、SCC、CA199、TPSA)、尿红细胞位相、风湿病相关检查均阴性。

体液免疫7项:IgG 15g/L,IgA 0.67g/L,IgM 0.55g/L,κ链2.66g/L,λ链12.45g/L。

尿微量蛋白组合:尿白蛋白5340.00mg/L↑,尿κ链50.70mg/L↑,尿λ链91.80mg/L↑。

血清免疫固定电泳:发现有单克隆免疫球蛋白IgG-λ型。

血、尿本周蛋白电泳:均阳性,λ链。

血$β_2$-MG:1673.70μg/L。

全身扁骨平片:未见骨质破坏。

骨髓涂片:骨髓增生明显活跃,粒红比为1.05:1;粒系占40%,比例、形态大致正常;红系占38%,比例增高,形态大致正常;淋巴细胞比例、形态大致正常;浆细胞3%(图37-1),形态大致正常;全片可见14个巨核细胞,其中颗粒巨核细胞10个,产板巨核细胞3个,裸核巨核细胞1个,血小板不少。

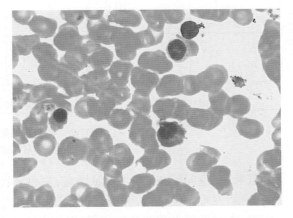

图37-1 骨髓涂片可见3%浆细胞,形态大致正常

骨髓流式细胞学检测:可见两群细胞(图37-2)。P1为CD38⁺CD45$^{dim/-}$细胞,比例约为0.061%;占浆细胞比例约为27.67%;抗原表达如下:CD19 17.2%,CD56 72.1%,CD20 7.3%,CD54 97.8%,CD138 59.8%,CD49e 10.3%,cIgM 23.2%,cIgD 0.1%,cIgG 50.0%,cκ 14.1%,cλ 77.2%。P2为CD38⁺CD45$^{dim/-}$细胞,比例约为0.159%;占浆细胞比例约为72.33%;抗原表达如下:CD19 85.6%,CD56 3.7%,CD20 8.2%,CD54 99.3%,CD138 73.6%,CD49e 8.5%,胞质IgM 13.1%,胞质IgD 0.2%,胞质IgG 82.9%,cκ 65.7%,cλ 33.8%。

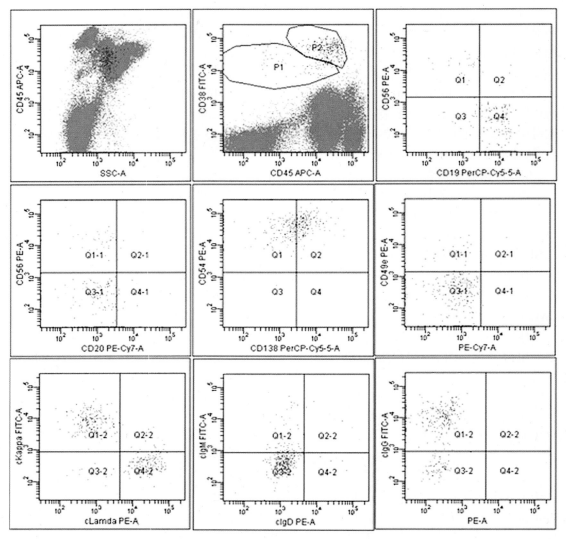

图 37-2　骨髓浆细胞免疫表型
可见两群浆细胞,一群正常浆细胞,一群克隆浆细胞

心脏彩超:室间隔 9mm,主动脉增宽,左心室收缩、舒张功能大致正常。

结肠镜:发现单发息肉,并予以切除活检,病理回报为增生型息肉。

胃镜:①慢性胃炎伴胆汁反流;②胃体多发性毛细血管扩张。

肺 CT:双上肺小叶中心型肺气肿;主动脉硬化;双肺间质性改变。

全消化道钡餐:胃窦炎;胃肠蠕动减弱;小肠吸收不良。

肾穿刺活检:23 个肾小球,未见球性及节段硬化,肾小球系膜区可见 PAS 均质、淡染的物质沉积,致系膜区轻度增宽,固有细胞未见明显增生,毛细血管襻开放尚好,未见明显球囊粘连,肾小管上皮细胞颗粒变性及空泡变性,未见明显小管萎缩,肾间质基本正常,小动脉壁可见多量上述物质沉积。免疫荧光:2 个肾小球,IgM 肾间质小动脉阳性,IgG、IgA、C3、C1q、Fg 均阴性。特殊染色:上述物质刚果红染色阳性(图 37-3),经高锰酸钾氧化仍为阳性。小

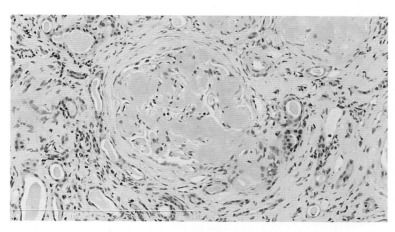

图 37-3　患者肾活检刚果红染色阳性(×400)

结:淀粉样变性肾病,高锰酸钾抵抗型。

(三) 初步诊断

蛋白尿查因:肾病综合征?

(四) 诊断思路

1. 病例特点　该患者为中年男性,慢性病程,主要表现为中上腹胀痛 1 年余和大量蛋白尿,实验室检查发现尿蛋白(+++)、低蛋白血症,血、尿发现单克隆免疫球蛋白,骨髓克隆性浆细胞,肾穿刺活检病理示刚果红阳性。

2. 鉴别诊断　该患者有大量蛋白尿、单克隆免疫球蛋白、克隆性浆细胞,可以从以上特点进行鉴别诊断,其中单克隆免疫球蛋白和浆细胞增多的诊断思路分别见本书相关章节。本病例从刚果红染色阳性进行鉴别诊断。刚果红阳性是诊断淀粉样变的第一步,阳性即确定有淀粉样变物质的存在。接下来分析淀粉样变物质的性质,进一步应用 κ 和 λ 的抗体进行免疫组化证实(图 37-4)。

因此,考虑该患者诊断轻链型淀粉样变成立。下一步分析其受累器官,患者大量蛋白尿,以白蛋白为主,明显大于 0.5g/d,且肾活检已经证实肾淀粉样变,因此,肾受累成立。患者反复胃肠不适,伴有腹泻,钡餐提示胃肠蠕动减弱,小肠吸收不良,考虑胃肠受累。患者胸部 CT 提示肺间质性改变,而临床无感染证据,考虑肺受累。患者受累器官超过两个,诊断为系统性轻链型淀粉样变。

多发性骨髓瘤约有 12% 的患者合并有淀粉样变,而原发性淀粉样变与继发性淀粉样变的治疗和预后都有着很大的差别,而二者很容易混淆。很多原发性系统性淀粉样变被误诊为多发性骨髓瘤(MM),尤其在套用 MM 最低诊断标准时,如果不仔细进行甄别,很容易误诊,从而耽误了治疗。

原发性系统性轻链型淀粉样变和 MM 可存在以下共同点:①二者都有克隆性浆细胞;②二者均有单克隆免疫球蛋白;③二者均可有器官功能受损的表现,如肾功能损害、大量蛋白尿、贫血等。但二者也有以下不同点:①MM 的尿蛋白是溢出性蛋白尿,因此尿蛋白的成分以轻链为主,尿常规检测尿蛋白通常为阴性或弱阳性,而淀粉样变的尿蛋白为非选择性,因而以白蛋白为主,尿常规检测尿蛋白常(++～+++),因此在遇到以大量白蛋白尿为主的患

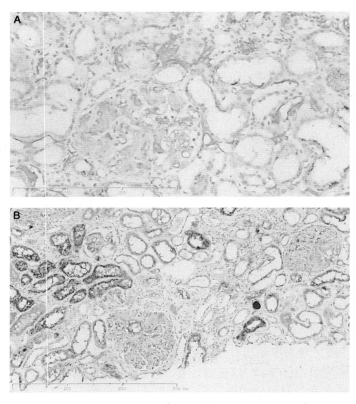

图 37-4　患者肾活检免疫组化
A. κ 免疫组化(×400)；B. λ 免疫组化(×100)

者,首先要想到淀粉样变的可能;②MM 骨骼损害非常常见,约 90% 的 MM 患者合并骨骼损害,而淀粉样变很少合并溶骨性损害;③MM 的瘤细胞比例高,细胞侵袭性强,畸形性更明显,而淀粉样变的恶性浆细胞侵袭能力不强,M 蛋白水平较低,且轻链是以 λ 轻链为主;④MM 由于 M 蛋白明显升高常合并高黏滞血症,而淀粉样变 M 蛋白水平一般很低,很少出现高黏滞血症的表现;⑤二者均容易有出血倾向,但二者出血原因不同,MM 出血的原因主要是 M 蛋白包裹血小板和凝血因子,而淀粉样变出血的原因主要是淀粉样物质沉积在血管壁;⑥二者对治疗的反应和预后不同,原发性 AL 型淀粉样变预后差,传统治疗平均生存时间1 年左右,而 MM 可达 38 个月;MM 对新药硼替佐米治疗效果相对好,原发性淀粉样变则需至少 4 个疗程才可见效果。通过以上临床表现的异同,可将二者鉴别开来。我们在临床中发现,二者在流式检查方面也有一定的不同,如原发性 AL 型淀粉样变更容易见到两群浆细胞,即一群克隆浆细胞,一群正常浆细胞,而多发性骨髓瘤一般仅能见一群克隆浆细胞,在某些细胞分化抗原的表达上也有一定区别。

（五）最终诊断

原发性系统性轻链型淀粉样变性(病变累及肺、肾、胃肠道)

（六）诊治经过

患者于 2012 年 11 月 21 日、2012 年 12 月 17 日、2013 年 1 月 11 日、2013 年 2 月 7 日分别接受 4 个疗程 VD 方案(硼替佐米 1.3mg/m² d1、4、8、11,静脉推注;DXM 20mg/d d1~4,静

脉滴注)化疗。2013 年 3 月 26 日在我院行自体造血干细胞移植,过程顺利。

病例 2

(一) 病史介绍

温某,男,77 岁,因"发现双手肿物伴麻木感 1 年余"于 2015 年 7 月 3 日入院。患者自诉 1 年余前无明显诱因出现双手指多发肿物,大小不一,类圆形,质软,表面光滑,有压痛,无皮温升高,伴乏力、双手麻木感,双肩关节疼痛,无发热,无头晕,无心悸、气促、呼吸困难,无咳嗽、咳痰,无恶心、呕吐,无排泡沫尿,无双下肢水肿等不适。遂就诊于我院皮肤科门诊,查尿酸 539μmol/L,血沉 65mm/h,血常规提示 RBC 3.65×10^9/L,Hb 102g/L,X 线提示骨质疏松。手指肿物病理活检提示显著角化亢进、鳞状上皮增生,免疫组化示 CD68(+)、S-100(-),特殊染色示 AB(+)、刚果红(-)、甲基紫(-),病变倾向于环形肉芽肿。予甲泼尼龙(美卓乐) 8mg qd,硫酸羟氯喹(纷乐)0.2g bid、甲钴胺(弥可保)等药物治疗,效果欠佳。半年前(2014 年 12 月)患者自觉乏力加重,排泡沫样尿,就诊于当地医院。查尿常规:尿蛋白(++),白细胞 12 个/HP,颗粒管型 5 个/LP;肾功能:BUN 11.36mmol/L,sCr 267.1μmol/L,UA 492.8μmol/L;免疫功能全套:IgG 4.64g/L,IgM 0.05g/L,IgA 24.33g/L,C4 0.05g/L;血涂片提示外周血白细胞中偶见晚幼粒细胞,可见 5% 以上异常淋巴细胞;免疫固定电泳可见 M 蛋白条带,类型为 IgA-κ。诊断为"慢性肾衰竭",予尿毒清等药物治疗(具体不详)。4 个月前就诊于外院,予中药治疗(具体不详),效果欠佳。现为求进一步诊治就诊于我院门诊,门诊拟"皮肤结节查因"收住我科。患者起病以来,精神欠佳,睡眠一般,纳差,近 2 个月出现尿少,大便未见明显异常,1 年来体重下降 15～20kg。

既往史:高血压病 10 余年,最高血压可达 170/90mmHg,予硝苯地平控释片(拜新同) 30mg qd 降压,平素血压波动于 140/80mmHg 左右;否认糖尿病、冠心病史。否认肝炎、结核等传染病史,2013 年 9 月曾因右斜疝于我院行手术治疗,具体不详。

体格检查:T 36.6℃,P 90 次/分,R 20 次/分,BP 144/88mmHg。轻度贫血貌,全身皮肤及黏膜无发绀、黄染、苍白,右腹股沟区可见一长约 5cm 的手术瘢痕。全身浅表淋巴结未触及肿大。口腔黏膜光滑,无皮疹、溃疡,舌体肥大,表面有齿痕,舌体右侧可见棕黄色不规则瘢痕组织,中间可见裂痕,质韧。咽无充血,双侧扁桃体无肿大。胸骨无压痛,心、肺查体未见异常。肝脾肋下未触及。双手指可见多个类圆形小肿物,大小不一,质软,表面光滑,有压痛,无皮温升高;四肢活动自如,无杵状指(趾),双下肢无水肿。

(二) 实验室检查

血常规:WBC 5.07×10^9/L,N 3.76×10^9/L,Hb 75g/L,PLT 145×10^9/L。

肝肾功能:BUN 10.0mmol/L,sCr 269μmol/L,UA 461μmol/L,ALT 10U/L,AST 14U/L,ALP 63U/L,LDH 125U/L,ALB 31.4g/L,GLB 32.4g/L,Ca^{2+} 2.20mmol/L,ProBNP 790.4pg/ml。

心肌梗死组合、乙肝两对半、空腹血糖、前列腺癌组合、出凝血常规+DIC 组合未见异常。

糖化血红蛋白、HIV 抗体筛查、梅毒组合未见明显异常。

尿常规:尿糖(±),尿蛋白(+),尿隐血(±);大便常规+隐血阴性。

体液免疫 7 项:IgA 21.10g/L↑,IgM 0.06g/L↓,IgG 2.59g/L↓,κ 链 14.60g/L↑,λ 链 1.03g/L↓。

血 β_2-MG:6480.00μg/L。

尿微量蛋白组合:尿 ALB 111.00mg/L,尿 κ 链 1330.00mg/L↑,尿 λ 链 89.10mg/L。

血清免疫固定电泳:发现单克隆免疫球蛋白 IgA-κ 型。

血、尿本周蛋白电泳:阳性,κ 轻链。

24 小时尿蛋白定量:2.469g。

胸部 CT:①左肺上叶前段轻度支气管扩张;②左肺上叶及双肺下叶肺大疱;③左肺尖、双下肺少量纤维增殖灶;④主动脉、左冠状动脉前降支、回旋支及头臂干粥样硬化;⑤左上胸膜增厚;⑥左肾小结石;⑦所见多发肝囊肿,慢性胆囊炎。

全身骨骼照 X 线片:①颅骨、肋骨、双侧股骨颈及粗隆间、双侧肱骨、双侧尺桡骨多发溶骨性破坏;②颈椎退行性变:颈 3～7 椎体骨质增生,颈 4/5、5/6 椎间隙变窄,项韧带钙化;③腰椎退行性变:腰 3～5 椎体骨质增生,腰 4/5 椎间隙变窄,腰 4/5 椎间关节失稳,腰 5 椎体棘突融合不全;④双侧髋臼骨质增生,右股骨颈骨岛形成。

骨髓涂片:骨髓增生活跃,粒系占 59%,比例、形态大致正常;红系占 12%,比例减低,形态大致正常;淋巴细胞、单核细胞比例和形态大致正常;骨髓瘤细胞占 13%(图 37-5),其胞体大小不等,胞质丰富,灰蓝色,泡沫感,胞核类圆形偏位,核染色质致密,核仁 1～2 个或不清;全片可见 7 个颗粒巨核细胞,血小板小簇分布。

骨髓流式细胞学检测:$CD38^{bright}CD45^-$ 异常浆细胞,比例约为 6.8%;抗原表达如下:CD19 0.9%、CD56 0.7%、CD138 96.3%、CD54 99.0%、CD49e 10.0%、cIgM 0.8%、cIgD 0.6%、cIgG 16.4%、cκ 98.0%、cλ 0.3%。

腹部 B 超:肝囊肿;双肾萎缩,右肾囊肿,双肾慢性肾病声像图;前列腺增生伴钙化灶;膀胱充盈不佳,双输尿管未见扩张;胆囊、胆管、胰腺、脾未见异常。

心脏彩超:高血压性心脏改变,主动脉增宽,左房、左室增大,主动脉瓣关闭不全(轻微),二尖瓣关闭不全(轻微),左心室收缩功能正常,舒张功能减低(Ⅰ级)。

骨髓 FISH:患者存在 1q21 位点信号扩增,比例约为 25%;IGH/FGFR3 和 CCND1/IGH 易位探针均未见融合信号,但均可见 IGH 位点信号缺失,比例约为 32% 和 28%;IGH/MAF 易位探针未见融合信号,但可见 IGH 和 MAF 位点信号缺失,比例约为 30%;p53 位点未见异常信号。

全身 PET-CT:①普遍性骨质疏松,多发骨质破坏,部分代谢轻度增高,结合临床符合多发性骨髓瘤;②肺气肿、双肺下叶肺大疱形成;左肺上叶增殖灶;左肺上叶舌上段轻度支气管扩张;右肺中叶及左肺下叶纤维灶;③多发肝囊肿;双肾萎缩;多发肾囊肿;④余所见部位 PET-CT 显像未见异常高代谢灶。

全消化道钡餐造影:①慢性胃炎;②十二指肠降段憩室;③右下肺少许纤维灶;④主动脉型心;主动脉硬化。

舌活检病理:舌黏膜组织,鳞状上皮假乳头瘤样增生,伴角化不全及角化亢进,黏膜下少量淋巴细胞浸润,并可见多

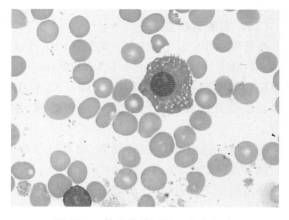

图 37-5 骨髓涂片可见异常浆细胞

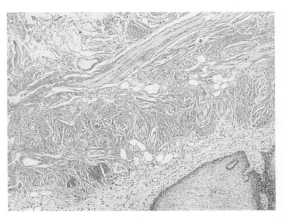

图 37-6　舌体刚果红染色阳性(×100)

量均质淡红染淀粉样物质沉积;特殊染色:刚果红染色(+)(图 37-6);结合 HE 形态及特殊染色结果,病变符合舌黏膜下淀粉样变。

(三)　初步诊断

多发性骨髓瘤?

(四)　诊断思路

1. 病例特点　该患者为老年男性,慢性起病,主要表现为双手肿痛以及贫血症状,查体见贫血貌,舌体肥大,双手肿胀。辅助检查提示贫血、肾功能不全、多发骨质破坏、M 蛋白、克隆性浆细胞等。

2. 鉴别诊断　对该患者可从肾功能不全、多发骨质破坏、M 蛋白、浆细胞增多等为切入点进行鉴别诊断,分别见相应章节。本病例从舌体活检病理提示刚果红染色阳性进行鉴别诊断。刚果红染色阳性提示淀粉样变,淀粉样变物质的性质有待于进一步行免疫组化确诊,但从患者血尿发现游离轻链,骨髓发现单克隆浆细胞来看,考虑轻链引起淀粉样变的可能性较大,最终需免疫组化确诊。加做轻链的免疫组化,结果示淀粉样物质 κ 阳性强度明显高于 λ,因此可以明确引起该患者淀粉样变物质为 κ 轻链(图 37-7)。其受累器官考虑有舌头、周围神经、肾。

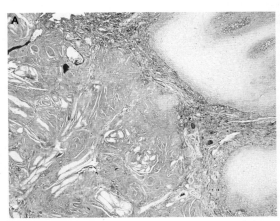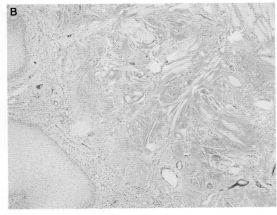

图 37-7　舌体免疫组化(×100)
A. κ 染色;B. λ 染色

该患者 IgA>20g/L,且固定电泳证实为单克隆 IgA,瘤细胞 13%,流式检查证实为克隆性浆细胞。按照多发性骨髓瘤诊断标准,该患者诊断多发性骨髓瘤是明确的。因此,考虑其淀粉样变继发于多发性骨髓瘤,为继发性轻链型淀粉样变性。

(五)　最终诊断

1. 轻链型淀粉样变:继发于多发性骨髓瘤(IgA-κ 型,ⅢB 期)

2. 高血压病(2级,极高危组)

高血压性心脏病

3. 肝多发囊肿

4. 肾多发小结石

5. 双肾多发囊肿

(六) 诊疗经过

患者诊断明确后按多发性骨髓瘤方案化疗。

(刘俊茹　李娟)

参 考 文 献

1. Gertz MA. Immunoglobulin light chain amyloidosis：2011 update on diagnosis，risk-stratification，and management. Am J Hematol，2011，86(2)：181-186.

2. 王荷花，颜绵生，李娟，等.原发性系统性淀粉样变患者的临床特征和生存分析.中华血液学杂志，2009，30(11)：772-774.

3. Gertz MA，Comenzo R，Falk RH，et al. Definition of organ involvement and treatment response in immunoglobulin light chain amyloidosis(AL)：a consensus opinion from the 10th International Symposium on Amyloid and Amyloidosis. Am J Hematol，2005，79(4)：319-328.

4. Picken MM. New insights into systemic amyloidosis：the importance of diagnosis of specific type. Curr Opin Nephrol Hypertens，2007，16(3)：196-203.

5. Picken MM. Amyloidosis-where are we now and where are we heading. Arch Pathol Lab Med，2010，134(4)：545-551.

6. Vrana JA，Gamez JD，Madden BJ，et al. Classification of amyloidosis by laser microdissection and mass spectrometry-based proteomic analysis in clinical biopsy specimens. Blood，2009，114(24)：4957-4959.

第 38 章

血管性紫癜的诊断思路

　　紫癜是由感染、风湿性疾病、皮肤病、创伤和血液病等各种病因引起血液渗出小血管外在皮下、黏膜下出血的总称,皮肤黏膜发生紫癜时,呈紫色,压之不退,与皮面相平或稍隆起高出皮面可触及。

　　血管病变、血小板减少和凝血功能障碍均可出现紫癜,本篇主要讨论血管性紫癜,其出血时间、凝血功能、血小板计数及功能均正常。血管内皮细胞基底膜、结缔组织、胶原层、平滑肌等组织先天性缺陷或者获得性损伤常发生血管性紫癜,可分为炎症性血管性紫癜(常见过敏性紫癜、感染性紫癜、ANCA 相关血管炎紫癜)、不高出皮面的非炎症性血管性紫癜(常见老年性紫癜、机械性紫癜、药物性紫癜、单纯性紫癜)、高出皮面或网状非炎症性血管性紫癜(常见血栓性疾病、异常球蛋白血症)三种类型。常见血管性紫癜介绍如下。

(一) 过敏性紫癜

　　过敏性紫癜属于常见的炎症性血管性紫癜,又称 Henoch-Schönlein 紫癜,是儿科最常见的血管炎综合征,好发于 2 ~ 20 岁人群,90% 患者年龄小于 10 岁。儿童常发生于上呼吸道感染病毒、链球菌等细菌感染后,成人可由于食物过敏、蚊虫叮咬及使用非甾体消炎药物、抗生素引起的侵犯皮肤和其他器官细小动脉和毛细血管的过敏性血管炎。紫癜可好发于四肢伸侧,尤其是双下肢和臀部,对称分布,成批出现,反复发作,严重者可发生高于皮面的血疱,甚至溃疡。可伴有腹痛、关节痛和肾损害等,当其相关症状出现于皮肤紫癜之前时,容易误诊为胃肠疾病或风湿性关节炎等。

(二) 血清病

　　血清病是一种免疫复合物沉积的Ⅲ型变态反应,可见于感染和输注异种血清后,临床常见于输注兔或马血清抗人胸腺球蛋白/抗淋巴细胞球蛋白(ATG/ALG)治疗的患者,常在用药后 1 ~ 2 周内发生,手足可出现高出皮面的紫癜和多形性红斑,常伴有发热、对称性多关节痛、乏力。输注前后预防性使用糖皮质激素可避免血清病的发生。

(三) 感染性紫癜

　　感染性紫癜属于炎症性血管性紫癜,部分可高出皮面,由病原微生物损伤血管引起。感染包括:①细菌性,革兰阴性菌和革兰阳性菌均可引起,紫癜形式多样,严重时可出现大疱性、溃疡性、坏死性紫癜,暴发性紫癜常见于机体免疫受损患者;②病毒,在儿童部分病毒如腺病毒、肠病毒、微小病毒 B_{19}、麻疹、汉坦病毒等感染可表现为发热以及腋下、胸部或臀部皮肤紫癜;③真菌感染,器官移植、干细胞移植、恶性肿瘤放化疗等机体免疫受损患者可并发真菌感染,其中念珠菌败血症、皮肤曲霉菌病或镰刀菌感染可出现突出皮面的坏死性紫癜；④立克次体,斑疹伤寒等立克次体属直接侵入内皮细胞胞质和胞核引起紫癜性皮损。感染性紫癜治疗以处理原发病为主。

（四） ANCA 相关血管炎性紫癜

ANCA 相关血管炎性紫癜包括韦格纳肉芽肿病、变应性肉芽肿性血管炎和镜下脉管炎,大多数患者皮肤血管性病变可出现高于皮面的血管性紫癜和溃疡性、结节性坏死性皮肤病变,ANCA 组合检查呈阳性。

（五） 老年性紫癜

老年性紫癜是一种慢性血管性出血性疾病,其原因多与人体衰老后皮肤血管外基质成分退行性病变致皮肤松弛、皮下组织萎缩、血管失去支持并缺乏弹性有关。轻微外伤可造成血管破裂、出血,通常发生于手背和前臂等暴露部位,也可见于球结膜。

（六） 糖皮质激素紫癜

库欣综合征内源性糖皮质激素分泌过多或者长时间糖皮质激素治疗患者,蛋白质分解代谢增强,患者皮肤及结缔组织易出现萎缩,皮肤变菲薄,毛细血管脆性增加,轻微外力或不易察觉外力作用下皮肤即可出血,常见于下腹两侧及大腿外侧,呈线性紫红色条纹。

（七） 机械性紫癜

血管跨壁压急性升高如抽搐发作后、举重、分娩以及急性血管外负压如拔火罐和戴防毒面具等使血液自血管外渗出引起紫癜,登山、高海拔、低气压以及下肢静脉功能不全者长时间站立也可引起下肢皮肤出血,常位于近踝关节处皮肤。

（八） 维生素 C 缺乏病

长期未摄入新鲜水果、蔬菜等引起维生素 C 摄入不足或慢性消耗性疾病导致维生素 C 缺乏,影响胶原合成,毛细血管脆性增加出现毛囊周围皮肤出血,紫癜常分布在大腿内侧和臀部。常同时有毛囊角化过度、齿龈增生水肿、伤口难愈合等表现。

（九） 药物性血管性紫癜

阿司匹林、吲哚美辛、别嘌呤醇、重金属盐、抗精神病药物吩噻嗪类等药物可引起皮肤紫癜,发病机制主要是药物性免疫复合物损伤小血管致血管脆性增加,停药后自动消失。

（十） 单纯性紫癜

单纯性紫癜多见于女性,临床表现为反复自发性皮肤瘀斑,常见于下肢,不予治疗可自行消退,月经期可加重,黏膜出血少见,少数束臂试验轻度阳性。少见遗传性家族性单纯性紫癜,应详细询问家族史。

（十一） 血栓性紫癜

血栓性紫癜属于高出皮面的非炎症性血管性紫癜类型,可见于遗传性、使用华法林等香豆素类抗凝剂或者自身抗体获得性蛋白 C 和 S 缺乏症以及抗磷脂综合征患者,继发于其大血管和小血管血栓可出现皮肤瘀斑、网状青斑、大疱性、溃疡性、坏死性等病变,患者同时有其他部位血栓形成。

（十二） 异常球蛋白血症引起的紫癜

异常球蛋白血症引起的紫癜属于高出皮面的非炎症性血管性紫癜类型,见于意义未明高丙种血球蛋白血症(部分伴有干燥综合征等风湿病)、华氏巨球蛋白血症、原发轻链型淀粉样变或者继发于多发性骨髓瘤轻链型淀粉样变、冷球蛋白血症等异常蛋白沉着损伤血管,可出现皮肤紫癜。实验室检查免疫球蛋白定量、血清免疫球蛋白电泳、血/尿本周蛋白电泳、骨髓涂片分类及骨髓流式细胞学淋巴细胞和浆细胞免疫表型分析有助于明确诊断,以治疗原发病为主。

【病例分析】

(一) 病史介绍

王某,男,17 岁,学生,因"脐周腹痛半个月伴黏液便 1 周"于 2012 年 11 月 16 日入院。患者于半月前无明显诱因出现脐周腹部胀痛,呈持续性,伴阵发性加重,无向他处放射,多于餐后明显,伴恶心、呕吐,主要为胆汁伴少许咖啡色胃内容物,无畏寒、发热,无咳嗽、咳痰,无皮肤出血点及皮疹,无关节骨痛。11 月 8 日就诊于当地医院,血常规示 WBC 24.7×10^9/L,N 81.2%,Hb 164g/L,PLT 232×10^9/L,大便常规 RBC 阳性、WBC 2～4/HP、脓球少量,凝血 4 项和血淀粉酶正常,胸片示双肺纹理增粗,腹部立卧位片未见明确肠梗阻及消化道穿孔,腹部和泌尿系统 B 超检查未见异常,予以禁食、胃肠减压、制酸、补液等支持治疗(具体不详),脐周胀痛无缓解,且 1 周前开始解黏液便,每天 6～7 次,每次量少,约十毫升至数十毫升,便后腹痛无缓解,次日复查血常规 WBC 51.2×10^9/L,N 90.1%,Hb 150g/L,PLT 241×10^9/L,胃镜检查提示克罗恩病(病变十二指肠),骨髓涂片示感染性骨髓象,拟诊"腹痛、黏液便查因:克罗恩病? 感染性肠炎?",现为进一步明确诊治求治我院。患者自起病以来,精神疲倦,睡眠较差,纳差,小便正常,无血便,体重下降约 4kg。

既往史:平素身体健康状况良好,否认食物、药物过敏史,无吸烟、饮酒等不良嗜好。

体格检查:T 36℃,P 72 次/分,R 20 次/分,BP 110/70mmHg。发育正常,营养不良,神志清楚,查体合作。全身皮肤及黏膜无出血点、皮疹,无皮下结节。浅表淋巴结无肿大。巩膜无黄染。口腔无溃疡,咽无充血,扁桃体无肿大。胸廓无畸形,双肺呼吸音清晰,未闻及干湿性啰音。心率 72 次/分,律齐,心音正常。腹部平坦,未见胃肠型及蠕动波,腹部静脉未见曲张;腹部柔软,左中、下腹压痛(+),反跳痛(±),未触及腹部肿块,肝脾肋下未扪及,Murphy 征阴性,肝肾区无叩击痛,移动性浊音阴性;肠鸣音正常,5 次/分,未闻及血管杂音。肛门及外生殖器未查。脊柱、四肢无畸形,活动正常。神经系统生理反射正常,病理反射阴性。

入院后第 12 天(11 月 27 日)患者四肢皮肤出现对称性紫癜,不高出皮面,追问病史,患者起病前曾进食海鲜、啤酒。

(二) 实验室检查

血常规结果见表 38-1。

表 38-1　患者入院后血常规检查结果

日期	WBC(×10^9/L)	N(×10^9/L)	Hb(g/L)	RBC(×10^{12}/L)	PLT(×10^9/L)
2012-11-17	25.42	74.7	129	4.54	405
2012-11-23	39.97	91.6	149	5.21	670
2012-11-28	23.59	83	135	4.72	500

大便常规:血红蛋白(免疫法)(+)、转铁蛋白弱阳性,余未见异常,镜检阴性;大便培养未检出沙门菌、志贺菌,未见真菌。

尿常规:蛋白(+)、酮体(+),管型2.98/μl,余阴性。

出凝血常规:PT 11.6s,APTT 33.5s,Fbg 7.35g/L。

血生化:ALT 74U/L,AST 55U/L,ALP 149U/L,TP 40.4g/L↓,ALB 20.9g/L↓,GLB 19.5g/L,TBIL 3.7μmol/L,Ca^{2+} 1.78mmol/L,sCr 46μmol/L;急诊血胰腺炎组合淀粉酶64U/L、脂肪酶372U/L。

乙肝5项:HBsAb(+)、余阴性;肝炎系列、HIV抗体、梅毒组合均阴性。

风湿病组合Ⅰ:血清淀粉样蛋白A 338mg/L,CRP 93.8mg/L,余阴性;体液免疫7项:IgA 1.36g/L,IgM 0.36g/L,IgG 7.25g/L,C3 1.44g/L↑,C4水平正常;SLE 5项、风湿病组合Ⅱ、ANCA组合均未见异常。

消化系统肿瘤组合:CA125 44.70U/ml,余未见异常。

胸片:心、肺、膈未见异常。

胃镜:食管下段轻度充血,贲门未见异常,胃底、胃体黏膜部分红肿,十二指肠轻度红肿、降段明显,呈小结节样,水平段也有类似改变;病理活检:十二指肠降段、水平段黏膜慢性炎症及胃窦黏膜慢性炎症;结论:十二指肠炎症、慢性胃炎、食管炎。

结肠镜:肠道清洁度欠佳,回肠末段进境20cm,见数个不规则溃疡,大小约0.5cm×0.3cm~2cm×3cm,底被覆白苔,其黏膜充血、红肿;回盲部充血、水肿、糜烂,未见明显溃疡;盲肠近阑尾开口见数个小糜烂灶;升结肠、横结肠、降结肠、乙状结肠和直肠黏膜未见异常;病理活检:回结肠末端黏膜慢性炎症、部分腺体呈腺瘤样增生,回盲瓣黏膜慢性炎症、伴淋巴滤泡增生、黏膜下层大量淋巴细胞浸润,未见肉芽肿;抗酸染色阴性;结论:回肠末端及回盲瓣病变。

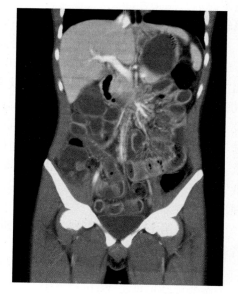

图38-1　全腹部+盆腔CT见小肠肠壁水肿,肠系膜血管"梳状征"改变

全腹部+盆腔CT平扫+增强+三维重建:①左侧中下腹部小肠可见肠壁多发节段性增厚,最厚处约8mm,部分增厚的肠壁呈"双晕征"改变,局部管腔狭窄,双期增强扫描后见增厚的肠壁呈轻至中度不均匀性强化,病变系膜侧血管增多,呈"梳状征"(图38-1),不除外小肠克罗恩病,需结合肠镜及病理;②盆腔内少量积液;③肠系膜区及腹主动脉旁多发小淋巴结;④肝、胆、脾、胰、双肾、膀胱、直肠未见异常,骨盆诸骨无异常。

骨髓涂片:骨髓增生明显活跃,粒系占77%,比例增高,见核左移及颗粒增粗现象;红系占14.5%,比例减低,形态大致正常;淋巴细胞、单核细胞比例和形态大致正常;巨核细胞共32个,血小板不少;未见寄生虫和转移癌细胞;细胞化学染色NAP阳性率83%,积分183;结论:刺激性骨髓象。

骨髓活检:增生大致正常,粒、红系细胞比例显著增大,未见肿瘤。

（三）初步诊断

腹痛、黏液便查因：克罗恩病？感染性肠炎？

（四）诊断思路

1. 病例特点　该患者为青年男性，急性起病，先有脐周腹痛和腹泻、黏液血便、入院后第 12 天出现四肢皮肤紫癜；实验室检查血小板计数和出凝血常规正常、中性粒细胞显著升高、蛋白尿、严重低蛋白血症、腹部 CT 检查示小肠多发节段性病变（肠壁多发节段性增厚、局部管腔狭窄），拟克罗恩病与淋巴瘤相鉴别，结肠镜病理活检示黏膜下层大量淋巴细胞浸润炎性病变。

2. 鉴别诊断　患者的诊断和鉴别诊断可以从消化系统症状（腹痛、腹泻、黏液血便、小肠多发节段性病变）、肾蛋白尿、中性粒细胞增多、血管性紫癜等多个切入点进行分析，中性粒细胞增多见本书第十四章。本病例从血管性紫癜为切入点进行讨论，具体分析如下：①过敏性紫癜，年轻患者，先后出现急性腹痛、腹泻等消化道症状以及蛋白尿、四肢皮肤对称性分布的血管性紫癜（血小板计数和出凝血常规正常），影像学、结肠镜及病理提示小肠节段性炎症病变，追问病史患者起病前曾进食海鲜易过敏食物史，以上支持过敏性紫癜累及消化道、肾和皮肤混合型的诊断，患者血管性紫癜出现在消化系统和肾病变后，诊断难度大，强调当有消化道和肾病变时仔细询问及密切观察有无皮肤紫癜及关节肿痛的重要性；②感染性紫癜，年轻患者，病程半个月，有腹痛、腹泻、黏液血便、中性粒细胞显著升高、后期出现血管性紫癜，注意细菌性胃肠炎感染引起紫癜可能，但患者整个病程中无发热，大便常规未见白细胞增多、头孢哌酮钠-舒巴坦钠（舒普深）抗感染治疗均不支持该诊断；③ANCA 相关血管炎性紫癜，患者病变同时累及肠道及肾，有炎症性肠病（腹痛、腹泻、黏液血便）及蛋白尿病变，注意 ANCA 相关血管炎性紫癜可能，但患者无肉芽肿病变、外周血嗜酸性粒细胞计数正常、ANCA 组合均阴性，不支持该诊断。

11 月 28 日实验室检查：大便常规血红蛋白（免疫法）强阳性（++）、转铁蛋白强阳性（++）、RBC 阳性、WBC 0～3/HP，尿常规蛋白（++）、隐血（+）、RBC 阳性，24 小时尿蛋白定量 2.845g。

（五）最终诊断

过敏性紫癜（混合型）

（六）治疗经过

11 月 28 日予甲强龙 40mg/d 静脉滴注及口服氯雷他定（开瑞坦）、氯苯那敏抗过敏治疗，4 天后四肢紫癜消退，脐周胀痛显著缓解，解黏液便较前减少，无血便，胃纳改善，5 天后改为甲泼尼龙（美卓乐）40mg/d 口服。12 月 11 日患者腹痛完全消失，大便正常，饮食明显好转，血白蛋白升至 29.4g/L，24 小时尿蛋白减至 1.121g，予以出院门诊随诊。

（王荷花　李娟）

参 考 文 献

1. 张之南，郝玉书，王建祥，等. 血液病学. 第 2 版. 北京：人民卫生出版社，2011：749-751.

2. Kaushansky K, Lichtman MA, Beutler E, et al. Williams Hematology. 8th ed. New York：McGraw-Hill Medical，2010.

第 39 章

PT 延长、APTT 正常的诊断思路

血浆凝血酶原时间(prothrombin time, PT)测定,指在受检血浆中加入过量的组织因子(兔脑、胎盘、肺组织等)浸出液和 Ca^{2+},使凝血酶原转化为凝血酶,后者使纤维蛋白原转变为纤维蛋白,观察血浆凝固所需要的时间。PT 是反映外源性凝血系统的筛选试验,正常值为 12~14 秒,超过正常对照 3 秒以上为延长。凝血酶原时间比值(prothrombin ratio, PTR)指被检血浆 PT 与正常血浆 PT 比值,目前推广国际标准化比值(international normalized ratio, INR)作为监测口服抗凝剂的可靠指标,参考值为 1.0±0.1,抗凝治疗的合适范围以 INR 维持在 2.0~3.0 为宜。

PT 是反映外源性凝血系统的筛选试验,是监测口服抗凝剂华法林等治疗的首选指标。PT 延长常见于:①遗传性或获得性外源性凝血因子Ⅶ水平的减低;②凝血途径共同通路中凝血酶原及凝血因子Ⅴ、Ⅹ和纤维蛋白原的严重缺乏;③纤溶活性增强,如继发性、原发性纤溶亢进及循环血液中有纤维蛋白(原)降解产物(fibrinogen degradation product, FDP);④血液循环中有抗凝物质,如存在肝素等。

凝血功能中 PT 延长、活化部分凝血酶原时间(activated partial prothrombin time, APTT)正常,多数是由凝血因子Ⅶ水平减低引起的出血性疾病造成,常见于以下疾病。

(一) 肝脏疾病

凝血因子Ⅰ、Ⅱ、Ⅴ、Ⅶ、Ⅸ、Ⅹ等均在肝合成,肝病时合成减少,凝血障碍引起出血。凝血因子水平降低程度与肝病严重程度相关,其中凝血因子Ⅶ由于半衰期仅 4~6 个小时,对肝蛋白质合成功能受损极其敏感,故肝病时最先出现凝血因子Ⅶ水平的减低,导致 PT 延长。PT 延长是肝功能 Child-Pugh 分级标准中的一个评分指标,严重肝病其他凝血因子合成均减少时,APTT、血浆凝血酶时间(thrombin time, TT)也出现延长。

(二) 弥散性血管内凝血(DIC)

DIC 是在多种病因作用下,凝血机制被激活、广泛微血栓形成、导致凝血因子与血小板大量消耗、继发纤溶亢进,引起出血及微循环衰竭,严重损伤可导致多脏器功能衰竭的临床综合征。临床 DIC 诊断标准包括:①有基础疾病或病理过程,常见病因为感染性疾病、恶性肿瘤、病理产科、手术与创伤、毒蛇咬伤等;②临床有出血、血栓或者两者兼有,或进展性器官功能障碍;③实验室检查,2001 年国际血栓止血学会(The International Society of Thrombosis and Haematostasis, ISTH)提出 DIC 积分评分法,强调动态复查

指标动态评分的重要性。在发生急性 DIC 时，纤维蛋白原、凝血酶原、凝血因子 V 和Ⅷ等迅速消耗，其中凝血酶原在转化为凝血酶后即被 ATⅢ清除，使之消耗增加，故出现 PT 延长，此时血小板计数也进行性下降。随着病情发展，其他凝血因子进一步消耗、继发性纤溶等可出现纤维蛋白原水平减低、D-二聚体和 FDP 升高、APTT 延长和 TT 延长、微血管病性溶血，患者可有出血症状。

（三）维生素 K 依赖性凝血因子缺乏症

凝血因子Ⅱ、Ⅶ、Ⅸ、X 分子结构中都含有数量不等的 γ-羧基谷氨酸残基，其在肝合成中必须依赖维生素 K 的参与，故合称为维生素 K 依赖性凝血因子。维生素 K 缺乏或利用障碍影响上述凝血因子的合成，临床出现出血症状，其中凝血因子Ⅶ半衰期最短，因此维生素 K 缺乏最先出现 PT 延长。临床常见于胆管阻塞疾病、较长时间使用头孢类抗生素及全胃肠外营养未补充维生素 K 或误食灭鼠药的患者。当其他维生素 K 依赖性凝血因子Ⅱ、Ⅸ、X 均受到影响时，PT 和 APTT 都延长。患者补充维生素 K 治疗有效，可排除遗传性凝血因子缺乏症。

（四）遗传性凝血因子Ⅶ缺乏症

本病罕见，呈常染色体隐性遗传，男女均可患病，常见于近亲婚配子女，杂合子 FⅦ水平接近正常的一半，一般无出血症状；纯合子患者 FⅦ水平常小于 10%，可有皮肤黏膜出血、月经过多、消化道出血及外伤后出血，FⅦ水平严重减低患者可出现类似于血友病的反复关节和肌肉血肿、慢性关节强直等畸形。实验室检查 PT 延长、APTT 正常，PT 延长可被正常血清纠正，FⅦ定量测定可明确诊断。

【病例分析】

（一）病史介绍

蔡某，男，31 岁，因"确诊急性髓系白血病 15 天"于 2015 年 2 月 6 日再次入院。患者于 2015 年 1 月 23 日因"发现白细胞减低 40 天，肛瘘术后 23 天"在我科住院，经骨髓穿刺涂片、流式细胞学等检查明确诊断为"急性髓系白血病、肛瘘术后"，于 1 月 28 日至 2 月 3 日予以 IA 方案（去甲氧柔红霉素 10mg d1~2，20mg d3；阿糖胞苷 200mg d1~7）方案诱导化疗 1 个疗程后出院，出院后无畏寒、发热，无皮肤黏膜出血，现为化疗后再次入院。自上次出院至今，患者精神、睡眠良好，胃纳正常，大便黄软，无肛周疼痛，小便正常；体重无明显改变。既往体健，否认肝炎等传染病史。

入院后持续粒细胞缺乏（中性粒细胞波动于 0~0.01×10⁹/L），2 月 8 日出现发热，体温达 38℃，伴肛周疼痛，诊断为中性粒细胞缺乏并肛周感染，予亚胺培南-西司他丁钠 1g q8h 抗感染、泊沙康唑口服初次预防真菌感染治疗。2 月 10 日双手血培养回报示左手血培养大肠埃希菌（ESBL）阳性，并新发左腹股沟淋巴结肿痛，彩超示左侧腹股沟淋巴结肿大考虑炎性可能性大，予联合万古霉素 1g q12h 加强抗感染治疗后左腹股沟淋巴结肿痛减轻。2 月 12 日无诱因出现全身多发皮疹，考虑亚胺培南-西司他丁钠、万古霉素可疑过敏（亚胺培南-西司他丁钠可能性大）。因持续粒细胞缺乏、低热、肛周仍有肿痛，2 月 14 日改用哌拉西林-他唑巴坦 4.5g q8h 联合左氧氟沙星 0.5g qd 抗细菌治疗、醋酸卡泊芬净

50mg qd 初次预防真菌治疗,2 月 16 日体温完全退至正常,左腹股沟区疼痛消失,肛周肿痛缓解。

2 月 17 日复查骨穿示急性髓细胞白血病未缓解骨髓象,白血病细胞由 38% 上升至 91%,于 2 月 20 日至 2 月 27 日予以地西他滨(38mg d1~5)联合 MAE 方案(米托蒽醌 10mg d1~3,阿糖胞苷 200mg d1~7,依托泊苷 100mg d1~3)再次诱导化疗,化疗过程顺利。

第 2 次诱导化疗结束后患者持续粒细胞极度缺乏(中性粒细胞波动于 0~0.02×10⁹/L),2 月 27 日晚患者出现发热,体温最高达 39.8℃,肛周无明显肿痛,肺部 CT 平扫未见异常,予以头孢吡肟 1g q12h 联合万古霉素 1g q12h 抗细菌治疗,以及米卡芬净 200mg qd 联合泊沙康唑 200mg tid 抗真菌感染治疗后仍持续高热,体温波动在 39.2~41℃,3 月 8 日血清降钙素原(procalcitonin,PCT)显著升高达 93.20ng/ml。3 月 9 日出现轻度黄疸,17:30 双手血培养均示革兰阴性杆菌,21:40 出现寒战、发热、气促,体温最高达 41℃,低氧血症(SpO₂ 68%),立即予面罩高流量吸氧 20L/min,患者指脉氧升至 90%,诊断并发革兰阴性杆菌败血症、低氧血症。鉴于患者亚胺培南-西司他丁钠过敏,严密观察下试用美罗培南 0.5g 未出现急性过敏反应,继续美罗培南 1g q8h 使用并联合阿米卡星 0.4g qd 抗细菌感染,停用泊沙康唑,继续应用米卡芬净抗真菌治疗。次晨体温呈下降趋势,但出现进行性肝损害、黄疸,并出现凝血功能异常(PT 延长)。

（二）实验室检查

3 月 9 日血常规:WBC 0.03×10⁹/L↓,Hb 66g/L,PLT 3×10⁹/L↓。

3 月 10 日血常规:WBC 0.08×10⁹/L↓,Hb 68g/L,PLT 5×10⁹/L↓。

大便常规、小便常规均未见异常。

3 月 10 日血生化:ALT 62U/L↑,AST 160U/L↑,LDH 377U/L↑,ALP 49U/L,P 38.4g/L↓,ALB 16.0g/L↓,GLB 22.4g/L↓,TBIL 104.7μmol/L↑,DBIL 71.4μmol/L↑,GLU 5.2mmol/L,sCr 90μmol/L,急诊血胰腺炎组合淀粉酶和脂肪酶水平正常,血氨 68μmol/L↑。

3 月 10 日出凝血常规+DIC 组合 I:PT 20.5s↑,INR 1.73↑,APTT 44.8s,Fbg 3.16g/L,D-二聚体 5.74mg/L,FDP 12.1μg/ml。

3 月 10 日血清降钙素原(PCT)93.20ng/ml↑,双手血培养结果均示 ESBL 阳性大肠埃希菌,药敏试验对亚胺培南及阿米卡星等敏感。

乙肝 5 项:HBsAb>1000IU/L、HBeAb(+)、HBcAb(+),HBV-DNA 定量阴性,肝炎系列、HIV 抗体、梅毒组合均阴性,巨细胞病毒 DNA 定量测定<500copies/ml。

心电图:正常;心脏彩超:左房增大,左心室收缩功能及舒张功能正常。

腹部彩超:脂肪肝,脾、胆、胰腺、双肾均未见异常。

胸部 CT 平扫:双肺片状模糊影以双下肺明显,双侧胸腔少量积液,少量腹水。

盆腔、肛周 MRI 平扫+增强:①肛管左侧壁至肛周皮肤肛瘘形成,开口约位于截石位肛管 2~3 点处,止于左侧肛周部皮肤,并括约肌间积脓;②轻度精囊炎;③盆腔少量积液。

（三）初步诊断

1. 急性髓系白血病

2. ESBL 阳性大肠埃希菌败血症、肛周感染、肺部感染

3. PT 延长查因:弥散性血管内凝血? 肝损害?

(四) 诊断思路

1. 病例特点　该患者为年轻男性,急性白血病患者,第 1 疗程诱导化疗不缓解,第 2 次诱导化疗后骨髓抑制持续粒细胞缺乏,ESBL 阳性大肠埃希菌败血症、肛周感染、肺部感染,并发低氧血症、肝损害、出凝血异常(PT 延长至 20. 5 秒、APTT 正常、纤维蛋白原正常)。

2. 鉴别诊断　患者粒细胞缺乏合并大肠埃希菌败血症,现出现凝血功能异常,可以从 PT 延长、APTT 正常为切入点分析其原因。①败血症合并 DIC,患者严重粒细胞缺乏期出现大肠埃希菌败血症,PT 延长需注意合并 DIC 可能,但纤维蛋白原无下降,DIC 积分<5 分暂不支持 DIC 可能,重度血小板减少考虑为化疗后严重骨髓抑制引起,继续动态监测出凝血常规、D-二聚体和 FDP 水平;②肝病,患者 PT 较正常对照延长 6 秒以上,新出现肝损害、黄疸(TBIL 104. 7μmol/L)、重度白蛋白(16. 0g/L)减低,目前无腹水及肝性脑病症状,肝功能 Child-Pugh 分级标准积分 9 分,为 B 级,注意严重肝损害引起 PT 延长可能,进一步观察肝功能变化;③维生素 K 依赖性凝血因子缺乏症,维生素 K 缺乏最先出现 PT 延长,该患者无口服抗凝剂、胆道阻塞疾病、较长时间使用头孢类抗生素及全胃肠外营养等引起维生素 K 缺乏因素,不支持其引起。综上所述,患者 PT 延长、APTT 正常考虑为 ESBL 阳性大肠埃希菌败血症引起肝损害导致可能性大,并继续动态监测出凝血常规、D-二聚体和 FDP 水平。

后续检查:

3 月 12 日肝功能:ALT 1413U/L↑,AST 1437U/L↑,LDH 707U/L↑,ALP 81U/L,TP 50. 5g/L↓,ALB 15. 4g/L↓,GLB 35. 1g/L,TBIL 227. 4μmol/L↑,DBIL 148. 6μmol/L↑,DBIL 78. 8μmol/L↑;乙肝 5 项:HBsAb>1000IU/L、HBeAb 0. 038COI、HBcAb 0. 004COI,HBV 内标法(COBAS HBV)检测阴性。

3 月 12 日出凝血常规+DIC 组合Ⅰ:PT 26. 4s↑,INR 2. 22↑,APTT 41. 1s,Fbg 2. 39g/L,D-二聚体 8. 08mg/L,FDP 21. 1μg/ml。

(五) 最终诊断

1. 急性髓系白血病

2. ESBL 阳性大肠埃希菌败血症、肛周感染、肺部感染

3. 急性肝功能衰竭:①自发性腹膜炎;②肝性脑病前期;③中毒性鼓肠

(六) 治疗经过

3 月 10 日继续应用美罗培南 1g q8h 联合阿米卡星 0. 4g qd 抗细菌、米卡芬净抗真菌治疗,体温逐渐呈下降趋势,12 日退至正常,血清 PCT 由 93. 20ng/ml 降至 22. 11ng/ml。但肝损害进行性加重,PT 延长至 26. 4 秒,诊断为并发急性肝功能衰竭:①自发性腹膜炎;②肝性脑病前期;③中毒性鼓肠。考虑肝损害为感染和药物因素引起可能,予以护肝、降酶、退黄、降血氨和输注新鲜冰冻血浆、白蛋白等支持,腹胀、精神症状逐渐好转,14 日 PT 恢复正常、血清白蛋白上升至 28. 6g/L,肝功能逐渐好转。

(王荷花　李娟)

参 考 文 献

1. Taylor FB Jr,Toh CH,Hoots WK,et al. Towards definition,clinical and laboratory criteria,and a scoring system for disseminated intravascular coagulation. Thromb Haemost,2001,86(5):1327-1330.

2. Levi M,Toh CH,Thachil J,et al. Guidelines for the diagnosis and management of disseminated intravascular coagulation. British Committee for Standards in Haematology. Br J Haematol,2009,145(1):24-33.

3. Kaushansky K, Lichtman MA, Beutler E, et al. Williams Hematology. 8th ed. New York:McGraw-Hill Medical,2010.

第 40 章

PT 正常、APTT 延长的诊断思路

活化部分凝血酶原时间（activated partial prothrombin time，APTT）测定，指在 37℃ 以白陶土（激活剂）激活凝血因子ⅩⅡ、ⅩⅠ，以脑磷脂（部分凝血活酶）代替血小板提供凝血的催化表面，在 Ca^{2+} 的参与下，观察贫血小板血浆凝固所需要的时间。正常参考值为 35～45 秒，较正常对照值延长 10 秒以上为异常。

APTT 是反映内源性凝血系统的筛选试验，是监测肝素治疗的首选指标。APPT 延长常见于：①遗传性或获得性内源性凝血因子Ⅷ、Ⅸ、Ⅺ、Ⅻ、高分子质量激肽原和激肽原水平的减低；②凝血途径共同通路中凝血酶原及凝血因子Ⅴ、Ⅹ和纤维蛋白原的严重缺乏；③纤溶活性增强，如继发性、原发性纤溶亢进及循环血液中有纤维蛋白（原）降解产物（FDP）；④血液循环中有抗凝物质，如存在肝素或狼疮抗凝物质等。

凝血功能检查中 APPT 延长、PT 正常，多数是由内源性凝血途径缺陷引起的出血性疾病，可分为遗传性、获得性两大类，具体可见于以下疾病。

（一）血友病 A

血友病 A 也称为遗传性凝血因子Ⅷ缺陷症，血浆中凝血因子Ⅷ水平减低，为 X 染色体隐性遗传的出血性疾病，男性患病，女性传递，其主要临床表现为自幼即有出血倾向，皮肤黏膜均可出血，关节腔积血和肌肉血肿是其特有症状，反复发作可引起关节畸形、强直和肌挛缩，严重时可出现内脏出血。实验室检查 APTT 延长，凝血激酶生成缺陷可被正常硫酸钡吸附血浆纠正而不能被正常血清纠正，进一步Ⅷ:C 定量测定并辅以Ⅷ:Ag 测定即可确诊血友病 A。

（二）血友病 B

为血浆中凝血因子Ⅸ的缺乏，其遗传方式和出血表现均与血友病 A 相似，其 APTT 也延长，凝血激酶生成缺陷可被正常血清纠正而不能被正常硫酸钡吸附血浆纠正，进一步 FⅨ水平测定即可确诊血友病 B。

（三）获得性凝血因子Ⅷ抑制物

以 FⅧ抗体形式出现，可见于血友病 A 患者替代治疗后产生异源性Ⅷ抗体所引起，发生率 5%～10%；非血友病患者可由自身免疫性疾病、产后或妊娠期妇女、恶性肿瘤、药物、感染等引起，患者既往无出血病史及无家族性出血病史者，出现自发性肌肉和关节血肿、片状瘀斑时需注意获得性凝血因子Ⅷ抑制物的可能。实验室检查 APTT 延长、PT 正常，APTT 延长不能通过患者和正常血浆 1:1 混合改善，血浆 FⅧ活性减低，进一步检测 FⅧ抑制物阳性可

明确诊断。1 个 Bethesda 单位（BU）定义为 37℃ 、2 小时抵消 FⅧ 1 个单位 50% 的抑制剂数量。积极寻找原发疾病或诱因对清除 FⅧ 抑制物十分重要。

（四） 获得性凝血因子Ⅸ抑制物

发病机制及临床表现类似于获得性凝血因子Ⅷ抑制物，但发病率低，凝血功能筛选实验 APTT 延长、PT 正常，改良 Bethesda 法可定量测定凝血因子Ⅸ抑制物浓度。

（五） 血管性血友病（von willebrand disease，vWd）

血浆血管性血友病因子（von willebrand factor，vWF）主要由血管内皮细胞合成。vWF 在止血中的主要作用，一是与血小板膜 GPⅠb-Ⅸ 复合物及内皮下胶原结合，介导血小板在血管损伤部位的黏附；二是作为载体与 FⅧ 结合后具有稳定 FⅧ 的作用。vWd 患者由于血浆中 vWF 含量减少或缺如，初期止血功能发生障碍，主要表现为血小板黏附功能降低，同时由于 FⅧ 活性丢失，常有 APTT 延长。患者 FⅧ 活性水平 10% ~40%，出血较轻，以反复自发皮肤黏膜出血为主；少数重型患者Ⅷ活性可低至 3% ~5%，而发生自发性关节腔、肌肉或其他部位出血。实验室检查出血时间延长、vWF：Ag 定量测定、vWF：Ag 多聚物分析及瑞斯托诱发血小板聚集反应可明确 vWd 患者的诊断与分型。vWd 患者预后一般较好，随着年龄增长，出血症状自行改善，vWF 活性上升，重型患者到了成年期出血倾向较青少年期减轻。类似于血友病患者替代治疗后可能出现获得性凝血因子Ⅷ抑制物，遗传性 vWd 患者在输血治疗后也可发生获得性 vWd，或者由淋巴细胞增殖性疾病和骨髓增殖性疾病引起。

（六） 抗磷脂抗体

抗磷脂抗体包括狼疮抗凝物和抗心磷脂抗体，在体外两者均可引起磷脂依赖性凝血时间延长，筛选试验常有 APTT 延长。抗磷脂抗体是既往无凝血功能异常的患者中 APTT 延长的常见原因，通过凝血因子水平检测可与凝血因子缺乏症相鉴别，狼疮型抗凝物和抗心磷脂抗体检测阳性可诊断。临床多数患者无出血表现，常表现为血栓形成，复发性流产、胎死宫内、早产和胎儿发育迟缓是其常见产科并发症。

（七） 遗传性凝血因子Ⅻ、激肽释放酶原或者高分子量激肽原缺乏症

凝血因子Ⅻ、激肽释放酶原和高分子量激肽原是凝血途径中的接触因子，凝血机制中内源性途径或接触激活途径始于这些接触因子，其缺乏均导致 APTT 延长。但由于生理凝血过程中凝血系统的活化主要通过凝血因子Ⅶ-组织因子途径作用生成Ⅸa、Ⅹa 和凝血酶，这些接触因子并不是必不可少的，故其缺乏不引起出血症状，即使是严重缺乏者。发病罕见，患者常因凝血功能初筛发现 APTT 延长而得到诊断，因未见报道有异常出血，故本病不需要治疗。

（八） 遗传性凝血因子Ⅺ缺乏症

本病多见于犹太人后裔，与血友病 A 和血友病 B 性染色体连锁遗传不同，本病呈常染色体隐性遗传，男女均可患病，杂合子无出血倾向，纯合子患者有出血症状，比血友病轻，多发生于创伤和手术后皮肤黏膜出血，很少出现关节和肌肉血肿。实验室检查 APTT 延长，PT 和 TT 均正常，FⅪ活性测定减低可明确诊断。

【病例分析】

（一） 病史介绍

骆某，男，44 岁，因"反复发热伴乏力、面色苍白 1 个月"于 2012 年 12 月 26 日入院。患

者于 1 个月前无明显诱因出现反复午后发热，体温最高达 39.5℃，无寒战，无咽痛、咳嗽、咳痰，无胸痛、盗汗、咯血，无关节骨痛，自服"退烧药"后次晨体温可下降至正常，但逐渐出现全身乏力、面色苍白，活动劳累后乏力加重，无皮肤黏膜出血。12 月 18 日入住市级人民医院，化验血常规示 WBC 2.7×10⁹/L，Hb 74g/L，PLT 111×10⁹/L，出凝血常规 APTT 69.3s，胸部、腹部 CT 平扫检查示脾大、腹膜后及右侧盆腔多发淋巴结肿大、盆腔积液，考虑淋巴瘤可能性大，予抗感染、退热、输注新鲜冰冻血浆、降糖等治疗（具体用药不详），1 周后症状无好转、APTT 延长未能纠正，现为进一步明确诊治来我院，门诊拟"发热、腹腔淋巴结肿大查因：淋巴瘤？"收住。自起病以来，患者精神疲乏，睡眠正常，饮食一般，无腹痛、腹胀，大小便正常，体重无明显变化。

既往史、个人史：既往 2009 年曾因"皮肤瘀斑"在省级医院诊断"血管性血友病"，当时血常规正常（WBC 5.67×10⁹/L Hb 158g/L PLT 200×10⁹/L），出凝血常规 APTT 54s，FⅧ活性 28%，血管性血友病因子（vWF）10.1%。有"2 型糖尿病"病史 6 年，予以"瑞格列奈 1mg bid、二甲双胍 0.25g tid"降血糖治疗。母亲有糖尿病病史。否认家族有凝血功能异常等其他遗传病病史。

体格检查：T 38.6℃，P 96 次/分，R 18 次/分，BP 126/75mmHg。发育正常，营养中等，中度贫血貌，全身皮肤及黏膜苍白，无瘀点、紫癜和瘀斑，无黄染、蜘蛛痣。浅表淋巴结无肿大。巩膜无黄染。鼻无出血。口腔无溃疡，牙龈无肿胀及出血，咽稍红，扁桃体无肿大。胸廓无畸形，胸骨中下段无压痛，双侧呼吸动度等强，叩诊呈清音，双肺呼吸音清晰，未闻及干湿性啰音，无胸膜摩擦音。心率 96 次/分，律齐，心音正常。腹平软，无压痛及反跳痛，未扪及包块，肝脾肋下未扪及，移动性浊音阴性，肠鸣音正常。脊柱、四肢无畸形，活动正常。神经系统生理反射正常，病理反射阴性。

（二）实验室检查

血常规：WBC 2.74 ×10⁹/L，N 1.56 ×10⁹/L，Hb 70g/L，PLT 173×10⁹/L。

大便常规、小便常规均未见异常。

出凝血常规：PT 13.6s，INR 1.16，APTT 72.8s↑，TT 16.9s，Fbg 5.84g/L，外源性凝血因子水平正常，内源性凝血因子 FⅧ 18.7%↓，FⅨ、Ⅺ和 FⅫ 水平正常；血小板聚集功能试验：vWF 24%↓，瑞斯托霉素诱导血小板聚集试验正常。

血生化：ALT 21U/L，AST 16U/L，LDH 160U/L，TP 52g/L，ALB 30g/L，GLB 22g/L，TBIL 9.3μmol/L，GLU 6.4mmol/L，Ca²⁺ 1.32mmol/L，sCr 64μmol/L，糖化血红蛋白 5.8%。

贫血组合Ⅲ：维生素 B₁₂ 193ng/L，叶酸 6.5μg/L，血清铁蛋白 1162μg/L↑，促红细胞生成素 71.8IU/L。

直接 Coombs 试验阴性，冷凝集试验阴性。

血清降钙素原（PCT）0.19ng/ml，双手血培养阴性；肥达反应、外斐反应均阴性；EB 病毒组合：VCA-IgA、VCA-IgM 均阴性，VCA-IgG 阳性。

乙肝 5 项 HBsAb（+）、HBeAb（+）、HBcAb（+），肝炎系列、HIV 抗体、梅毒组合均阴性。

风湿病组合Ⅰ：血清淀粉样蛋白 A 330mg/L、CRP 94mg/L，余阴性；体液免疫 7 项：IgA 0.61g/L，IgM 0.45g/L，IgG 6.27g/L，κ 链 6.15g/L，λ 链 2.0g/L，C3 1.32g/L，C4 0.3g/L；SLE 5 项、风湿病组合Ⅱ、ANCA 组合和抗磷脂抗体均未见异常。

血清免疫固定电泳见 IgG-κ 型单克隆免疫球蛋白,尿本周蛋白电泳阴性。

消化系统肿瘤 I 、前列腺癌组合均未见异常;血 β_2 微球蛋白 2909μg/L↑。

心电图正常;超声心动图示心脏形态结构未见异常,彩色多普勒未见异常,左心室收缩功能及舒张功能正常。

骨髓涂片:骨髓增生活跃,粒系占 57%,各阶段比例、形态大致正常;红系占 29%,比例、形态大致正常;淋巴细胞、单核细胞比例和形态大致正常;见 2% 分类不明细胞(图 40-1),其胞体中等大小,

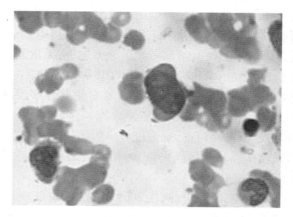

图 40-1　骨髓涂片见分类不明细胞

胞质量少,无颗粒,胞核不规则形,染色质较致密,核仁不清;全片见巨核细胞共 20 个,血小板不少;未见寄生虫和转移癌细胞;血细胞组化染色 NAP 阴性。

(三) 初步诊断

1. 发热、腹腔淋巴结肿大查因:淋巴瘤?

2. 凝血功能障碍查因:遗传性? 获得性?

3. 2 型糖尿病

(四) 诊断思路

1. 病例特点　该患者为中年男性,病程 1 个月,以反复发热、贫血为症状,无明显感染伴随症状,实验室检查血常规提示两系血细胞减少(白细胞和红细胞减少)、凝血功能异常(APTT 延长、凝血因子Ⅷ和 vWF 水平均中度减低、瑞斯托霉素诱导血小板聚集试验正常)、脾大、腹膜后及右侧盆腔多发淋巴结肿大、骨髓涂片见分类不明细胞,外院抗感染治疗无效。既往 2009 年曾因"皮肤瘀斑"在外院诊断为"血管性血友病"。

2. 鉴别诊断　患者的诊断和鉴别诊断可以从全血细胞减少、淋巴结肿大、轻度脾大、骨髓涂片见分类不明细胞、APTT 延长等多个切入点进行分析,见本书相关章节。本病例从 PT 正常、APTT 延长为切入点进行讨论,具体分析如下:①血友病 A,男性患者,凝血因子Ⅷ降低、APTT 延长均支持血液病 A 的诊断,但该患者中年起病,以皮肤出血为表现,无关节和肌肉软组织出血,无关节强直畸形表现,FⅧ和 vWF 水平均中度减低,因此不支持血友病 A 诊断,亦不支持获得性凝血因子Ⅷ抑制物的诊断;②血管性血友病(vWd),患者有皮肤出血表现,外院和本院多次实验室检查有 APTT 延长、FⅧ和 vWF 水平均减低,支持 vWd 的初步诊断;但中年起病,以及此次入院有反复发热、两系血细胞减少、脾大、腹膜后及右侧盆腔多发淋巴结肿大、骨髓涂片见分类不明细胞,用遗传性 vWd 无法解释上述表现,需注意获得性 vWd 可能;③抗磷脂抗体和抗磷脂抗体综合征,抗磷脂抗体是既往无凝血功能异常患者中 APTT 延长的常见原因,患者中年起病,APTT 延长,但抗磷脂抗体检测阴性、无血栓形成,不支持抗磷脂抗体和抗磷脂抗体综合征的诊断,且凝血因子活性检测示 FⅧ和 vWF 水平均减低。因此,有条件者进一步检查血清中有 vWF 和Ⅷ复合物抗体可确诊获得性 vWd,目前患者有两系血细胞减少、脾大、腹膜后及右侧盆腔多发淋巴结肿大、骨髓涂片见分类不明细胞,需注意继发于淋巴瘤可能。

2012 年 12 月 28 日全身 PET-CT 检查(图 40-2):①肝门区、腹膜后腹主动脉旁、右侧髂血管旁可见多发肿大淋巴结影,最大者位于右侧髂血管旁近腹股沟处,大小约 3.9cm× 3.4cm,可见异常 FDG 浓聚(最大 SUV 值约 8.7);②脾大,超过 10 个肋单元,不均匀性代谢增高(多发结节样 FDG 浓聚灶,最大 SUV 值约 9.2),③中轴骨及扫描野内四肢长骨近端骨髓不均匀性代谢增高(最大 SUV 值约 7.5);结论:考虑淋巴瘤。

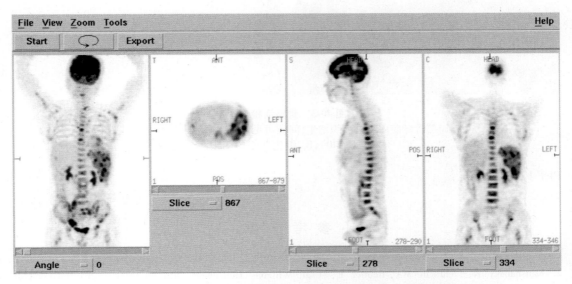

图 40-2　全身 PET-CT 示多发淋巴结肿大,脾大,中轴骨及扫描野内四肢长骨
近端骨髓不均匀性代谢增高

2013 年 1 月 10 日骨髓活检病理(图 40-3):镜下局部骨髓腔内纤维组织增生,间质可见体积中等或大异型淋巴细胞浸润,细胞核略不规则,部分可见核仁;疫组化异型细胞 CD3 阳性,CD5 部分阳性,MPO、CD20、CD79a、CD61、CD117 均阴性。病变符合骨髓 T 细胞异常增殖,考虑 T 淋巴细胞瘤累及骨髓。

（五）　最终诊断

1. T 细胞淋巴瘤(ⅣB 期)

2. 获得性血管性血友病

3. 2 型糖尿病

（六）　治疗经过

入院后患者仍反复高热,体温最高达 39.8℃,无皮肤黏膜出血倾向,为行骨髓活检明确诊断,予以精氨酸加压素、输注冷沉淀、新鲜冰冻血浆及凝血因子Ⅷ制剂改善凝血功能后 (APTT 由 72.8 秒缩短至 55 秒、FⅧ水平由 18.7% 上升至 42%),于 2013 年 1 月 5 日行髂骨骨髓穿刺涂片及同时 3 个部位骨髓活检,过程顺利,局部无明显出血,未见血肿形成。1 月 12 日经骨髓病理明确诊断为 T 细胞淋巴瘤(ⅣB 期),于 1 月 17 日开始予以 hyper CVAD-A 方案化疗,化疗第 5 天(1 月 21 日)复查凝血功能完全恢复正常(APTT 38 秒、FⅧ水平 134.7%、vWF 248%);化疗第 8 天起患者体温逐渐下降,全身状况逐渐好转;化疗第 12 天(1 月 28 日)体温完全退至正常,此后未再出现发热,复查血常规 WBC 7.74×10⁹/L、Hb 88g/L、

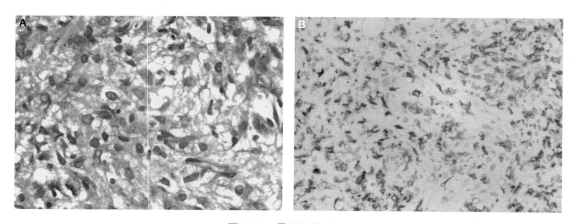

图 40-3　骨髓活检病理
A. 局部骨髓腔内纤维组织增生，间质可见体积中等或大异型淋巴细胞
浸润（×40）；B. 组化染色 CD3 阳性

PLT $173×10^9$/L。

（王荷花　李娟）

参 考 文 献

1. 张之南，郝玉书，王建祥，等. 血液病学. 第 2 版. 北京：人民卫生出版社，2011：749-751.

2. Kaushansky K，Lichtman MA，Beutler E，et al. Williams Hematology. 8th ed. New York：McGraw-Hill Medical，2010.

第 41 章

PT、APTT 均延长的诊断思路

在临床凝血功能常规检测中,血浆凝血酶原时间(PT)反映外源性凝血系统的筛选试验,活化部分凝血酶原时间(APTT)则反映内源性凝血系统的筛选试验,PT 延长、APTT 延长、TT 正常可见于:①内源性、外源性因子同时缺乏;②共同凝血途径包括凝血因子 X、V、凝血酶原的单个或多个联合缺乏;③临床使用肝素治疗时。

临床 PT 延长、APTT 延长、TT 正常可见于以下疾病。

(一) 弥散性血管内凝血(DIC)

DIC 患者消耗性低凝期多种凝血因子水平减低,出现 PT 和 APTT 均延长、纤维蛋白原水平降低,严重减低时可出现 TT 延长;继发性纤溶引起 D-二聚体和纤维蛋白原降解产物(FDP)增加;同时有血小板计数进行性下降、微血管病性溶血(外周血涂片盔形红细胞和破碎红细胞增加),患者临床出血症状明显。

(二) 肝疾病

凝血因子几乎全部在肝脏合成,严重肝病常伴有多种凝血因子水平下降,维生素 K 依赖性凝血因子 Ⅱ、Ⅸ、Ⅶ、Ⅹ 及其他凝血因子合成均减低,可出现 PT、APTT 延长;纤维蛋白原半寿期显著缩短、合成不足使纤维蛋白原水平降低,同时肝灭活纤溶功能下降可出现纤溶亢进,血浆 FDP 水平增高,一般血小板也减少。

(三) 维生素 K 依赖性凝血因子缺乏症

在维生素 K 缺乏或利用障碍时维生素 K 依赖性凝血因子 Ⅱ、Ⅶ、Ⅸ、Ⅹ 水平降低,临床可出现严重程度不一的出血倾向,实验室检查 PT 和 APTT 可都延长,TT 正常。获得性维生素 K 依赖性凝血因子缺乏症主要原因:①食物摄入不足,见于长期不能进食如接受全胃肠外营养并缺乏维生素 K 补充的患者;②吸收不良,食物中维生素 K 的吸收需要胆盐和胰液,各种引起胆管阻塞的疾病及胆管术后引流等导致肠道胆汁缺乏影响维生素 K 的吸收;③合成低下,见于新生儿出血症;④代谢受干扰,香豆素类药物是维生素 K 拮抗剂,华法林和双香豆素作为常用口服抗凝药物广泛用于血栓性疾病和人工脏器患者预防血栓形成;另外随着第二代香豆素类抗凝血慢性杀鼠剂如溴敌隆的日益广泛使用,直接口服鼠药中毒以及可能通过粪-口途径鼠药中毒可引起维生素 K 还原受抑制,后者常见于农民、学生和儿童,因此对无任何基础疾病、既往无出血症状及无出血性疾病家族史患者出现 PT 和 APTT 都延长时,一定要高度警惕其是否为抗凝血鼠药中毒;⑤头孢类抗生素的使用,如头孢派酮、头孢盂多不仅抑制肠道菌群制造维生素 K_3,而且通过抑制谷氨酸 γ-羧基化直接引起维生素 K 依赖性凝血因子的合成减少。

（四）获得性因子Ⅹ缺乏症

凝血因子Ⅹ是内、外凝血共同通路中的凝血因子，因子Ⅹ缺乏可引起 PT 和 APTT 均延长，不能被正常血浆纠正，TT 正常，鲁塞尔蝰蛇毒时间（Rusell's viper venom time, RVVT）延长，进一步因子Ⅹ活性检测水平减低。获得性因子Ⅹ缺乏症可见于原发性系统性轻链型淀粉样变、Castleman 病、因子Ⅹ抑制物等疾病。

（五）遗传性凝血因子Ⅱ、Ⅴ或Ⅹ缺乏症

临床罕见，内、外凝血途径共同通路中凝血因子Ⅱ、Ⅴ或Ⅹ遗传性单个或多个联合缺乏，PT 和 APTT 均延长，而 TT 正常，进一步凝血因子活性测定具有诊断意义。

【病例分析】

（一）病史介绍

谢某，男，24 岁，广东湛江人，无业。患者因"反复皮肤瘀斑 8 年，伴腹泻、眼黄 11 个月余"于 2012 年 3 月 12 日入院。患者自 2004 年初起无明显诱因反复出现四肢皮肤瘀斑，牙龈易出血，无关节肿痛，无腹痛、腹胀，无黄疸。于 2004 年 11 月 29 日入住当地市医院，血常规示血小板计数正常，肝功能示 ALT 230U/L、AST 111U/L，PT>60s，腹部 B 超检查示肝大、脾大，诊断考虑"肝硬化"可能，予以输注新鲜冰冻血浆、止血及护肝等治疗（具体用药不详），复查凝血功能及肝功能好转后出院。出院后仍反复出现皮肤瘀斑，门诊多次予以上述治疗后均好转。2011 年 4 月 8 日因四肢皮肤瘀斑明显增多再次入住该院，检查肝功能 ALT 372U/L、AST 386U/L、ALP 1173U/L、TBIL 43.5μmol/L、DBIL 27.8μmol/L、ALB 27.9g/L，出凝血功能 PT 96s、APTT 82s、Fbg 4.74g/L，凝血因子Ⅶ和Ⅸ水平均减低（具体数值不详），甲状旁腺素 174pg/ml，骨髓穿刺涂片及活检未见明显异常，诊断考虑"①凝血功能障碍；②肝硬化？③甲状旁腺功能亢进症"，给予输注新鲜冰冻血浆、维生素 K₁、护肝等治疗（具体用药不详），症状缓解出院。自 2011 年 5 月无明显诱因反复出现腹泻、黄色水样便，发作时每天 2~3 次，伴眼黄，无腹痛、腹胀，电子肠镜检查和病理活检提示直肠慢性炎症，予抗感染、护肝等处理（具体用药不详）后症状无好转，改间断服用中药治疗，腹泻好转，但眼黄逐渐加深，并出现皮肤黄染、尿色深黄，且四肢皮肤瘀斑增多，鼻易出血，于 2011 年 12 月 10 日当地医院门诊查肝功能示 ALT 686U/L、AST 413U/L、ALP 3236U/L、TBIL 339μmol/L、DBIL 268μmol/L，在当地医院予以护肝及间断输注新鲜冰冻血浆等治疗后出血症状好转，现为进一步明确诊治收住我院。自起病以来，患者精神尚好，睡眠、食欲正常，近 5 个月大便黄软，无血便或黑便，小便正常，无血尿，体重无明显改变。

既往史、个人史：否认病毒性肝炎及其他肝病史，不饮酒，无已知毒物暴露史。家族中无类似病史者。

体格检查：T 36.2℃，P 94 次/分，R 20 次/分，BP 102/80mmHg。神志清楚，体型消瘦。全身皮肤及黏膜重度黄染，四肢皮肤见散在片状陈旧性瘀斑，无血肿。无黄色素瘤、蜘蛛痣。全身浅表淋巴结无肿大。巩膜重度黄染，鼻无出血，牙龈无出血肿胀。甲状腺无肿大。心肺无特殊。腹部平坦，腹壁静脉无曲张；腹软，无压痛、反跳痛，肝脾肋下未扪及，Murphy 征阴性，肝、肾区无叩击痛，移动性浊音阴性，肠鸣音正常。脊柱、四肢无畸形，双下肢无水肿。神经系统生理反射正常，病理反射阴性。

（二）实验室检查

血常规：WBC 10.6×10⁹/L,N 71.6%,Hb 110g/L,PLT 384×10⁹/L。

血常规：WBC $10.6×10^9/L$,N 71.6%,Hb 110g/L,PLT $384×10^9/L$。

大便常规：无异常,隐血试验阴性；尿常规：尿胆素（+++）,余未见异常。

肝功能和出凝血常规见表41-1。

表41-1　肝功能出和凝血常规检查结果

日期	ALT (U/L)	AST (U/L)	ALP (U/L)	TBIL (μmol/L)	DBIL (μmol/L)	ALB (g/L)	PT (s)	APTT (s)	Fbg (g/L)
2004-11-29	230	111					>60		
2011-04-08	372	386	1173	43.5		27.9	95	82	4.74
2011-11-29							17.2		
2011-12-10	686	413	3236	339	268				
2012-03-13	474	290	2155	294.5	214.2	29.8	23.7	49.2	5.18

血生化：LDH 441U/L↑,TP 69.2g/L,GLB 39.4g/L↑,CHOL 12.7mmol/L↑,TG 2.18mmol/L↑,HDL-C 0.40mmol/L↓,余无异常。

血友病组合：FⅦ 52.9%↓,FⅨ 53.7%↓,FⅧ和FⅪ水平正常；病理性抗凝物质检测均阴性。

血清甲状旁腺素270pg/ml↑,B超检查甲状腺未见异常。

乙肝两对半、肝炎系列、HIV抗体、梅毒组合均阴性,自身免疫性肝病组合均阴性。

血沉71mm/h↑;风湿病组合Ⅰ:血清淀粉样蛋白A 52.4mg/L,CRP 22.7mg/L,余未见异常；体液免疫7项、风湿病组合Ⅱ、SLE 5项、ANCA组合和抗磷脂综合征组合均未见异常。

消化系统肿瘤Ⅰ、前列腺癌组合均未见异常。

血清铜蓝蛋白0.64g/L↑,眼科检查眼角膜未见K-F环。

胸部正侧位片：心、肺未见异常。

腹部B超：胆囊壁稍厚；脾大,长径11.5cm,厚4.8cm；肝、胆管、胰腺、双肾、膀胱、输尿管未见异常。

上腹部CT平扫+增强：肝脏大小、形态正常,肝实质未见异常密度灶,肝内、外胆管未见扩张；强化扫描后,肝实质未见异常增强灶；脾增大,密度均匀,平扫及双期增强扫描均未见异常密度灶。

（三）初步诊断

1. 凝血功能异常、黄疸查因：肝硬化？

2. 甲状旁腺功能亢进

（四）诊断思路

1. 病例特点　该患者为年轻男性,慢性病程,病程长达8年,病初以皮肤黏膜出血为主要表现,近1年出现黄疸、腹泻,实验室检查病初即有PT和APTT显著延长,予以补充新鲜冰冻血浆及维生素K₁后即明显改善；早期仅伴有轻度肝损害,后期出现显著的以胆酶和直接胆红素升高为主的胆汁淤积性肝损害、高脂血症、甲状旁腺功能亢进。

2. 鉴别诊断　患者的诊断和鉴别诊断可以从PT和APTT均延长的凝血功能障碍查因、

胆汁淤积性疾病和甲状旁腺功能亢进等多个切入点进行分析。本病例从 PT 和 APTT 均延长为切入点进行讨论：①DIC，DIC 消耗性低凝期许多凝血因子水平下降，可出现 PT 和 APTT 均延长，但此时纤维蛋白原也被消耗，出现水平降低，严重时 TT 也延长；本例患者病史长达 8 年，PT 和 APTT 显著延长但纤维蛋白原水平、血小板计数正常均不支持；②肝疾病，严重肝病时凝血因子合成减少可引起 PT 和 APTT 延长，但凝血因子减少程度往往与肝病严重程度相关，本例患者病初即有严重的凝血功能障碍（PT 和 APTT 显著延长），但患者凝血功能异常与肝合成功能受损程度不一致，且在 PT 和 APTT 显著延长时其他凝血因子如纤维蛋白原水平仍正常、补充维生素 K_1 和间断输注新鲜冰冻血浆后凝血功能即可迅速恢复，均不支持单纯肝病肝功能损害引起的凝血功能障碍；③维生素 K 依赖性凝血因子缺乏症，患者反复皮肤黏膜出血症状为凝血功能障碍引起，其 PT 和 APTT 均显著延长（PT 96s、APTT 82s），血友病检查组合提示维生素 K 依赖性 FⅦ和 FⅨ均减低（虽未同时检测 FⅡ和 FⅩ因子水平），经补充维生素 K_1 及新鲜冰冻血浆后出血症状明显改善、PT 和 APTT 延长显著好转（PT 23.7s、APTT 49.2s），以上均支持维生素 K 缺乏引起获得性维生素 K 依赖性凝血因子缺乏症而导致的凝血功能障碍可能，可同时检测其他维生素 K 依赖性凝血酶原和 FⅩ因子的水平；该患者维生素 K 缺乏病因不明，饮食正常，无使用抗凝药物、抗生素及明确的鼠药接触史，早期有轻度肝损害，后期出现的以胆酶和直接胆红素显著升高为主的胆汁淤积性肝损害、腹泻，分析可能与肝病引起的吸收不良有关；④遗传性凝血因子Ⅱ、Ⅴ或Ⅹ缺乏症，内、外凝血途径共同通路中这些凝血因子单个或多个联合缺乏可引起 PT 和 APTT 均延长，本例患者补充维生素 K_1 或间断输注新鲜冰冻血浆后凝血功能即可迅速恢复，伴有以胆酶和直接胆红素显著升高为主的胆汁淤积性肝损害，部分凝血因子活性检测发现有 FⅦ和 FⅨ水平减低均不支持。

2012 年 3 月 20 日行超声引导局部麻醉下肝穿刺活检术，病理结果（图 41-1）：镜下肝小叶结构保存，汇管区未见扩大和纤维化；共 7 个汇管区，其中仅见 2 个汇管区内有固缩的小胆管，未见细胆管反应性增生；汇管区内见小动脉内膜增厚，管腔狭窄；肝小叶中央或汇管区旁见肝细胞淤胆，毛细胆管胆栓形成；未见各阶段原发性胆汁性肝硬化或免疫性胆管损伤的改变；结论：小胆管减少，为特发性成人期胆管缺失。

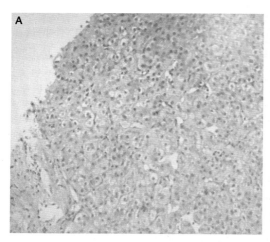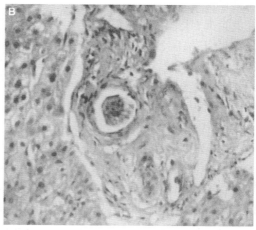

图 41-1　肝穿刺病理示小胆管减少（×1000）

（五）最终诊断

1. 维生素 K 依赖性凝血因子缺乏症

2. 胆管消失综合征（特发性成人期胆管减少）

（六）治疗经过

患者入院后予以输注新鲜冰冻血浆 400ml 及补充维生素 K_1 治疗,10 天后凝血功能恢复正常(PT 12.3s、APTT 31.5s),于 2012 年 3 月 16 日行 B 超引导下肝穿刺病理活检。确诊后予以服用甲泼尼龙(美卓乐)0.5mg/(kg·d),6 周后肝功能有好转,拟行异体肝移植。

（王荷花　李娟）

参 考 文 献

1. Reau NS,Jensen DM. Vanishing bile duct syndrome. Clin Liver Dis,2008,12:203-217.

2. 陈虹,王旭,张庆,等. 肝移植治疗特发性成人肝内胆管缺失症 1 例并文献复习. 中国组织工程研究与临床康复,2010,14(5):947-950.

第 42 章

PT、APTT 和 TT 均延长的诊断思路

血浆凝血酶时间(thrombin time,TT),指受检血浆中加入标准化的凝血酶溶液后,在凝血酶作用下,纤维蛋白原转变成纤维蛋白,使血浆凝固所需的时间。正常对照为 16~18 秒,比正常对照延长 3 秒以上为异常,TT 测定可作为肝素抗凝治疗时一个检测指标。

TT 延长可见于:①低(无)纤维蛋白原血症,纤维蛋白原浓度通常为 0.9g/L 或更低;②血中存在肝素或类似肝素的抗凝物质,如 SLE、肝病、肾病、恶性肿瘤等;③纤溶状态下如纤维蛋白原降解产物(FDP)增多及 DIC;④存在异常纤维蛋白原。

PT、APTT 和 TT 均延长可见于:①多种凝血因子生成减少或消耗增加,造成多种凝血因子水平严重减低,如严重肝疾病、DIC 纤溶亢进失代偿期;②机体内有类肝素样抗凝物质存在;③遗传性无纤维蛋白原血症。临床 PT、APTT、TT 均延长可见于以下疾病。

(一) 弥散性血管内凝血

DIC 患者消耗性纤溶亢进期多种凝血因子水平显著降低,可出现 PT 和 APTT 均延长,纤维蛋白原水平严重减低时可同时出现 TT 延长。继发性纤溶引起 D-二聚体和 FDP 增加,同时有血小板计数进行性下降、微血管病性溶血(外周血涂片盔形红细胞和破碎红细胞增加),此时患者临床出血症状明显。

(二) 肝疾病

严重肝病时肝合成功能减低,常伴有多种凝血因子水平下降,可出现 PT、APTT、TT 均延长,同时肝灭活纤溶功能下降可出现纤溶亢进,血浆 FDP 水平增高,常伴有血小板计数减低。

(三) 类肝素样抗凝物质

可见于恶性浆细胞肿瘤、SLE、流行性出血热等患者,可引起静脉穿刺、活检或手术伤口处等部位出血。类肝素样抗凝物质具有硫酸肝素的理化特点,体内有类肝素样抗凝物质存在时血浆肝素定量增高,PT、APTT、TT 均延长,延长的 TT 不能被正常血浆纠正,但可被硫酸鱼精蛋白或甲苯胺蓝所纠正。

(四) 遗传性无纤维蛋白原血症

呈常染色体不完全隐性遗传,多数有近亲婚配的家族史,患者终身有不同程度的出血症状。实验室检查纤维蛋白原缺乏或者<0.2g/L,凝血功能 PT、APTT、TT 均延长,加入正常血浆或纤维蛋白原均能纠正。

【病例分析】

(一) 病史介绍

林某,男,62 岁,因"发现凝血功能异常 1 个月,牙龈出血 20 天"于 2014 年 11 月 20 日入

院。患者 10 月 20 日因"牙痛 1 周"就诊于当地医院口腔科,诊断"左下颌骨根尖周囊肿"行"根管治疗",当时出凝血常规检查提示凝血功能异常(PT 14.4s,APTT 43.6s,TT 60s,Fbg 4.01g/L),未予重视。11 月 1 日继续行患牙根管治疗,术后左下颌第 2 磨牙渗血不止,量不多。无发热,无皮肤出血点,无鼻出血,无关节骨痛。11 月 6 日就诊于我院口腔科,实验室检查:血常规示 WBC 3.37×10⁹/L、N% 50%、RBC 3.52×10¹²/L、Hb 109g/L、PLT 99×10⁹/L,出凝血常规+DIC 组合 PT 16.9s、INR 1.35、APTT 46.8s、TT 143.5s、Fbg 2.40g/L、ATⅢ 69.5%、D-二聚体及 FDP 水平正常,肝功能示 TP 86.9g/L、ALB 28.9g/L、GLB 58.0g/L、转氨酶正常,内、外源性凝血因子检测示 FⅡ 58.8%、FⅨ 27.4%、FⅪ 34.5%、FⅫ 40.5%,予以患牙局部处理、安络血口服、补充维生素 K 及输注新鲜冰冻血浆治疗后,患牙渗血明显减少,多于刷牙及轻微磕碰患牙后出现。现为进一步明确诊断入住我科。自起病以来,精神、睡眠良好,偶感手指麻木,无头晕、头痛,胃纳正常,无腹痛、腹胀,大便黄软,无血便,小便正常,无血尿或泡沫尿,体重无明显变化。

既往史:40 余年前曾患"乙肝",否认既往有出血病史及家族出血疾病史者。

体格检查:T 36.2℃,P 77 次/分,R 20 次/分,BP 142/85mmHg。发育正常,轻度贫血貌,神志清楚,查体合作。全身皮肤无瘀点、紫癜和瘀斑,无黄染、蜘蛛痣。浅表淋巴结无肿大。巩膜无黄染。鼻无出血。口腔无溃疡,左下颌第 2 磨牙少许渗血,局部牙龈无红肿,咽不红,扁桃体无肿大。双肺呼吸音清晰,未闻及干湿性啰音。心率 77 次/分,律齐,心音正常。腹软,无压痛及反跳痛,未扪及包块,肝脾肋下未扪及,肝肾区无叩击痛,移动性浊音阴性,肠鸣音正常,4 次/分。脊柱、四肢无畸形,关节无肿痛,活动正常。神经系统生理反射正常,病理反射阴性。

（二）实验室检查

血常规:WBC 4.20×10⁹/L,N% 50.8%,RBC 3.39×10¹²/L,Hb 106g/L,PLT 96×10⁹/L。

大便常规、小便常规均未见异常。

出凝血常规+DIC 组合:PT 16s,INR 1.27,APTT 58.2s↑,TT 测不出↑,Fbg 2.15g/L,D-二聚体 1.08mg/L,FDP 22.2μg/L,ATⅢ 70.4%,FⅧ 131.4%。

病理抗凝物质检测:狼疮抗凝物质(LA)弱阳性,狼疮抗凝物质筛查 120.9s↑,血浆爬虫酶时间测定 26s。

血生化:ALT 27U/L,AST 30U/L,ALP 54U/L,LDH 137U/L,TP 93.0g/L,ALB 36g/L,GLB 57.0g/L↑,TBIL 8.2μmol/L,GLU 4.8mmol/L,Ca²⁺ 2.30mmol/L,sCr 104μmol/L,UA 474μmol/L;β₂微球蛋白 1800μg/ml。

乙肝 5 项 HBsAb(+)、HBeAb(+)、HBcAb(+),HBV-DNA 定量<100IU/ml,肝炎系列丙肝、戊肝、丁肝病毒检测均阴性,HIV 抗体、梅毒组合阴性。

风湿病组合Ⅰ和Ⅱ、SLE 5 项、ANCA 组合和抗磷脂综合征组合均未见异常。

消化系统肿瘤 AFP 366.36μg/L↑,余均未见异常;前列腺癌组合未见异常。

体液免疫 5 项:IgA 0.46g/L、IgM 0.58g/L、IgG 49.30g/L↑;血清免疫固定电泳见单克隆抗体 IgG-λ 型;血免疫固定电泳见弱阳性,见游离 λ 轻链;尿免疫固定电泳阳性,见游离 λ 轻链。

心电图:左室高电压,轻度 T 波改变。

胸片:心、肺、膈未见异常。

腹部彩超:①肝 S5 病变(位于 S5,单个,类圆形,大小约 2.8cm×2.6cm,高回声、边界清楚、血供稀少,门静脉主干通畅,入肝),考虑肝细胞癌;②前列腺肥大并钙化;③胆囊、胆管、胰腺、双肾、膀胱、双侧输尿管检查未见异常。

肝超声造影:肝 S5 病变动脉期呈均匀增强,门脉期和延迟期消退至低增强,范围约 3.1cm×2.3cm,延迟期扫描肝其他位置未见异常低增强灶;结论:肝 S5 病变,考虑肝细胞癌。

上腹部 CT 平扫+增强+三维扫描:肝 S5 增强后双期略低密度灶,结合临床化验,需注意不典型肝细胞癌可能性。

全身扁骨 X 线检查:①胸、腰椎骨质增生;②双膝关节轻度骨质增生,余双侧股骨、胫腓骨骨质未见明确异常;③头颅、肋骨、双侧尺桡骨、肱骨、骨盆骨质未见明确异常。

（三）初步诊断

1. 凝血功能异常、球蛋白升高查因:多发性骨髓瘤?淋巴瘤?

2. 肝细胞癌?

（四）诊断思路

1. 病例特点　该患者为老年男性,既往无出血症状及无家族出血病史者,牙科手术后出现渗血不止,凝血功能障碍,实验室检查球蛋白显著升高、血清免疫固定电泳见 IgG-λ 型伴游离 λ 轻链单克隆 M 蛋白、凝血功能方面提示 PT、APTT、TT 均延长（TT 显著延长）、多个凝血因子（Ⅱ、Ⅸ、Ⅺ、Ⅻ）水平均减低,但纤维蛋白原水平正常。

2. 鉴别诊断　患者的诊断和鉴别诊断可以从血清免疫固定电泳见 M 蛋白和 PT、APTT、TT 均延长为切入点进行分析,前者见第 34 章,本病例从 PT、APTT、TT 均延长为切入点进行讨论:①DIC,DIC 消耗性纤溶期包括纤维蛋白原等多种凝血因子水平显著降低,可出现 PT、APTT、TT 均延长,但该患者纤维蛋白原水平正常（无进行性下降趋势）,且血小板无进行性降低,D-二聚体和 FDP 无明显升高,以上均不支持 DIC 的诊断;②肝脏疾病,严重肝病由于多个凝血因子合成减少,可出现 PT、APTT、TT 均延长,但患者肝功能转氨酶、黄疸指数均正常,且肝病时最先受到影响的 FⅦ水平正常、纤维蛋白原正常、FⅧ水平正常,均不支持肝病引起的凝血功能障碍;③类肝素样抗凝物质存在,患者凝血功能障碍,PT、APTT、TT、均延长,以 TT 显著延长为特征,纤维蛋白原水平正常,提示存在类肝素样抗凝物质可能;患者血清免疫固定电泳见 IgG-λ 型伴游离 λ 轻链单克隆 M 蛋白,体液免疫 5 项提示 IgG 水平显著升高而其他 Ig 水平显著降低,提示存在恶性浆细胞瘤或恶性淋巴瘤;因此分析类肝素样抗凝物质存在与分泌 M 蛋白有关,进一步需明确多发性骨髓瘤或淋巴瘤的诊断;④遗传性无纤维蛋白原血症,患者老年发病,纤维蛋白原水平正常,故排除该诊断。

进一步检查:

骨髓涂片:骨髓增生活跃,粒系占 39%,比例减低,形态大致正常;红系占 13%,比例减低,形态大致正常;淋巴细胞、单核细胞比例和形态大致正常;全片可见 24% 骨髓瘤细胞（图 42-1）,胞体中等大小,胞质丰富,灰蓝色、泡沫感,胞核类圆形偏位;全片见 24 个巨核细胞,血小板稍减少。结论:多发性骨髓瘤骨髓象。

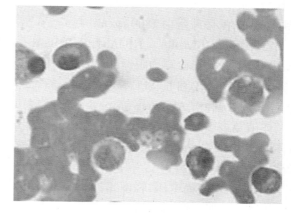

图 42-1　骨髓涂片见骨髓瘤细胞

骨髓流式细胞学检测：P1 为 CD38⁺CD45$^{\text{dim/-}}$异常浆细胞（图 42-2），比例约为 11.8%，抗原表达为 CD19 5.2%、CD20 11.5%、CD54 99.9%、CD56 99.9%、CD138 97.3%、cIgM

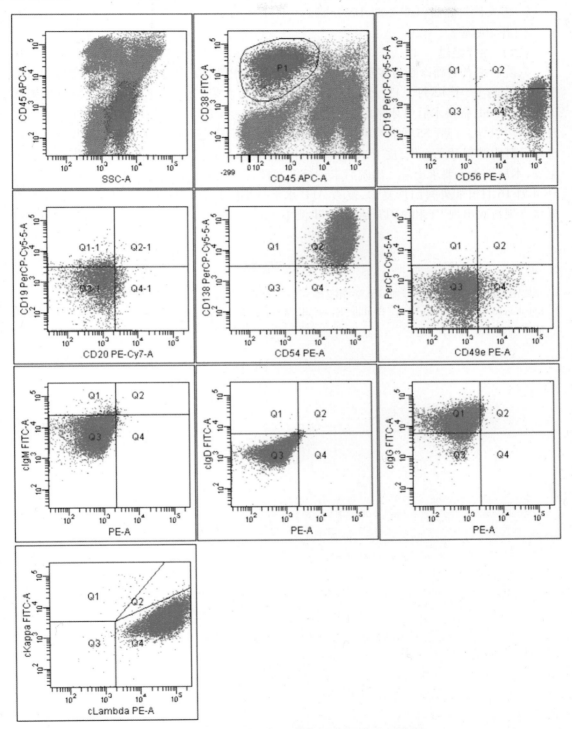

图 42-2　骨髓 CD38⁺CD45$^{\text{dim/-}}$异常浆细胞免疫表型

2. 7% 、cIgD 0.5% 、cIgG 91.3% 、cκ 0.3% 、cλ 99% 。

（五）最终诊断

1. 多发性骨髓瘤（IgG-λ 型,DS 分期 Ⅰ A 期,ISS 分期 Ⅰ 期）

2. 肝细胞癌?

（六）治疗经过

入院后患者明确诊断为多发性骨髓瘤,分析 PT、APTT、TT 均延长与骨髓瘤细胞分泌 IgG 型 M 蛋白有关,于 12 月 2 日行血浆置换术,置换病理血浆 2300ml,置换后输注同型新鲜冰冻血浆 800ml,置换术后患牙渗血停止,复查出凝血常规 PT 14.7s、APTT 37.6s、TT 65.3s,次日于超声引导下行肝 S5 肿物穿刺活检+射频消融术,手术过程顺利,术后第 1 天复查肝超声造影示肝内消融灶无血供、皮下未见血肿、肝肾隐窝未见积液,肝穿刺病理及组化符合肝细胞癌,术后第 4 天要求出院。出院后未进行多发性骨髓瘤的治疗。患者曾于 2015 年 1 月 1 日、4 月 16 日肝胆外科门诊复诊,复查 AFP 水平分别降至 39.51μg/L、3.29μg/L,但复查出凝血常规再次出现 PT 和 APTT 延长及 TT 测不出。

（王荷花　李娟）

参 考 文 献

1. 张之南,郝玉书,王建祥,等. 血液病学. 第 2 版. 北京:人民卫生出版社,2011:749-751.

2. Kaushansky K, Lichtman MA, Beutler E, et al. Williams Hematology. 8th ed. New York:McGraw-Hill Medical,2010.

第 43 章

低纤维蛋白原血症的诊断思路

人类纤维蛋白原(fibrinogen，Fbg)，或称为凝血因子Ⅰ，是血浆中含量最大的凝血因子，由肝脏合成，在凝血的最后阶段，凝血酶使纤维蛋白原裂解转化成纤维蛋白单体，进一步在 Ca^{2+} 与活化 FⅩⅢ因子作用下，单体之间以共价键相连，形成稳定的不溶性纤维蛋白凝块，完成凝血过程。

血浆纤维蛋白原的检测常用凝血酶比浊法，是在受检血浆中加入一定量凝血酶，使血浆中纤维蛋白原转变为纤维蛋白，通过比浊法原理计算，正常参考值为 $2\sim4g/L$。

血浆纤维蛋白原减低临床常见于 DIC、原发性纤溶、肝功能严重障碍、蛇咬伤、组织型纤溶酶原激活物(t-PA)或者尿激酶型纤溶酶原激活物(U-PA)的溶栓治疗，产后大出血或大手术、外伤、内出血等引起大量失血可出现纤维蛋白原缺乏而造成凝血障碍，药物如门冬酰胺酶、部分蛇毒血凝酶等也可以引起纤维蛋白原水平中重度减低。低纤维蛋白原血症临床常见于以下疾病。

(一) 弥散性血管内凝血(DIC)

DIC 高凝期纤维蛋白原消耗可出现纤维蛋白原的进行性降低，至消耗性低凝期除出现低纤维蛋白原外，同时有 PT、APTT 延长和血小板计数减低。但需注意部分慢性 DIC 或局部 DIC 症候群，临床症状各异，凝血功能可仅仅出现低纤维蛋白原血症，常见于死胎、腺癌以及巨大血管瘤。

(二) 原发性纤维蛋白溶解亢进

原发性纤维蛋白溶解亢进指在无异常凝血时纤溶活性异常增高，引起纤维蛋白原在尚未转化为纤维蛋白时即被降解，使其血浆水平和活性下降，可分为先天性和获得性两大类。先天性 α_2 抗纤溶酶缺乏、纤溶酶原活化抑制物-1 缺乏及纤溶酶原活化物增多罕见，患者常有自幼反复轻微外伤或手术后出血，部分有异常出血的家族史；获得性纤维蛋白溶解，临床常见于释放 t-PA、U-PA 增多的疾病，包括肿瘤(尤其是腺癌、急性早幼粒细胞白血病细胞)、泌尿生殖道和胎盘等富含 t-PA 脏器组织的创伤与手术、蛇毒以及严重肝病灭活纤溶激活剂受损等。临床有出血及原发病的临床症状体征，实验室检查血浆纤维蛋白原水平的减低，TT延长，纤维蛋白(原)降解产物(FDP)的增多，可出现 PT 和 APTT 的延长。

(三) 肝疾病

凝血因子几乎全部在肝合成，严重肝疾病时凝血因子合成减少导致出血。肝病时纤维蛋白原半寿期显著缩短,加之合成不足使血浆纤维蛋白原水平降低,TT延长;同时肝病时肝灭活纤溶酶原激活剂和保持纤溶抑制剂水平的受损,可出现纤溶亢进,FDP水平增高,因此注意肝疾病合并严重出血尤其是在补充凝血因子、输注血小板无效时应测纤溶活性,可给予抗纤溶治疗。

(四) 遗传性无纤维蛋白原血症

遗传性纤维蛋白原量的异常根据纤维蛋白原的水平高低分为无纤维蛋白原血症和低纤维蛋白原血症。遗传性无纤维蛋白原血症纤维蛋白原合成下降,纤维蛋白原缺乏或者<0.2g/L,呈常染色体不完全隐性遗传,多数有近亲婚配的家族史,患者终身有不同程度的出血症状,表现为出生时脐带出血、皮肤瘀斑、乳牙脱落时出血、鼻出血、伤口愈合延迟、月经过多以及自发性出血等。遗传性低纤维蛋白原血症患者通常在纤维蛋白原水平<0.5g/L时才发生出血,实验室检查无纤维蛋白原血症患者PT、APTT、TT均延长,加入正常血浆或纤维蛋白原均能纠正;低纤维蛋白原血症患者依据其水平高低,PT、APTT可正常或延长。

【病例分析】

病例1

(一) 病史介绍

肖某,女,43岁,广州市人,因"头晕1天,视物不清22小时"于2012年12月7日入院。患者自诉昨日中午1时左右站立时突然出现头晕不适,表现为头部晕沉感,无头痛、恶心、呕吐,无耳鸣、视物旋转,无肢体麻木,卧床休息后头晕好转,但自下午3时起床后出现视物不清,无视物黑蒙、视物变形,无言语不清、口角歪斜,无抽搐、昏迷,无畏寒发热、胸痛、气促。晚7时30分家人送来我院急诊科就诊,头颅CT检查提示可疑左侧枕叶低密度影,拟诊"缺血性脑血管病?",予"小牛血去蛋白20~30ml静脉滴注、甲磺酸倍他司汀12mg tid"治疗后今晨头晕缓解,视物不清明显好转,可看清手指,但视近物有重影,现为进一步明确诊治收入院。自起病以来,患者精神、睡眠正常,无明显情绪改变,饮食正常,无饮水呛咳、吞咽困难,大小便正常,体重无改变。

平素体健,单位定期一年体检一次,否认高血压、糖尿病及冠心病病史。已婚已育,父健在,母亲已过世(死因不详)。否认家族中有相同病史者,否认直系亲属有精神病史,否认家族其他遗传病史。

体格检查:T 36.5℃,P 80次/分,R 20次/分,BP 90/68mmHg。发育正常,营养中等,神志清楚,查体合作。全身皮肤及黏膜无瘀点、紫癜和瘀斑,无黄染及蜘蛛痣。浅表淋巴结无肿大。巩膜无黄染。鼻无出血。口腔无溃疡,扁桃体无肿大。颈软,甲状腺无肿大。胸廓对称无畸形,双肺呼吸音清晰,未闻及干湿性啰音。心率82次/分,律齐,心音正常。腹平软,无压痛及反跳痛,肝脾肋下未扪及,肠鸣音正常。脊柱、四肢无畸形,关节无红肿。

神经系统专科检查:神志清楚,高级神经活动未见异常。双侧瞳孔等大等圆,直径约3mm,对光反射灵敏,双眼球各向活动正常,无眼球震颤,视力粗测正常。左侧鼻唇沟稍变浅,构音清,无饮水呛咳和吞咽困难,伸舌居中。四肢肌张力正常,右侧肢体肌力5级,左侧肢体肌力5⁻级,左侧肢体轻瘫试验(+),未见不自主运动。全身深浅感觉检查未见异常。双侧肢体腱反射对称存在,未引出霍夫曼征、罗索里莫征、巴宾斯基征、查多克征、戈登征、奥本汉姆征、Pussep征;颈无抵抗,双侧克氏征、布氏征均阴性。

（二）实验室检查

急诊:

尿液分析(月经期):PRO(+),GLU(+),BLD(++),RBC(++),余未见异常;急诊生化:葡萄糖7.2mmol/L;心肌梗死组合:CK-MB 10.32ng/ml、肌钙蛋白T(TnT)0.324ng/ml;急诊心肌酶组合:CK 355U/L、CK-MB 31U/L。

心电图:正常。

胸部正侧位X片:心、肺、膈未见异常。

头部平扫+三维:左侧枕叶似可见斑片状稍低密度影,边界欠清晰,余脑实质内未见异常密度影,脑室系统、脑池、脑沟及脑裂大小和形态正常,未见扩大、增宽改变,中线结构居中。所见鼻窦窦腔清晰。颅骨质完整、连续,未见骨质异常。结论:左侧枕叶可疑低密度影,意义待定,建议MRI进一步检查。

入院后:

血常规结果见表43-1。

表43-1　患者入院后血常规检查结果及相应治疗

日期	WBC($\times 10^9$/L)	N(%)	Hb(g/L)	PLT($\times 10^9$/L)	治疗措施
2012-12-06	10.12	70.1	120	74	
2012-12-08	7.78	69.9	102	15	输PLT 1单位
2012-12-09	5.25	64.6	90	31	
2012-12-10	7.55	78.3	93	28	输PLT 1单位
2012-12-11	15.11	88.2	96	61	
2012-12-12	28.57	75.2	91	28	

出凝血常规+DIC组合I检查结果见表43-2。

表43-2　患者入院后出凝血检查结果

日期	PT(s)	APTT(s)	TT(s)	Fbg(g/L)	D-二聚体(μg/ml)	FDP(μg/ml)
2012-12-06	13.2	33	18.2	1.2	3458	
2012-12-08	12.9	37.8	17	1.23	8072	209.8
2012-12-09	14.3	37.3	19.1	0.9	18 910	255.7
2012-12-11	13.9	34.5	16.9	1.51	8328	291.5
2012-12-12	13.1	32.5	15.7	2.03	7490	236.9

外周血涂片:12月8日偶见红细胞碎片,12月10日偶见红细胞碎片及盔形红细胞。

血生化:AST 45U/L,ALT 35U/L,LDH 825U/L↑,ALP 41U/L,TP 67.9g/L,A/G 1.1,TBIL 10.7μmol/L,K^+ 3.47mmol/L,Ca^{2+} 2.02mmol/L,PHOS 0.83mmol/L,sCr 72μmol/L。

大便常规正常,隐血试验血红蛋白(免疫法)弱阳性,转铁蛋白阳性(月经期)。

乙肝两对半、肝炎系列、HIV抗体、梅毒组合均阴性。

ANCA组合、抗磷脂抗体均阴性。

消化系统肿瘤Ⅰ:CA125 404.60U/ml↑(12月10日)、423.5U/ml↑(12月11日),余未见异常。

心电图:轻度T波改变。

超声心动图:左房35mm,左室增大20mm,中重度二尖瓣关闭不全,中度主动脉关闭不全,轻度肺动脉高压,微量心包积液,左心室收缩及舒张功能正常。

腹部彩超:肝、胆、脾、胰未见异常。

12月12日血气分析:pH 7.476,PCO_2 28.9mmHg,PO_2 63mmHg↑,HCO^{3-} 21.4mmol/L,BE −2mmol/L。

12月12日胸水:常规淡红色,镜检RBC(+++)、WBC $18×10^6$/L、生化Cl^- 114mmol/L、GLU 10.7mmol/L、LDH 369U/L、TP 25g/L、ALB 17.4g/L、ADA 2U/L。

(三)初步诊断

头晕、视物不清查因:缺血性脑血管病?

(四)诊断思路

1. 病例特点　该患者为中年女性,起病急骤,突发头晕和视物不清,左侧鼻唇沟稍变浅,左侧肢体轻瘫试验(+),其他神经系统检查未见阳性体征,头颅CT见左枕叶可疑低密度影。既往无特殊病史。入院3天神经系统症状无明显变化,但新出现皮肤出血和突发低氧血症,实验室检查提示红细胞、血小板和纤维蛋白原进行性减低,D-二聚体和FDP进行性升高,外周血涂片偶见红细胞碎片及盔形红细胞,CA125显著升高(404.60U/ml)。

2. 鉴别诊断　患者的诊断和鉴别诊断可以从正常细胞性贫血、血小板减低、LDH升高、突发头晕和视物不清神经系统症状、低纤维蛋白原血症、头颅CT左枕叶可疑低密度影、突发低氧血症等多个切入点进行分析,见本书相关章节。本病例从获得性低纤维蛋白原血症为切入点进行讨论:①DIC,患者起病急,病程4天内突发缺血性脑血管病、皮肤出血、低氧血症,实验室检查提示红细胞、血小板和纤维蛋白原进行性减低,D-二聚体和FDP进行性升高,依据2001年国际血栓止血学会(ISTH)DIC积分评分法积分6分,可以诊断DIC。患者突发神经系统症状、有红细胞和血小板进行性减低,注意与血栓性血小板减少性紫癜(TTP)鉴别,但TTP神经系统症状往往呈一过性、反复性或多样性与多变性的特征,且出凝血常规无异常,该患者病程中神经系统症状无变化、有纤维蛋白原的进行性减低这两点均不支持TTP的诊断。DIC病因分析,患者起病急骤,无感染相关症状体征(病程第1天胸片正常),无妊娠,无手术、创伤及外伤史,结合实验室检查肿瘤抗原CA125显著升高(404.60U/ml),高度疑诊继发妇科肿瘤或消化道肿瘤。小血管内转移性癌栓多见于腺癌,常突然发生,呈进行性发展,患者突发缺血性脑血管病和低氧血症推测与转移性小癌栓相关。②原发性纤维蛋白溶解亢进,患者起病当天即出现纤维蛋白原的减低,呈进行性,伴随 FDP 的升高,PT 和 APTT 正常,需注意获得性原发性纤溶的可能;但患者病初即伴有血小板和红细胞的进行性减低,纤维蛋白原进行性减低同时伴 D-二聚体水平显著升高(高达 18910μg/ml),以上均支持继发于血管内凝血的纤溶亢进。③肝病,肝病时合成不足、半寿期显著缩短以及纤溶抑制受损纤溶亢进可出现血浆低纤维蛋白原血症,该患者无肝病症状体征,实验室检查肝功能正常、肝炎病毒标志物均阴性、肝脾彩超无异常,凝血功能 PT 和 APTT 都正常,以上不支持肝病引起低纤维蛋白原血症。

12 月 12 日经腹、经阴道彩超检查:子宫左侧可见大小 48mm×29mm 肿块,边界清,形状椭圆,彩超内点、条状血流信号;直肠窝内见液性暗区,最大厚径 44mm;结论:①左附件实质性肿块,考虑卵巢肿瘤,建议进一步检查;②盆腔积液。

（五）最终诊断

1. 转移癌(卵巢癌可能性大)

2. 弥散性血管内凝血

（六）治疗经过

患者入院后头晕和视物模糊有好转,但第 2 天出现静脉进针处皮肤瘀斑、牙龈出血、月经量增多,予以输注血小板和新鲜冰冻血浆,出血减轻。第 4 天无诱因突发胸闷、气促,吸氧后好转,予以低分子肝素钙 0.4ml qd 抗凝治疗并同时补充纤维蛋白原。第 5 天上午 9:30 经腹、经阴道彩超检查过程中突发胸闷、气促加重,伴恶心、烦躁不安,急送回病房,心电监护 P 110 次/分、R 40 次/分、BP 130/80mmHg、血氧饱和度 75% ~ 86%,血气分析提示低氧血症,呼吸内科急会诊诊断并发肺栓塞可能,于 12:45 气管插管呼吸机辅助呼吸。急查床边胸片:①双肺渗出性病变,考虑肺水肿可能性大;②心脏增大;③双侧胸腔积液。行 B 超引导下左侧胸水置管术,术中引流出淡红色液体。患者因经济问题要求回当地医院治疗出院。

病例 2

（一）病史介绍

徐某,男,35 岁,因"混合痔经肛门痔上黏膜环切术后肛门出血 12 天"于 2014 年 1 月 31 日入院。患者 1 月 19 日因"混合痔"在当地医院行"混合痔经肛门痔上黏膜环切术(PPH)及外痔切除术",术中大量出血,术后反复大出血,经反复 4 次缝扎止血术后肛门仍出血不止,色鲜红,量多,伴头晕、面色苍白、创口疼痛,无发热,无皮肤出血点,无牙龈、鼻出血,化验血常规 Hb 88g/L,出凝血常规 APTT 45.1s、TT 29.4s、Fbg 0.47g/L,诊断为"①混合痔术后大出血;②失血性贫血;③低纤维蛋白原血症",予以抗感染及输注新鲜冰冻血浆、冷沉淀、纤维蛋白原、红细胞等治疗(具体不详),肛门出血未见明显好转,现为进一步治疗就诊于我院。自 PPH 术后,患者精神疲乏,睡眠较差,饮食减少,大小便正常,体重较前下降 5kg。

既往曾行"血管瘤"手术。

体格检查:T 37.4℃,P 90 次/分,R 20 次/分,BP 118/76mmHg。发育正常,营养中等,中度贫血貌,神志清楚,查体合作。全身皮肤及黏膜苍白,无瘀点、紫癜和瘀斑,无黄染、蜘蛛痣。浅表淋巴结无肿大。巩膜无黄染。鼻无出血。口腔无溃疡,牙龈无肿胀及出血,扁桃体无肿大。胸廓无畸形,双肺呼吸音清晰,未闻及干湿性啰音。心率90次/分,律齐,心音正常。腹软,无压痛及反跳痛,未扪及包块。肝脾肋下未扪及,移动性浊音阴性,肠鸣音正常,3次/分。脊柱、四肢无畸形,活动正常。神经系统生理反射正常,病理反射阴性。

直肠指检:患者采取右侧卧位,视诊可见多量新鲜血迹,可见轻度充血,未见明显出血(活动性);触诊括约肌稍紧张,直肠内空虚,未触及明显血凝块,可扪及数处手术瘢痕,凹凸不平,未触及明显肿物,指套退出有明显血染(鲜红色)。

患者入院后予以抗感染及多次输注新鲜冰冻血浆、冷沉淀、纤维蛋白原、红细胞等治疗,肛周仍有反复活动性出血及伤口渗血,并分别于2月4日、8日、10日合并失血性休克,先后予以肛管压迫止血、肛管直肠探查止血术、痔上静脉缝扎止血术、肠镜探查+肛管直肠缝扎止血术+肛管填塞术及三次肛门直肠创面清创止血术,效果差,肛周仍有明显出血。

(二)实验室检查

血常规:WBC 5.86×10^9/L,N% 71.6%,RBC 2.40×10^{12}/L,Hb 70g/L,PLT 148×10^9/L。

尿常规:尿糖(+++),隐血(++),WBC(+),RBC(+)。

出凝血常规检查结果见表43-3。

表43-3　患者入院后出凝血常规检查结果及病情处理

日期	Hb (g/L)	PLT (×10⁹/L)	PT (s)	APTT (s)	TT (s)	Fbg (g/L)	病情	处理
2014-01-31	64	148	16.3	32.8	28.6	0.42	肛周出血	肛管压迫止血
2014-02-04	77	139	15.1	35.3	23.8	0.78	失血性休克	肛管直肠探查止血
2014-02-08	92	87	14.7	31.6	23.9	0.71	拔肛管后出血	痔上静脉缝扎止血
2014-02-10	67	53	16.9	45.3	16.9	0.61	大量渗血不止	肛管直肠缝扎止血+肛管填塞术
2014-02-14	40	90	15.1	38.6	17.2	1.25		
2014-02-18	87	98	14.2	31.8	20.7	1.64	大量渗血不止	创面清创止血术
2014-02-24	69	119	13.5	31.2	20.6	1.48	大量渗血不止	创面清创止血术
2014-03-03	45	74	13.3	42.2	21.6	1.01	大量渗血不止	创面清创止血术
2014-03-04	83	47	13.5	45.4	21.2	0.73		
2014-03-06	75	76	13.3	42	20.6	0.91		剖腹探查术
2014-03-08	88	77	15.2	45.4	18.9	1.33		
2014-03-10	75	125	14.5	38	15.7	2.23		

内、外源性凝血因子水平检测:FⅦ 87.8%,FⅧ 93.3%,FⅨ 105.7%,FⅪ 102.3%,FⅫ 44.1%。

血生化:ALT 22U/L,AST 27U/L,LDH 180U/L,TP 56g/L,ALB 31g/L,GLB 25g/L,TBIL 8.1μmol/L,sCr 47μmol/L。

乙肝 5 项:HBsAb(+)、HBcAb(+)、余阴性;肝炎系列、HIV 抗体、梅毒组合均阴性。

风湿病组合 I:血清淀粉样蛋白 A 10.10mg/L,CRP 7.16mg/L,余未见异常;体液免疫 7 项:IgA 1.41g/L,IgM 0.49g/L,IgG 7.75g/L;SLE 5 项、ANCA 组合和抗磷脂综合征组合未见异常。

消化系统肿瘤组合、肺肿瘤组合、前列腺癌组合均未见异常。

超声心动图:心脏形态结构未见异常,彩色多普勒未见异常,左心室收缩功能及舒张功能正常。

腹部彩超:胆囊、胆管、胰腺、双肾、膀胱、前列腺未见异常,腹膜后未见明显异常肿大淋巴结。

(三) 初步诊断

肛门痔上黏膜环切术后反复出血查因:弥散性血管内凝血?

(四) 诊断思路

1. 病例特点　该患者为年轻男性,混合痔经肛门痔上黏膜环切术后反复肛门出血 1 个月余,多次局部填塞、血管结扎、创面清创止血术及纤维蛋白原等成分血输注均无效;既往曾行"血管瘤"手术;实验室检查提示低纤维蛋白原血症,肿瘤相关抗原检测及风湿病相关检查未见异常。

2. 鉴别诊断　患者的诊断和鉴别诊断可以从低纤维蛋白原血症为切入点进行,具体分析如下:①DIC,患者痔疮手术后反复肛门出血,经局部手术处理均无效,手术及相关检查未提示病灶有恶性肿瘤可能,多次凝血功能提示低纤维蛋白原血症,肝功能正常、血小板计数正常、其他凝血因子水平均正常,结合患者有血管瘤病史,需注意局部存在巨大血管瘤引起局部 DIC 症候群,有效止血需手术处理;②原发性纤维蛋白溶解亢进,患者混合痔手术后出现低纤维蛋白原血症反复出血,但无纤溶活性异常增高的恶性肿瘤、肝病等相关临床症状体征,故不支持原发性纤溶的诊断;③肝病,患者肝功能正常,B 超检查肝等相关检查未提示肝病可能,故可排除。

腹部+盆腔 CT 平扫+增强+三维(图 43-1):①直肠腔内大片致密影,直肠肠壁稍肿胀,周围间隙模糊,考虑为术后所致,不除外淋巴血管瘤;②脾大,脾密度不均,强化不均匀,考虑淋巴血管瘤;③右肾上腺、左侧臀大肌、左侧臀部皮下及肌间隙内均见不规则低密度影,考虑淋巴血管瘤可能性大;④双肾小囊肿。

(五) 最终诊断

1. 直肠血管瘤术后反复出血

2. 全身多发血管瘤及淋巴管瘤(右肾上腺淋巴管瘤、左侧臀大肌广泛血管瘤、直肠及切口周血管瘤、脾淋巴管瘤、左腿上段血管瘤/淋巴管瘤)

3. 慢性 DIC

4. 失血性休克

5. 失血性贫血(重度)

(六) 治疗经过

3 月 7 日在全身麻醉下行剖腹探查术(图 43-2),术中探查肝、胆、脾、胃、小肠未见明显

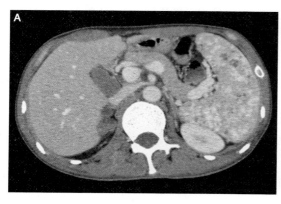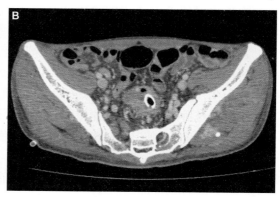

图 43-1　腹部+盆腔 CT 检查
A. 脾淋巴血管瘤；B. 臀中肌血管瘤并钙化

异常，见全结肠呈蓝色，升结肠及盲肠壁可见多发血管畸形，直径 0.1～0.3cm，阑尾充血水肿，结肠及盲肠对应血管畸形部分肠内黏膜下呈淡红色，未见活动性出血，直肠多点可见活动性出血；术中肠镜探查，右半结肠多发血管畸形结扎术，乙状结肠双腔造瘘，阑尾切除术，直肠肛管填塞止血术。术后未见肛周有活动性出血，第 3 天复查纤维蛋白原水平恢复正常（2.23g/L），术后第 12 天予肛管拔除术，手术顺利，未见渗血，术后第 17 天（3 月 24 日）肛周换药后未见明显出血、渗液。

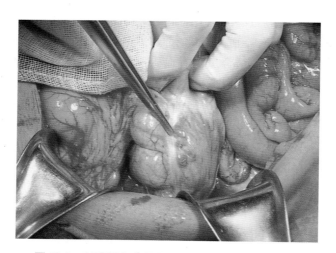

图 43-2　剖腹探查术见结肠及盲肠壁多发血管畸形

（王荷花　李娟）

参 考 文 献

1. Taylor FB Jr, Toh CH, Hoots WK, et al. Towards definition, clinical and laboratory criteria, and a scoring system for disseminated intravascular coagulation. Thromb Haemost, 2001, 86(5):1327-1330.

2. 王荷花，周振海，欧阳涓，等. 隐匿性弥漫性癌肿相关微血管病性溶血性贫血 4 例并文献分析. 中国肿瘤临床与康复, 2011, 18(4):316-319.

3. 平野高弘,石黒源之,高田信幸,等. 本邦における MHA(microangiopathic hemolytic anemia)158 症例の文献的総括と1 自験例. 最新医学,1989,44:365-379.

4. Levi M. Disseminated intravascular coagulation in cancer patients. Best Pract Res Clin Haematol,2009,22(1):129-136.

5. 张之南,郝玉书,赵永强,等. 血液病学. 第 2 版. 北京:人民卫生出版社,2011.

6. Kaushansky K, Lichtman MA, Beutler E, et al. Williams Hematology. 8th ed. New York:McGraw-Hill Medical,2010.

第44章

易栓症的诊断思路

在生理条件下,机体止血和凝血系统与抗凝血和纤维蛋白溶解(纤溶)系统相互制约,处于动态平衡状态,以维持血管内的血液不断循环流动。人体天然抗凝机制中蛋白C(protein C,PC)、蛋白S(protein S,PS)和抗凝血酶Ⅲ(antithrombin Ⅲ,ATⅢ)是重要的生理性抗凝物质,参与维持体内凝血与抗凝系统的动态平衡,其中PC被激活形成活化PC(activated protein C,APC)后可灭活血浆活化凝血因子Ⅴ和Ⅶ,PS是重要的辅因子;ATⅢ是一种丝氨酸蛋白酶抑制剂,主要作用于凝血酶和活化凝血因子Ⅹ而发挥其抗凝活性。

易栓症是一类由于止血机制异常容易发生血栓的临床状态,即"血栓形成倾向",主要原因是血液高凝状态、静脉壁损伤和血流缓慢,可分为遗传性和获得性易栓症两大类。亚洲人常见遗传性易栓症有PC缺陷症、PS缺陷症、ATⅢ缺陷症、异常凝血酶原血症、异常纤维蛋白原血症等,发病机制与基因缺陷引起相应蛋白减少和(或)质量异常有关,进一步基因分析和(或)蛋白活性水平测定可诊断。获得性易栓症因素有高龄、肥胖、药物、创伤、骨折、长期制动或卧床、恶性肿瘤、结缔组织病[如系统性红斑狼疮、抗磷脂抗体综合征(anti-phospholip-idsyndrome,APS)、慢性骨髓增殖性疾病(真性红细胞增多症和特发性血小板增多症),另外有接受某些药物如沙利度胺或雷利度胺治疗的多发性骨髓瘤患者。易栓症主要临床表现是血栓形成,以静脉血栓为主,可有动脉血栓和微血栓形成。常见易栓症可见于以下情况。

(一) 遗传性PC/PS缺陷症

PC和PS在肝合成,属于维生素K依赖性糖蛋白,PC/PS量或质缺陷、机体抗凝作用减低致凝血功能紊乱,易于形成血栓。遗传性PC/PS缺陷症可能是亚洲人种最常见的遗传性易栓因素,属常染色体显性遗传性疾病,纯合子PC/PS缺陷症往往出生后死于暴发性紫癜或者弥散性血管内凝血,杂合子PC/PS缺乏症因血浆PC/PS浓度或活性持续性减低,常表现为无明显诱因反复自发性深静脉血栓或肺血栓形成,可有家族史,进一步PC/PS水平测定即可明确诊断。华法林等双香豆素类药物是临床常用口服抗凝药,其抗凝作用主要是通过抑制依赖性维生素K凝血因子Ⅱ、Ⅶ、Ⅸ、Ⅹ的合成,但同时也抑制PC/PS的合成,因此口服华法林抗凝患者血浆PC/PS活性可能显著降低,注意与遗传性PC/PS缺陷症相鉴别。

(二) 遗传性异常纤维蛋白原血症

呈常染色体显性遗传,纤维蛋白原结构异常导致其功能改变,常见点突变,大多数患者无症状,少数异常纤维蛋白原形成的纤维蛋白介导纤溶酶原活化存在异常,导致血栓形成倾向,多在同时合并有其他遗传性或获得性易栓症时出现血栓。

（三） 抗磷脂抗体综合征

抗磷脂抗体综合征(antiphospholipid antibodysyndrome,APS)是最常见的获得性易栓症,多发生于育龄期女性,是一组与抗磷脂抗体有关的非特异性自身免疫性疾病,病理机制是血管内血栓形成,主要临床表现为反复动静脉血栓形成、习惯性流产或死胎和血小板减少。APS 分为原发性和继发性(如 SLE 等自身免疫性疾病、肿瘤、感染、炎性反应和药物等),抗磷脂抗体包括狼疮型抗凝物、抗心磷脂抗体和 β2GP1,体外引起磷脂依赖性凝血时间延长如常有 APTT 的延长,虽然同时有血小板减低,但多数患者无出血表现。

（四） 手术和创伤

手术和外伤相关静脉血栓形成的机制主要与组织因子释放、血管内皮损伤及手术后制动等因素相关。不同类型手术静脉血栓形成发生率差异较大,常见骨科如髋关节、膝关节矫形术以及神经外科手术,其次是腹部手术、妇科、泌尿外科手术;严重创伤如头部创伤、骨盆骨折、下肢骨折等静脉血栓形成发生率高,因此对这些患者宜积极采取预防措施防止静脉血栓形成,有助于降低手术与创伤相关死亡率。

（五） 长时间制动

如瘫痪、重病和术后卧床、长距离司乘旅行等长时间制动影响肢体肌肉收缩促进静脉回流功能,血流缓慢淤滞易发生静脉血栓,肥胖、口服避孕药者血栓风险性进一步增加。

（六） 恶性肿瘤

恶性肿瘤静脉血栓形成与肿瘤细胞释放组织凝血活酶样物质、肿瘤机械性阻塞、手术、放/化疗等因素相关,常见于分泌黏液的腺癌。与肿瘤相关的血栓栓塞并发症称为 Trousseau 综合征,包括静脉血栓形成、脑血管意外、DIC(多为慢性 DIC)、多脏器功能不全等。

（七） 肾病综合征

肾病综合征(nephrotic syndrome,NS)患者常呈高凝状态,与凝血、抗凝和纤溶功能失衡有关,其纤维蛋白原显著升高、高脂血症和糖皮质激素的长期使用促进凝血因子Ⅷ活化等使凝血功能亢进,同时 AT 水平降低等抗凝活性减低、血小板计数升高及黏附聚集功能增强等改变有助于血栓形成。

（八） 其他因素

口服避孕药、妊娠及产褥期发生血栓的危险性增高,与多种凝血因子活性增高、妊娠期下肢静脉回流障碍、活动减少有关,有遗传性易栓症妇女风险性更高。

【病例分析】

（一） 病史介绍

胡某,男,32 岁,因"反复腹痛 5 个月余,伴皮肤黄染 20 余天"于 2015 年 1 月 26 日入院。患者于 2014 年 9 月 6 日起无明显诱因出现反复腹痛、腹胀,无放射痛,无发热,无咳嗽、胸痛、咯血,无皮疹,无关节疼痛,9 月 17 日症状加重,伴呕吐胃容物、血便两次。于 9 月 19 日求治当地医院,腹部 CT 检查示:①门静脉主干左支、右后支、脾静脉、肠系膜上静脉多发血栓形成;②肝缺血性改变;③小肠壁广泛增厚、水肿;④腹水。出凝血常规、血小板计数、肝肾功能、消化系统肿瘤抗原、风湿免疫及抗心磷脂抗体等检查均未见异常。急诊行腹腔动脉造影+肠系膜上动脉间接溶栓治疗,术后予导管内溶栓及抗感染、补液等治疗(具体用药不详),

腹痛、腹胀缓解，血便消失，门静脉间接造影提示门静脉基本通畅。10月9日无诱因再次出现腹痛、腹胀、呕吐，复查腹部CT示再次门静脉系统多发血栓形成、脾大并部分梗死、肠梗阻，经胃肠减压等保守治疗后症状减轻，于10月18日出院。4天后症状第3次发作入住第二家医院，予口服华法林抗凝治疗，后因频繁呕吐停用，改为低分子肝素钠0.4ml每日2次皮下注射，症状无改善，于11月21日入住第三家医院，胸部、腹部、盆腔CT检查提示门静脉系统多发血栓治疗后改变(部分仍可见血栓)、脾大并小灶性脾梗死、双侧少量胸腔积液并部分肺组织膨胀不全，全消化道造影近组小肠梗阻，双下肢血管、颈部血管彩超未见异常；12月11日予以胃镜下放置肠梗阻导管(至十二指肠水平段)及抗感染、补液等治疗，腹痛、腹胀稍缓解，但自今年1月4日起无诱因出现皮肤黄染进行性加重，加强抗凝治疗(低分子肝素钠0.4ml q8h皮下注射)及抗感染、护肝、退黄、肠外营养等处理无好转。现为进一步治疗求治我院。自起病以来，患者精神、睡眠尚可，禁食2个月余，期间有反酸、嗳气、恶心、呕吐，大便量少，偶有浅黄色大便，小便黄染，体重减轻4kg。

既往史：有"乙肝"10余年，未行抗病毒治疗；2007年曾因"急性胃溃疡穿孔"行"微创手术修补术"；2008年因"左下肢静脉血栓"行"溶栓治疗"。否认家族中有血栓病史者。

体格检查：T 37℃，P 92次/分，R 20次/分，BP 105/73mmHg。发育正常，体型消瘦，自主体位，查体合作。全身皮肤及黏膜黄染，无出血点、皮疹，无肝掌、蜘蛛痣，全身浅表淋巴结未触及肿大。头颅五官无畸形，巩膜黄染，睑结膜无出血、水肿。口腔黏膜无皮疹、溃疡，扁桃体无肿大。胸廓对称无畸形，双肺呼吸音清，未闻及干湿性啰音。心率92次/分，律齐，心音正常。腹部平坦，腹部静脉无曲张，未见胃肠型及蠕动波；腹部柔软，无压痛及反跳痛，未触及腹部肿块，肝脾肋下未触及，Murphy征阴性；肝肾区无明显叩击痛，移动性浊音阴性；肠鸣音正常，3次/分，腰腹部未闻及血管杂音。肛门及外生殖器未查。脊柱、四肢无畸形，活动正常，双下肢无水肿。生理反射正常，病理反射阴性。

（二）实验室检查

外院：

血常规：WBC 7.43×10⁹/L，N% 83.2%，Hb 115g/L，PLT 74×10⁹/L。

血生化：（2015-01-13）ALT 214U/L↑，AST 121U/L↑，γ-GT 268U/L↑，TBIL 148.17μmol/L↑，DBIL 104.19μmol/L↑；（2015-01-25）ALT 186U/L↑，AST 107U/L↑，γ-GT 268U/L↑，TBIL 182μmol/L↑，DBIL 145.8μmol/L↑。

彩超（肝、胆、胰、脾）：肝实质回声均匀密集，肝无明显增大或缩小，肝内暂未见明显占位病变；胆囊炎声像，胆汁黏稠，肝内外胆管未见扩张，胰腺未见异常；脾大，脾静脉显示不清。

骨髓涂片：刺激性骨髓象。

入院后：

血常规：WBC 6.73×10⁹/L，N% 55.7%，Hb 96g/L，RBC 3.63×10¹²/L，PLT 76×10⁹/L。

尿常规分析：尿胆素(++)、尿胆原(+++)；大便常规未见异常。

出凝血常规：PT 12.5s，INR 1.07，APTT 48.2s，TT 21.5s，Fbg 2.47g/L。

血生化：ALT 147U/L↑，AST 97U/L↑，ALP 132U/L，γ-GT 308U/L↑，TP 51.2g/L，ALB 31.3g/L，GLB 19.9g/L，TBIL 194.4μmol/L↑，DBIL 145.8μmol/L↑；急诊血胰腺炎组合淀粉酶124U/L、脂肪酶1094U/L；血脂组合 CHOL 4.8mmol/L、TG 3.87mmol/L、LDL-C 3.71mmol/L。

乙肝 5 项 HBsAg(+)、HBeAg(+)，HBV-DNA 定量 1.71×10⁴IU/ml，肝炎系列、HIV 抗体、梅毒组合均阴性。

风湿病组合 I：血清淀粉样蛋白 A 10.00mg/L，CRP 8.96mg/L，余阴性；体液免疫 5 项：IgG 9.73g/L，IgA、IgM 水平正常，C3 1.23g/L，C4 水平正常；SLE 5 项、风湿病组合 II、ANCA 组合和抗磷脂综合征组合均未见异常。

病理抗凝物质检测未检到 LA，LA 筛查及血浆爬虫酶时间测定均正常。

消化系统肿瘤 I：CA125 69U/ml，余未见异常。

胸片：心、肺、膈未见异常。

超声心动图：心脏形态结构未见异常，彩色多普勒未见明显异常，左心室收缩及舒张功能正常。

肝、胆、胰、脾彩超+门静脉彩超：门脉血栓治疗后，内实性回声考虑血栓，门脉血流尚通畅；胆囊肿大，内胆泥形成；脾大；肝、胆管、胰腺超声检查未见异常。

腹部立卧位片：小肠梗阻，原因待定，建议 CT 增强扫描进一步检查。

（三）初步诊断

1. 血运性肠梗阻

2. 门静脉系统多发血栓形成（慢性期，介入术后）

3. 乙型肝炎活动期

（四）诊断思路

1. 病例特点　该患者为年轻男性，反复腹痛病程达 5 个月余，外院多次腹部 CT 及本院腹部彩超检查均提示反复门静脉系统广泛血栓形成，溶栓治疗后再次发作，且既往有左下肢静脉血栓形成并溶栓治疗病史。实验室检查示溶栓治疗前血小板计数及出凝血功能 PT、APTT 及纤维蛋白原水平均正常，消化系统肿瘤抗原、风湿免疫相关检查、ANCA 组合和抗磷脂抗体均未见异常。

2. 鉴别诊断　患者的诊断和鉴别诊断可以从反复静脉血栓形成易栓症为切入点进行分析：①遗传性易栓症，患者年轻男性，无明显诱因先后出现左下肢静脉血栓、反复门静脉系统广泛血栓形成，实验室检查血小板计数及出凝血功能正常，肿瘤相关抗原、风湿病、ANCA 血管炎及抗磷脂抗体均未见异常，支持遗传性易栓症如 PC/PS 缺陷症等可能，需进一步行蛋白活性水平和或基因分析测定以明确诊断；②抗磷脂抗体综合征，患者先后出现左下肢静脉血栓、门静脉系统广泛血栓，需注意最常见获得性易栓症 APS 可能，但溶栓治疗前血小板计数不少、APTT 无延长、未检测到抗磷脂抗均不支持 APS 诊断，风湿免疫及 ANCA 组合检查均阴性也基本排除血管炎病变继发血栓形成可能；③恶性肿瘤，年轻患者，反复门静脉系统广泛血栓形成 5 个月余，患者全身状况尚可，病初消化系统肿瘤抗原均阴性，胸部、腹部、盆腔 CT 检查及全消化道造影均未提示肿瘤可能，肿瘤继发多处癌栓形成常为晚期、多有凝血功能异常如 DIC 等，患者相关资料均不支持恶性肿瘤引起的易栓症。

进一步检查抗凝治疗监测组合：AT III 61.8%，PC 23.4%，PS 127.39%，低分子肝素 0.51。

（五）最终诊断

1. 蛋白 C 缺乏症，门静脉系统多发血栓形成（慢性期，介入术后）

2. 血运性肠梗阻

（六）治疗经过

患者明确诊断后改为口服华法林，并输注新鲜冰冻血浆 200ml，此后患者腹痛、腹胀逐渐缓解，黄疸逐渐消退，复查出凝血常规 PT 16.4s、INR 1.39、APTT 42.6s，肝功能明显好转（ALT 57U/L、AST45U/L、ALP 112U/L、TP 52.2g/L、ALB 32.6g/L、GLB 22.6g/L、TBIL 39.4μmol/L）。

（王荷花　李娟）

参 考 文 献

1. Shen MC,Lin JS,Tsay W. High prevalence of antithrombin 111,protein C and protein S deficiency,but no factor V Leiden mutation in venous thrombophilic Chinese patients in Taiwan. Thromb Res,1997,87(4):377-385.

2. 张之南,郝玉书,王建祥,等.血液病学.第 2 版.北京:人民卫生出版社,2011:749-751.

3. Kaushansky K, Lichtman MA, Beutler E, et al. Williams Hematology. 8th ed. New York:McGraw-Hill Medical,2010.

4. 白春梅,潘家绮,范连凯,等.静脉血栓患者抗凝蛋白缺陷研究.中华内科杂志,2000,39(11):746-748.

5. Ding Q,Shen W,Ye X,et al. Clinical and genetic features of rpotein C deficiency in 23 unrelated Chinese patients. Blood Cells,Mol Dis,2013,50(1):53-58.

6. Miyakis S,Lockshin MD,Atsumi T,et al. International consensus statement on an update of the classification criteria for definite antiphospholipid syndrome（APS）. J Thromb Haemost,2006,4(2):295-306.

7. 黄彬,钟武平.口服华法令抗凝患者血浆蛋白 C、蛋白 S 活性的改变及其意义.广东医学,2001,22:1013-1014.

第 45 章

骨髓坏死的诊断思路

骨髓坏死(bone marrow necrosis,BMN)是指造血骨髓中骨髓组织和基质细胞发生大面积坏死,并出现嗜酸性结构不清的无定形物,组织病理活检表现为正常骨髓结构被破坏。首先由 Graham 于 1924 年在镰状细胞性贫血的患者尸体中发现。骨髓坏死在临床上比较罕见,是具有独特特征的一种临床综合征,本身并非一个独立疾病而是涉及多种疾病,其中恶性肿瘤是其发病的主要原因,可占骨髓坏死 90% 以上。

骨髓坏死可根据累及骨髓范围分为 Ⅰ ～ Ⅲ 级:Ⅰ 级(轻度坏死),坏死范围占活检骨髓的比例<20% ;Ⅱ 级(中度坏死),坏死范围占活检骨髓的比例 20% ～50% ;Ⅲ 级(重度坏死),坏死范围占活检骨髓的比例>50% 。

骨髓坏死目前无统一诊断标准,其诊断依据包括:①骨穿和骨髓活检,特别是多部位骨穿。骨髓干抽或抽吸物呈果酱样、粉红色、白色或澄清、淡黄色、血样液体或呈脓性者,瑞氏染色示每个细胞可辨认的特征消失,可见核固缩、核碎裂、核溶解,周围被无定型的酸性物质所填充;骨髓活检病理表现为正常骨髓结构被破坏,细胞边缘模糊,出现嗜酸性、结构不清无定形物质,文献报道骨髓活检阳性高于骨髓涂片。②临床表现主要为发热、骨痛,骨痛通常是多部位、持续性剧烈疼痛,血常规三系减少,减少的程度与骨髓坏死的范围不完全相关。外周血涂片可见幼粒、幼红细胞,部分患者也表现为肝脾大、黄疸及皮下出血,可伴有血乳酸脱氢酶(LDH)及碱性磷酸酶(ALP)升高。

骨髓坏死起病急,预后差,病死率高,早期诊断尤为重要。骨髓坏死本身无特殊治疗方法,主要针对原发病治疗为主。Kato 等认为骨髓坏死的预后主要取决于原发病的情况、诊断是否及时、治疗是否正确,与坏死程度不呈正比关系。肿瘤性疾病一旦出现骨髓坏死则其预后极差,死因包括严重感染、败血症、出血、栓塞、DIC、心力衰竭等,骨髓坏死加速了恶性原发疾病的死亡。

引起骨髓坏死的病因很多,常见的病因包括以下几类。

(一) 血液系统恶性肿瘤

血液系统恶性肿瘤为骨髓坏死的最常见病因,如淋巴瘤、白血病、多发性骨髓瘤、骨髓增殖性疾病、骨髓增生异常综合征等;其中以淋巴细胞白血病和淋巴瘤更多见,当考虑骨髓坏死时,应仔细排查患者是否存在血液恶性肿瘤。白血病导致骨髓坏死可能与以下因素有关:①白血病细胞增殖过快、出现自溶现象,肿瘤细胞形成栓子栓塞骨髓毛细血管及血窦,导致骨髓微环境循环障碍;②恶性肿瘤细胞释放某些促组织坏死因子直接损伤骨髓细胞,或强烈化疗后通过坏死细胞释放细胞毒性物质或酶,导致骨髓坏死;③细胞凋亡或某些免疫因素引起骨髓细胞坏死;④化疗药物等对骨髓的损伤;⑤骨髓内皮细胞极度增生压迫骨髓血窦,导致血窦扭曲、破裂、供血减少。

（二）骨转移瘤

如腺癌、鳞癌、神经母细胞瘤及黑色素瘤侵犯骨髓等。曾有统计国内外 1994 年至 2004 年的文献资料,恶性肿瘤导致骨髓坏死 100 例,其中 43 例为骨髓转移癌,恶性淋巴瘤 21 例,胃癌 11 例,肾癌 2 例,胰头癌、甲状腺癌、多发性骨髓瘤、牙龈癌、结肠癌、上颌窦癌、肛管癌各 1 例。

（三）结缔组织病

如 SLE、抗磷脂综合征等。抗磷脂综合征合并骨髓坏死,国内外均为个案报道,多见于灾难性 APS,骨髓坏死是 APS 少见的一种表现,可能是抗磷脂抗体损伤了内皮细胞导致微血栓形成,致使骨髓微循环障碍导致骨髓坏死,但抗磷脂抗体的滴度与病情活动并无相关性;另外异常的纤维蛋白溶解、血小板活化和抗凝血酶Ⅲ异常活化可能都参与了骨髓坏死的发病。

（四）感染

非恶性疾病引起的骨髓坏死,感染是首要病因,细菌、真菌等,尤其是结核感染容易合并骨髓坏死。对于结核感染的患者,尤其是并发外周血细胞减少者,需提高警惕,及早行骨髓活检。

（五）药物

药物引起骨髓坏死多见于抗肿瘤药物,如干扰素、氟达拉滨、维 A 酸、伊马替尼等,国内外也有关于粒细胞集落刺激因子治疗后导致骨髓坏死的报道,粒细胞集落刺激因子引起骨髓坏死的机制可能是刺激骨髓内细胞的增生,进一步加重微循环障碍,致骨髓缺血、缺氧等,药物导致的骨髓坏死如诊断和治疗及时,则预后相对较好。

（六）其他

镰刀状细胞贫血、DIC、Evans 综合征、血栓性血小板减少性紫癜等病因也有并发骨髓坏死的报道。

由于骨髓活检和骨髓涂片是诊断骨髓坏死的重要依据,为提高骨髓坏死的诊断率,行骨髓检查时应注意以下几点:①采取多部位穿刺,骨髓坏死可以是局灶性,也可以是弥漫性,有的骨髓部位坏死,有的部位表现为原发病的骨髓象,故需多部位穿刺,尤其是疼痛点穿刺;②染片要规范,染片时间要充足,使细胞充分着色,如果涂片未干立即染片也会造成细胞模糊不清、细胞呈轻度溶解或溶解状;③应特别注意那些骨髓坏死组织较少的骨髓片,因为在同一片上细胞结构不清部分和细胞形态清晰部分可同时存在,不认真观察容易造成漏诊;④骨髓坏死时骨髓细胞形态辨认较困难,如外周血出现幼稚细胞应警惕白血病可能,可进一步行染色体、流式细胞仪检查加以明确,故应重视血涂片所提供的线索。但需强调的是,骨髓坏死一旦诊断成立,下一步需积极寻找病因。

【病例分析】

（一）病史介绍

胡某,男,25 岁,无业,主因"双肩隐疼 1 个月,全腹痛 5 天"于 2009 年 6 月 15 日入住我院。患者于 1 个月前无明显诱因下出现左肩部疼痛,疼痛无向他处放射,无发热、局部红肿,后疼痛发展至双肩,呈持续性,在当地诊所诊治(具体不详),症状无明显缓解,5 天前患者进食后半小时出现全腹持续性剧痛,伴低热,双肩部疼痛仍明显,无恶心、呕吐,无胸闷、气促,无头痛、头晕,至我院急诊,拟"腹痛查因"收入普外科。患者起病以来,无咳嗽、咳痰,无胸闷、气促,无关节肿痛、口腔溃疡、脱发、光过敏等,精神、食欲、睡眠不佳,近 3 天未解大便,小便正常,起病至今体重下降约 3kg。

既往史、婚育史、家族史无特殊。

个人史:"抽烟史"5 余年,每天 40 支,无嗜酒史,冶游史不详。

体格检查:T 37.9℃,P 86 次/分,R 20 次/分,BP 145/80mmHg。发育正常,营养中等,神志清楚,精神差,车床入院,查体合作。全身皮肤及黏膜无发绀、黄染、苍白,全身浅表淋巴结未触及肿大。头颅五官无畸形,巩膜无黄染,睑结膜无充血、水肿,双侧瞳孔等大等圆,直径 3mm,对光反射及调节反射均存在,耳鼻未见异常分泌物,口腔黏膜光滑,咽无充血,双侧扁桃体无肿大。颈软,气管居中,甲状腺不肿大,未闻及血管杂音。胸廓对称无畸形,双侧乳房发育正常且对称。双侧呼吸动度一致,双侧语颤一致,双肺叩诊呈清音。呼吸音清,未闻及干湿性啰音。心前区无隆起,未见异常心尖冲动,各瓣膜区未触及震颤,叩诊心界不大,听诊心率 86 次/分,律齐,心音有力,各瓣膜区未闻及病理性杂音。腹部情况详见外科情况。脊柱生理弯曲存在,四肢无畸形。四肢活动自如,无杵状指(趾),双下肢无水肿。生理反射正常,病理反射未引出。

腹部平坦,未见胃肠型及蠕动波,未见腹部静脉曲张。腹肌紧张,左侧腹部压痛及反跳痛,未触及腹部肿块。肝肋下未触及。麦氏点无压痛及反跳痛,Murphy 征阴性,脾肋下未触及,脾区叩痛阳性,肝肾区无明显叩击痛,腹部叩诊呈实音,移动性浊音阴性。肠鸣音正常,1~2 次/分,未闻及气过水音,未闻及血管杂音。肛门、直肠指检未见异常。

(二)实验室检查

住院期间血常规变化情况见表 45-1。

表 45-1　患者入院后血常规检查结果

日期	WBC($\times 10^9$/L)	N($\times 10^9$/L)	Hb(g/L)	PLT($\times 10^9$/L)
2009-06-15	14.42	9.72	146	66
2009-06-18	10.04	7.49	141	29
2009-06-19	7.72	5.29	138	19
2009-06-20	6.39	4.30	130	25
2009-06-21	3.85	2.04	130	10
2009-06-22	3.73	1.85	111	14
2009-06-23	2.85	1.58	86	24
2009-06-24	2.19	0.94	76	6
2009-06-25	2.24	0.87	68	8

大、小便常规未见明显异常。

出凝血常规:PT 14.9s,APTT 42s,Fbg 3.21g/L。

血生化：ALT 24U/L，AST 26U/L，LDH 340U/L，TBIL 38.5μmol/L，DBIL 28.3μmol/L，IBIL 10.2μmol/L；血淀粉酶 30U/L，血脂肪酶 50U/L，肌酐、尿素氮正常。

双手血培养阴性；PPD 皮试阴性。乙肝两对半、肝炎系列、HIV 抗体、梅毒组合均阴性。

心电图：正常心电图。

腹部彩超：胆囊内胆泥淤积，肝内胆管稍扩张，肝 S5 钙化灶，脾、胰腺、双肾、膀胱、双输尿管及前列腺超声检查未见异常。

胸部 X 线片及腹部立卧位片：心、肺、膈未见明显异常；腹部小肠积气、扩张。

（2009 年 6 月 22 日）骨髓涂片（髂骨，图 45-1）：骨髓取材差，增生重度减低，淋巴细胞比例相对增高，偶见幼稚细胞；外周血涂片示分类以淋巴细胞为主，原始、幼稚细胞占 7%，成熟红细胞大致正常，血小板少。意见：骨髓增生重度减低，见少量幼稚细胞，外周血见 7% 原始、幼稚细胞，疑混血，建议复查。

（2009 年 6 月 23 日）骨髓涂片（髂骨，图 45-2）：骨髓取材差，增生重度减低，淋巴细胞比例相对增高，形态大致正常，单核细胞形态、比例大致正常；见 6% 原始、幼稚细胞；外周血涂片示分类以淋巴细胞为主，原始、幼稚细胞占 5%，成熟红细胞大致正常，血小板少。意见：骨髓增生重度减低，见 6% 原始、幼稚细胞，外周血见 5% 原始、幼稚细胞。

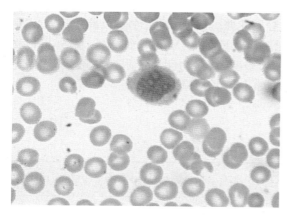

图 45-1　骨髓涂片示髂前骨髓增生重度减低，见幼稚细胞

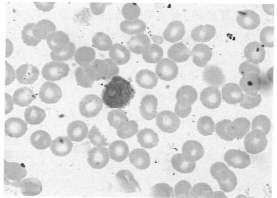

图 45-2　骨髓涂片示髂后骨髓增生重度减低，见原始幼稚细胞

（2009 年 6 月 23 日）骨髓活检：可见大片坏死。

骨髓流式细胞学检测：CD22 21.3%，HLA-DR 91.5%，CD34 90.2%，CD19 86.6%，CD79a 86%，CD13 86.3%，CD56 26.5%。

（三）初步诊断

1. 骨髓坏死查因：急性白血病？淋巴瘤？

2. 胆囊结石

（四）诊断思路

1. 病例特点　该患者为年轻男性，急性起病，病程 1 个月，以双肩部疼痛及全腹部疼痛为首发症状，在住院期间出现全身骨痛明显，骨痛为剧痛，不能忍受，血常规三系进行性减少。多次髂骨骨穿提示取材差，骨髓增生重度减低；髂骨活检提示骨髓坏死。

2. 鉴别诊断　患者的诊断和鉴别诊断可以从发热查因、骨痛、全血细胞减少或者骨髓坏死等多个切入点进行分析,本病例拟从骨髓坏死为切入点进行讨论。骨髓坏死可以从血液系统恶性肿瘤、骨转移瘤、结缔组织病、感染、药物等方面进行分析。具体分析如下:①血液系统恶性肿瘤,该患者有发热、全血细胞减少、多次骨穿提示可见原始幼稚细胞,外周血涂片亦可见到原始幼稚细胞;流式提示为 B 淋巴细胞表达,考虑患者的骨髓坏死是继发于恶性血液系统疾病,以白血病或者淋巴瘤可能性最大,因患者多次髂骨骨穿均提示取材差,下一步可完善胸骨骨穿及流式细胞学检查,等待髂骨活检的免疫组化结果以明确诊断;②骨转移癌,患者多次髂骨涂片均提示可见原始幼稚细胞,未见到转移癌细胞,流式提示为 B 淋巴细胞表达,且患者影像学及 B 超等检查未提示有实体瘤的原发病灶存在,故骨转移癌导致骨髓坏死可能性不大,基本可以排除;③风湿结缔组织病,患者年轻男性,发热、全血细胞减少,无关节痛、面部红斑、口腔溃疡、脱发等,骨髓涂片可见原始幼稚细胞,流式提示为 B 淋巴细胞表达,风湿结缔组织病所致可能性不大;④感染,该患者起病时伴有发热,入院时体温37.9℃,为低热,胸片、腹部 B 超、双手血培养阴性,PPD 皮试阴性等,未发现明确感染病灶,患者发热多为低热,入院后曾予莫西沙星(拜复乐)抗感染治疗后患者体温可逐渐下降,在患者体温下降好转时,其他症状如骨痛、血常规进行性下降等仍发展迅猛,用感染难以解释,故单纯感染引起骨髓坏死可以排除;⑤药物,致骨髓坏死的药物常为抗肿瘤类药物,患者起病前无应用特殊药物史,药物所致骨髓坏死可以排除;⑥其他,患者无镰刀状细胞性贫血、DIC、Evans 综合征等疾病的证据。

2009 年 6 月 23 日骨髓活检及免疫组化结果:骨小梁间见弥漫分布的小圆形细胞浸润,细胞异型性明显,核分裂象易见,并可见大片坏死;免疫组化:瘤细胞 CD79a 部分(+),PAX5 部分(+),TdT(+),CD56 部分(+),CD34(+),CD10 个别(+),L26(−),MPO 散在(+),CD3(−),CD5(−),CD23(−),Cyclin D1(−),CK(−),OCT2(−)。病变符合 B 淋巴母细胞性淋巴瘤/白血病。

2009 年 6 月 26 日胸骨骨髓涂片(图45-3):骨髓取材良好,增生活跃,粒系、红系受抑制,淋巴细胞占96%,异常淋巴细胞占60%,其胞体大小不等,外形不规则,有伪足,胞质量少,染蓝色,无颗粒,

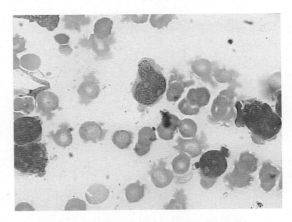

图 45-3　胸骨骨髓涂片见异常淋巴细胞

胞核不规则,染色质粗颗粒状致密,可见核仁 1~3 个;血细胞化学染色:POX(−)。意见:符合淋巴瘤细胞白血病骨髓象。

染色体核型:正常染色体核型。

BCR-ABL 融合基因:阴性。

（五）最终诊断

1. B 淋巴母细胞性淋巴瘤(白血病期)并骨髓坏死

2. 胆囊结石

（六）治疗经过

明确诊断后，予 Hpyper CVAD 方案诱导化疗 1 个疗程，缓解后巩固化疗 2 个疗程，其后行外周血造血干细胞移植术，现患者血常规正常，生活质量良好。

（陈美兰　王荷花　李娟）

参 考 文 献

1. Eishi A,Ilkhanizade B,Rahimi B. Bone marrow necrosis：frequency and clinicopathological finding in marrow biopsis. Iran J Patol,2009,4(1)：38-43.

2. Khalil YK,Pistoria MJ,Wright RE. Catastrophic antiphospholipid antibody syndrome with bone marrow necrosis：a rare complication. J Rheumatol,2011,38(10)：2279-2281.

3. Lee YH,Hong YC,Yang CF,et al. Severe extensive bone marrow necrosis from miliary tuberculosis without granulomas and pulmonary presentations. J Chin Med Assoc,2010,73(4)：208-211.

4. Braester A,Elmalah Y,Quitt M,et al. Fatal fludarabine induced extensive bone marrow necrosis in a patient with chronic lymphocytic leukemia. Leuk Lymphoma,2003,44(10)：1835-1836.

5. Ishitsuka K,Shirahashi A,Iwao Y,et al. Bone marrow necrosis in a patient with acute promyelocytic during re-induction therapy with arsenic trioxide. Eur J Haematol,2004,72(4)：280-284.

第46章

骨髓纤维化的诊断思路

骨髓纤维化（myelofibrosis）是一种骨髓增殖性疾病，是指骨髓中的成纤维细胞增殖，胶原纤维沉积伴有肝脾等器官髓外造血为特征的一组疾病。在临床上分为原发性骨髓纤维化症（primary myelofibrosis，PMF）和继发性骨髓纤维化（secondary myelofibrosis，SMF）两大类。

骨髓纤维化的发生机制目前尚未明确，研究认为可能与以下因素相关：①造血干细胞异常，由于造血干细胞异常克隆引起成纤维细胞反应性增生；②各种细胞因子的作用，在众多的造血细胞中，巨核细胞在骨髓纤维化发病中起重要作用，与巨核细胞相关的细胞因子，如血小板源生长因子（PDGF）、转化生长因子β（TGF-β）和表皮生长因子（EGF）、碱性成纤维细胞因子（bFGF）、血小板第Ⅳ凝血因子（PF-4）以及钙调蛋白等物质的异常释放。这些物质是促细胞释放剂，能够使骨髓内成纤维细胞生成增多及胶原合成增多、分裂减少，而这种不平衡使胶原蛋白在骨髓基质中过度积聚，形成骨髓纤维化；③免疫功能异常、维生素D等也与骨髓纤维化相关。

原发性骨髓纤维化症（PMF）是骨髓增殖性肿瘤的一种类型，是以血细胞减少、巨核细胞异常增生、骨髓纤维化、显著脾大、髓外造血以及外周血出现原始细胞为特征的干细胞克隆增殖性疾病。PMF主要发生在老年人群，中位诊断年龄为65岁。它是骨髓增殖性肿瘤中发病率低但预后差的亚型，发生率约0.5/100 000，中位生存时间仅3.5～5.5年，主要死因包括心脏衰竭、感染、溶血及向急性白血病转化等，10%～15%的患者最终转化为急性白血病。近年来研究发现，原发性骨髓纤维化患者与 JAK2 V617F 基因突变有关。

原发性骨髓纤维化症的诊断标准包括主要标准：①有巨核细胞增殖和异形性，常伴有网状纤维或胶原纤维增生，或如无网状纤维增多，聚合细胞的改变必须伴有骨髓有核细胞增多，且呈粒系细胞增殖而红系细胞常减少（即纤维化前期的细胞期）；②不符合真性红细胞增多症、BCR-ABL 阳性慢性粒细胞白血病、骨髓增生异常综合征或其他髓系肿瘤的诊断标准；③有 JAK2 V617F 或其他克隆性标志（MPL515WL/K），或无克隆性标志，应无证据表明骨髓纤维化或其他改变是继发于感染、自身免疫性疾病或其他慢性炎症性疾病、毛细胞白血病或其他淋系肿瘤、转移性肿瘤或中毒性（慢性）骨髓疾患的。次要标准包括：①外周血涂片有幼粒、幼红细胞；②血清乳酸脱氢酶水平增高；③贫血；④脾大。诊断原发性骨髓纤维化需符合3条主要诊断标准和2条次要标准。

原发性骨髓纤维化的患者,约1/3可伴有克隆性染色体核型异常,以20q-、13q-、+8、+9、涉及1号染色体的核型异常最为常见。+8染色体核型异常是中国PMF患者中最常见的染色体核型异常,而西方患者中则以13q-和20q-最为常见。

继发性骨髓纤维化(SMF),是指在有明确原发病的基础上出现骨髓纤维化。与原发性骨髓纤维化相比,SMF有如下特点:①继发于原发疾病;②脾大的发生率较低、程度较轻;③可随原发疾病的变化及治疗而演变;④JAK2阴性。

继发性骨髓纤维化常见于以下几大类疾病。

(一) 骨髓增殖性疾病

包括真性红细胞增多症、慢性粒细胞白血病、原发性血小板增多症均较容易继发骨髓纤维化。在SMF的病因中,骨髓增殖性疾病最常见的原因,可能是骨髓增殖性疾病患者骨髓中的成纤维细胞对各种促分裂剂的敏感性增强,进一步促进了骨髓中纤维细胞的增生。许多生长因子在骨髓中成纤维细胞增生和骨髓内纤维组织增殖中起到重要作用。其中最重要的有血小板衍生生长因子(PDGF)、转化生长因子(TGF-β)和表皮生长因子(EGF)等。其中PDGF由巨核细胞产生,是血清中主要的促细胞分裂剂,对成纤维细胞有极强的促分裂作用,并能分泌胶原蛋白,明显促进Ⅲ型胶原合成。另外,TGF-β和EGF等也可促进骨髓中成纤维细胞增生和骨髓中纤维组织增多。

(二) 骨髓增生异常综合征(MDS)

MDS患者可合并骨髓纤维化,伴继发骨髓纤维化的骨髓增生异常综合征患者脾不大或轻度大,骨髓纤维化程度轻且以网状纤维为主,部分患者有遗传学异常。合并有骨髓纤维化的MDS患者预后较差,生存期较短,转为急性白血病者较多见。

(三) 白血病

不同类型白血病继发骨髓纤维化的发生率有所不同,急性淋巴细胞白血病最多见,其次为慢性粒细胞白血病。合并骨髓纤维化的发病机制未明确,可能与白血病时某些体液因子的释放有关,如血小板生长因子、成纤维细胞生长因子、血小板因子4、转化生长因子及β血栓球蛋白等,还可能与细胞发育异常有一定关系。随着白血病的缓解,继发性骨髓纤维化也会减轻或消失。

(四) 多发性骨髓瘤

文献报道,8%~30%的多发性骨髓瘤患者可以继发骨髓纤维化,其发生机制可能与促进PDGF、MKGF和TGF-β等生长因子的释放,从而引起骨髓纤维组织增生,进而导致骨髓纤维化的发生有关。

(五) 淋巴瘤

淋巴瘤合并继发骨髓纤维化的患者,可以先出现淋巴瘤的症状再随疾病进展出现骨髓浸润及骨髓纤维化,也可以先诊断骨髓纤维化再出现淋巴瘤,后者常因无外周淋巴结的肿大,骨髓仅有纤维化,活检或骨穿不能找到淋巴瘤细胞而被误诊。继发性骨髓纤维化常是淋巴瘤骨髓浸润的表现。

(六) 转移癌

如乳腺、前列腺、甲状腺癌等恶性肿瘤转移至骨髓易引起继发性骨髓纤维化,骨髓涂片或骨髓活检可以见到转移瘤细胞。可能的机制是恶性肿瘤释放出类似生长因子物质而引起纤维组织增生。

（七）血液系统外疾病或因素

某些疾病如肾功能不全、自身免疫性疾病、甲状旁腺功能亢进、感染等。自身免疫性疾病引起的继发性骨髓纤维化，以 SLE 多见，其发生机制可能是 SLE 患者中自身抗体、免疫复合物以及被中性粒细胞吞噬的免疫复合物明显增多，它们作用于巨核细胞，促进 PDGF、MKGF 和 TGF-β 等生长因子的释放，引起骨髓纤维组织增生，从而导致骨髓纤维化的发生。另外，苯可引起骨髓纤维化，苯致骨髓纤维化常被延误诊断或误诊，原因可能在于苯致继发性骨髓纤维化发病率极低，其次是骨髓纤维化的临床表现及外周血常规改变和再生障碍性贫血很相似，单纯骨髓涂片不易辨识，常需做骨髓活检方能确诊。

骨髓纤维化的患者骨穿时常常出现干抽现象，或者即使骨髓涂片不干抽，骨髓增生度也普遍减低，甚至有些患者被误诊为再生障碍性贫血。而骨髓活检能准确判定骨髓的增生度，清楚地反映造血系统疾病的真实性，提高疾病的诊断率。故临床上对骨髓涂片增生度减低的患者应该积极地进一步行骨髓活检明确诊断。合并有骨髓纤维化的患者预后差，在疾病初诊时完善骨髓活检可对判断患者预后有较好帮助。骨髓纤维化的诊断最终需靠病理，但它并非疾病的最终诊断，对于考虑骨髓纤维化的患者，需积极寻找病因以排除继发性，然后针对病因进行相应治疗。

【病例分析】

（一）病史介绍

邵某，女，60 岁，退休人员，因"发现脾大 4 个月余"于 2014 年 2 月 14 日入院。患者 4 个月前无明显诱因出现腹痛，无发热、恶心、呕吐、腹泻等。当地医院查腹部 B 超（2013 年 10 月）示脾大，约 154mm×50mm，未予重视。1 个月前（2015 年 1 月 13 日）复查腹部 B 超示脾大，约 190mm×65mm，遂于市级人民医院住院治疗，查血常规示 WBC（8. 48～11. 25）×10^9/L，Hb 94～102g/L，MCV 79. 1～84. 8fl，PLT（158～187）×10^9/L，LDH 289U/L。乙肝两对半示 HBsAb、HBeAb、HBcAb 为阳性。上腹部 CT 示脾巨大，脾静脉及门静脉内径增宽（门静脉内径 15mm）。1 月 16 日骨穿示取材稀释，骨髓有核细胞增生低下，成熟红细胞大小不一，见较多畸形红细胞；活检示增生极度低下，仅见少数成熟阶段粒红系细胞及几个分叶核巨核细胞。1 月 24 日骨穿示取材一般，骨髓增生低下，粒系增生低下，以成熟阶段细胞为主，颗粒增多增粗，红系增生低下，以中、晚幼为主，成熟红细胞大小不一，见较多畸形红细胞，泪滴红细胞易见；巨核细胞增生活跃，全涂片见 17 个；活检示增生极度低下，小灶见少数成熟阶段粒红系细胞及几个分叶核巨核细胞。流式未检出异常幼稚细胞群。JAK2 基因 V617F 突变型（−）。当地医院考虑骨髓纤维化未排除，遂从 2014 年 1 月 23 日开始予沙利度胺（反应停）100mg qn 治疗。现为进一步诊治就诊于我院。患者自起病以来，无发热、盗汗、乏力，无咳嗽、咳痰，无胸闷、气促、腹胀、双下肢水肿，无恶心、呕吐、厌油、身目黄染，无腹痛、腹泻、排黑便，无尿急、尿频、尿痛、排浓茶样尿，无皮肤黏膜出血，无口腔溃疡、颊部红斑、关节痛等，精神、睡眠、胃纳好，大小便正常，近期体重无明显变化。

既往史：患者 1999 年发现"甲状腺功能亢进症"，行"甲状腺全切术"治疗，术后未复查及服药。于 1979 年行"剖宫产"诞下一子。55 岁绝经，56 岁曾有一次阴道流血，诊治后未再出现异常阴道流血，已婚已育，配偶及子女体健。父亲健在，母亲 3 年前因肺癌去世，有一哥哥及一弟弟,均体健。

体格检查:T 36.8℃,P 75 次/分,R 20 次/分,BP 125/75mmHg。神志清,轻度贫血貌,全身皮肤及黏膜无发绀、黄染、苍白,全身浅表淋巴结未触及肿大。巩膜无黄染,咽无充血,双侧扁桃体无肿大。颈前正中见一长约8cm横行瘢痕,颈软,气管居中,甲状腺不肿大,未闻及血管杂音,双肺呼吸音清,未闻及干湿性啰音。心率75次/分,律齐,各瓣膜区未闻及病理性杂音。腹部平坦,下腹正中见一长约12cm纵行瘢痕,腹部平软,无压痛及反跳痛,未触及腹部肿块。肝肋下未触及,脾肋下4cm可触及,边缘钝,无叩击痛,移动性浊音阴性。生理反射正常,病理反射未引出。

（二）实验室检查

血常规全套组合:WBC 7.30×10⁹/L,N 4.53×10⁹/L,Hb 103g/L(MCV、MCH、MCHC 正常),PLT 200×10⁹/L,Ret% 0.019%,Ret 0.0652×10¹²/L。

大、小便常规均未见异常。

血生化:LDH 256U/L,余未见异常。

出凝血常规未见异常。

贫血组合Ⅲ:维生素 B_{12} 3610ng/L,叶酸2.3μg/L,血清铁蛋白>40 000μg/L,促红细胞生成素39.20IU/L。

PNH 组合、G-6-PD 活性、直接 Coombs 试验均未见异常。

乙肝两对半:HBsAb(+),HBeAb(+),HBcAb(+),余未见异常;肝炎系列:乙型肝炎病毒核心抗体 IgM(+);HBV-DNA<100IU/ml;HIV 抗体、梅毒组合均未见异常。

风湿病组合Ⅰ:抗心磷脂抗体弱阳性,CRP 129.00mg/L;抗磷脂综合征组合:Acl-IgM 弱阳性;体液免疫7项、SLE 5项、风湿病组合Ⅱ、ANCA 组合均阴性。

肺肿瘤2项:特异性神经元烯醇酶(NSE)21.37ng/ml,非小细胞肺癌抗原(CFRA21-1)3.55ng/ml。消化系统肿瘤组合未见异常。

心电图:轻度 T 波改变。

骨髓涂片:取材一般,增生尚活跃,粒系比例增高(74%),红系比例降低(5%),全片见1个裸核巨核细胞,血小板不少;外周血可见幼稚粒细胞、有核红细胞及泪滴状红细胞(图46-1 ~图46-3)。

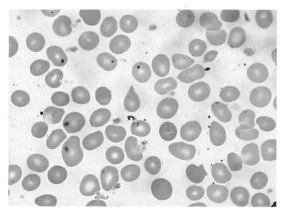

图 46-1　外周血涂片见泪滴红细胞

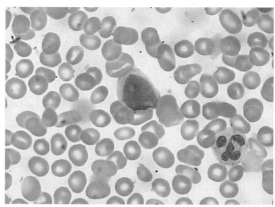

图 46-2　外周血涂片可见幼稚粒细胞

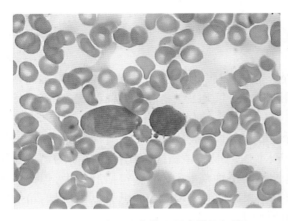

图 46-3　外周血涂片可见有核红细胞

骨髓流式细胞学检测：P1 为淋巴细胞，比例约为 20.6%（其中 T 细胞比例约为 81.5%，B 细胞比例约为 2.9%），分析 CD19$^+$B 淋巴细胞，比例约占成熟淋巴细胞 2.9%；抗原表达如下：HLA-DR 100%，CD34 3.8%，CD20 100%，CD22 94.0%，CD5 10.7%，FMC-7 22.4%，CD23 4.0%，CD38 8.9%，CD24 92.9%，SIgM 99.6%，cκ 45.9%，cλ 32.9%，CD79a 81.6%，ZAP-70 0.7%，CD103 0.6%，CD25 2.6%，CD11c 8.5%。P2 为单核细胞，比例增高（约为 17.0%）；抗原表达如下：HLA-DR 98.5%，CD14 96.1%，CD13 99.4%，CD33 99.0%，MPO 94.1%，CD56 79.8%。P3 为粒细胞，比例约为 49.5%。P4 为幼稚髓系细胞和嗜碱性粒细胞，比例约为 3.5%，幼稚髓系细胞比例约为 0.3%。P5 为有核红细胞及细胞碎片，比例约为 6.7%。

骨髓 FISH：*BCR-ABL* 融合基因（-），*IGH/CCND1*（-）。

腹部彩超：肝、脾大（肝右叶最大斜径 152mm，脾大小 167mm×49mm），门静脉未见扩张、血流通畅。

妇科彩超：子宫萎缩，盆腔内未见明显占位性病变。心脏彩超：左房增大，二尖瓣关闭不全（轻度），左心室收缩功能正常，舒张功能减低（Ⅰ级）。

全身 PET-CT（图 46-4）：①肝、脾大（脾脏外缘约为 8 个肋单元，163mm×55mm），代谢未见增高；中轴骨骨髓（脊柱各椎体为主）代谢轻度增高（SUVmax 为 3.0）；②脾内小囊肿；脾门血管迂曲，脾动脉瘤；③甲状腺术后；双肺数个肺大疱；右肺中叶、左肺下叶少许纤维灶；纵隔及双肺门淋巴结代谢轻度增高，考虑反应性改变（SUVmax 为 2.4）；④主动脉及其分支动脉硬化；多个椎体骨质增生；⑤余所见部位 PET-CT 显像未见异常代谢病灶。

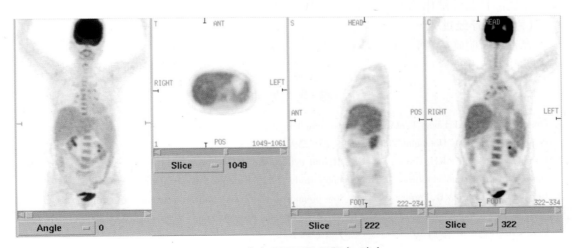

图 46-4　全身 PET-CT 示肝大、脾大

（三）初步诊断

骨髓纤维化查因:原发性? 继发性?

（四）诊断思路

1. 病例特点　该患者为老年女性,病程 4 个月,以腹痛、脾大为主要临床表现,血常规提示轻度贫血,腹部 B 超、全身 PET-CT 提示肝脾大,骨髓取材一般,增生尚活跃,外周血涂片可见幼红幼粒细胞、泪滴红细胞。

2. 鉴别诊断　患者的诊断和鉴别诊断可以从贫血、脾大或者外周血涂片见幼红幼粒、泪滴样红细胞等作为诊断的切入点进行分析,本病例拟从骨髓纤维化作为诊断的切入点进行分析,具体分析如下:①除 PMF 外的其他骨髓增殖性疾病,支持点包括肝脾大,但该患者血常规白细胞、血小板均正常,轻度贫血,骨穿结果不支持,*BCR/ABL* 融合基因阴性;可完善骨髓病理活检以进一步排除;②MDS,患者有肝脾大,血常规有贫血,但该患者骨髓中未见原始幼稚细胞或病态造血细胞,流式细胞学检查未见髓系细胞表达,故 MDS 可以排除;③白血病,该患者骨髓涂片未见原始幼稚细胞,流式细胞学检查也不支持白血病的诊断;④骨髓瘤,患者没有 M 蛋白、骨髓中未见异常浆细胞、无骨质破坏等,没有骨髓瘤的诊断依据,骨髓瘤可以排除;⑤淋巴瘤,有肝脾大、贫血等表现,无淋巴结肿大、发热等,需完善骨髓病理活检等以进一步排除;⑥转移瘤,该患者为老年女性,以肝脾大为主要临床表现,血肿瘤标志物未见明显升高,腹部 B 超、妇科 B 超、全身 PET-CT 检查未发现转移瘤病灶,故转移瘤也基本可以排除;⑦其他血液系统外疾病,患者风湿疾病相关检查均阴性,甲状腺功能控制尚可,没有发热、咳嗽、咳痰等感染的症状和体征,影像学检查未发现感染病灶,患者起病前无接触特殊化学物质史,故苯等化学物质引起的骨髓纤维化也可以排除;⑧原发性骨髓纤维化症,排除以上原因,可能性最大,需病理证实。

骨髓活检病理:部分骨髓腔空虚,可见少量骨髓组织,其内可见偏成熟阶段粒红系细胞及较多分叶核巨核细胞,脂肪空泡消失,网状纤维组织明显增多,考虑为骨髓纤维化。

FISH 检查:*JAK2*(+)。

（五）最终诊断

原发性骨髓纤维化

（六）治疗经过

患者诊断明确后,回当地医院治疗。

（陈美兰　王荷花　李娟）

参 考 文 献

1. Hussein K,Huang J,Lasho T,et al. Karyotype complements the International Prognosis Scoring System for primary myelofibrosis. Eur Haematol,2009,82(4):255-259.

2. Caramazza D,Begna KH,Gangat N,et al. Refind cytogenetic risk categorization for overall and leukemia-free survival in primary myelofibrosis:a single center study of 433 patients. Leukemia,2011,25(1):82-88.

3. Cervantes F,Dupriez B,Pereira A,et al. New prognostic scoring system for primary myelofibrosis based on a study of the International Working Group for Myelofibrosis Research and Treatment. Blood,2009,113(13):2895-2901.

4. Passamonti F,Cervantes F,Vannucchi AM,et al. A dynamic prognostic model to predict survival in primary myelofibrosis:a study by the IWG-MRT (International Working Group for Myeloproliferative Neoplasms Research

and Treatment. Blood,2010,115(9):1703-1708.

5. Hussein K,Pardanani AD,van Dyke DL,et al. International prognostic scoring system-independent cytogenetic risk categorization in primary myelofibrosis. Blood,2010,115(3):496-499.

6. Marisavljević D,Rolović Z,Cemerikić V,et al. Myelofibrosis in primary myelodysplastic syndromes:clinical and biological significance. Med Oncol,2004,21(4):325-331.

第 47 章

高钙血症的诊断思路

人体 99% 以上的钙以羟基磷灰石的形式存在于骨骼中,血钙几乎全部存在于血浆中,其含量约占人体钙的 0.1%。正常成人血浆总钙参考范围为 2.25 ~ 2.75mmol/L,血浆总钙检测容易受到血浆白蛋白的影响,在患者血浆白蛋白水平明显异常时不能准确反映其体内血钙浓度,故如同时合并低蛋白血症,则按校正公式计算血浆钙浓度[校正钙值(mmol/L)= 血浆总钙测定值(mmol/L)+(40−血浆白蛋白测定值)×0.02mmol/L]。通常将高钙血症定义为经血浆白蛋白校正后血浆钙浓度超过 2.80mmol/L,超过 3.00mmol/L 则可能出现高钙血症危象,表现为神经肌肉、消化、泌尿及心血管系统等多系统的临床急症,随时可能危及生命。

恶性肿瘤是高钙血症最常见的原因,约占 90%,因此高钙血症患者的病因诊断不容忽视,其常见病因主要有以下几种疾病。

（一） 血液系统恶性肿瘤

主要有多发性骨髓瘤(multiple myeloma,MM)、成人 T 细胞白血病/淋巴瘤(adult T-cell leukaemia/lymphoma,ATLL),部分 B 细胞淋巴瘤也出现高钙血症。30% MM 患者在其病程中会出现高钙血症,部分以高钙血症为首发临床表现,同时合并骨痛、贫血、肾功能损害等表现,应高度怀疑 MM,进一步行免疫球蛋白定量、血清免疫球蛋白固定电泳、血/尿本周蛋白免疫电泳、骨髓涂片分类和骨髓流式细胞学细胞免疫表型分析以及全身骨骼影像学等检查可明确诊断。ATLL 是一种与 HTLV-1 病毒感染有关的侵袭性 T 细胞淋巴瘤,临床常有皮肤、肺及中枢神经系统受累,可伴有免疫缺陷,50% ~70% 的患者可出现高钙血症,结合患者有发热、消瘦等全身症状以及无痛性进行性肿大淋巴结或局部肿块时,要警惕淋巴瘤可能,尽快完善 PET-CT、取病理活检、骨髓穿刺活检、流式细胞学等检查协助诊断。

（二） 血液系统之外恶性肿瘤相关高钙血症(malignancy-associated hypercalcemia,MAH)

20% ~30% 的恶性肿瘤患者在其病程中会出现高钙血症,多见于肺癌和宫颈癌等鳞状细胞癌、乳腺癌、肾癌、膀胱癌、卵巢癌、前列腺癌等,其中以肺鳞状细胞癌及乳腺癌尤为常见。恶性肿瘤主要通过肿瘤细胞分泌甲状旁腺素相关蛋白(parathyroid hormone-related protein,PTHrP)、活性维生素 D[1,25(OH)$_2$D$_3$]、异位甲状旁腺激素以及肿瘤骨转移引起溶骨性病变及骨结构破坏引起高钙血症,患者症状体征、肿瘤相关抗原检测以及影像学检查可以为寻找肿瘤病灶提供线索。因肿瘤细胞释放过量的 PTHrP,PTH 及维生素 D$_3$ 水平往往较低,而异位甲状旁腺功能亢进症在临床上十分罕见,主要见于有分泌功能的卵巢癌、甲状腺癌、胸腺癌及胃癌。血清碱性磷酸酶明显升高应考虑可能存在肿瘤骨转移。

（三）原发性甲状旁腺功能亢进症（primary hyperparathyroidism，PHPT）

PHPT 是除恶性肿瘤外高钙血症最常见的病因，其中 85%～95% 见于单一的甲状旁腺瘤、10%～15% 见于甲状旁腺增生、约 1% 见于甲状旁腺癌。部分患者为家族性多发性内分泌腺瘤病的一部分，包括 MEN1 型和 MEN2A 型。与恶性肿瘤不同，PHPT 患者由于 PTH 生成增加而引起血钙升高，这些患者通常表现为轻度或间歇性血钙升高，大多没有明显的临床症状，进展缓慢。

（四）慢性肾衰竭导致继发性甲状旁腺功能亢进

慢性肾衰竭常伴有高磷血症、血钙正常或降低，从而导致继发性甲状旁腺功能亢进，其高钙血症的发生常与补充钙剂、磷螯合剂、维生素 D 代谢物及类似物有关，患者血清 PTH 检测水平升高。

（五）其他内分泌疾病

甲状腺功能亢进症有 15%～20% 的患者可出现轻度高钙血症，其他如嗜铬细胞瘤、血管活性肠肽瘤、原发性和继发性肾上腺皮质功能减退症也可出现高钙血症。上述疾病并发高钙血症的发生机制尚不明确，其中嗜铬细胞瘤和 VIP 瘤可能与 PTHrP 相关，相应下丘脑-垂体-腺体激素水平及功能检测可为明确原发基础疾病诊断提供依据。

（六）药物因素

可引起高钙血症的药物包括锂盐、噻嗪类利尿剂、钙剂、维生素 D 及类似物、维生素 A 及类似物、抗雌激素、含铝磷酸盐等，出现高钙血症尤其是轻度血钙升高的患者需注意询问上述药物的使用情况。

（七）炎症性疾病

多见于结节病、韦格纳肉芽肿、嗜酸性肉芽肿、结核、念珠菌病等，主要与巨噬细胞产生的 1α-羟化酶引起 25(OH)D$_3$ 向 1,25(OH)$_2$D$_3$ 转换、分泌过多活性维生素 D$_3$ 有关。

【病例分析】

病例 1

（一）病史介绍

张某，男，15 岁，学生，主因"反复发热 1 个月，伴乏力、呕吐、血肌酐升高半个月"于 2013 年 12 月 9 日入院。患者 1 个月前无明显诱因出现发热，体温最高 39℃，伴咽痛，无畏寒、寒战，无咳嗽、咳痰，曾在当地诊所予以抗感染治疗（具体不详），仍有反复发热。半个月前伴乏力、反复呕吐，呕吐物为胃内容物，呈非喷射性，无头痛、视物模糊，无腹痛、腹泻，无关节骨痛，就诊于当地医院。实验室检查：血常规 WBC 11.85×10^9/L，L 55%，Hb 156g/L，PLT 138×10^9/L，LDH 389U/L，血生化 LDH 1000U/L，肌酐 160.2μmol/L、尿酸 964.4μmol/L、血钙 3.9mmol/L、血磷 1.4mmol/L、CO$_2$ 结合力 25mmol/L，腹部 B 超示双肾实质回声增强（慢性肾功能不全），诊断为"慢性肾功能不全"。予以抗感染、止吐等对症处理，症状稍好转，现为进一步诊治收入院。自起病来，患者精神疲倦，无精神异常、性格改变，睡眠一般，胃纳差，便秘，小便正常，近 1 个月体重下降 3.5kg。

既往史：患者入院前 1 个月有发热及草地坐卧史，经退热治疗后体温正常。

体格检查：T 36.4℃，P 84 次/分，R 20 次/分，BP 115/77mmHg。神志清楚，精神差，自主

体位,查体欠合作。双侧腋下、侧胸壁皮肤见散在针尖样瘀点,左侧肋腰部、左侧膝外侧见暗紫色皮下瘀点,部分融合成片。双侧下颌及腹股沟各扪及一直径约1.0cm淋巴结,质中,无压痛,可移动。眼睑无水肿,巩膜无黄染。口腔无溃疡,牙龈无肿胀出血,扁桃体无肿大。甲状腺无肿大。胸骨无压痛,双肺呼吸音清晰,未闻及干湿性啰音,心率84次/分,律齐,各瓣膜区未闻及杂音。腹平软,上腹部轻压痛,无反跳痛,未触及腹部肿块,肝脾肋下未及,双下肢无水肿。神经系统生理反射存在,脑膜刺激征阴性,余病理反射未引出。

（二）实验室检查

血常规:WBC $32.26 \times 10^9/L$,L $23.24 \times 10^9/L$,Hb 137g/L,PLT $64 \times 10^9/L$。

尿常规:pH 6.5,比重1.008,余未见异常;24小时尿蛋白定量0.133g/1900ml;尿本周蛋白电泳阴性。

血生化结果见表47-1。

表47-1　患者入院后血生化检查结果

日期	K^+ (mmol/L)	Ca^{2+} (mmol/L)	PHOS (mmol/L)	CO_2 (mmol/L)	BUN (mmol/L)	sCr (μmol/L)	UA (μmol/L)	ALT (U/L)	AST (U/L)	ALP (U/L)	LDH (U/L)
2013-12-09	5.09	4.71		32	19.7	180		38	337	176	9337
2013-12-10	4.39	4.25	2.02	30	22.3	191	935	23	127	148	4984
2013-12-11	3.78	4.09	1.91	31	15.2	158	675	47	136	142	4546
2013-12-12	3.50	2.94		27	13.9	161	946	47	69	98	1489

血脂组合:TG 3.41mmol/L、HDL-C 0.49mmol/L、LDL-C 2.79mmol/L;血β_2微球蛋白3228.00μg/L。

血清PCT 0.79ng/ml,ESR 59mm/h。

出凝血常规:TT 35.8s,Fbg 6.71g/L,余正常。

甲状旁腺素全段(iPTH)4.60pg/ml。

乙肝两对半、肝炎系列、HIV抗体、梅毒组合均阴性。

感染相关检查:肥达反应、外斐反应、流行性出血热抗体、钩端螺旋体抗体、登革热抗体检测未见异常。

风湿病组合Ⅰ:CRP 28.60mg/L,余正常;体液免疫7项、SLE 5项、风湿病组合Ⅱ、ANCA组合、抗磷脂综合征组合均未见异常。

消化系统肿瘤组合未见异常。

心电图:窦性心律。

腹部B超:双肾实质回声增强,胆囊内胆泥,肝、胆管、胰腺、脾、双肾动脉、膀胱、双输尿管、前列腺超声检查未见异常。

心脏彩超:心包积液(少量),余心脏形态结构未见明显异常,左心室收缩及舒张功能正常。

头颅CT平扫未见明显异常。

（三）初步诊断

1. 高钙血症:白血病?

2. 高尿酸血症

（四）诊断思路

1. 病例特点　该患者为青少年男性，急性起病，以高钙血症危象起病，合并有发热、骨痛、出血倾向、高尿酸血症、肾功能不全、白细胞升高以淋巴细胞为主，甲状旁腺素全段降低，PCT、CRP、ESR 升高，LDH、β_2 微球蛋白明显升高。

2. 鉴别诊断　患者起病以高钙血症危象为突出临床表现，可以以此作为切入点进行诊断及鉴别诊断：①恶性血液系统肿瘤，此例患者以高钙血症危象、肾功能不全入院，入院时无发热，但白细胞明显升高，以淋巴细胞升高为主，同时存在出血倾向，要注意血液系统恶性肿瘤可能，患者同时存在高尿酸血症、高磷酸血症，考虑肿瘤溶解综合征可能，须尽早完善骨髓穿刺、活检及流式细胞学、染色体、基因检测以明确诊断；②实体肿瘤，患者年轻，目前无血液系统外实体肿瘤证据，可能性不大；③内分泌疾病，如甲状旁腺功能亢进症、甲状腺功能亢进症，患者血钙明显升高，甲状旁腺素降低，外院查甲状腺功能正常，而且内分泌疾病引起的血钙升高，表现为轻度或间歇性血钙升高，大多没有明显临床症状，进展缓慢，由此可以排除内分泌疾病可能；④药物因素，可以引起高钙血症的药物多为噻嗪类利尿剂、钙剂、维生素 D、维生素 A、锂盐等，但患者并无上述药物服用史，且患者以高钙血症危象为突出临床表现，而药物所致高钙血症大多为血钙轻度升高，因此药物因素所致高钙血症暂不考虑；⑤炎性疾病，分为感染性和非感染性两个方面，可以引起高钙血症的感染性疾病常见于结核、真菌感染等，患者入院前 1 个月有发热及草地坐卧史，但经退热治疗后体温正常，入院时有出血倾向、骨痛、肾功能不全、血常规、PCT、ESR、CRP 等炎性指标升高，要注意流行性出血热、钩端螺旋体、登革热、恙虫病等传染性疾病可能，但相关血浆学检测并无异常，因此传染性疾病证据不足。患者 PPD-IgG 阳性，但患者发热以外无盗汗、乏力、消瘦等其余结核中毒症状及咳嗽、咳痰等呼吸道症状表现，且 PPD-IgG 特异性不强，诊断暂不考虑结核，而其他病原学检查并无特异性阳性结果，因此单纯感染并不能解释患者高钙血症危象。可引起高钙血症的非感染性炎症常见于结节病、韦格纳肉芽肿、嗜酸性肉芽肿，但患者为青少年学生，并无石棉、粉尘等长期接触史及特殊职业史，血嗜酸性粒细胞不高，ANCA 等风湿免疫相关指标为阴性，非感染性炎症性疾病基本可排除。

患者之后行骨髓涂片示急性淋巴细胞白血病（L1）骨髓象（图 47-1）。

骨髓流式细胞学检测：CD22 98.5%、CD19 99%、CD34 21.8%、CD79a 95.2%、HLA-DR 99.5%。

骨髓活检：骨髓腔内见大量异型淋巴样细胞弥漫浸润，细胞体积中等大小，大小较一致，核稍不规则，核仁不明显；免疫组化：异型细胞 CD79a（+），CD20、CD3、CD5、TdT、CD117、CD34、Cyclin D1、CD23、CK、MPO 均阴性，Ki-67 约 10%（+）；结合 HE 及免疫组化，病变符合骨髓 B 细胞性肿瘤，建议临床结合其他检查结果进一步分型。

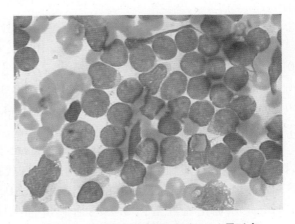

图 47-1　急性淋巴细胞白血病（L1）骨髓象

骨髓 FISH：*BCR-ABL* 融合基因阴性；PCR：*BCR-ABL* 融合基因 P210、P230、P190 均为阴性。

（五） 最终诊断

1. 急性淋巴细胞性白血病（L1 型）

2. 肿瘤溶解综合征

3. 高钙血症

（六） 治疗经过

患者入院即有高钙血症危象，血钙最高达 4.71mmol/L，合并肾功能不全、高尿酸血症、高磷酸血症，考虑同时存在急性肿瘤溶解综合征，经 2 次血液透析、补液水化、利尿、降钙素及双膦酸盐降钙、碱化尿液、降尿酸、口服泼尼松等积极处理后，血钙、血尿酸、肌酐降至正常，予 VDLP 方案化疗，化疗第 28 天复查骨穿示完全缓解，行鞘内注射化疗药物预防中枢神经系统白血病后出院。

病例 2

（一） 病史介绍

陈某，男，54 岁，因"腰骶部疼痛 1 个月余"于 2015 年 6 月 7 日入院。患者 1 个月前无明显诱因出现腰骶部疼痛，无双下肢运动感觉障碍等不适，未行诊治。10 天前患者觉腰骶部疼痛明显加重，未能起身，就诊于当地医院，查 Hb 99g/L，MCV 73.7fL，肌酐 174μmol/L，Ca^{2+} 2.69mmol/L，ALB 27.6g/L，GLB 74.4g/L，ALP 65U/L；免疫球蛋白定量 IgG 23.55g/L，IgA 0.07g/L，IgM 0.47g/L；腰椎 MRI 示 L4、L5 椎体异常信号影，L3/4、L4/5 椎间盘轻度突出；心脏彩超示室间隔 14mm。现为进一步诊治入我科。

既往史：有"高血压"病史 6 年，最高达 150/90mmHg，服用中成药 3 个月后控制正常；排泡沫尿 4 年，未就医诊治；吸烟 27 年，每天 1~2 包，期间曾戒烟 10 年。

体格检查：T 36.8℃，P 72 次/分，R 19 次/分，BP 135/75mmHg。轻度贫血貌，神志清楚，强迫仰卧位。全身皮肤及黏膜稍苍白，全身浅表淋巴结未触及肿大，咽无充血，双侧扁桃体无肿大；双肺呼吸音清，未闻及干湿性啰音；心率 72 次/分，律齐，各瓣膜区未闻及病理性杂音；腹平软，无压痛及反跳痛，未触及腹部肿块，肝脾肋下未触及，移动性浊音阴性，听诊肠鸣音 4 次/分，脊柱生理弯曲存在，四肢无畸形，双下肢无水肿，生理反射存在，病理反射未引出。

（二） 实验室检查

血常规：WBC 5.89×10^9/L，N 4.20×10^9/L，RBC 3.47×10^{12}/L，Hb 79g/L，PLT 266×10^9/L。

尿常规：尿蛋白（+）；尿微量蛋白组合：ALB 35.30mg/L，β_2 微球蛋白 39.100mg/L，IgG 29.30mg/L，α_1 微球蛋白 72.20mg/L，α_2 巨球蛋白 4.04mg/L，κ 链 718.00mg/L，λ 链 8.87mg/L；24 小时尿蛋白定量：4.544g/1950ml。

急诊生化组合：K^+ 3.70mmol/L，CO_2 31mmol/L，BUN 16.0mmol/L，sCr 429μmol/L，Ca^{2+} 3.00mmol/L↑；空腹血糖 7.9mmol/L；肝酶+肝代谢+血尿酸：UA 635μmol/L，ALT 14U/L，AST 22U/L，GGT 21U/L，LDH 176U/L，ALP 65U/L，ALB 24.7g/L↓，GLB 83.0g/L，TBIL 11.1μmol/L，糖化血红蛋白 5.7%；血脂组合：CHOL 2.9mmol/L，TG 0.54mmol/L，HDL-C 0.87mmol/L，LDL-C 1.81mmol/L。

体液免疫 7 项:IgA 0.12g/L↓,IgM 0.12g/L↓,IgG 69.00g/L↑,κ 链 91.30g/L↑,λ 链 0.30g/L↓;血 β_2 微球蛋白 5886.00μg/L;血清免疫固定电泳可见单克隆沉淀带,IgG-κ 型;血、尿本周蛋白阳性。

地中海贫血基因突变检测全套:β-地中海贫血基因 CD41-42 突变检出基因突变杂合。乙肝两对半、肝炎系列、HIV 抗体筛查、梅毒组合、HBV-DNA 定量、出凝血常规+DIC 组合、贫血组合Ⅲ、G-6-PD 均未见明显异常,消化系统肿瘤、前列腺肿瘤组合阴性。

心脏彩超:主动脉增宽,左室及左、右房增大,室间隔中上段稍增厚(13mm),主动脉瓣关闭不全(轻微),二尖瓣关闭不全(轻度),左心室收缩功能正常,舒张功能减低,EF 68%。

胸部 CT 平扫:①双侧胸腔少量积液,邻近双肺压迫性节段性肺不张;②扫描范围所见诸骨骨质改变,符合多发性骨髓瘤改变。

全身骨平片:全身骨质疏松,双侧颅骨、肋骨、肱骨、肩胛骨、股骨及颈椎、胸椎、腰椎、骨盆诸骨骨质改变,考虑多发性骨髓瘤。

全身 PET-CT:全身弥漫多发虫噬样骨质破坏,中轴骨、骨盆骨及四肢长骨近端骨髓弥漫性、不均匀代谢增高,上述改变考虑多发性骨髓瘤;腰 1、2、4 椎体压缩性骨折。

(三) 初步诊断

高钙血症、腰痛查因:多发性骨髓瘤?

(四) 诊断思路

1. 病例特点　该患者为中年男性,腰骶部疼痛 1 个月起病,以腰痛、高钙血症、肾损害、贫血为主要临床表现,血 IgG、β_2 微球蛋白、尿 κ 轻链明显升高,血免疫固定电泳、血尿本周蛋白阳性提示 IgG-κ 单克隆免疫球蛋白,全身骨平片、胸部 CT 及 PET-CT 可见多发骨质破坏。

2. 鉴别诊断　患者诊断及鉴别诊断可以腰痛、高钙血症、肾功能不全、贫血、球蛋白升高、M 蛋白、浆细胞升高或多发骨质破坏等为切入点。本病例以高钙血症作为切入点进行鉴别诊断。①恶性血液系统肿瘤,患者有腰痛、贫血、高钙血症,肾功能损害、血清发现 IgG-κ 型单克隆免疫球蛋白,全身骨平片、胸部 CT 及 PET-CT 可见多发骨质破坏,目前考虑血液系统恶性肿瘤所致高钙血症可能性最大,尤其须注意多发性骨髓瘤,应尽快行骨髓涂片及流式细胞学检查以明确诊断;②血液系统外恶性肿瘤,患者慢性病程,β_2 微球蛋白明显升高,但 ALP 水平不高,骨骼破坏为溶骨性破坏,且胸部 CT 及 PET-CT 未见各脏器占位性病变,肿瘤血清学指标阴性,故实体肿瘤可能性不大;③原发性甲状腺旁腺功能亢进症,但患者同时存在贫血、肾功能不全、IgG 升高、M 蛋白、溶骨性骨质破坏,难以用该病解释,必要时可行甲状旁腺素检测以排除;④其他内分泌疾病,如原发性或继发性肾上腺皮质功能不全等,患者无乏力、恶心、呕吐、低血钠、高血钾、低血糖等肾上腺皮质功能减退症的其他表现,目前暂不考虑该病,必要时可完善 ACTH 兴奋试验、血尿皮质醇检测以排除;⑤药物因素,患者无锂盐、钙剂、维生素 A、维生素 D 等可以引起高钙血症药物服用史,因此可排除药物因素所致高钙血症。

骨髓涂片(图 47-2):骨髓瘤细胞占 23%,符合多发性骨髓瘤骨髓象。

骨髓流式细胞学检测:CD38[bright]CD45[dim/-]异常浆细胞比例约为 18.4%;抗原表达如下:CD19 4.6%,CD56 100%,CD20 5.6%,CD138 96.4%,CD54 98.8%,CD49e 1.7%,cIgM 1.2%,cIgD 0.0%,cIgG 99.1%,cκ 97.2%,cλ 2.1%。

(五) 最终诊断

1. 多发性骨髓瘤(IgG-κ 型,DS 分期ⅢB 期)

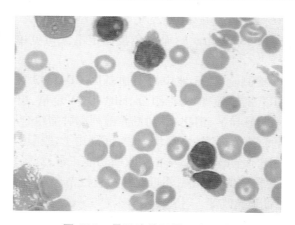

图 47-2　骨髓涂片见骨髓瘤细胞

2. 胆囊结石

3. β-地中海贫血

（六）治疗经过

患者予水化、碱化、利尿等降钙处理，并予 PAD 方案化疗，血钙降至正常。目前行第 3 个疗程 PAD 方案化疗。

（邹外一　李娟）

参 考 文 献

1. Soyfoo MS, Brenner K, Paesmans M, et al. Non-malignant causes of hypercalcemia in cancer patients: a frequent and neglectedoccurrence. Support Care Cancer, 2013, 21(5): 1415-1419.

2. Sargent JT, Smith OP. Haematological emergencies managing hypercalcemia in adults and children with haematologicaldisorders. Br J Haematol, 2010, 149(4): 465-477.

3. Nakayama-Ichiyama S, Yokote T, Iwaki K, et al. Hypercalcemia induced by tumour-derived parathyroid hormone-related proteinand multiple cytokines in diffuse large B cell lymphorna, not otherwise specified. Pathology, 2011, 43(7): 742-745.

4. Basso U, Maruzzo M, Roma A, et al. Malignant hypercalcemia. Curr Med Chem, 2011, 18(23): 3462-3467.

第 48 章

多发骨质破坏的诊断思路

骨是具有新陈代谢的活组织,骨质的稳定是破骨细胞介导的骨吸收与成骨细胞介导的骨形成之间维持平衡的结果。破骨细胞功能亢进或成骨细胞功能受抑,骨重塑的平衡被打破,可导致骨质破坏。临床常用的骨代谢生化指标有血钙、血磷、骨特异性碱性磷酸酶(ALP)、甲状旁腺素(PTH)等。其中骨特异性 ALP 是成骨细胞的一种细胞外酶,其水平与成骨细胞活性呈正相关。骨质破坏的影像学评价方法包括 X 线、CT、MRI、ECT、PET-CT 等。X 线和 CT 上骨质破坏可见局限或弥漫性骨皮质和骨小梁结构消失而出现局限性骨密度减低、骨质缺损,可表现为虫蚀样浸润性骨破坏、囊状或囊状膨胀性骨破坏和压迫性骨吸收。PET-CT 是近年应用于临床的敏感性较高的骨质代谢影像学评价手段。

临床上可见以多发骨质破坏为起病主要表现的患者,常见于以下几大类疾病。

(一) 多发性骨髓瘤(MM)

MM 为浆细胞恶性肿瘤,好发于中老年人,骨髓中克隆性浆细胞异常增生并分泌单克隆免疫球蛋白(M 蛋白),导致相关器官功能损害(高钙血症、肾功能不全、贫血、骨质破坏、反复感染、高黏血症、继发性淀粉样变性)为其临床主要表现。其中因破骨细胞功能亢进以及成骨细胞功能受抑制而导致的多发骨质破坏往往为首发症状,约 90% 的 MM 患者在疾病进程中出现 MM 骨病,包括溶骨性破坏、病理性骨折以及全身性骨质疏松。骨质破坏可导致高钙血症,但因成骨细胞功能受抑制,除非合并淀粉样变性、肝功能不全或第二种肿瘤,否则初诊 MM 患者一般 ALP 不会升高,因此,ALP 不高为初诊 MM 骨病区别于其他骨病的一个重要特征;典型的 MM 溶骨性损害在 X 线片上表现为虫蚀样改变,因成骨细胞功能受抑,骨损边缘不伴有反应性钙化为 MM 区别于其他骨病的另一重要特征。全身 PET-CT 则可有效检测出 MM 骨病,并反映出肿瘤代谢活跃程度,PET-CT 显示的 SUV 值以及高代谢病灶的部位亦可作为骨质破坏鉴别诊断的依据。综合克隆性浆细胞、M 蛋白以及器官功能损害的依据,根据 MM 的主要诊断标准、次要诊断标准或最低诊断标准可明确诊断。

(二) 骨转移瘤

骨骼是实体肿瘤最常见的转移部位之一,骨转移瘤可来源于消化道肿瘤、乳腺癌、前列腺癌、肺癌、甲状腺癌和肾癌,多数病例为多发骨质破坏,脊柱、骨盆、长骨干骺端为好发部位。常见临床表现包括疼痛、病理性骨折、高钙血症、脊柱不稳、脊髓压迫、神经根压迫等。骨转移瘤因成骨细胞功能未受抑制,成骨细胞活性代偿性增强,其 ALP 往往升高,并且在 X 线片上骨质破坏边缘可见由于成骨细胞活性增加而出现的明显反应性钙化。若同时合并骨髓转移,骨髓涂片可发现转移瘤细胞。原发恶性肿瘤病史明确的患者出现多发骨质破坏需高度怀疑转移瘤;但有约30%的骨转移瘤患者缺乏原发恶性肿瘤病史,结合原发肿瘤的相关临床症状、实验室相关肿瘤标志物的检测、骨病理组织活检以及全身PET-CT等影像学检查,可以帮助确定部分原发肿瘤的部位。

(三) 淋巴瘤

原发于骨骼的淋巴瘤(primary bone lymphoma)以及淋巴瘤继发骨浸润(secondary bone lymphoma)均可表现为多发骨质破坏。最常见的病理类型为弥漫大B细胞淋巴瘤,占所有骨淋巴瘤的70%~80%。疼痛为最常见临床症状,30%~40%可伴有肿块形成,15%~20%可出现病理性骨折,5%~15%可出现高钙血症。ALP可正常或升高。全身骨骼均可受累,其中长骨受累最常见,手、足小骨头罕见受累。X线片上可表现为溶骨性、成骨性或混合性病变。最常累及骨干,干骺端及骨骺受累提示高侵袭性。若累及骨髓,骨髓涂片可见分类不明细胞或噬血细胞。临床结合患者有B症状(发热、盗汗、消瘦),以及进行性血细胞减少、肝损害、出凝血功能异常、乳酸脱氢酶(LDH)明显升高可支持淋巴瘤诊断。淋巴瘤诊断须有病理证据,依据全身PET-CT结果指导高代谢骨病变部位的活检,以及进一步免疫组化染色、细胞遗传学等检查可明确淋巴瘤诊断。

(四) 骨及关节结核

骨及关节结核为继发性结核病,免疫抑制宿主为高危人群,30%~50%患者起病前有局部创伤史,发病年龄有20~30岁及60~70岁两个高峰。文献报道6.9%~29%的骨结核患者同时合并肺结核。该病起病隐匿,缓慢进展,可伴有低热、盗汗、消瘦、疲乏等结核中毒的全身症状,病变局部可伴有冷脓肿形成。病变好发于血供丰富的部位如脊柱以及髋关节、膝关节等大关节。ALP升高,X线平片上可表现为区域性骨质疏松以及伴有周围硬化反应的破坏性病灶,局部软组织肿块影提示冷脓肿形成。大部分患者白细胞不高,血沉于活动期明显升高,病变部位的组织学检查以及脓肿穿刺找抗酸杆菌检查为确诊的重要途径,PPD皮试、T-SPOT检查可作为辅助依据。

(五) 甲状旁腺功能亢进症

甲状旁腺功能亢进症分为原发性甲旁亢、继发性甲旁亢和三发性甲旁亢三种类型。原发性甲旁亢由甲状旁腺组织原发病变如增生、腺瘤、腺癌所致;继发性常为各种原因(慢性肾功能不全、骨质软化症、小肠吸收不全等)引起的低钙血症刺激甲状旁腺增生所致;三发性是在继发性基础上由于腺体长期受刺激而发展为功能自主的腺体增生或腺瘤,多见于慢性肾病和肾移植后。甲状旁腺组织分泌过多的甲状旁腺素(PTH),PTH促进骨吸收和破坏而出现多发骨质破坏,主要X线表现为普遍性骨质疏松,特征性改变为泛发性纤维囊性骨炎,亦可表现为骨膜下吸收、骨囊肿、病理性骨折等,病程较长者可出现胸廓塌陷、脊柱侧弯、骨盆变形、四肢弯曲等骨骼畸形。破骨细胞及成骨细胞活性均增加,因而ALP升高。该病有高PTH、高血钙、低血磷、高尿钙特点。临床上可表现为高钙血症的症状(淡漠、反应迟钝、心律失常、纳差、恶心、呕吐、便秘、顽固性消化性溃疡等),以及肾结石、肾小管功能受损(多尿、夜尿、烦渴等)等。结合病史,骨质破坏、高钙血症、肾结石表现,以及实验室检查结果,甲状旁腺功能亢进症诊断不困难。

(六) 风湿性疾病

类风湿关节炎、强直性脊柱炎等可累及关节及关节邻近骨质而表现为多发骨质破坏,好发于椎体。此外,系统性红斑狼疮(SLE)及抗磷脂抗体综合征(APS)可伴有多发骨坏死,血供的减少是主要原因,激素应用史、抗磷脂抗体阳性为高危因素。临床结合患者有光过敏、关节疼痛、脱发、皮疹、雷诺现象、口腔及外阴溃疡、口眼干燥等相关症状,以及实验室检查自身抗体检测阳性等可明确诊断。

(七) 其他

除上述以外,文献亦有少数报道急性淋巴细胞白血病、髓系肉瘤等可合并多发骨质破坏。

【病例分析】

病例1

(一) 病史介绍

叶某,男,53岁,公务员,因"反复胸背部疼痛2个月"于2015年4月28日入院。患者2个月前无明显诱因出现胸骨及右侧胸壁疼痛伴咳嗽,咳少量白痰,无畏寒、发热等不适,就诊于当地医院,予"沐舒坦、阿奇霉素、布洛芬"治疗后咳嗽有所好转,胸痛略有缓解。8天前患者出现背部疼痛,查心电图未见异常,查胸腰椎MRI示右前胸壁及胸腰椎多发骨质破坏。现患者为求进一步诊治收入我科。自起病以来,无发热、盗汗,无口腔溃疡、关节疼痛,无咳血丝痰,无血尿、腰痛等不适,精神、胃纳、睡眠可,小便正常,大便2~3次/天,成形。近2个月来体重下降约2kg。

患者既往于2014年11月行胃肠镜下胃窦部息肉切除术。否认结核病患者以及疫区疫水接触史。否认吸烟、饮酒嗜好。婚育史、家族史无特殊。

体格检查:T 36.4℃,P 70次/分,R 20次/分,BP 105/69mmHg。发育正常,营养中等,精神可,无贫血貌,神志清楚,自主体位,查体合作。全身皮肤及黏膜无发绀、黄染、苍白,全身浅表淋巴结未触及肿大。头颅五官无畸形,巩膜无黄染,双侧瞳孔等大等圆,对光反射及调节反射均存在。口腔黏膜光滑,咽无充血,双侧扁桃体无肿大。颈软,气管居中,甲状腺不肿大,未闻及血管杂音。胸廓无畸形。双肺呼吸音清,未闻及干湿性啰音。心前区无隆起,心尖冲动位于第5肋间左锁骨中线内0.5cm,心界不大,心率70次/分,律齐,心音有力,各瓣膜区未闻及病理性杂音。未闻及心包摩擦音。腹部平坦,未见胃肠型及蠕动波,未见腹部静脉曲张。腹部平软,无压痛及反跳痛,未触及腹部肿块。肝脾肋下未触及。双肾无叩击痛,肋脊点、肋腰点无压痛。脊柱生理弯曲存在,未见畸形,未见脓肿。四肢无畸形,活动自如,无杵状指(趾),双下肢无水肿。生理反射正常,病理反射未引出。

(二) 实验室检查

血常规:WBC 5.42×10^9/L,N 3.9×10^9/L,Hb 151g/L,PLT 230×10^9/L。尿常规分析:尿蛋白(±)。大便常规未见异常。

血生化:LDH 182U/L,ALP 87U/L,sCr 86μmol/L,Ca^{2+} 2.31mmol/L,血磷正常(1.06mmol/L)。

24小时尿蛋白定量检查:3.639g。

消化系统肿瘤Ⅰ、肺肿瘤组合、前列腺癌组合未见异常。

PPD皮试(−)。T-SPOT(−)。

PTH未见异常。

体液免疫7项:IgA 2.30g/L,IgM 0.61g/L,IgG 8.25g/L,κ链6.30g/L,λ链3.81g/L,C3

和 C4 水平正常；风湿病组合 I：CRP 11.8mg/L，余无异常；风湿病组合 Ⅱ、SLE 5 项、ANCA 组合和抗磷脂综合征组合均未见异常。

全身骨平片：①右枕骨 2 个低密度影，骨盆多发骨质破坏，左肱骨中上段骨密度减低并多个骨质破坏区（图 48-1、图 48-2）；②颈椎、胸椎、腰椎骨质疏松及骨质增生，项韧带钙化；③颈3/4、4/5 椎间关节失稳。

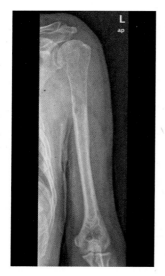 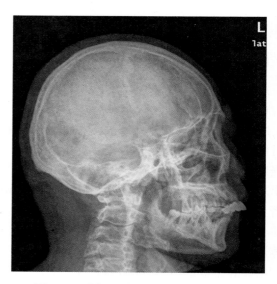

图 48-1　左肱骨 X 线片见多个骨质破坏区　　　图 48-2　头颅 X 线片见多个骨质破坏区

当地医院胸腰椎 MRI：右前胸壁及胸腰椎多发骨质破坏。

全身 PET-CT（图 48-3）：①多骨多发虫噬样、穿凿样骨质破坏并胸 2 及右侧第 4 肋局部软组织肿块形成，代谢活跃；②右肺上叶后段、左肺上叶下舌段钙化灶；左肺上叶尖后段、舌段、右肺中叶内侧段及双肺下叶纤维灶；双侧胸膜轻度增厚；③主动脉及其分支硬化；多个椎体骨质增生。

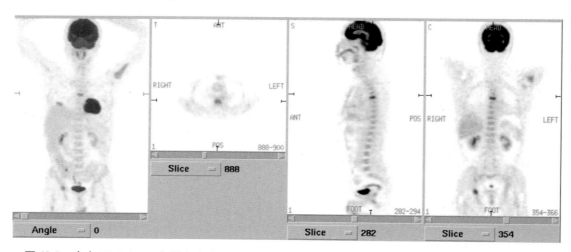

图 48-3　全身 PET-CT 示多骨多发虫噬样、穿凿样骨质破坏并胸 2 及右侧第 4 肋局部软组织肿块形成

（三）初步诊断

多发骨质破坏查因：多发性骨髓瘤？

（四）诊断思路

1. 病例特点　该患者为中老年男性，病程较短，以腰背痛主要症状起病，骨平片及 MRI 检查提示多发骨质破坏。

2. 鉴别诊断　患者的诊断和鉴别诊断可以多发骨质破坏为切入点进行分析：①MM，患者年龄 53 岁，为 MM 好发年龄，MM 患者常见多发骨质破坏，但患者 ALP 不高、骨平片可见虫蚀状骨质破坏、骨质破坏周边并无反应性钙化灶形成，以上支持 MM 的诊断，需进一步完善骨髓细胞形态学、骨髓流式细胞学以及免疫固定电泳等检查确定；②骨转移瘤，患者老年男性，近期体重有下降，需警惕转移瘤可能，但患者无原发肿瘤相关症状及体征，实验室检查 ALP 不高、常见肿瘤标志物未见异常、X 线骨质破坏周围但未见反应性钙化、全身 PET-CT 检查未发现血液系统外实体肿瘤病灶，以上均不支持骨转移瘤诊断；③淋巴瘤，患者无 B 症状，无淋巴结、肝、脾肿大、LDH 和 ALP 不高，全身 PET-CT 检查未提示高代谢病灶，进一步骨髓活检等检查可排除；④骨及关节结核，患者有咳嗽、咳痰症状，且近期体重有所下降，需注意骨结核可能；但患者 ALP 不高，且骨质破坏周围未见反应性钙化，无冷脓肿形成，PPD 皮试、T-SPOT 检查均阴性，可能性小；⑤甲状旁腺功能亢进，患者无肾结石病史，ALP 不高，血钙不高，血磷不低，PTH 不高，可排除；⑥风湿性疾病，患者目前无口腔溃疡、关节疼痛等风湿性疾病症状，风湿免疫指标未见异常，可排除；⑦其他，急性淋巴细胞白血病、髓系肉瘤目前均无依据。

进一步完善相关检查如下：

尿微量蛋白组合：λ 链（尿）4790.00mg/L。血免疫固定电泳：发现 λ 轻链型单克隆条带。

骨髓涂片（图 48-4）：浆细胞 13%。

骨髓流式细胞学检测：可见克隆性浆细胞，抗原表达 CD19 0.6%，CD56 99.7%，CD20 0.8%，CD138 97.5%，CD54 99.7%，CD49e 1.5%，cκ 0.1%，cλ 97.3%。

综合上述检查结果，该患者尿 λ 链浓度 4790.00mg/L，24 小时尿 λ 链 7.19g。血免疫固定电泳发现 λ 轻链型单克隆条带，符合 MM 诊断的一条主要标准；骨髓涂片见 13% 浆细胞，骨髓流式提示克隆性浆细胞表达，符合 MM 诊断的一条次要标准；多发骨质破坏为 MM 相关的器官功能损害；患者多发性骨髓瘤（λ 轻链型，ⅢA 期）诊断明确。患者全身 PET-CT 检查提示多发骨质破坏伴软组织肿块，代谢活跃，考虑为多发性骨髓瘤髓外浸润。进一步需完善细胞遗传学及分子生物学检查以进一步明确预后。

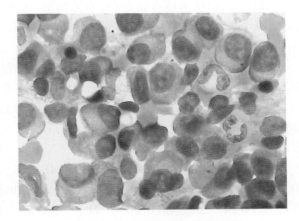

图 48-4　骨髓涂片见骨髓瘤细胞

（五）最终诊断

多发性骨髓瘤（λ 轻链型，ⅢA 期）

（六）治疗经过

确诊后给予 2 个疗程 PAD 方案化疗,患者胸背痛症状明显缓解,尿轻链水平逐步下降,现患者一般情况良好,下一步拟继续行 2 个疗程 PAD 方案化疗后行自体造血干细胞移植术。

病例 2

（一）病史介绍

林某,男,61 岁,退休机械工人,因"腰痛 2 个月,右侧额颞部肿物 1 个月"于 2014 年 1 月入院。患者 2 个月前无明显诱因出现腰痛,1 个月前发现右侧额颞部肿物,进行性增大。20 余天前开始出现构音不清。就诊于当地医院,查血常规示中度小细胞低色素性贫血（Hb 69g/L）。2 周前患者出现饮水呛咳,声音略嘶哑。1 周前出现一过性发热,体温最高达 38.8℃,未服药,自行退热。2 天前患者出现口角向左歪斜,右侧脸部麻木,颈部酸痛,就诊于当地医院,行颅脑 CT 示"多发颅骨骨质破坏,并额颞交界区颅板内外肿瘤性病变,两侧额部硬膜下少量积液",查血 LDH 1761U/L,sCr 158μmol/L,Ca^{2+} 3.08mmol/L,未予治疗。现为进一步明确诊治入我院。自起病以来,患者无咳嗽、咳血丝痰,无血尿、夜尿,无恶心、呕吐,精神、睡眠、食欲尚可,大小便正常,体重下降 5kg。

30 余年前曾行"胃溃疡切除术",10 年前曾行"甲状腺癌切除术"。吸烟史 20 余年,约 20 支/天。婚育史、家族史无特殊。

体格检查:T 36.0℃,P 80 次/分,R 20 次/分,BP 142/98mmHg。中度贫血貌。右侧额颞部可触及 1 个大小约 3cm×4cm 肿块,质硬,活动度差。右侧额纹消失,右眼闭合不全,右侧鼻唇沟变浅,嘴角向左偏斜,伸舌居中。左侧颈部可触及成串肿大淋巴结,质硬,表面尚光滑,直径 0.3~1cm,部分融合,活动度可。胸骨无压痛。双肺呼吸音粗,左上肺可闻及湿性啰音。心律齐,未闻及病理性杂音。腹部正中见一长约 8cm 的陈旧性手术瘢痕,愈合良好。腹部平软,无压痛及反跳痛,未触及腹部肿块。肝脾肋下未触及。双肾无叩击痛,肋脊点、肋腰点无压痛。脊柱生理弯曲存在,未见畸形,未见脓肿。四肢无畸形,活动自如,无杵状指（趾）,双下肢无水肿。生理反射正常,病理反射未引出。

（二）实验室检查

血常规:WBC $9.35×10^9$/L,N% 77.3%,N $7.23×10^9$/L,Hb 73g/L,MCHC 280.0g/L,MCH 14.70pg,MCV 52.40fl,PLT $365×10^9$/L。尿常规、大便常规未见异常。

血生化:sCr 220μmol/L,Ca^{2+} 3.23mmol/L,ALB 36g/L,ALT 55U/L,AST 95U/L,ALP 138U/L,LDH>853U/L,GLB 35.0g/L。

出凝血常规未见明显异常。

消化系统肿瘤 I:癌胚抗原（CEA）5.41μg/L。肺肿瘤组合:癌胚抗原（CEA）5.57μg/L（0.00~5.00）,特异性神经元烯醇酶（NSE）457.20ng/ml（0.00~16.30）,非小细胞肺癌抗原（CFRA21-1）46.20ng/ml（0.00~3.30）。前列腺癌组合未见异常。

PPD 皮试(-)。

PTH 未见异常。

体液免疫 7 项未见异常。

当地医院泌尿系彩超未见异常。

全身骨平片（图 48-5、48-6）:①左侧第 6 肋腋部骨质破坏并病理性骨折,右侧胸 3、7 肋骨异常,腰3、4椎体病变、颅骨、左侧肩胛骨、右股骨骨质异常改变;②胸椎、左肱骨、双侧尺桡骨、左股骨及双侧胫腓骨骨质未见异常。

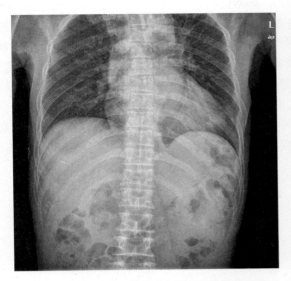

图 48-5　全身骨平片示左侧第 6 肋腋部骨质破坏并病理性骨折

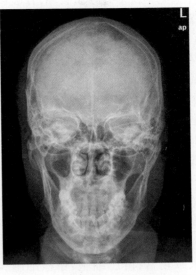

图 48-6　头颅 X 线片示骨质异常改变

　　胸部 CT(图 48-7):①左上肺尖段结节病灶;左肺门及纵隔内多发淋巴结肿大;左上肺阻塞性炎症;左侧少量胸积液;②左主支气管内结节,考虑肿瘤病变;③胸廓多发骨破坏病灶;④主动脉硬化,冠状动脉粥样硬化;心包肥厚;⑤右侧甲状腺内结节,性质待查。

　　(三)　初步诊断

　　多发骨质破坏查因:转移瘤?

　　(四)　诊断思路

　　1. 病例特点　该患者为老年男性,有 20 余年吸烟史,有"胃溃疡切除术"以及"甲状腺癌切除术"。此次起病以腰痛及右侧额颞部肿物为首发症状。查体可见中度贫血貌,右侧头颅颞部可触及一肿块,右侧周围性面瘫。入院检查 Hb 73g/L,Ca^{2+} 3. 23mmol/L,ALP 138U/L,LDH>853U/L。

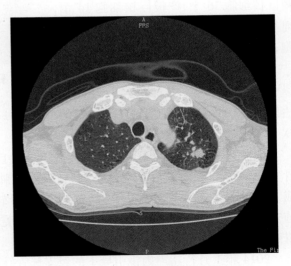

图 48-7　胸部 CT 示胸廓多发骨破坏病灶,左主支气管内结节考虑肿瘤病变

　　2. 鉴别诊断　患者的诊断和鉴别诊断可以多发骨质破坏为切入点进行分析:①MM,患者为老年男性,有高钙血症、肾功能不全、贫血、骨质破坏,以上可见于 MM 患者,但患者 ALP 升高,且骨平片上见骨破坏周围有反应性钙化灶,这两点不支持 MM 诊断,可完善骨髓涂片、骨髓流式细胞学以及 M 蛋白相关检查以进一步排除;②骨转移瘤,患者老年男性,长期大量吸烟,有胃溃疡切除术以及甲状腺癌切除术病史,体重近期下降明显;查体右侧额颞部肿块,左侧颈部可触及成串肿大淋巴结,左上肺可闻及湿啰音;肺癌标志物显著升高;ALP 升高;骨平片上见全身多处骨质破坏,骨破坏周围反应性钙化明显,胸部 CT 提示左上肺尖近胸膜处结节病灶伴空洞形成,且左肺门及纵隔内多发淋巴结肿大;以上考虑肺癌骨转移可能性极大,可完善病理活检以进一步明确诊断;③骨及关节结核,患者体重下降明显,有发热症状,查体左上肺有啰音,ALP 升高,骨破坏周围有反应性钙化,但 PPD 皮试阴性,骨结核诊断暂未排除;④淋巴瘤,患者有发热症状,体重近期下降,查体右侧额颞部肿块,左侧颈部可触及成串肿大淋巴结,LDH 显著升高,ALP 升高,骨破坏周围有反应性钙化,淋巴瘤暂未排除,可完善全身 PET-CT 检查以进一步排除;⑤甲状旁腺功能亢进,患者有高钙血症,ALP 升高,PTH 不高,血磷不低,可排除;⑥风湿性疾病,患者无风湿性疾病相关临床症状,目前无依据。

进一步完善检查如下:

骨髓涂片(图 48-8):骨髓增生明显活跃,粒红比为 2.38∶1;粒系占 57%,比例、形态大致正常;红系占 24%,比例、形态大致正常;淋巴细胞、单核细胞、浆细胞比例和形态大致正常;全片可见 76 个巨核细胞,其中幼稚巨核细胞 26 个,颗粒巨核细胞 36 个,产板巨核细胞 14 个,血小板不少;全片见簇状分布转移瘤细胞;未见寄生虫。

骨髓流式细胞学检测:P1 为 CD38+ CD45$^{dim/+}$ 浆细胞比例约为 0.5%;抗原表

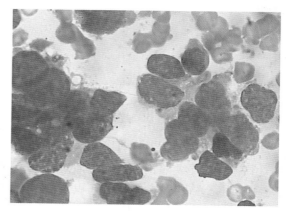

图 48-8　骨髓涂片见簇状分布转移瘤细胞

达如下:CD19 67.2%,CD56 12.6%,CD20 10.8%,CD54 93.8%,CD138 69.9%,cκ 54.0%,cλ 37.1%。

全身 PET-CT 检查(图 48-9):①左肺上叶尖后段病灶,代谢活跃;双肺门、纵隔、双侧锁骨上、左侧颈部及腹膜后多发淋巴结转移瘤,双肺多发转移瘤并左肺上叶癌性淋巴管炎形成,双侧肾上腺转移瘤,肝内多发转移瘤,多发骨转移瘤;②双肺气肿并多发肺大疱形成;左肺上叶下舌段肺不张;双肺散在纤维灶;双侧胸腔积液;③结节性甲状腺肿;右肾囊肿;残胃胃壁代谢活跃,考虑炎症;主动脉及分支硬化。

2014 年 1 月行超声内镜引导下的经支气管针吸活检病理确诊为左肺小细胞肺癌。

综合上述检查结果,诊断分析如下:骨髓涂片全片可见簇状分布转移瘤细胞;PET-CT 提示肺癌多发骨及肾上腺、肝脏转移;经支气管针吸活检病理提示小细胞癌肺癌。诊断肺癌并全身多发转移明确。MM、淋巴瘤、骨结核、甲状旁腺功能亢进、风湿性疾病可排除。

(五)最终诊断

左上肺小细胞肺癌并全身多发转移

(六)治疗经过

患者后转至肿瘤专科医院给予肺癌相关化疗。

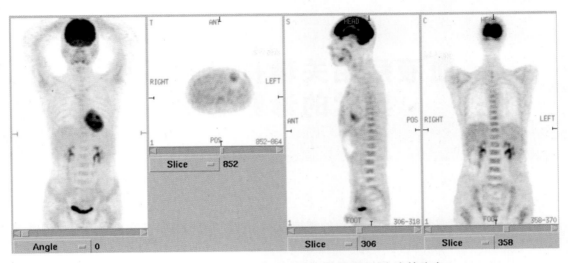

图 48-9　全身 PET-CT 示左肺上叶尖后段病灶并多发转移瘤

（邝丽芬　王荷花　李娟）

参 考 文 献

1. 王子轩,刘吉华,曹庆选,等.骨关节解剖与疾病影像诊断.北京:人民卫生出版社.2009.
2. 中华医学会血液学分会.多发性骨髓瘤骨病诊疗指南(2100 版).北京:北京大学医学出版社,2011.
3. 中国医师协会血液科医师分会,中华医学会血液学分会,中国多发性骨髓瘤工作组.中国多发性骨髓瘤诊治指南(2013 年修订).中华内科学杂志,2013,52(9):791-795.
4. 中华医学会骨科学分会骨肿瘤学组.骨转移瘤外科治疗专家共识.中华骨科杂志,2009,29(12):1177-1184.
5. Messina C,Christie D,Zucca E,et al. Primary and secondary bone lymphomas. Cancer Treat Rev,2015,41(3):235-246.
6. 中华医学会骨质疏松和骨矿盐疾病分会,中华医学会内分泌学会,中华医学会内分泌分会代谢性骨病学组.原发性甲状旁腺功能亢进症诊疗指南.中华骨质疏松和骨矿盐疾病杂志,2014,7(3):187-198.
7. 陈孝平.外科学.北京:人民卫生出版社,2010.
8. Pigrau-Serrallach C,Rodríguez-Pardo D. Boneand joint uberculosis. Eur Spine J,2013,22 Suppl 4:556-566.
9. Fajardo-Hermosillo LD,López-López L,Nadal A,et al. Multifocal osteonecrosis in systemic lupus erythematosus:case report and review of the literature. BMJ Case Rep,2013 pii:bcr2013008980.

第49章

血液病相关精神神经系统
异常的诊断思路

精神神经异常是指各种原因导致的精神障碍和神经异常表现,本文重点讨论血液系统疾病导致的精神神经异常。

精神神经异常的临床表现包括意识障碍,如感知、思维、记忆、注意力、智能、情感及意志活动等发生异常,或者出现失语、构音障碍、失用情况,或者有中枢神经及周围神经损害等相应的临床表现。

出现精神神经异常,常见的血液系统疾病包括以下几大类。

（一）血液系统疾病导致脑出血

多种血液系统疾病均可导致脑出血。血液系统疾病导致脑出血的机制:①血小板数量和(或)功能异常,多种血液系统疾病均可出现血小板数量减少,如各种类型白血病、MDS、免疫性血小板减少症、血栓性血小板减少性紫癜、骨髓衰竭、骨髓坏死、骨髓增殖性疾病晚期、再生障碍性贫血、阵发性睡眠性血红蛋白尿等;其中有些疾病同时合并血小板功能异常;②凝血因子异常及纤溶亢进,如血友病、急性早幼粒细胞白血病、部分急性淋巴细胞白血病、淋巴瘤等,尤其是急性早幼粒细胞白血病,其大量早幼粒细胞可释放大量促凝物质及纤溶物质,加重凝血功能障碍;③血管壁因素,白血病细胞浸润血管壁可造成血管壁损伤,尤其是高白细胞白血病,白细胞淤滞还可损伤小动脉、小静脉,引起血管通透性增加,血液外渗等;如以上多种因素共同参与,脑出血发生率明显增加。血液系统疾病导致的脑出血常为弥漫性、多灶性的影像学特点,不易止血,死亡率高。如白血病合并脑出血常在静止状态下发病,可无明显诱因,呈进行性、多发性出血,部位多变,无特殊定位体征,临床表现多样,意识障碍最常见,甚至起病时即出现嗜睡甚至昏迷,还有表现为剧烈头痛、呕吐、精神情绪异常,可见兴奋、烦躁不安或抑郁淡漠、智能障碍,出血量较大时较易形成脑疝。

（二）血液系统疾病导致脑梗死

可引起脑梗死的血液系统疾病包括原发性血小板增多症、真性红细胞增多症、伴有高白细胞的白血病、纤维蛋白原明显升高等。原发性血小板增多症患者中约10%因出现精神神经症状而前来就诊;真性红细胞增多引起栓塞的机制包括患者红细胞压积和血容量绝对增多,血液黏滞度增高,血流速度减慢,血管内压力增高,管壁营养障碍,引起毛细血管被动扩张、血管内膜损伤等改变,从而诱发血栓的形成。

（三）中枢神经系统白血病/淋巴瘤

白血病/淋巴瘤细胞可侵犯中枢神经系统,与白血病/淋巴瘤细胞侵犯蛛网膜或邻近神经组织有关,侵犯部位及表现形式多样,可呈弥漫性或局灶性侵犯硬、软脑膜及脑实质等。中枢神经系统白血病可以出现急性白血病的诱导治疗阶段或化疗间歇期,其发生与白血病的类型、年龄、初诊时白细胞计数、疾病病程关系密切,急性淋巴细胞白血病并发中枢神经系统白血病的发生率要远高于急性髓细胞白血病。中枢神经系统白血病是影响白血病患者预后的重要因素,中枢神经系统是髓外白血病复发的最常见部位,其机制和途径尚未完全清楚。患者有中枢神经系统症状和(或)脑脊液异常、排除其他疾病所致即可诊断。

(四) 血栓性血小板减少性紫癜

血栓性血小板减少性紫癜(thrombotic thrombocypenic purpura,TTP)是以微血管性溶血性贫血、血小板减少、精神神经异常为主要表现的微血管血栓性疾病,常伴有肾损害和发热。文献报道60%患者以神经精神症状为首发临床表现。TTP神经精神症状出现的基本病理生理改变是中枢神经系统内广泛微小血管损伤、透明样血栓形成,引起脑组织不同程度的缺血缺氧反应。临床症状可出现头痛、头晕、肢体麻木无力、抽搐发作、语言障碍、精神行为异常、视力障碍和意识不清等多种症状体征,常具有一过性、多样性或反复性的特点。

(五) 巨幼细胞贫血

巨幼细胞贫血(megaloblastic anemia,MA),除贫血等血液系统外,部分患者会出现精神神经症状,甚至精神神经症状为首发表现。一般MA以感觉神经障碍为多见,偶有自主神经功能受累的报道。MA的精神症状可表现为情绪异常、性格改变、嗜睡、谵妄、精神错乱等。其机制包括维生素B_{12}缺乏时,其参与代谢的甲基丙二酸积聚,阻碍中枢神经系统髓鞘脂蛋白的形成,以及S-腺苷甲氨酸生成受阻引发甲基化失衡,干扰神经递质形成,另外,贫血时组织缺血缺氧也可加重精神症状。

(六) 卟啉病

卟啉代谢异常包括原发性血卟啉病及铅中毒等原因所致的继发性卟啉生成障碍,常累及神经系统,甚至以神经系统损害为主要表现。因其临床表现缺乏特异性,故极易误诊。其发病机制是卟啉代谢紊乱引起卟啉和(或)卟啉前体形成增加并在体内过度聚集而致病。卟啉及其衍生物可以破坏皮肤溶酶体产生病变,也可以沉积于肝、胃肠道、肾及神经系统,受累神经组织可包括周围神经、中枢神经、自主神经甚至下丘脑神经核。临床表现可有腹痛、呕吐,中枢及周围神经损害的表现如癫痫、精神分裂症、格林-巴利综合征、多发性硬化、多发性肌炎等,急性间歇性卟啉病是其中最常见的类型。病情可被多种因素诱发和加重,如激素、药物(如巴比妥类、抗癫痫药、氨基比林、磺胺等)、低碳水化合物饮食、大量饮酒、吸烟、感染、手术、精神紧张、孕酮等均可促发本病。

(七) 感染

各种病原体感染神经系统也可以出现精神神经异常,包括细菌、真菌、病毒等,如神经系统梅毒感染,由苍白螺旋体侵犯软脑膜和脑实质所致持续感染,多为梅毒晚期表现。近来研究表明,博尔纳病毒感染可能与部分神经精神疾病的发病有关,且感染后主要引起以精神行为异常为临床特征的神经精神疾病,其发病机制主要是因为博尔纳病毒具有高度嗜神经性,可感染口咽、肠道黏膜的感觉神经末梢,再通过神经元的轴突进入中枢神经系统。

(八) 药物

有多种药物可引起精神神经系统异常,如青霉素和头孢类抗生素可引起包括幻视、抑郁、抽搐、惊厥、眩晕等;氨基糖苷类药物的精神神经异常较多见且表现类型更多样,如精神障碍、震颤抽搐、失语、双目凝视、视觉、认知功能异常等;喹诺酮类药物的精神神经异常也比较常见,如头晕、头痛、耳鸣、烦躁、恐惧、幻觉、视物不清、焦虑、精神失常等;随着抗真菌药物的广泛应用,抗真菌药如伏立康唑可引起幻觉、幻视;解热镇痛药、降压药、抗肿瘤药以及抗精神病药物本身可出现精神烦躁等表现。可引起神经精神异常的血液科常用药物包括三氧化二砷(嗜睡、精神亢奋等)、长春瑞滨、甲氨蝶呤、环磷酰胺、硼替佐米、地塞米松等。

(九) 其他

其他如明显的水电解质异常、酸碱紊乱、休克、各种原因导致的缺氧、合并可引起精神神经异常的其他基础疾病等。造血干细胞移植后的脱髓鞘病变,可能与移植后免疫功能异常有关,属于移植物抗宿主病(GVHD)的一种少见表现形式,患者也可以出现中枢神经系统症状。

【病例分析】

(一) 病史介绍

何某,女,14 岁,学生,因"腹痛 2 年余,加重 2 周"于 2015 年 1 月 29 日入院。患者 2 年余前无明显诱因出现腹痛,呈剑突下阵发性绞痛,晨起及餐后疼痛明显,无发热,无恶心、呕吐,无便秘、腹泻,至当地医院就诊,诊断为"胃肠炎"后予"甲氧氯普胺、泮托拉唑"治疗,症状反复。半年前无明显诱因出现双上肢发作性乏力 1 次,持续数秒后可自行缓解。2 周前无明显诱因出现腹痛加剧,伴呕吐少量胃内容物,无喷射性呕吐,无呕咖啡色样物,无发热,无便秘、腹泻,双手无名指、小指出现散在皮疹,伴痒感,无触痛,可自行消退。遂至我院就诊,尿卟啉定性试验阳性,予"雷贝拉唑、枸橼酸莫沙必利"等对症治疗,腹痛症状减轻,现为求进一步诊治入我院,拟诊"腹痛查因:血卟啉病?"收入我科。自起病以来,患者无发热,无畏寒、寒战,无腹泻、便秘,无排浓茶样尿、洗肉水样尿,无尿频、尿急、尿痛,无尿失禁,无明显尿量减少,无明显光过敏,精神、睡眠、胃纳可,大小便如常,无明显体重减轻。

既往史:7 年前曾患"抽动症",经外院治疗后痊愈。1 年前外院诊断"轻型 β-地中海贫血"。

体格检查:T 36.5℃,P 82 次/分,R 12 次/分,BP 105/72mmHg。发育正常,营养中等,神志清楚,自主体位,查体合作。双手无名指、小指可见直径约 1mm 散在淡红色丘疹,伴痒感,无触痛。全身皮肤及黏膜无发绀、黄染。全身浅表淋巴结未触及肿大。头颅五官无畸形,巩膜无黄染,睑结膜无出血、水肿,双侧瞳孔等大等圆,直径 3mm,对光反射及调节反射均存在,耳鼻未见异常分泌物,口腔黏膜光滑,无皮疹、溃疡,咽无充血,双侧扁桃体无肿大。颈软,气管居中,甲状腺不肿大,未闻及血管杂音。胸廓无畸形,左右对称。双侧呼吸运动度一致,双侧语颤一致,双肺叩诊呈清音。双肺呼吸音清,未闻及干湿性啰音。心前区无隆起,心尖冲动位于第 5 肋间左锁骨中线内 1cm,搏动范围 1.5cm×1.5cm,各瓣膜区未触及震颤,叩诊心界不大,听诊心率 82 次/分,律齐,心音有力,各瓣膜区未闻及病理性杂音。未闻及心包摩擦音;腹部平坦,未见胃肠型及蠕动波,未见腹部静脉曲张。腹部平软,剑突下约 2 指处有轻压痛,无反跳痛,未触及腹部肿块。肝脾肋下未触及,无叩击痛,肝浊音界存在;麦氏点无压痛及反跳痛,胆囊未触及,Murphy 征阴性;双肾无明显叩击痛,移动性浊音阴性。听诊肠鸣音正常,4 次/分,未闻及血管杂音。肛门及外生殖器未查。脊柱生理弯曲存在,四肢无畸形。

四肢活动自如,无杵状指(趾),双下肢无水肿。生理反射正常,病理反射未引出。

(二) 实验室检查

门诊:

2014 年 7 月 10 日胃镜:食管、胃及十二指肠黏膜所见大致正常。

2015 年 1 月 26 日:血常规 WBC $8.04×10^9/L$、N $3.19×10^9/L$、Hb 111g/L、MCV 62.0fl、MCHC 301g/L、PLT $218×10^9/L$;尿卟啉定性试验阳性;血生化 ALT 16U/L、AST 21U/L、LDH 178U/L;腹部 B 超疑左肾静脉压迫综合征声像图,余无明显异常;头颅 MRI 平扫未见异常、双下鼻甲肥大;脑电图正常。

入院后:

血常规:WBC $6.31×10^9/L$,Hb 114g/L,MCV 64.2fl,MCHC 301g/L,PLT $221×10^9/L$。

尿常规、大便常规未见异常。

出凝血常规未见明显异常。

血生化:ALT 15U/L,AST 19U/L,LDH 191U/L,急性胰腺炎组合未见异常。

乙肝两对半、肝炎系列、HIV 抗体、梅毒组合均阴性。

风湿病组合Ⅰ、体液免疫 7 项、风湿病组合Ⅱ、SLE 5 项、ANCA 组合和抗磷脂综合征组合均未见异常。

消化系统肿瘤Ⅰ、肺肿瘤组合均未见异常。

地中海贫血基因全套检查:β-地中海贫血。

心电图:正常。超声心动图:心脏形态结构未见异常,彩色多普勒未见异常,左心室收缩功能及舒张功能正常。

胸片:心、肺、膈未见异常。

腹部彩超:肝、胆囊、胆管、胰腺、脾、双肾、膀胱、双输尿管超声检查未见异常,腹膜后未见异常肿大淋巴结。

胃镜检查:食管、胃及十二指肠黏膜所见大致正常。

骨髓涂片:刺激性骨髓象。

(三) 初步诊断

1. 腹痛查因:卟啉病?

2. 轻型 β-地中海贫血

(四) 诊断思路

1. **病例特点**　该患者为年轻女性,病程 2 年,病程较长,以腹痛为首发症状,腹痛表现为发作期和缓解期相间,伴有抽动病史及双上肢乏力的周围神经系统损害表现。血常规提示红细胞小细胞低色素性贫血,经基因检查明确患有轻型 β-地中海贫血。

2. **鉴别诊断**　患者的诊断和鉴别诊断可以从腹痛、精神神经异常、乏力等方面作为切入点进行分析,本病例从精神神经异常作为切入点进行讨论分析:①血液系统疾病导致脑出血或脑梗死,患者血常规、出凝血常规均正常,无导致脑出血或者脑梗死的血液系统基础疾病存在,故血液系统疾病引起的脑出血或脑梗死基本可以排除;②TTP,在 TTP 诊断的五联征中,患者除有精神症状外,无发热、微血管病性溶血、肾功能损害、血小板减少表现,故 TTP 可以排除;③中枢神经系统白血病/淋巴瘤,患者反复腹痛伴周围神经系统损害病史 2 年,无发热、贫血、出血、消瘦、肝脾淋巴结无肿大等白血病/淋巴瘤相关症状体征,实验室检查血常规、骨穿、头颅 MRI 平扫、胸片及腹部 B 超均未见异常,无中枢神经系统白血病/淋巴瘤证据;④感染,患者起病以来无畏寒、发热,无咳嗽、咳痰等,血常规白细胞、中性粒细胞不高,胸部 CT、腹部 B 超等未发现感染病灶,感染导致精神神经异常可以排除;⑤卟啉病,患者为年轻女性,有反复腹痛、精神神经异常表现,两次胃镜检查未见异常,头部 MRI 及脑电图等检查未发现脑部有实质性病变,尿卟啉定性试验阳性。

入院后患者复查两次尿卟啉定性试验均为阳性。

(五) 最终诊断

1. 急性间歇性卟啉病

2. β-地中海贫血

(六) 治疗经过

患者明确诊断后出院,嘱患者避免饮酒、饥饿,防治感染,避免服用类似苯巴比妥类药物等。高碳水化合物饮食,每日至少 300g 碳水化合物,予口服葡萄糖粉,300～500g/d;建议至神经科(癫痫专科)进一步诊治。

(陈美兰　王荷花　李娟)

参 考 文 献

1. Matsuo Y, Kamezaki k, Takeishi S, et al. Encephalomyelitis mimicking multiple sclerosis associated with chronnic graft-versus-host disease after allogeneic bone marrow transplanatian. Intern Med, 2009, 48 (16): 1453-1457.

2. Sagheer S, Moiz B, Usman M, et al. Retrospective review of 25 cases of thrombotic thrombcytopenic purpura in Pakistan. Ther Apher Dail, 2012, 16(1): 97-103.

3. Kuo HC, Huang CC, Chu CC, et al. Neurological complications of acute intermittent porphyria. Eur Neurol, 2011, 66(5): 247-252.

4. Raanani P, Shpilberg O, Ben-Bassal I, et al. Extramedullary disease and largeted therapies for hematological malignancies-is the association real? Ann Oncol, 2007, 18(1): 7-12.

第50章

多发性骨髓瘤伴碱性磷酸酶升高的诊断思路

碱性磷酸酶(alkaline phosphatase,ALP)是一种磷酸单酯酶,血清中的ALP主要由肝、骨骼、肠、肾和胎盘等组织产生,经肝代谢,由胆汁排出,其中,骨骼、肝产生的ALP各占血清总ALP的约50%。骨源性ALP大部分来源于成骨细胞,能很好地反映成骨细胞的活性和骨形成的情况。因此,在成骨细胞增生活跃的疾病如骨转移癌中,血清ALP水平常升高。若患者存在肝、胆道疾病,ALP的代谢、排出存在障碍,血清ALP水平也常常升高。此外,部分慢性肾功能不全患者存在继发性甲状旁腺功能亢进,进而导致成骨细胞功能活跃,血清ALP水平也会升高。

多发性骨髓瘤(multiple myeloma,MM)是一种来源于浆细胞的血液系统恶性肿瘤,其常见并发症之一为骨质破坏。MM患者体内骨髓瘤细胞与病态的骨髓微环境共同造成了成骨细胞与破骨细胞的平衡紊乱,成骨细胞骨分化及活性受抑制而破骨细胞骨质重吸收功能活跃,导致患者骨质形成不足,最终发生骨质破坏。由于未治疗的MM患者的成骨细胞功能受抑,往常以ALP是否升高作为MM与其他引起骨质破坏的疾病的分水岭,但目前发现部分MM患者可伴血清ALP升高。伴有ALP升高的MM原因分析如下。

(一) MM合并继发性系统性轻链型淀粉样变

淀粉样变是多发性骨髓瘤常见的合并症之一,异常浆细胞产生构象异常的轻链容易形成淀粉样物质,发生系统性轻链型淀粉样变。在淀粉样变沉积累及的脏器中,肝是较为常见的位置之一。在合并肝淀粉样的MM患者中,ALP水平常处于增高状态,其发病机制为恶性浆细胞分泌异常轻链形成淀粉样物质,沉积于肝内,继而引起肝合并及排泄功能障碍,患者呈现肝大、ALP升高状态。因此,若MM患者合并ALP升高,需注意排除是否存在肝淀粉样变。

(二) MM合并肝胆疾病

MM多在中老年人发病,该年龄段的人群亦同时易患肝、胆道疾病肝硬化、胆囊炎等。若MM患者起病时即罹患肝胆道疾病如肝外胆道阻塞、肝癌、肝硬化、毛细胆管性肝炎等,其肝胆道来源的ALP在生成、代谢的过程中存在障碍,掩盖了骨源性ALP降低的现象,其血清总ALP水平呈升高状态。因此,若MM患者起病时即合并ALP升高,需主要排查有无合并肝胆道疾病。

(三) MM合并第二肿瘤骨转移

骨组织是恶性肿瘤远处转移最常见的部位,有65%～80%的晚期肿瘤患者会出现骨转移病灶,部位患者甚至在影像学尚未能发现原发肿瘤病灶时就已出现骨转移病灶。转移性骨肿瘤的病理学研究发现,病灶中的溶骨性骨质破坏及成骨性骨质病变常常同时存在。受到原发肿瘤细胞及其分泌的细胞因子的刺激,患者体内成骨细胞和破骨细胞同时被活化,两种细胞均处于增殖状态,即骨质在受到破坏的同时合并新骨形成,最终形成病理性骨肿瘤转移灶。由于骨肿瘤转移中成骨细胞的功能活跃,因此,其 ALP 水平亦增高,肿瘤骨转移的患者血清 ALP 常高于正常水平。由于 MM 的好发人群为中老年患者,该年龄段人群亦是其他肿瘤如前列腺癌、肺癌的好发患者。因此,若新诊断 MM 患者起病时血清 ALP 水平增高,需注意双重甚至三种以上恶性肿瘤共存。影像学上,MM 骨质病变常以溶骨性改变为主,并有其他部位的骨质疏松,而骨转移癌病灶一般为高密度的成骨性病灶。当两种疾病同时存在时,病灶的影像学检查可能仅出现溶骨性病灶或成骨性病灶,又可能在溶骨性病灶基础上合并成骨性病灶,诊断容易混淆。

(四) MM 合并甲状旁腺功能亢进

甲状旁腺功能亢进(简称甲旁亢)是指甲状旁腺分泌过多甲状旁腺激素(PTH),引起骨痛、骨折和尿路结石的一种疾病。除了原发性甲旁亢外,慢性肾功能不全、肠吸收不良综合征、Fanconi 综合征维生素 D 缺乏或抵抗、妊娠、哺乳等情况下均可继发甲旁亢,诱发甲旁亢相关的一系列临床症状。病理生理研究发现,甲旁亢患者体内的破骨细胞数目增多、功能增强,而成骨细胞亦随破骨细胞的增多而增加,骨代谢转化和新骨生成加快。甲旁亢患者若合并骨病表现,其血清 ALP 水平均有不同程度升高。因此,若 MM 患者起病时存在 ALP 升高,注意有无合并甲旁亢的情况。

(五) MM 经有效治疗后

MM 患者应用化疗、放疗、移植或双膦酸盐等治疗后,MM 骨病得到控制,过度活跃的病态破骨细胞功能受抑制,而成骨细胞代谢功能恢复正常甚至处于活跃状态。此时,MM 患者体内溶骨性病灶逐渐得到修复,成骨细胞产生的血清 ALP 升高。因此,MM 患者经治疗有效后可发现 ALP 升高。

【病例分析】

病例1

(一) 病史介绍

虞某,男,63 岁,因"左肋疼痛 2 个月余,加重伴乏力 2 周"入院。患者入院 2 个月余前无明显诱因出现左侧肋骨疼痛,放射至后背,予"止痛药"对症处理后症状无明显改善。2 周前患者骨痛进展至全身,伴乏力,遂就诊于当地医院。查胸部 CT 平扫+增强示:左上肺尖后段软组织密度影,伴周围支气管轻度扩张、节段性含气不全、肺不张,不排除结核;胸部各肋骨、胸椎附件、胸骨、肩胛骨、锁骨骨质弥漫性穿凿样溶骨性破坏并局部软组织肿胀,考虑多发性骨髓瘤。遂拟"多发骨质破坏查因"收入我科。患者自起病以来,无发热、咳嗽、咳痰,无午后潮热、盗汗,无皮肤、牙龈渗血,无四肢麻木、视物模糊,无尿频、排泡沫尿,精神、胃纳、睡眠一般,大小便正常;近 3 个月体重下降 2kg。

既往史:患者 10 年前于某市结核病防治所经痰涂片检查确诊"肺结核",予三联抗结核治疗 15 个月后治愈,后定期复查无异常。余既往史、个人史、家族史无特殊。

体格检查:T 36.8℃,P 78 次/分,R 20 次/分,BP 122/74mmHg。因全身骨痛呈强迫卧位,查体欠合作。轻度贫血貌,全身皮肤、黏膜稍苍白。全身浅表淋巴结未触及肿大。胸骨无压痛。双肺呼吸音稍粗,未闻及干湿性啰音。腹软,肝脾肋下未及。脊柱、四肢无畸形,但因疼痛难以完成活动指令。

（二）实验室检查

血常规:WBC $6.49×10^9$/L,N $4.15×10^9$/L,Hb 104g/L,PLT $199×10^9$/L。

血生化:Cr 101μmol/L,Ca^{2+} 2.50mmol/L,PHOS 1.40mmol/L,ALT 24U/L,AST 26U/L,GLB 25.5g/L,ALB 43.9g/L,ALP 189U/L↑,TBIL 14.6μmol/L,DBIL 2.6μmol/L,IBIL 12.0μmol/L。

乙肝两对半:HBsAb(+),余阴性。肝炎系列无异常。

iPTH:29.30pg/ml。

体液免疫7项:IgA 0.62g/L,IgG 7.62g/L,IgM 0.29g/L,κ链 5.85g/L,λ链 4.74g/L。

血免疫固定电泳发现单克隆免疫球蛋白λ轻链,血、尿本周蛋白阳性。24小时尿λ轻链定量3.14g。

骨髓涂片:见12%形态异常浆细胞,其胞体大小不一,胞质丰富,灰蓝色,泡沫感,胞核类圆形偏位,核染色质致密,核仁1个或不清。

骨髓流式细胞学检测:见2.8% CD38$^+$CD45$^{dim/-}$异常浆细胞,异常浆细胞抗原表达CD19 4.3%、CD20 7.1%、CD54 99.7%、CD56 93.3%、CD138 88.8%、cIgG 71.9%、cλ 96.2%,cκ 2.5%。

骨髓细胞FISH检测:*IgH* 基因位点异常扩增,无13q-、1q21、p53、t(4:14)、t(11:14)、t(14:16)突变。染色体核型分析为正常核型。

全身骨平片:颅骨、肱骨、肩胛骨、肋骨、髂骨及双侧股骨多发低密度骨质破坏区,骨质破坏区周边未见高密度影或骨膜反应;左侧第7、8后肋腋段骨折后遗改变,边缘密度稍增高,考虑骨痂形成。

结核感染T细胞检测(T-SPOT):T-N 0.97IU/ml,阳性(感染结核分枝杆菌,为结核的活动期感染或潜伏感染)。PPD皮试:左手2U 48小时(-),72小时(-);右手5U 48小时(+),72小时(+)。

超声心动图:室间隔10mm,EF 72%;主动脉增宽并主动脉瓣关闭不全(轻度),左房、右房、左室增大并二尖瓣关闭不全(轻度),三尖瓣关闭不全(轻度),左心室收缩及舒张功能正常。

腹部彩超:肝囊肿,轻度脂肪肝;胆囊、胆管、胰腺、脾、双肾、膀胱、双输尿管、前列腺超声检查未见异常。

消化道钡餐:全消化道造影未见明确器质性病变。

全身PET-CT检查:轻度骨质疏松,颅骨、颈椎、胸椎、腰椎及四肢全身多发溶骨性骨质破坏,骨质破坏区周围未见硬化边或成骨岛。左侧第7、8后肋腋段骨折后遗改变,可见周边密度稍增高,无骨质疏松改变,考虑骨痂形成。胸、腰椎部分骨质破坏伴软组织肿块形成,代谢活跃,考虑为多发性骨髓瘤;左肺上叶尖后段软组织影(内伴少许钙化),代谢未见异常,结合病史,考虑为陈旧性结核灶,并周围肺组织节段性不张;余所见部位PET-CT显像未见异常代谢病灶(图50-1)。

（三）初步诊断

1. 多发性骨髓瘤(λ轻链型,ⅢA期)

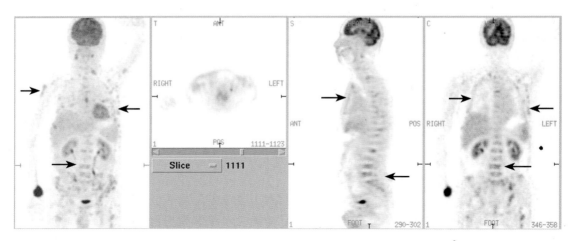

图 50-1　全身 PET-CT 见普遍性骨质疏松并多发骨质破坏区

2. ALP 升高查因:转移癌? 继发性轻链型淀粉样变?

3. 陈旧性肺结核

(四) 诊断思路

1. 病例特点　该患者为老年男性,以骨痛为主要临床表现,体格检查特征为全身骨痛明显,疼痛所致活动障碍。我院及外院辅助检查结果提示患者存在轻度贫血,骨穿见 12% 形态异常浆细胞,流式细胞学分析提示异常浆细胞呈克隆性免疫表型的改变,血免疫固定电泳阳性,血、尿本周蛋白阳性,24 小时尿 λ 轻链定量 3.14g,胸部 CT 及 PET-CT 均提示全身多发骨质破坏,并局部软组织形成。

2. 鉴别诊断　根据多发性骨髓瘤(MM)诊断及分期标准,患者骨髓涂片见 12% 形态异常浆细胞,流式细胞学提示异常浆细胞呈克隆性改变,血免疫固定电泳发现单克隆免疫球蛋白 λ 轻链,血、尿本周蛋白阳性,24 小时尿 λ 轻链定量 3.14g,有多发骨质破坏,可明确 MM(λ 轻链型、ⅢA 期)。对 MM 的靶器官功能损害进行评估,暂时仅发现有轻度贫血、骨髓瘤相关骨病;患者既往有肺结核病史,目前检查未发现合并肺部感染,患者暂无高黏血症、高钙血症、肾功能损害等靶器官损害症状。但该患者多次检查发现血清 ALP 增高,难以用 MM 这一诊断解释。

因此,该患者的进一步诊断需从 MM 伴 ALP 增高为切入点进行讨论,分析思路如下:①MM 继发系统性轻链型淀粉样变,患者 MM 诊断已明确,目前需从多方面寻找患者有无继发轻链型淀粉样变证据。患者查体无舌体肥大、出血性皮疹等淀粉样变典型的皮肤黏膜改变;患者尿微量蛋白检测提示尿蛋白成分主要以轻链为主,而非白蛋白为主,不支持患者合并肾淀粉样变诊断;患者心脏彩超未提示室间隔增厚或心室壁厚、未见心肌呈城垛样改变,不支持心脏淀粉样变;患者胃肠道钡餐未提示胃肠道排泄节律异常,无胃肠道淀粉样变证据;患者腹部 B 超未提示肝脾大,无肝脾淀粉样变证据。综上所述,该患者无合并 MM 继发淀粉样变证据。②MM 合并肝胆道疾病,该患者既往无肝胆道疾病病史,本次入院后进行肝炎、肝功能检查无异常,肝胆 B 超、PET-CT 等影像学检查仅提示脂肪肝,难以解释患者多次查血清 ALP 增高。因此疾病分析可排除 MM 合并肝胆道疾病。③MM 合并第二重肿瘤骨转移,虽然该患者前列腺 B 超筛查及 PET-CT 检测未发现明确器质性恶性改变征象,但由于患者年龄大,MM 合并第二肿瘤的考虑需放在首位,下一步应进行第二重肿瘤的检查。④MM 合并甲旁亢,经检测该患者血钙、血磷水平正常,iPTH 水平正常,排除合并甲旁亢诊断。⑤对治疗后的 MM 患者,经详细了解其既往病情及治疗经过,明确患者起病后未应用 MM 治疗的相关药物或应用双膦酸盐护骨治疗,可排除上述可能。

　　随后患者进行血清学肿瘤相关抗原检测:前列腺特异抗原 33.98μg/L↑,游离前列腺特异抗原 1.47μg/L↑,游离/总前列腺特异抗原比值 0.04↓。特异性神经元烯醇酶 38.15ng/ml,非小细胞肺癌抗原 1.57ng/ml。甲胎蛋白 1.26μg/L,癌胚抗原 0.89μg/L,CA125 14.90U/ml,鳞癌抗原 0.70μg/L,CA19-9 3.48U/ml。患者 2 周后再次复查前列腺癌抗原组合:血前列腺特异抗原 32.27μg/L↑,游离前列腺特异抗原 1.27μg/L↑。采用更敏感的薄层前列腺 B 超示:前列腺大小 38.2mm×26.1mm×34.5mm,前列腺体积 18.0ml,见外周带整体回声偏低,偏左侧外周带有一异常回声,大小 8.5mm×18.3mm,形态不规整,回声水平偏低、境界清楚、无声影;被膜欠平滑,尚完整;前列腺移行区 13.6mm×11.4mm×16.8mm,体积 1.4ml;精囊左 15.6mm,右 15.1mm。同时,在 B 超引导下行前列腺穿刺活检术,术后病理示病变符合前列腺癌(图 50-2),Gleason 评分 4+4＝8 分。

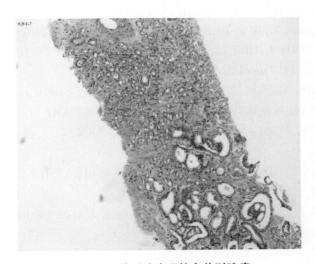

图 50-2　前列腺病理符合前列腺癌

（五）　最终诊断

1. 多发性骨髓瘤(λ 轻链型,ⅢA 期)

2. 前列腺癌

3. 陈旧性肺结核

（六）　治疗经过

　　患者确诊 MM 后予以抗 MM 治疗,同时口服比卡鲁胺治疗前列腺癌。半年后复查 MM 疗效为 PR,前列腺癌组合(TPSA)0.01μg/L,游离 PSA 0.00μg/L。半年后患者复查血清 ALP 138U/L。

病例 2

（一）　病史介绍

　　陈某,女,42 岁,因"颈部、胸背疼痛 11 个月"入院。患者 11 个月前于活动后出现颈部及胸背部游走性疼痛,至外院行冠状动脉造影、心电图及心脏彩超均未见异常,查血生化示血肌酐 191μmol/L,予止痛、护肾等对症治疗后症状无明显好转。半年后患者再次就诊于外院,查血常规示血红蛋白 106g/L;血生化示血肌酐 178μmol/L,血钙 2.63mmol/L,血尿酸 493μmol/L;24 小时尿蛋白 1.63g;腹部 B 超示肝偏大、双肾多发结石,最大 11mm×7mm。诊断为"高尿酸血症、尿酸性肾病、慢性肾衰竭(CKD)3 期",予护肾、降尿酸、碱化尿液等治疗后症状仍无改善,现为进一步诊治收入我科。患者自起病以来,无反复口腔血疱,无发热、咳嗽、咳痰,无腹胀、排便异常,无四肢麻木、活动障碍,精神、胃纳、睡眠可,大小便正常;近 3 个月体重无明显变化。

患者既往史、个人史、家族史无特殊。

体格检查:T 36.7℃,P 80 次/分,R 20 次/分,BP 136/95mmHg。全身皮肤及黏膜无发绀、黄染、苍白,全身浅表淋巴结未触及肿大。胸骨无压痛。咽无充血,舌体无肥大,双侧扁桃体无肿大。双肺呼吸音清,未闻及干湿性啰音。心率 80 次/分,律齐,各瓣膜区未闻及病理性杂音。腹软,肝边缘右肋下可及,质韧,无压痛,脾肋下未及。双下肢稍水肿。

（二）实验室检查

血常规:WBC $6.07×10^9/L$,N $3.83×10^9/L$,Hb 113g/L,PLT $260×10^9/L$。

血生化:Cr 285μmol/L,尿素 10.5mmol/L,Ca^{2+} 2.83mmol/L,UA 574μmol/L,ALT 43U/L,AST 39U/L,ALP 294U/L,GLB 28.2g/L,ALB 43.1g/L,LDH 249U/L,TBIL 13.9μmol/L,DBIL 2.2μmol/L,IBIL 11.7μmol/L。

乙肝两对半示 HBcAb(+),余均阴性。HBV-DNA 定量<100IU/ml。肝炎系列无异常。自身免疫性肝炎系列:抗核抗体(ANA)(−)、抗线粒体抗体(AMA)(−)、抗平滑肌抗体(ASMA)(−),抗线粒体 M2 抗体(−),抗肝/肾微粒体抗体(LKM)(−),抗可溶性肝抗原/肝胰抗原(SLA/LP)(−)。

血 $β_2$-MG 8160μg/L。iPTH 43.60pg/ml。甲状腺功能组合:TSH 2.35IU/L,FT3 3.38pmol/L,FT4 9.295pmol/L,TT3 1.110nmol/L,TT4 103.3nmol/L。

消化系统肿瘤组合:AFP 5.04μg/L,CEA 1.39μg/L,CA125 13.10U/ml,SCC 1.60μg/L,CA19-9 27.79U/ml。

体液免疫 7 项:IgA 1.06g/L,IgM 0.77g/L,IgG 9.59g/L,κ 链 5.85g/L,λ 链 4.74g/L。

血免疫固定电泳发现单克隆免疫球蛋白 κ 轻链,血、尿本周蛋白阳性。24 小时 κ 轻链定量 1.2g,尿白蛋白定量 2.10g。

心肌梗死组合:TnT 0.038ng/ml,ProBNP 543pg/ml。

骨髓涂片:见 32% 形态异常浆细胞,其胞体大小不一,胞质丰富,灰蓝色,泡沫感,胞核类圆形偏位,核染色质致密,核仁 1 个或不清。

骨髓流式细胞学检测:见 13.6% $CD38^+CD45^{dim/-}$ 异常浆细胞,异常浆细胞抗原表达 CD19 2.4%,CD20 1.5%,CD54 99.9%,CD56 5.4%,CD138 96.3%,cλ 1.7%,cκ 96.4%。

骨髓 FISH 检查:13q-阳性、t(11;14)阳性,其余未发现 1q21、17p-、t(4;14)、t(14;16)。染色体核型分析为正常核型。

甲状腺彩超:左叶甲状腺单发小结节,考虑结节性甲状腺肿。

心脏彩超:升主动脉增宽、左房稍增大,室间隔增厚(14mm),左室壁回声呈城垛样增强,二尖瓣关闭不全(轻微);左心室收缩功能正常,舒张功能减低(Ⅱ级)。

全身骨骼 X 线片：未发现骨质破坏。

全身 PET-CT：普遍性骨质疏松并腰 1 左侧椎弓、腰 2 椎体及左侧髂骨多发骨质破坏区，部分代谢活跃，考虑多发性骨髓瘤可能性大。

（三）初步诊断

1. 多发性骨髓瘤（κ 轻链型，ⅢB 期）

2. ALP 升高查因：继发性轻链型淀粉样变？肝疾病？

（四）诊断思路

1. 病例特点　该患者为中年女性，慢性起病，以颈腰背痛及肾功能损害为主要临床表现。入院查体肝稍大，质韧，无压痛，双下肢稍水肿。我院检查结果提示患者肾功能肌酐、尿素氮升高，尿蛋白升高。该患者骨髓涂片见 32% 形态异常浆细胞，流式细胞学分析提示异常浆细胞呈克隆性免疫表型的改变。血免疫固定电泳发现单克隆免疫球蛋白 κ 轻链，血、尿本周蛋白阳性。24 小时尿 κ 轻链 1.2g。B 超提示肝稍大，肝功能 ALT、AST 轻度升高，且 ALP 高达 294U/L。心脏彩超示室间隔增厚，14mm，左房稍增大，左室壁回声增强。

2. 鉴别诊断　根据多发性骨髓瘤诊断及分期标准，该患者骨髓涂片见 32% 形态异常浆细胞，流式细胞学分析提示异常浆细胞呈克隆性免疫表型的改变。血免疫固定电泳发现单克隆免疫球蛋白 κ 轻链，血、尿本周蛋白阳性，24 小时尿 κ 轻链 1.2g，有多发骨质破坏，且合并肾功损害，确诊为多发性骨髓瘤（κ 轻链型，ⅢB 期）。但患者检查发现血清 ALP 增高，难以单用 MM 解释。

患者的诊断和鉴别诊断拟从多发性骨髓瘤伴 ALP 增高为切入点进行讨论，分析思路如下。

（1）MM 合并继发性系统性轻链型淀粉样变：该患者免疫分析为轻链型，该类型 MM 发生继发性淀粉样变的概率较高，因此该患者 ALP 增高可能是继发了淀粉样变，进一步明确拟行病理活检证实。以下临床检查结果支持合并淀粉样变：①患者存在肌酐、尿素氮升高，查 24 小时 κ 轻链定量 1.2g，尿白蛋白定量 2.10g，即尿蛋白以白蛋白为主，考虑肾为淀粉样变受累器官可能性大；②患者 B 超提示肝大，我院查转氨酶轻度升高、ALP 升高，且通过检查已排除病毒性肝炎、自身免疫性肝炎、胆道结石、脾功能亢进等可能引起肝大的常见疾病，考虑该患者肝可能为淀粉样变受累器官；③患者心脏彩超提示左房稍增大、室间隔增厚（14mm），左室壁回声增强，而患者为中年女性，既往无先天性心脏病亦无高血压病史，结合患者 MM 病史，考虑患者同时存在淀粉样变累及心脏。综上所述，该 MM 患者 ALP 增高的原因为继发性系统性轻链型淀粉样变可能性极大。

（2）MM 合并肝胆道疾病：该患者腹部 B 超提示肝大，因此该 MM 患者 ALP 增高亦可能是肝胆道疾病引起肝胆道来源的 ALP 增高所致。但患者查病毒感染、自身免疫性肝炎等检查均无异常，亦未发现胆道结石、脾功能亢进。

（3）MM 合并第二肿瘤骨转移：患者以骨痛起病，ALP 升高，诊断不能忽略第二重肿瘤尤其是一些隐匿的肿瘤所致骨转移的可能。但进一步检查发现该患者血清肿瘤学指标均阴性，且 PET-CT 亦未提示第二肿瘤病灶的存在。

（4）MM 合并甲状旁腺功能亢进：该患者有严重肾功能损害，ALP 增高可能为继发性甲状旁腺功能亢进所致。但患者血钙、血磷水平正常，iPTH 正常，可排除甲状旁腺功能亢进这一诊断。

（5）治疗后的 MM：经详细追问病史，患者虽曾多次就诊于外院，但其接受的治疗主要以护肾、止痛为主，未曾应用与 MM 治疗相关的药物或双膦酸盐，因此可排除治疗所致的ALP 升高。综上所述，该 MM 患者 ALP 增高原因为继发系统性轻链型淀粉样变可能性大，我们对患者进行肾活检穿刺以明确最终诊断。

该患者行肾穿刺活检术，术后病理（图 50-3）：光镜下肾小管间质病变较显著，肾小管多灶性及小片状萎缩（约 50%），余肾小管上皮细胞颗粒变性及空泡变性；肾间质多灶性及小片状纤维化伴单个核细胞浸润；小动脉管壁增厚，可见粉染无结构细颗粒状物质沉积，此类物质 PAS、PASM 均阴性，细动脉阶段透明变性；41 个肾小球中 6 个球性硬化，余肾小球系膜细胞及基质轻度增生，内皮细胞未见明显增生；毛细血管襻呈轻度缺血皱缩状，多数球囊周围纤维化。免疫荧光：4 个肾小球，IgG、IgA、IgM、C3、C1q、Fbg 均阴性，HBsAg、HBcAg 均阴性。免疫组化：血管壁沉积物 κ(++)，λ(−)，SAA(−)。特殊染色：刚果红显示血管壁沉积的物质(+)。结论：病变符合慢性间质性肾炎伴血管壁有淀粉样物质沉积。

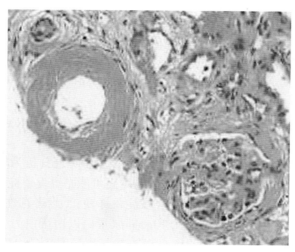

图 50-3　肾穿刺活检病理示慢性间质性肾炎伴血管壁有淀粉样物质沉积

（五）最终诊断

1. 多发性骨髓瘤（κ 轻链型，ⅢB 期）

2. 继发性系统性轻链型淀粉样变（病变累及肾、肝、心脏）

（六）治疗经过

患者确诊后予 PAD 方案（硼替佐米、脂质体阿霉素联合地塞米松，每 28 天 1 个疗程）化疗，4 个疗程后复查血免疫固定电泳、血、尿本周蛋白均阴性，达 CR 疗效，肌酐降至 312μmol/L，ALP 210U/L。

（李滢　王荷花　李娟）

参 考 文 献

1. Lee Y，Kim A，Kim HY，et al. Bone Density in Patients with Cervical Cancer or Endometrial Cancer in comparison with Healthy Control；According to the stages. J Cancer，2015，6(8)：686-693.

2. Roodman GD. Pathogenesis of myeloma bone disease. J Cell Biochem，2010，109(2)：283-291.

3. Terpos E,Dimopoulos MA. Myeloma bone disease:pathophysiology and management. Ann Oncol,2005,16(8): 1223-1231.

4. Cohen AD,Comenzo RL. Systemic light-chain amyloidosis:advances in diagnosis,prognosis,and therapy. Hematology Am Soc Hematol Educ Program,2010,2010:287-294.

5. Kunutsor SK,Apekey TA,Seddoh D,et al. Liver enzymes and risk of all-cause mortality in general populations:a systematic review and meta-analysis. Int J Epidemiol,2014,43(1):187-201.

6. Jadaan DY,Jadaan MM,McCabe JP. Cellular plasticity in prostate cancer bone metastasis. Prostate Cancer, 2015,2015:651580.

7. Terpos E,Christoulas D,Kokkoris P,et al. Increased bone mineral density in a subset of patients with relapsed multiple myeloma who received the combination of bortezomib,dexamethasone and zoledronic acid. Ann Oncol, 2010,21(7):1561-1562.

8. Duan K,Gomez Hernandez K,Mete O. Clinicopathological correlates of hyperparathyroidism. J Clin Pathol, 2015,68(10):771-787.

9. International Myeloma Working Group. Criteria for the classification of monoclonal gammopathies,multiple myeloma and related disorders:a report of the International Myeloma Working Group. Br J Haematol,2003,121(5): 749-757.

10. Vincent RS. Multiple myeloma:2014update on diagnosis,risk-stratification,and management. Am J Hematol, 2014,89(10):999-1009.

第 51 章

BCR-ABL 融合基因阳性的诊断思路

随着检验手段的不断进步,在血液系统疾病的诊断中,除骨髓细胞形态检查外,流式细胞技术、细胞遗传学和分子生物学检查被广泛应用,其在疾病的诊断和鉴别诊断中的作用也日益受到重视,其中一些已发现与疾病发生有关的基因异常,对相应的靶向治疗药物的研发、微小残留病的监测也有重要意义。

Ph 染色体 t(9;22)9 号染色体长臂上 *C-ABL* 原癌基因易位至 22 号染色体长臂断裂点簇集区(BCR)形成 *BCR-ABL* 融合基因,具有酪氨酸激酶活性,这是在人类白血病染色体易位中发现的第一个融合基因。文献报道,*BCR-ABL* 融合基因可见于所有慢性髓系白血病(CML)、20% ~ 30% 成人急性淋巴细胞白血病(ALL)、2% ~ 5% 儿童 ALL、1% ~ 2% 急性髓系白血病(AML)患者。在形成 *BCR-ABL* 融合基因时,ABL 断裂点主要位于第一或第二内含子上,而 BCR 的断裂点有 3 个区域,主要有 3 种类型:①M-型(b2a2/b3a2 或 e13a2/e14a2),翻译成 P210 融合蛋白,见于绝大部分 CML 和部分成人 ALL;②m-型(e1a2),翻译成 P190 融合蛋白,见于 60% ~ 70% Ph⁺ 的成人 ALL、80% Ph⁺ 的儿童 ALL;③u-型(e19a2),翻译成 P230 融合蛋白。在 CML 中 *BCR-ABL* 融合基因几乎都是 P210,个别也可以是 P190、P230 型;在 Ph⁺ 的 ALL 中 60% ~ 70% 的患者 *BCR-ABL* 融合基因是 P190 型,还有 30% ~ 40% 的患者 *BCR-ABL* 融合基因是 P210 型;在 Ph⁺ AML 中患者 *BCR-ABL* 融合基因可为 P210 型或 P190 型。已证实 *BCR-ABL* 融合基因的出现与疾病的发生、发展及预后有关,因此一旦 *BCR-ABL* 融合基因检测阳性应高度重视,诊断思路可以从 *BCR-ABL* 融合基因检测阳性为切入点进行分析,其常见于以下几种疾病。

(一) 慢性髓系白血病

CML 起病缓慢,以白细胞增高和脾明显大为突出特点,外周血白细胞增高,分类以中性中、晚幼粒细胞和杆状核粒细胞为主,伴有嗜酸性和嗜碱性粒细胞增多,中性粒细胞碱性磷酸酶阴性,细胞遗传学检查 Ph 阳性或分子生物学检测到特征性 *BCR-ABL* 融合基因诊断即可确定。

CML 分为慢性期、加速期、急变期,急变可为急髓变或急淋变,以前者多见,符合下列任何一项即可诊断:①外周血或骨髓中原始细胞≥20%;②骨髓活检原始细胞聚集;③髓外原始细胞浸润。如果有 CML 慢性期的病史,由慢性期逐渐进展而来,CML 急变的诊断并不困难。但有些患者无慢性期病史,出现症状来诊时外周血或骨髓原始细胞已经在 20% 以上,呈急性髓细胞白血病或急性淋巴细胞白血病骨髓象,这时往往难以区分是 CML 急变还是 *BCR-ABL* 阳性急性白血病,诊断有一定困难。以下几点有助于鉴别:①脾大程度,CML 急性变病程长，脾往往重度大；而 BCR-ABL 阳性急性白血病自然病程较短，脾一般为轻中度大，巨脾罕见；②骨髓中嗜酸性、嗜碱性粒细胞比例，CML 急性变骨髓形态学仍然具有嗜酸性、嗜碱性粒细胞增多的特点，尤其是嗜碱性粒细胞意义更大；而 BCR-ABL 阳性急性白血病无嗜酸性、嗜碱性粒细胞增多；③骨髓中原始细胞多少，CML 急性变在早期骨髓中原始细胞比例只是轻度增高，达 20% 以上，而 BCR-ABL 阳性急性白血病骨髓中原始细胞百分率常明显增多，达 50% 以上；④BCR-ABL 融合基因的类型，CML 急性变检出的 BCR-ABL 融合基因几乎都是 P210 型，个别是 P190、P230 型，而在 BCR-ABL 阳性 ALL 中 60% ~70% 的患者 BCR-ABL 融合基因是 P190 型，只有约 30% 的患者 BCR-ABL 融合基因是 P210 型；⑤其他分子生物学检测，CML 急髓变较 BCR-ABL 阳性的 AML 更为常见，但除 BCR-ABL 阳性外很少伴有 AML 常见融合基因或 AML 常见突变。

（二）BCR-ABL 阳性 ALL

在 ALL 中，有 20% ~30% 成人 ALL、2% ~5% 儿童 ALL 可以检出 BCR-ABL 阳性，在 50 岁以上患者中甚至达 50% 以上。易位形成的 BCR-ABL 融合基因编码具有酪氨酸激酶活性的 P190 或 P210 蛋白，以前者多见，占 60% ~70%，只有 30% ~40% 的患者 BCR-ABL 融合基因是 P210 型。患者发病年龄较高，脾少见中重度大，流式细胞学原始幼稚细胞多为 B 淋巴细胞，常伴有髓系抗原的表达，预后差，容易早期复发。酪氨酸激酶抑制剂联合化疗改善了患者的疗效，异基因造血干细胞移植被认为是唯一可能治愈本病的手段。本病易与慢性髓系白血病急淋变混淆，病程长短等有助鉴别，详见慢性髓系白血病急性变。

（三）BCR-ABL 阳性 AML

在 AML 中，BCR-ABL 融合基因阳性少见，只占 AML 的 1% ~2%。国外学者逐渐认识到其不同于慢性髓系白血病急髓变的特征：患者无 CML-CP/AP 病史，发病年龄较轻，少有中重度脾大，骨髓形态学特征与慢性髓系白血病急髓变不同，对 AML 传统的"3+7"诱导化疗反应较好；P190 型融合基因、与 AML 常见融合基因共表达、存在 AML 常见突变更有利于 BCR-ABL 阳性 AML 诊断。

【病例分析】

（一）病史介绍

李某，女，35 岁，因"体检发现白细胞升高 1 周"于 2014 年 7 月 15 日入院。患者于 1 周前体检时发现血常规示 WBC $114.6\times10^9/L$、Hb 93g/L、PLT $98\times10^9/L$，在外院门诊予以羟基脲降白细胞及输液治疗后，白细胞逐渐下降，但自觉头晕乏力，无发热、咳嗽、咳痰，无骨关节痛，无皮肤出血点，无牙龈及鼻出血。7 月 14 日血常规 WBC $60.33\times10^9/L$、Hb 68g/L、PLT $55\times10^9/L$，现为进一步明确诊治入住我科。近 1 周患者精神、睡眠尚可，胃纳一般，大小便正常，体重无明显改变。

既往史、个人史、月经婚育史、家族史无特殊。

体格检查：T 36.5℃，P 88 次/分，R 20 次/分，BP 110/70mmHg。发育正常，营养中等，中度贫血貌。全身皮肤及黏膜苍白，无瘀点、紫癜、瘀斑，全身浅表淋巴结未触及肿大。头颅五官无畸形，巩膜无黄染，球结膜无出血。口腔无溃疡，咽无充血，双侧扁桃体无肿大。甲状腺无肿大。胸廓无畸形，胸骨下段轻压痛，双肺呼吸音清晰，未闻及干湿性啰音。心率 88 次/分，律齐，心音正常。腹平软，无压痛及反跳痛，未触及腹部肿块，肝肋下未触及，Murphy 征阴性,脾重度大,Ⅰ线14cm,Ⅱ线16cm,Ⅲ线+1cm,质硬,边缘钝,无触痛;移动性浊音阴性;肠鸣音正常,4次/分。脊柱、四肢无畸形,活动正常,双下肢无水肿。神经系统生理反射正常,病理反射未引出。

（二）实验室检查

血常规（门诊羟基脲治疗后）:WBC 33.41×10⁹/L,N 9.13×10⁹/L,Hb 63g/L,PLT 40×10⁹/L。

尿常规:未见异常;大便常规:转铁蛋白弱阳性,余无异常。

乙肝两对半+肝炎系列:HBsAb(+),HBcAb(+),其余均阴性;梅毒组合、HIV抗体未见异常。

基础生化组合Ⅰ+肝酶学+肝代谢组合:ALT 185U/L↑,AST 96U/L↑,LDH>853U/L↑,TP 62g/L↓。

出凝血常规+DIC组合:PT 12s,APTT 20.9s↓,TT 22.4s,Fbg 1.08g/L↓,D-二聚体9.37mg/L↑。

腹部B超:脾重度大,肝、胆囊、胆管、胰腺、双肾、膀胱、双输尿管均未见异常。

骨髓涂片:增生极度活跃,粒系占15.5%,比例减低,可见嗜酸性、嗜碱性粒细胞增多;红系占2.5%,比例减低;淋巴细胞系统比例增高,可见50%原始、幼稚淋巴细胞,其胞体大小不等,胞质量少,灰蓝色,无颗粒,胞核多较规则,少数可见折叠或切迹,染色质细致,核仁1~3个;全片可见6个颗粒巨核细胞,血小板少;未见寄生虫和转移癌细胞（图51-1）。外周血涂片:见26%原始、幼稚淋巴细胞,形态如上述;成熟红细胞大小不等;血小板少。细胞化学染色:NAP阳性率8%,积分12;POX(-)。

骨髓流式细胞学检测:异常B淋巴细胞比例约为43.5%;抗原表达如下:CD22 86.1%,CD19 74.8%,CD10 80.1%,CD34 98.3%,HLA-DR 99.3%,CD79a 81.5%,CD13 57.2%,CD33 43%。

骨髓BCR-ABL融合基因:计数200个间期细胞,BCR-ABL阳性细胞占87%,检测结果为阳性。信号模式:1R1G1Y 9%,1R1G2Y 78%,2R2G 13%（图51-2）。

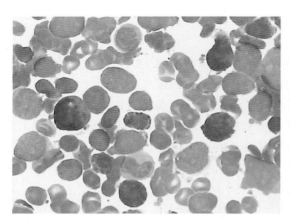

图51-1　骨髓涂片见原始、幼稚淋巴细胞,以及嗜酸、嗜碱性粒细胞（瑞氏染色）

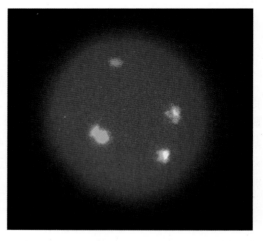

图51-2　原位杂交（FISH）检测ABL标记为红色荧光信号（R）,BCR标记为绿色荧光信号（G）,BCR-ABL融合基因为一个或两个黄色荧光信号（Y）,图中为BCR-ABL阳性细胞,信号模式为1R1G2Y

骨髓染色体核型分析:47,XX,t(9;22)(q34;q11),+10[20](图 51-3)

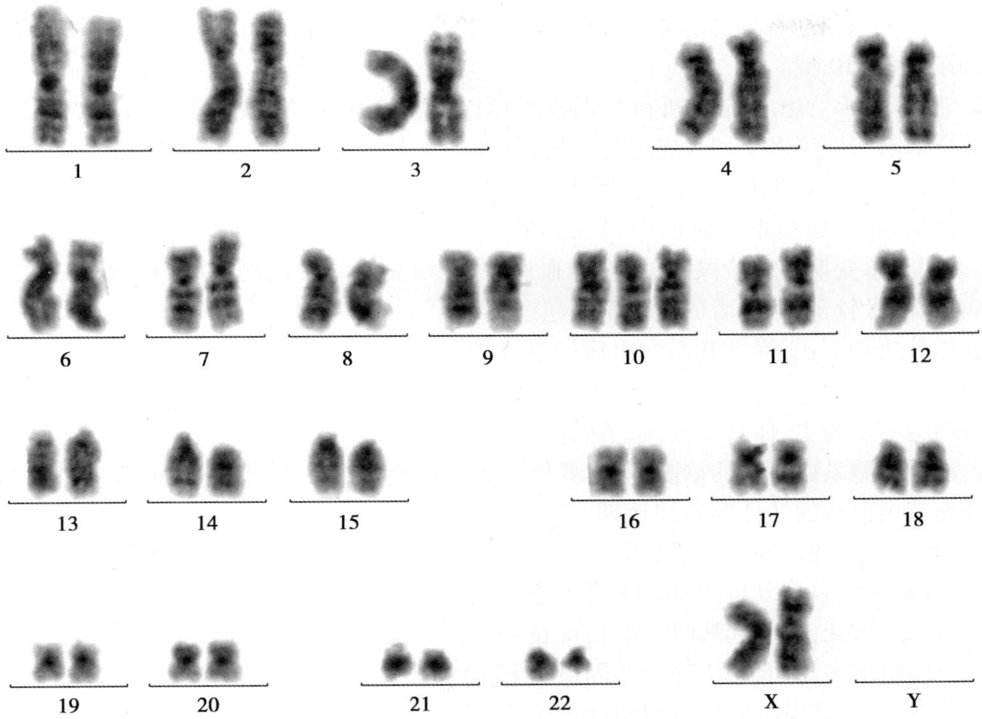

图 51-3 骨髓染色体核型分析:47,XX,t(9;22)(q34;q11),+10[20]

骨髓 *BCR-ABL1* 融合基因定量检测:P210 型阳性(表 51-1)。

表 51-1 *BCR-ABL1* 融合基因定量检测结果

检测项目	检测结果
BCR-ABL1 融合基因(P190 型)	阴性
BCR-ABL1 融合基因(P210 型)	阳性
BCR-ABL1 融合基因(P230 型)	阴性
BCR-ABL1(拷贝数)	$9.49×10^4$
ABL1(拷贝数)	$1.59×10^5$
BCR-ABL1/ABL1	0.597

(三) 初步诊断

白细胞增高查因:慢性髓系白血病急淋变? 急性淋巴细胞白血病?

(四) 诊断思路

1. 病例特点 该患者为青年女性,临床无明显自觉症状,因体检发现白细胞增高就诊,脾重度大;起病时白细胞显著增高,贫血和血小板减少仅为轻度;乳酸脱氢酶升高;外周血片见 26% 原始、幼稚淋巴细胞,骨髓涂片增生极度活跃,可见 50% 原始、幼稚淋巴细胞,并可见嗜酸性、嗜碱性粒细胞增多;细胞化学染色 POX 阴性,骨髓免疫表型分析为 B-ALL 伴有髓系抗原表达(表达 B 淋巴细胞标记 CD22、CD19、CD10、CD79a,髓系抗原仅表达 CD13 和 CD33,髓系积分 2 分);染色体核型分析:47,XX,t(9;22)(q34;q11),+10[20];*BCR-ABL1* 融合基因检测阳性(P210 型)。

2. 鉴别诊断   患者的诊断和鉴别诊断可以从重度脾大、乳酸脱氢酶升高、骨髓 *BCR-ABL* 融合基因阳性等多个切入点进行分析,分别见本书相关章节,本病例从骨髓 *BCR-ABL* 融合基因阳性为切入点进行讨论。骨髓 *BCR-ABL* 融合基因阳性主要见于慢性髓系白血病和急性白血病,在慢性髓系白血病中,骨髓 *BCR-ABL* 检测阳性是诊断的必备条件,见于慢性期、加速期和急变期各个阶段;在急性白血病中,它可见于急性淋巴细胞白血病和急性髓系白血病,以前者较多见,后者的发生率不超过 2%。

具体分析如下:①慢性髓系白血病的慢性期和加速期,虽然患者自觉症状不明显,以体检发现血常规异常、巨脾为主要临床表现,且起病时患者血红蛋白和血小板仅轻度下降,主要以白细胞增多为主,伴有嗜酸性、嗜碱性粒细胞增多,*BCR-ABL* 融合基因检测阳性,以上特点均提示慢性髓系白血病的诊断,但患者外周血和骨髓中原始、幼稚淋巴细胞>20%,可以排除慢性髓系白血病的慢性期和加速期,如为慢性髓系白血病,则已到急变期;②慢性髓系白血病急髓变,这是慢性髓系白血病常见的急变类型,但该例患者骨髓原始、幼稚细胞 POX 染色阴性、骨髓免疫表型分析为 B-ALL 伴有髓系抗原表达,可以排除急髓变的诊断;③慢性髓系白血病的急淋变,患者起病时一般情况良好,无自觉症状,重度脾大,骨髓中可见嗜酸性、嗜碱性粒细胞增多,*BCR-ABL* 融合基因检测 P210 型阳性,该型更常见于慢性髓系白血病,根据以上特点,虽然该患者既往白细胞计数不详,无明确慢性髓系白血病慢性期的病史,仍需考虑慢性髓系白血病急淋变的诊断可能性大;④*BCR-ABL* 阳性急性淋巴细胞白血病,患者起病时间短,无长期白细胞增多病史,入院后骨髓检查原始、幼稚淋巴细胞达 50%,免疫表型 B-伴有髓系抗原表达和 CD10(+),以上均提示 *BCR-ABL* 阳性急性淋巴细胞白血病可能,与慢性髓系白血病急淋变鉴别有困难;但该患者脾重度大与急性白血病的诊断不符,因为急性白血病自然病程短,脾很难达重度大;骨髓中嗜酸性、嗜碱性粒细胞易见,尤其是嗜碱性粒细胞的增多一般也只见于慢性髓系白血病,急性淋巴细胞白血病无嗜酸性、嗜碱性粒细胞的增多;患者 *BCR-ABL* 融合基因 P210 型阳性,而非 P190 型阳性,这更常见于慢性髓系白血病;上述特点均不支持急性淋巴细胞白血病的诊断;⑤*BCR-ABL* 阳性急性髓系白血病,该病少见,且骨髓的原始细胞形态学、组织化学、细胞免疫学检测均提示为 B 淋巴细胞来源,故可以排除。综上所述,患者诊断考虑慢性髓系白血病急淋变。

(五) 最终诊断

慢性髓系白血病急淋变

(六) 治疗经过

患者确诊后给予达沙替尼联合化疗,一个疗程后骨髓达完全缓解,脾缩至正常大小,建议其 HLA 配型后行异基因造血干细胞移植,患者拒绝,目前继续接受达沙替尼维持治疗。

(郑冬　李娟)

参 考 文 献

1. Melo JV. The diversity of BCR-ABL fusion proteins and theirrelationship to leukemia phenotype. Blood,1996,88

（7）:2375-2384.

2. Paietta E,Racevskis J,Bennett JM,et al. Biologic heterogeneityin Philadelphia chromosome-positive acute leukemia withmyeloid morphology:the Eastern Cooperative Oncology Groupexperience. Leukemia,1998,12（12）: 1881-1885.

3. Selleri L,von Lindern M,Hermans A,et al. Chronic myeloidleukemia may be associated with several bcr-abl transcriptsincluding the acute lymphoid leukemia-type 7kb transcript. Blood,1990,75（5）:1146-1153.

4. Melo JV. The diversity of BCR-ABL fusion proteins and their relationshipto leukemia phenotype. Blood,1996,88 （7）:2375-2384.

5. Soupir CP,Vergilio JA,Dal Cin P,et al. Philadelphia chromosome-positive acute myeloid leukemia:a rare aggressiveleukemia with clinicopathologic features distinct from chronicmyeloid leukemia in myeloid blast crisis. Am J Clin Pathol,2007,127（4）:642-650.

6. Nacheva EP,Grace CD,Brazma D,et al. Does BCR/ABL1 positive acute myeloid leukaemia exist? Br J Haematol,2013,161（4）:541-550.

第 52 章

JAK2 基因突变阳性的诊断思路

JAK2 蛋白是一种细胞质酪氨酸蛋白激酶,促进细胞内信号的级联放大。JAK2 基因发生 V617F 突变后,使 JAK2 蛋白持续磷酸化和活化,被认为增加了红细胞生成素的敏感性,以及不依赖红细胞生成素的髓系造血干细胞的存活,进而导致不受控制的细胞增殖。

JAK2 基因 c.1849G>T(V617F)常见于骨髓增殖性疾病(MPD),文献显示约 80% 以上的真性红细胞增多症(PV)、50% 的原发性血小板增多症(ET)和原发性骨髓纤维化症(PMF)患者含有该突变。此外,JAK2 V617F 突变还偶发于其他血液肿瘤(<3%),如慢性粒-单核细胞白血病(CMML)、骨髓增生异常综合征(MDS)、急性髓系白血病(AML)、难治性贫血伴环形铁粒幼细胞伴血小板显著增多(RARS-T)、慢性中性粒细胞白血病(CNL)等。当利用分子生物学技术从患者骨髓中检测出 JAK2 V617F 突变时,可以据此为切入点进行鉴别诊断,其常见于以下几种疾病。

(一)真性红细胞增多症(PV)

JAK2 V617F 突变首先于 2004 年在 PV 被发现。V617F 突变几乎见于所有的 PV 患者,在极少数 JAK2 V617F 突变为阴性的 PV 患者中,已经发现在 JAK2 的 12 号外显子上有其他突变。由于 JAK2 V617F 是髓系细胞特异性的,在 PV 以外其他原因造成的红细胞增多症并不出现,因此 JAK2 基因突变的发现改变了 PV 的诊断标准。2008 年 WHO 修订的 MPN 诊断标准中,JAK2 突变成为 PV 主要的诊断指标之一。

(二)原发性血小板增多症(ET)

早在 1981 年人们就已经发现 ET 是一个克隆性疾病,但直到 2005 年 JAK2 V617F 基因被发现,才逐渐认识到 ET 的分子学发病机制。JAK2 V617F 的突变在大约 50% 的 ET 患者中存在。鉴于部分 ET 患者中突变的等位基因负荷较低,因此建议使用等位基因特异的或实时聚合酶链反应(PCR)来检测该基因。在 2008 年 WHO 的骨髓增殖性疾病诊断标准中,诊断 ET 需符合以下 4 个主要标准:①血小板绝对值≥450×10⁹/L;②骨髓检查发现巨核细胞增多,显著大细胞高分叶状态,一般没有网硬蛋白的增加;③排除其他髓系恶性病变,特别是 PV、PMF、CML 或 MDS;④JAK2 V617F 阳性或其他获得性致病突变,并且排除反应性血小板增多。

(三)原发性骨髓纤维化症(PMF)

PMF 典型的临床表现为进行性贫血,脾大,外周血出现幼稚红细胞、幼稚粒细胞、泪滴状红细胞,髓外造血以及不同程度的骨质硬化。PMF 的诊断依靠骨髓活检病理,且需排除继发性骨髓纤维化症。

(四) 骨髓增生异常综合征(MDS)

在 MDS 患者中偶尔也可见到 *JAK2* 发生突变。骨髓细胞形态学检查可见病态造血现象或原始细胞大于 5%，FISH 检测出 MDS 特异性染色体异常等可协助 MDS 的诊断。在一些少见病如 CMML、RARS-T 等也发现有 *JAK2* 基因突变。

(五) 急性髓系白血病(AML)

JAK2 V617F 阳性的 MPN 疾病进一步发展后可进入疾病加速期，包括骨髓纤维化、白细胞增多、血细胞减少和脾大等多种表现，少数患者可进展至急性髓细胞白血病。

【病例分析】

病例 1

(一) 病史介绍

吴某，男，65 岁，公务员，因"发现血小板升高 2 个月余"于 2015 年 5 月 6 日入院。患者 2 个月前因"记忆力下降、反应迟钝"至当地医院就诊，诊断为"脑卒中"，同时查血常规提示 WBC $12.5×10^9$/L，N% 77.6%，Hb 145g/L，PLT $591×10^9$/L，未予特殊处理。后于 2015 年 3 月 7 日复查血常规示 WBC $13.9×10^9$/L，N% 78.4%，Hb 147g/L，PLT $1112×10^9$/L，遂予"干扰素"治疗 2 个月(具体不详)，5 月 5 日复查血常规 PLT 降至 $642×10^9$/L，现患者为求进一步诊治来我院，门诊拟"血小板升高查因"收住我科。自起病以来，患者无畏寒、发热，无咳嗽、咳痰，无胸闷、气促，无腹痛、腹泻，无呕血、黑便等不适，精神、睡眠、食欲一般，大小便正常，体重无明显变化。

既往 30 余年前曾患肺结核，诉曾规律治疗，已治愈；2015 年 3 月外院诊断"脑梗死、前列腺增生"。否认有高血压、糖尿病等病史，否认苯等化学药品、工业毒物以及放射性物质接触史。已婚已育，家人体健，否认有类似疾病史。

体格检查：T 36.7℃，P 67 次/分，R 20 次/分，BP 116/69mmHg。发育正常，营养中等，自主体位，查体合作。全身皮肤及黏膜无瘀点、瘀斑，无黄染、苍白。全身浅表淋巴结无肿大。巩膜无黄染。鼻无出血。口腔无溃疡，牙龈无肿胀及出血，咽稍红，扁桃体无肿大。胸廓无畸形，胸骨中下段无压痛。双侧呼吸动度等强，叩诊呈清音，双肺呼吸音清晰，未闻及干湿性啰音，无胸膜摩擦音。心率 67 次/分，律齐，心音正常。腹软，无压痛及反跳痛，未扪及包块。肝脾肋下未扪及。移动性浊音阴性。肠鸣音正常，3 次/分。脊柱、四肢无畸形，活动正常。生理反射正常，病理反射未引出。

(二) 实验室检查

血常规：WBC $14.84×10^9$/L，N $12.47×10^9$/L，Hb 147g/L，RBC $5.13×10^{12}$/L，PLT $748×10^9$/L，MCV 85.4fl，MCHC 336g/L。

大便常规、小便常规均未见异常。

出凝血常规：PT 14.0s，APTT 43.5s，Fbg 3.25g/L，D-二聚体 0.48mg/L。

血生化(EDTA 抗凝)：LDH 252U/L，GLB 34.9g/L，TBIL 16.6μmol/L，GLU 3.2mmol/L，K^+ 5.53mmol/L，sCr 101mmol/L，UA 644μmol/L；肝素抗凝后复查 K^+ 3.70mmol/L。

乙肝 5 项：HBcAb 2.45S/CO，余阴性；肝炎系列、HIV 抗体、梅毒组合均阴性。

心电图：QT 间期稍延长。

骨髓涂片：骨髓取材、涂片、染色良好；骨髓增生活跃，粒红比为 2.0：1；粒系占 56%，比例、形态大致正常；红系占 28%，比例、形态大致正常；淋巴细胞、单核细胞比例和形态大致正常；全片可见 42 个巨核细胞，其中幼稚巨核细胞 2 个，颗粒巨核细胞 31 个，产板巨核细胞 9 个，血小板增多；未见寄生虫及转移癌细胞。化学染色：NAP 阳性率 72%，积分 156。结论：原发性血小板增多症骨髓象（图 52-1），建议做 JAK2 检查。

骨髓活检：送检直径 0.3cm 组织 1 粒，全埋制片；镜下：骨髓增生较活跃，粒、红系细胞比例稍增大，均以偏成熟阶段为主，巨核细胞胞体大，核呈分叶状，数量大致正常，需结合临床（图 52-2）。

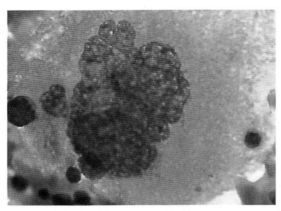

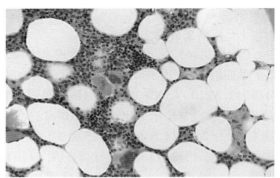

图 52-1　骨髓涂片见巨核细胞，胞体大，分叶核多　　图 52-2　骨髓活检病理示骨髓增生较活跃，巨核细胞胞体大，核呈分叶状，数量大致正常

骨髓分子生物学结果：实时荧光定量 PCR 方法检测 BCR-ABL 阴性（线性范围为 $5 \times 10^3 \sim 1 \times 10^8$ copies/ml），JAK2 V617F 基因突变阳性（突变型和野生型共存，比例为 1）（线性范围为 $3 \times 10^5 \sim 1 \times 10^{10}$ copies/ml）。

（三）初步诊断

血小板增多查因：原发性血小板增多症？

（四）诊断思路

1. 病例特点　该患者为老年男性，主因"发现血小板升高 2 个月余"入院，2 个月前因"脑卒中"至外院查血常规提示白细胞和血小板升高，血小板最高达 1112×10^9/L，曾在外院予"干扰素"治疗 2 个月，复查血常规提示血小板下降。

2. 鉴别诊断　患者诊断和鉴别诊断可从中性粒细胞增多、血小板增多、JAK2 V617F 基因突变阳性等多个切入点进行分析，前面可参见本书相关章节，本病例以 JAK2 V617F 突变阳性为切入点进行鉴别诊断：①PV，患者多次血常规结果均提示血红蛋白在正常范围，因此可以首先排除 PV；②ET，患者血小板绝对值超过 450×10^9/L，骨髓提示巨核细胞增多，胞体大，分叶核多，暂无其他髓系肿瘤如 CML、PV、PMF 等的支持证据，未发现引起继发性血小板增多的疾病存在，JAK2 V617F 突变基因阳性，ET 诊断明确；③PMF，PMF 患者血常规也可以仅表现为血小板增多，但 PMF 患者突出表现为骨髓纤维化、髓外造血和骨髓衰竭，该患者全身浅表淋巴结未触及，未触及肝脾大，外周血中未见泪滴样红细胞和前体细胞，骨髓活检未见纤维组织增生，可排除 PMF；④MDS，少部分 MDS 患者，特别是单独的 5q 综合征患者，常表现为血小板增多,但该类患者经常伴发贫血,骨髓可见特异的病态造血现象或原始细胞增多,此患者无上述表现,MDS诊断不成立;⑤其他,患者外周血单核细胞绝对值小于$1×10^9$/L,骨髓原始细胞未见增多,因此可以排除CMML、AML等疾病。

(五) 最终诊断

原发性血小板增多症

(六) 治疗经过

患者入院后予干扰素300万单位隔日1次皮下注射治疗,并定期监测血常规变化。

病例2

(一) 病史介绍

胡某,男,47岁,会计,因"咳嗽10年,气促4年,发现血红蛋白升高10天"于2013年6月5日入院。患者10年前无明显诱因出现咳嗽,伴咳少量白色泡沫痰,天气转变时咳嗽加重,每年持续时间超过3个月,无寒战、发热,无头晕、头痛,无咯血等不适,患者未予重视。4年前感冒后出现口唇发绀、气促,活动后加重,休息后可缓解,在当地医院诊断为"肺心病",予对症处理后症状好转。其后患者上述症状反复,10天前咳嗽、气促症状加重,伴发热,体温最高38.2℃,伴双下肢凹陷性水肿,至当地医院查血常规WBC $7×10^9$/L,Hb 224g/L,PLT $183×10^9$/L。心脏彩超示:①右房、右室增大,肺动脉增宽;②左室舒张功能下降;③心包腔少量积液;④三尖瓣反流(中度)、主动脉反流(轻度)。胸部CT示:①两上肺实变影,考虑感染性病变;②心脏及肺动脉改变,考虑肺心病,可能并肺动脉其他病变;③心包少量积液、右侧胸腔少量积液。予"左氧氟沙星"及"阿莫西林"抗感染及利尿治疗,双下肢水肿消退。现为进一步诊治入院。起病以来,患者无头晕、头痛,无胸痛、胸闷,无夜间阵发性呼吸困难,无恶心、呕吐,无盗汗、午后潮热,无腹痛、腹泻,无肌肉酸痛,无相关药物使用史,精神、食欲、睡眠欠佳,大小便正常,近期体重减轻1kg。既往身体健康状况良好。

体格检查:T 36.5℃,P 90次/分,R 20次/分,BP 132/82mmHg。发育正常,营养中等,精神可,自主体位。口唇及双手发绀。全身浅表淋巴结未触及肿大。巩膜无黄染。咽无充血,扁桃体无肿大。甲状腺无肿大。胸廓前后径增大,肋间隙增宽,呈桶状胸,胸骨无压痛;双侧呼吸动度一致,双侧语颤一致。双肺呼吸音稍粗,可闻及少量干啰音,未闻及胸膜摩擦音。心前区无隆起,心率90次/分,律齐,心尖部可闻及2级收缩期吹风样杂音,剑突下心脏搏动增强,未闻及心包摩擦音。腹部平坦,未见胃肠型及蠕动波、腹部静脉曲张。腹软,无压痛及反跳痛,肝脾肋下未触及;移动性浊音阴性。肠鸣音正常,4次/分。脊柱、四肢无畸形。四肢活动自如,有杵状指,双下肢无水肿。生理反射正常,病理反射未引出。

(二) 实验室检查

血常规:WBC $7.19×10^9$/L,N $5.19×10^9$/L,Hb 220g/L,RBC $6.59×10^{12}$/L,PLT $189×10^9$/L。

大便常规、小便常规均未见异常。

出凝血常规:PT 17.0s,INR 1.43,APTT 36.6s,Fbg 4.76g/L,D-二聚体4.27mg/L。

血生化:ALT 24U/L,AST 27U/L,LDH 314U/L,ALB 28g/L,GLB 37.0g/L,TBIL 26.7μmol/L,间接胆红素15.6μmol/L,δ胆红素11.1μmol/L,sCr 69μmol/L,CHOL 2.6mmol/L,TG 0.64mmol/L。

乙肝5项:HBsAg(+),HBeAb(+),HBcAb(+),余阴性;肝炎系列:HCV-Ab 0.33S/CO;

HIV 抗体、梅毒组合阴性。

CRP 40.5mg/L，ESR 20mm/h，PCT 0.20ng/ml。

血气分析：PCO_2 38mmHg，PO_2 44mmHg。

肺功能：舒张试验阴性；阻塞性通气障碍，肺通气功能轻度下降，肺容量正常，肺弥散功能中度下降。

痰涂片未找到细菌、真菌和抗酸杆菌，G 试验阴性，呼吸道病原体抗原 9 项未见异常。

风湿病组合Ⅰ+Ⅱ：抗 DNP 抗体阳性；SLE 5 项、ANCA 组合、抗磷脂综合征组合阴性。体液免疫：IgA 4.25g/L，补体 C3 0.96g/L，C4 0.20g/L。

消化系统肿瘤组合：CEA 5.44μg/L，余未见异常。游离甲功未见异常。

心电图：心电轴右偏+128°，左心房负荷大，右心室肥厚。

心脏彩超：考虑肺源性心脏病，主肺动脉瘤样扩张，右房、右室显著增大，左房增大，三尖瓣关闭不全（中重度），肺动脉瓣关闭不全（轻中度），肺动脉高压（重度），心包积液（少量），左室收缩及舒张功能正常。

胸部正侧位片：①心肺改变，符合肺动脉高压改变；②考虑右上肺炎症，建议治疗后复查；③左上纵隔增宽，意义待定，建议进一步检查；④左上肺纤维增殖灶；⑤左侧肋膈角变钝，左侧少量胸腔积液与胸膜增厚鉴别。

胸部 CT 平扫+增强（图 52-3）：①肺心病：肺动脉高压；右心室增大，左心室及主动脉缩小；②左、右肺动脉分支血栓形成，右上肺、左下肺动脉分支完全性栓塞；③双肺感染，部分为肺栓塞后改变，以右上肺明显；④心包少量积液；⑤双肺散在纤维钙化灶。

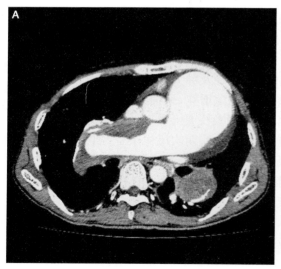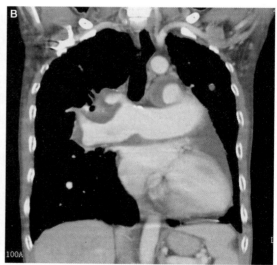

图 52-3 胸部 CT
A. 冠状面；B. 矢状面
心影明显增大；主肺动脉显著增粗，最大处直径约 91mm，左右肺动脉分支管腔增粗，管壁钙化，并见大量附壁血栓形成；右上肺、左下肺动脉分支内可见条状充盈缺损；右心室增大，左心室及主动脉缩小

骨髓涂片：骨髓取材、涂片、染色良好；骨髓增生活跃，粒红比为 2.07∶1；粒系占 56%，比例、形态大致正常；红系占 27%，比例、形态大致正常；淋巴细胞、单核细胞、浆细胞比例和形

态大致正常;全片可见 82 个巨核细胞,其中幼稚巨核细胞 3 个,颗粒巨核细胞 53 个,产板巨核细胞 22 个,裸核巨核细胞 4 个,血小板不少;未见寄生虫及转移癌细胞。化学染色:NAP 阳性率 6%,积分 8。结论:红细胞增多症。

骨髓分子生物学结果:实时荧光定量 PCR 方法检测 *BCR-ABL* 阴性(线性范围为 $5×10^3$ ~ $1×10^8$ copies/ml),*JAK2* V167F 基因突变阳性(突变型和野生型共存,比例为 30.2)(线性范围为 $3×10^5$ ~ $1×10^{10}$ copies/ml)。

(三)　初步诊断

1. 血红蛋白升高查因:继发性红细胞增多症? 真性红细胞增多症?

2. 慢性阻塞性肺疾病:慢性肺源性心脏病? 双肺肺炎?

(四)　诊断思路

1. 病例特点　该患者为老年男性,主因"咳嗽 10 年,气促 4 年,发现血红蛋白升高 10 天"入院,既往有慢性阻塞性肺疾病及肺源性心脏病病史,10 天前因咳嗽、气促症状加重,至当地医院查血常规提示血红蛋白明显升高,入我院完善相关影像学检查后发现合并重度肺动脉高压和重度多发的肺动脉血栓栓塞。6 月 24 日分子生物学结果回报 *JAK2* V167F 基因突变阳性。

2. 鉴别诊断　患者诊断和鉴别诊断可从红细胞增多、*JAK2* V617F 基因突变阳性切入点进行分析,红细胞增多见本书第十三章,本病例患者入院后查 *JAK2* V617F 基因突变阳性,以此为切入点分析如下:①PV,患者为老年男性,合并有多发肺动脉血栓栓塞,外院和我院多次血常规结果提示 Hb>185g/L,需首先考虑是否为 PV。诊断 PV 需排除相对性血红蛋白增多症和继发性血红蛋白增多症。此患者 *JAK2* V617F 基因突变阳性,该基因仅见于髓系克隆性疾病,是一种髓系细胞特异性的基因突变,因此该患者可以明确诊断为 PV。但由于该患者 COPD 也客观存在,因此认为该患者血红蛋白的升高,慢性缺氧也是其原因之一。②ET,患者虽然有 *JAK2* V617F 基因阳性,但外院和我院血常规提示血小板均在正常范围,因此可以很快排除 ET。③PMF,患者全身浅表淋巴结未触及,肝脾肋下未触及,外周血未见泪滴样红细胞和前体细胞,不支持 PMF 的诊断。④MDS,患者骨髓未发现特异的病态造血现象或原始细胞增多,既往也没有贫血或白细胞减少等病史,因此 MDS 可能性也不大。⑤其他,患者外周血单核细胞绝对值小于 $1×10^9$/L,骨髓原始细胞未见增多,可以排除 CMML、AML 等疾病。

(五)　最终诊断

1. 真性红细胞增多症

2. 继发性血红蛋白增多症

3. 慢性阻塞性肺疾病(中度)

　　慢性肺动脉血栓栓塞

　　慢性肺源性心脏病(失代偿期)

　　Ⅰ 型呼吸衰竭

　　双肺肺炎

(六)　治疗经过

入院后予对症处理,同时予羟基脲降低血红蛋白处理。

(刁翔文　王荷花　李娟)

参 考 文 献

1. Baxter EJ, Scott LM, Campbell PJ, et al. Acquired mutation of the tyrosine kinase JAK2 in human myeloproliferative disorders. Lancet, 2005, 365(9464):1054.

2. Kralovics R, Passamonti F, Buser AS, et al. A gain-of-function mutation of JAK2 in myeloproliferative disorders. N Engl J Med, 2005, 352(17):1779-1790.

3. Jelinek J, Oki Y, Gharibyan V, et al. JAK2 mutation 1849G>T is rare in acute leukemias but can be found in CMML, Philadelphia chromosome-negative CML, and megakaryocytic leukemia. Blood, 2005, 106 (10): 3370-3373.

4. Polycythemia vera: The natural history of 1213 patients followed for 20 years. Gruppo Italiano Studio Policitemia. Ann Intern Med, 1995, 123(9):656-664.

5. Davis MD, O' Fallon WM, Rogers RS 3rd, et al. Natural history of erythromelalgia: Presentation and outcome in 168 patients. Arch Dermatol, 2000, 136(3):330-336.

6. Thiele J, Kvasnicka HM, Müllauer L, et al. Essential thrombocythemia versus early primary myelofibrosis: A multicenter study to validate the WHO classification. Blood, 2011, 117(21):5710-5718.

7. Reikvam H, Tiu RV. Venous thromboembolism in patients with essential thrombocythemia and polycythemia vera. Leukemia, 2012, 26(4):563-571.

8. Schnittger S, Bacher U, Haferlach C, et al. Detection of JAK2 exon 12 mutations in 15 patients with JAK2 V617F negative polycythemia vera. Haematologica, 2009, 94(3):414-418.

9. Tefferi A, Thiele J, Vardiman JW. The 2008 World Health Organization classification system for myeloproliferative neoplasms: Order out of chaos. Cancer, 2009, 115(17):3842-3847.

第 53 章

血液系统疾病肺间质性改变的诊断思路

肺间质性改变是指各种原因导致疾病累及肺间质、肺泡腔和(或)细支气管,进而引起肺泡-毛细血管功能单位丧失的弥漫性肺改变,也称为肺间质性疾病(interstitial lung disease, ILD)。

肺间质性疾病按 ATS/ERS 标准分为四类:①已知原因的肺间质性疾病,如药物诱发性、职业或环境有害物质诱发性或结缔组织疾病相关性肺间质性疾病等;②特发性间质性肺炎,包括特发性肺纤维化、非特异性间质性肺炎、隐源性机化性肺炎、急性间质性肺炎等;③肉芽肿性肺间质性疾病,如结节病、外源性过敏性肺泡炎、韦格纳肉芽肿病等;④其他少见的肺间质性疾病,如肺泡蛋白沉着症、肺嗜酸性粒细胞增多症、特发性肺含铁血黄素沉着症、肺出血肾炎综合征、朗格汉斯细胞组织细胞增生症、淀粉样变性等。

肺间质性疾病的临床表现主要包括渐进性劳力性气促、限制性通气功能障碍伴弥散功能减低、低氧血症和影像学上的双肺弥漫性病变。病程多进展缓慢,逐渐丧失肺泡-毛细血管功能单位,最终发展为弥漫性肺纤维化和蜂窝肺,导致呼吸衰竭而死亡。

肺间质性疾病的胸部影像学表现特点:①磨砂玻璃样改变,为早期肺泡炎的表现;②细网状阴影,是渗出、浸润、水肿、周围肺组织间隔纤维化的结果;③弥漫性结节影,小结节影 $1 \sim 5mm$,为间隔纤维化的断面或肉芽肿;④蜂窝肺随着炎症和纤维化的进展,肺野上出现小的、圆形的囊样空腔,大小 $4 \sim 10mm$,壁厚 $0.5 \sim 1mm$ 等典型表现。

本文重点讨论可引起肺间质性改变的血液系统疾病,其主要包括以下几大类。

(一) 淀粉样变性

淀粉样变性包括原发性和继发性,是由于体内淀粉样变蛋白沉积于组织脏器,从而导致组织和器官的结构和功能障碍。血液系统疾病出现淀粉样变主要包括的疾病有原发性系统性淀粉样变(AL)及多发性骨髓瘤(MM)等浆细胞疾病导致的继发淀粉样变,多数伴有胸膜改变,表现为胸膜增厚和胸腔积液。原发性系统性淀粉样变累及肺的比例为 8%,主要表现为双肺弥漫性间质性改变。淀粉样变物质沉积在呼吸系统,可引起呼吸系统的淀粉样变,呼吸系统淀粉样变可分为上呼吸道及下呼吸道淀粉样变。下呼吸道淀粉样变分为三型:Ⅰ型为气管-支气管淀粉样变;Ⅱ型为肺实质结节性淀粉样变;Ⅲ型为弥散性肺实质性淀粉样变,三者可以共存。

(二) 朗格汉斯细胞组织细胞增生症

既往称为组织细胞增生症 X,1987 年国际组织细胞协会将其命名为朗格汉斯细胞组织细胞增生症（LCH）。本病是一组以组织细胞增生为病理特征的疾病,发病率约 1/100 000,多见于儿童和青少年,成人发病率很低,国内外报道男性发病率多于女性,该疾病是一组全身多系统疾病。LCH 肺部影像学的特征性表现是囊腔（71% ~ 100%）和结节（60% ~ 82%）;双肺间质性改变属于本病的少见表现。不规则型的囊腔是 LCH 肺部改变,对 LCH 的鉴别有重要意义,其成因可能是多个囊腔的相互融合,或者本身就是扩张的厚壁支气管。囊腔属不可逆病变,即一旦形成将持续存在。与囊腔的不可逆性不同,结节是可逆的,经过积极治疗结节可以减少甚至消失。结节的另一特征是随着时间的推移可发生退变,起初密度均匀,随后可出现空洞,最后演变为囊腔。LCH 气胸的发生率约 16%,并且可以演变成难治性气胸,甚至可致患者突然死亡,为囊腔破裂所致。

（三）Castleman 病

Castleman 病是一种少见的淋巴结增生性疾病,患者无特异性的临床表现,多数患者以局部或者全身多发的无痛性肿物或者淋巴结肿大为主要表现,可伴有全身症状,如发热、乏力、盗汗、贫血、血沉增快、血清铁及转铁蛋白水平下降、高免疫球蛋白血症、肝脾大、骨髓中浆细胞增多、肝功能异常等。浆细胞型 Castleman 病还可以发生于肺,表现为肺内多发斑片状密度增高影及磨玻璃密度影,伴有纵隔及肺门肿大淋巴结。

（四）特发性高嗜酸性粒细胞综合征

特发性高嗜酸性粒细胞综合征（idiopathich hypereosinophilic syndrome,IHES）是一组病因不明,以血液和（或）骨髓嗜酸性粒细胞持续增多,伴有组织中嗜酸性粒细胞大量浸润为特征的疾病。其诊断标准:外周血中嗜酸性粒细胞计数大于 $1.5 \times 10^9/L$,并持续 6 个月以上;排除嗜酸性粒细胞增多的其他原因,如寄生虫感染、过敏性疾病、血管炎或肿瘤等;出现多系统、多器官损害的表现,目前认为血小板衍生生长因子受体（PDGFR）可以作为鉴别克隆性和特发性嗜酸性粒细胞增多的重要依据。IHES 侵犯肺主要表现为散在多发小斑片状、多发结节状、肿块状高密度影和磨玻璃征,可存在间质纤维化。

（五）淋巴瘤

淋巴瘤肺浸润发病率低,尤其原发于肺部者罕见,大多数为继发性,霍奇金淋巴瘤及非霍奇金淋巴瘤均可发生肺部浸润。

（六）药物

药物所致的肺间质性疾病,发病机制尚不清楚,临床表现无特异性,使其诊断比较困难,目前对肺间质性疾病尚缺乏有效的治疗方法,一般呈进行性发展,严重者可导致死亡。流行病学研究表明,其发病率为男性每年 31.5/10 万,女性每年 26.1/10 万。与特发性间质性肺炎相似,进行性呼吸困难是最突出的症状,部分患者有不同程度的咳嗽。CT 主要可见磨玻璃影,斑片状影、条索状及网格状影,蜂窝状影。肺功能检查提示限制性通气功能障碍,弥散功能降低。可引起肺间质改变的药物包括抗肿瘤药物（吉非替尼、厄洛替尼、博来霉素、平阳霉素、吉西他滨、卡莫司汀、利妥昔单抗、白消安等）、抗心律失常药物（胺碘酮）、免疫抑制剂（来氟米特等）及其他（利福平、青霉素、普鲁卡因、聚乙二醇干扰素等）。

（七）感染

如各种病原菌引起的感染,如卡氏肺孢子虫肺炎（pneumocystis carnii pneumonia,PCP）,大多数 PCP 患者的影像学表现为双侧弥漫性间质改变,开始于肺门周围,然后累及上下肺野,PCP 患者呼吸症状明显,如咳嗽、呼吸急促、发绀等,肺部查体仅有少许啰音或无啰音。

结核感染,典型的肺结核是以干酪坏死、纤维化和钙化为特征的慢性肉芽肿性感染性病变。典型的胸部 CT 表现为支气管管壁增厚,沿支气管分布的小结节影。但近年来,越来越关注以肺间质改变为主要表现的活动性肺结核。这种类型的肺结核好发于中青年人群,且大多无免疫功能缺陷,可能是由于大量结核杆菌侵入人体,沿呼吸道蔓延,形成间质性改变。

【病例分析】

病例 1

(一) 病史介绍

殷某,女,15 岁,学生,因"反复胸闷、气促 2 个月余,上腹不适 1 个月余"于 2011 年 11 月 21 日入院。患者于 2 个月前在军训时自觉胸闷、呼吸困难、气促,无咳嗽、咳痰,无喘息发作,且出现多饮、多尿等症状,至当地医院就诊,查心电图及心脏彩超未见异常,予对症处理后症状无明显改善。患者逐渐出现额部、头皮多发皮疹,无伴瘙痒,未予在意。1 个月前患者出现上腹部灼烧感,偶有反酸、嗳气,无恶心、呕吐,至当地医院就诊,行胃镜检查提示非萎缩性胃炎伴糜烂。病理提示考虑组织细胞增生。予制酸、根治幽门螺杆菌治疗后患者自觉上腹不适感较前加重,并出现上腹痛明显,头部皮疹较前逐渐增多,遂在当地行上腹部 CT 检查,提示肝弥漫多发低密度影,双肺多发囊性透亮影。上腹部 MR 提示肝内多发异常信号,考虑为朗格汉斯细胞增生可能。患者于 10 天前转至第二家医院住院。行全身 PET-CT 检查提示垂体高代谢结节,右侧腮腺高代谢结节,胸腺区高代谢肿块,双肺多发囊状影伴气胸,肝多发高代谢结节病灶,耻骨联合前方皮下代谢稍活跃小结节,第 5 腰椎高代谢病灶,以上表现考虑为朗格汉斯细胞增生症多系统多器官侵犯可能性大。其中最高 SUV 值位于胸腺,为 9.0。10 天前患者突发憋气、呼吸困难,胸片提示右肺气胸,压缩约 60%,予胸腔闭式引流后症状改善,复查胸片提示右肺大部分复张,遂予拔除引流管。于 11 月 16 日开始予"长春花碱+泼尼松"化疗(长春花碱 10mg qw,泼尼松 20mg tid)。化疗后出现尿量增多,最多达 8000ml,考虑尿崩症,予氢氯噻嗪 25mg/d 治疗后尿量较前减少。现为进一步明确诊治收入我科。自起病以来,患者右肩部及腰背部疼痛,无畏寒、发热、无心悸、手震,无紫纹、满月脸,精神、胃纳可,大便干结,尿量增多,体重无明显下降。

既往史:既往体健,否认苯等化学药品、工业毒物以及放射性物质接触史。

月经婚育史:12 岁月经初潮,5 ~ 7/28 ~ 30 天,末次月经是 2011 年 8 月 10 日,平素月经量适中,色正常,呈暗红色,无痛经、血块,无异常阴道流血史,近 3 个月出现闭经。未婚未育。家族史无特殊。

体格检查:T 36.0℃,P 88 次/分,R 20 次/分,BP 95/65mmHg。发育正常,营养中等,贫血貌,神志清楚。全身皮肤及黏膜稍苍白,无瘀点、紫癜和瘀斑,无黄染、蜘蛛痣。浅表淋巴结无肿大。巩膜无黄染。双侧颊黏膜可见散在鹅口疮,无溃疡,舌苔薄白,牙龈无出血。咽无充血,双侧扁桃体 I 度肿大。胸廓无畸形,胸骨中下段无压痛,右下肺及左肺呼吸音减弱。未闻及干湿性啰音,无胸膜摩擦音。心率 88 次/分,律齐,心音正常。腹软,无压痛及反跳痛,未扪及包块,肝肋下未扪及,脾肋下 3cm,质中,无压痛。移动性浊音阴性。肠鸣音正常,3 次/分。脊柱、四肢无畸形,活动正常。生理反射正常,病理反射未引出。

（二）实验室检查

外院：

2011 年 11 月 10 日外周血 T 细胞亚群：$CD3^+CD4^+T$ 细胞 44%，$CD3^+CD8^+T$ 细胞 16%；高血压 4 项：肾素 7.2ng/（ml·h），醛固酮 178.59pg/ml；ACTH<1.11pmol/L；皮质醇 125nmol/L；甲功 5 项：T_4 162nmol/L，TSH 0.086μIU/ml；性激素 6 项：黄体生成素 0.1IU/L，促卵泡激素 1.2IU/L，雌二醇 7.0ng/L，催乳素 40.6ng/ml。

2011 年 11 月 7 日全身 PET-CT 检查：垂体高代谢结节，右侧腮腺高代谢结节，胸腺区高代谢肿块，双肺间质改变伴多发囊状影伴气胸，肝多发高代谢结节病灶，耻骨联合前方皮下代谢稍活跃小结节，第 5 腰椎高代谢病灶，以上表现考虑为朗格汉斯细胞增生症多系统多器官侵犯可能性大。

本院：

血常规：WBC $4.64×10^9/L$，N $3.79×10^9/L$，Hb 114g/L，PLT $293×10^9/L$。

大、小便常规均未见异常。

血生化：ALT 93U/L，AST 72U/L，ALP 277U/L，LDH 272U/L，GGT 168U/L，肌酐、尿素氮正常。

出凝血常规：未见明显异常。

乙肝两对半、肝炎系列、HIV 抗体、梅毒组合均阴性。

内分泌相关检查：甲功组合 TSH 0.30mIU/L，性腺组合雌二醇<10pg/ml，促卵泡激素（FSH）0.87IU/L，黄体生成素（LH）<0.07IU/L，泌乳素（PRL）30.72ng/ml，睾酮（T）0.10ng/ml，孕酮（P）0.10ng/ml。

体液免疫 7 项：C3 1.38g/L；风湿病组合 Ⅰ+Ⅱ、SLE 5 项、ANCA 组合和抗磷脂综合征组合均未见异常。

细胞免疫组合 Ⅰ：$CD3^+$ 38.1%，$CD3^+CD4^+$ 23.8%，$CD3^+CD8^+$ 11.2%。

血清蛋白电泳、血免疫固定电泳及血、尿本周蛋白电泳均阴性。

胸部 CT（图 53-1）：双肺多发囊状影，左侧气胸，压缩约 40%。

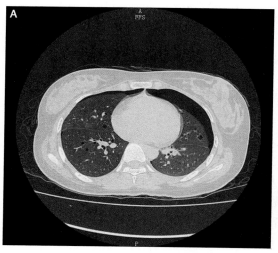
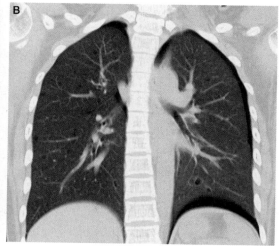

图 53-1　胸部 CT 示双肺间质改变伴多发囊状影
A. 冠状面；B. 矢状面

骨髓涂片:骨髓增生活跃,粒系占51%,比例正常,见颗粒增粗现象;红系占30%,比例、形态大致正常;淋巴细胞、单核细胞、浆细胞、组织细胞比例和形态大致正常;可见巨核细胞,血小板不少;结论:刺激性骨髓象。

心电图:正常心电图。

（三）初步诊断

1. 双肺间质改变并多发囊腔、气胸查因

2. 鹅口疮

（四）诊断思路

1. 病例特点　该患者为青少年女性,病程2个月余,急性起病,以胸闷、气促为首发症状,完善检查后提示有多系统受累,包括呼吸系统、消化系统、内分泌系统、胸腺、皮肤、骨骼等。

2. 鉴别诊断　患者的诊断和鉴别诊断可以肺间质改变、刺激性骨髓象等为切入点进行分析,本病例以肺间质性改变为切入点进行讨论。肺间质性疾病(ILD)可以从已知原因的ILD、特发性ILD、肉芽肿性ILD、其他少见类型ILD四个方面进行分析:①已知原因的ILD,患者无使用特殊药物史,职业为学生,无接触有害物质,风湿结缔组织病相关检查阴性,可以排除;②特发性ILD,该患者除了肺部改变外,内分泌系统、消化系统、胸腺、皮肤等多个系统均有受累,单纯用特发性ILD很难解释患者其他系统表现及检查异常,故特发性ILD也不考虑;③肉芽肿性ILD,患者胸部影像学改变不支持肉芽肿性ILD的表现特点,可待病理结果进一步明确或排除;④其他少见的ILD,需待病理结果明确。从血液系统疾病出现肺间质改变进一步分析:①浆细胞疾病继发的淀粉样变性,患者临床无贫血、肾功能损害、骨质破坏等表现,实验室检查骨穿未见异常浆细胞、血免疫固定电泳及血、尿本周蛋白电泳均阴性,未见单克隆M蛋白,故可以排除;②朗格汉斯细胞组织细胞增生症,支持点包括患者为青少年,肺部病变符合朗格汉斯细胞组织细胞增生症多发囊状影的影像学特点,全身有多个系统受累(肺、胃、皮肤、肝、骨、垂体、胸腺、腮腺),临床表现及实验室检查均提示朗格汉斯细胞组织细胞增生症可能性很大,但确诊需靠病理活检;③Castleman病,患者无肿大淋巴结或局部巨大肿块,Castleman病可能性不大,待病理结果进一步排除;④淋巴瘤,患者无发热、盗汗、体重下降,淋巴结无肿大,肝脾不大,全身PET-CT未提示有淋巴瘤病灶,淋巴瘤诊断无依据,基本可以排除;⑤药物,患者起病前无服药史,药物引起的肺间质性改变可以排除;⑥感染,患者起病时无发热,血常规示白细胞、中性粒细胞比例不高,肺部除间质性改变外,还伴多发囊状影,有胃、垂体、胸腺、腮腺等器官受累,单纯用感染不能解释病情,故感染也可以排除。

患者头皮皮疹明显,遂行头皮皮疹病理活检:镜下见真皮毛囊周围成片中等大小、核圆或长圆形细胞增生,部分核可见核沟,胞质嗜酸或透明,偶见核分裂,伴一些小淋巴细胞和嗜酸性粒细胞。免疫组化上述细胞CD1a和S-100阳性,vimentin阳性,CK、CD20、CD3和CD30阴性。病变符合朗格汉斯细胞组织细胞增生症。

该病例确诊是朗格汉斯细胞组织细胞增生症,累及的器官有肺、胃、皮肤、骨、肝、垂体、胸腺、腮腺,并且已经出现了一系列脏器功能损害,如多次自发性气胸,为侵犯肺的表现;闭经3个月、尿崩为侵犯内分泌系统的表现,其他还有肝功能损害、皮疹等。根据报道,该病单发病灶多见,并且预后较好,多发病灶甚至侵犯多系统病例较少,且预后不良。部分文献报道该病分期可从年龄、受累器官数及受累器官功能受损情况分为三期。该患者15岁(>2

岁),受累器官数>1 个,受累器官功能受损明显,可分为Ⅲ期,Ⅲ期预后不良。

(五) 最终诊断

1. 朗格汉斯细胞组织细胞增生症(累及肺、胃、皮肤、骨、肝、垂体、胸腺、腮腺)

2. 鹅口疮

(六) 治疗经过

于 2011 年 11 月 22 日予 COP 方案化疗(CTX 0.7g d1,VCR 2mg d1,泼尼松 20mg bid d1~7)。并予"弥凝(醋酸去氨加压素)0.1mg bid"治疗尿崩症,28 日复查胸片提示双侧气胸(右肺压缩约 45%,左肺压缩约 60%),量较前增加,遂予左侧胸腔闭式引流治疗,12 月 1 日复查胸片提示双侧气胸,压缩 10%。于 12 月 2 日拔除胸腔引流管,后患者自动出院。

病例 2

(一) 病史介绍

冯某,女,47 岁,专业技术人员,因"发现左下肺肿物 5 个月"于 2014 年 2 月 15 日入院。患者 5 个月前在我院体检行胸片检查发现左下肺肿物,无发热、咳嗽、咳痰,无气促、咯血,无胸痛、胸闷,无声嘶、饮水呛咳等不适,遂至当地医院就诊并予抗炎治疗 1 个月余(具体不详),复查胸部 CT 提示左下肺肿物未见明显缩小,余肺可见多发小结节,左锁骨上、纵隔可见淋巴结肿大。2013 年 12 月 11 日至我院门诊予左氧氟沙星口服治疗 10 天,后于 2013 年 12 月 21 日在第二家医院住院治疗,行全身 PET-CT 示左下肺外基底段病灶代谢较活跃,SUV 值约 5.2;左下肺后基底段及右中肺外侧段结节影代谢略活跃,SUV 值约 2.7,余两肺散发小结节影代谢未见异常,左上肺下舌段及右下肺背段炎症;双颈Ⅱ区数个小淋巴结代谢较活跃,SUVmax 6.3;脾稍大。现为进一步诊治入院。患者起病来无发热、畏寒,无咳嗽、咳痰,无腹痛、腹泻等不适,大小便正常,精神、胃纳可,近 3 个月体重下降约 5kg。

既往史:既往体健,否认苯等化学药品、工业毒物以及放射性物质接触史。

月经婚育史:12 岁月经初潮,已绝经约 1 年。25 岁结婚,30 岁产一女,配偶体健。

家族史:父亲因"大脑胶质瘤"去世,母亲患有"糖尿病",有两哥一弟一妹,均体健。

体格检查:T 37.1℃,P 79 次/分,R 18 次/分,BP 118/70mmHg。发育正常,营养中等,精神可,无贫血貌,神志清楚,自主体位,查体合作。全身皮肤及黏膜无发绀、黄染、苍白,全身浅表淋巴结未触及肿大。头颅五官无畸形,巩膜无黄染,睑结膜无出血、水肿,双侧瞳孔等大等圆,直径 3mm,对光反射及调节反射均存在,耳鼻未见异常分泌物,口腔黏膜光滑,无皮疹、无溃疡,咽无充血,双侧扁桃体无肿大。颈软,气管居中,甲状腺不肿大,未闻及血管杂音,胸廓无畸形,左右对称。左侧胸部可见一长约 4cm 手术瘢痕,愈合良好,双侧呼吸运动度一致,双侧语颤一致,双肺叩诊呈清音。双肺呼吸音清,未闻及干湿性啰音。心前区无隆起,心尖冲动位于第 5 肋间左锁骨中线内 0.5cm,搏动范围 1.5cm×1.5cm,各瓣膜区未触及震颤,叩诊心界不大,听诊心率 79 次/分,律齐,各瓣膜区未闻及病理性杂音,未闻及心包摩擦音。腹部平软,无压痛及反跳痛,未触及腹部肿块。肝脾肋下未触及,移动性浊音阴性。听诊肠鸣音正常,4 次/分,未闻及血管杂音。四肢活动自如,双下肢无水肿。生理反射存在,病理反射未引出。

(二) 实验室检查

血常规:WBC $9.81×10^9/L$,N $7.52×10^9/L$,Hb 113g/L,PLT $299×10^9/L$。

大、小便常规均未见异常。

血生化：肌酐 82μmol/L，ALT 16U/L，AST 21U/L，ALP 123U/L，LDH 147U/L。$β_2$-MG 1524μg/L。

出凝血常规：未见明显异常。

乙肝两对半：HBsAb(+)、HBeAb(+)，余阴性；HBV-DNA 定量<100IU/L；肝炎系列、HIV 抗体、梅毒组合均阴性。

G-6-PD 活性：1079U/L。

体液免疫 7 项：IgA 6.78g/L，IgG 42.4g/L，IgM 7.74g/L，κ 链 36.1g/L，λ 链 19.8g/L；风湿病组合 Ⅰ+Ⅱ、SLE 5 项、ANCA 组合和抗磷脂综合征组合均未见明显异常。

血免疫固定电泳(-)。

心电图：正常心电图。

胸部 CT：双肺散在多发斑点状、小结节状、小片毛玻璃状及条索状影，左下肺可见多量条索形成，邻近胸膜增厚粘连(图 53-2)。

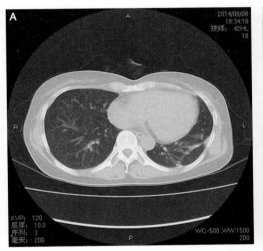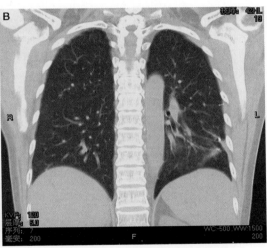

图 53-2　肺部 CT 示双肺散在多发斑点状、小结节状、小片毛玻璃状及条索状影
A. 冠状面；B. 矢状面

（三）初步诊断

肺部间质性改变查因

（四）诊断思路

1. 病例特点　该患者为中年女性，病程 5 个月余，胸部 CT 提示双肺有多发肿块伴肺部间质性改变，经抗感染治疗后，肿块无明显消退。无发热，无咳嗽、咳痰，无胸闷、气促，无咯血、胸痛等不适。

2. 鉴别诊断　患者的诊断与鉴别诊断可以从血液系统疾病出现肺间质改变进行分析：①淀粉样变性，患者无贫血、肾功能损害、骨质破坏等，骨穿未见异常浆细胞，血免疫固定电泳未见单克隆球蛋白，体液免疫 7 项正常，故淀粉样变可以排除；②朗格汉斯细胞组织细胞增生症，患者为中年女性，见肺部肿块，无其他脏器累及表现，肺部影像学无囊腔改变这一特征性表现，不支持该病可能；③Castleman 病，本病可出现肺部肿块单病灶病变，待胸腔镜下肺部肿物穿刺病理结果；④淋巴瘤，患者无发热、盗汗、体重下降，淋巴结无肿大，肝脾不大，肺部有肿块,行病理活检明确肿块性质;⑤感染,患者起病时无发热,血常规示白细胞、中性粒细胞比例不高,曾予抗感染治疗,肺部病变无明显缩小,不支持。

胸腔镜下行左下肺肿物+左上肺肿物切除术,术后病理提示病变符合 Castleman 病,浆细胞型。Castleman 病根据病理学特点可以分为 3 种类型:透明血管型、浆细胞型和混合细胞型;透明血管型预后较好,混合细胞型次之,浆细胞型预后最差;根据病变累及范围可以分为局限型和多中心型;该病例患者诊断为 Castleman 病(浆细胞型,多中心型)明确,预后较差。

(五) 最终诊断

Castleman 病(浆细胞型,多中心型)

(六) 治疗经过

予 CHOP 方案化疗 8 个疗程,现已结束化疗 8 个月,目前仍在随访中,病情稳定。

(陈美兰　王荷花　李娟)

参 考 文 献

1. Rogliani P,Mura M,Mattia P,et al. HRCT and histopathological evaluation of fibrosis and tissue destruction in IPF associated with plumonary emphysema. Respir Med,2008,102(12):1753-1761.

2. 王荷花,颜绵生,李娟,等. 原发性系统性淀粉样变患者的临床和生存分析. 中华血液学杂志,2009,30(11):772-774.

3. Mendez JL,Nadrous HF,Vassallo R,et al. Pneumothorax in pulmonary Langerhans cell histiocytosis. Chest,2004,125(3):1028-1032.

4. Robin P,Boulven I,Bôle-Feysot C,et al. Contribution of PKC-dependent and independent processes in temporal ERK regulation by ET-1,PDGF,and EGF in rat myometrial cells. Am J Physiol Cell Physiol,2004,286(4):798-806.

第 54 章

CD19⁺ 慢性 B 淋巴细胞增殖性疾病的诊断思路

CD19 在正常及恶性 B 淋巴细胞中均有表达,被视为 B 细胞发育过程中一个涵盖阶段较长的最为可靠的表面标志物。CD19⁺ 慢性 B 淋巴细胞增殖性疾病是一组累及外周血/骨髓的成熟 B 细胞克隆增殖性疾病,大多数为中老年发病,形态学多表现为成熟样的小淋巴细胞,免疫表型表达成熟 B 细胞相关抗原(CD19、CD20、CD22)和表面免疫球蛋白(SIg)单一轻链(κ 或 λ),但是临床进程、治疗和预后存在较大差异,以往此类疾病的诊断多单纯依赖细胞形态学,加之临床表现和实验室检查等较为类似,因此临床常常误诊和混淆。

流式细胞学免疫表型在诊断和鉴别各种类型慢性 B 淋巴细胞增殖性疾病中尤为重要,如流式细胞仪检测外周血或骨髓见到一群表达 CD19 的异常细胞,这群细胞往往同时表达 B 细胞其他抗原,如 CD20、CD22、CD79b、HLD-R 及 FMC7 等,可以此为切入点进行分析,先排除单克隆 B 淋巴细胞增多症(MBL),然后以 CD5 阳性与否为出发点进行诊断与鉴别诊断。

MBL 是指外周血存在低水平的单克隆 B 淋巴细胞,免疫分型显示 B 细胞克隆性异常,外周血 B 淋巴细胞<5×10⁹/L,无肝、脾、淋巴结肿大,无贫血及血小板减少,无慢性淋巴细胞增殖性疾病的其他临床症状。

(一) CD19 阳性 CD5 阳性慢性淋巴细胞增殖性疾病

1. 慢性淋巴细胞白血病/小淋巴细胞淋巴瘤(CLL/SLL) 临床最为常见,以小淋巴细胞在外周血、骨髓、脾和淋巴结聚集为特征。2008 年国际 CLL 工作组(IWCLL)CLL 诊断标准为外周血 B 淋巴细胞≥5×10⁹/L 至少持续 3 个月,但如具有骨髓浸润引起的血细胞减少及典型细胞形态学、免疫表型特征,无论外周血 B 淋巴细胞数或淋巴结是否受累,也可诊断 CLL。SLL 指非白血病患者,具有 CLL 的组织形态与免疫表型特征,IWCLL 定义 SLL 为有淋巴结肿大、无 CLL/SLL 骨髓浸润所致的血细胞减少、外周血 B 淋巴细胞<5×10⁹/L,SLL 诊断应尽可能经淋巴结活检组织病理学证实。典型 CLL/SLL 流式细胞仪免疫分型表现为 CD19/CD5/CD23 共表达。

2. 套细胞淋巴瘤(MCL) 多呈侵袭性,多数患者诊断时即处于晚期(Ⅲ/Ⅳ期),结外(消化道、骨髓、外周血)播散常见,形态学表现为细胞中等大小,核边缘明显不规则或有切迹,类似于生发中心的中心细胞。少数形态学亚型类似原始细胞或者多形细胞。FMC 共表达 CD19/CD5,约 90% MCL 表达 Cyclin D1,CD10、CD23(25% 弱阳性)和 Bcl-6 常阴性,t(11;14)(q13;q32)为特征性遗传学异常,但是需要强调临床仍然存在少数 t(11;14)阴性的 MCL(即除累及 CCND1,尚可能累及 CCND2 或 CCND3)。

（二）CD19 阳性 CD5 阴性慢性淋巴细胞增殖性疾病

1. 滤泡淋巴瘤（FL） 临床较常见，主要侵犯淋巴结、脾、骨髓和外周血。中心细胞为小至中等大小，细胞具有成角长形、扭曲或有裂细胞核，核仁不明显、胞质量少，中心母细胞体积大，圆形或椭圆形。表达成熟 B 细胞相关抗原，CD10、Bcl-2（IHC）和 Bcl-6（IHC）阳性，限制性表达 Ig 轻链，部分患者 FMC7 和 CD23 阳性，CD5 阴性。主要的细胞遗传学异常为 t（14；18）（q32；q21），由此产生的 *Bcl-2/IgH* 融合基因，见于 85% ～90% FL。

2. 毛细胞白血病（HCL） HCL 最突出的特点是脾大和全血细胞减少，国外常见白细胞升高。与 CLL 不同的是多数淋巴结不肿大，常因体检发现全血细胞减少而就诊，血常规表现为两系或三系血细胞减少，常伴有单核细胞减少。外周血白细胞计数很少超过 $10×10^9$/L，如有，需注意变异型毛细胞白血病（HCL-V）的可能。外周血、骨髓或肝、脾中可见细胞核呈圆形、椭圆形或肾型的细胞，边缘绒毛状突起，经瑞氏染色可见细胞边缘呈毛边状或锯齿状，电镜下细胞表面有明显毛状突起。FMC 表达成熟 B 细胞相关抗原，以及 CD19、CD20 和 CD22、FMC7。此外 HCL 几乎都表达 CD11c、CD25、HC2、CD103 和 CD123，SIg 表达中等至强阳性，Annexin A1 阳性。其中 CD103 对 HCL 的诊断特异性最高，CD5、CD10、CD23 和 CD43 阴性。HCL 无特异性遗传学异常，但多数 HCL 患者存在 *BRAF* V600E 突变。与典型的 HCL 相比，HCL-V 核质比例高，染色质致密，表达成熟 B 淋巴细胞标记 CD19、CD20 和 CD22、CD11c，但不表达 CD25 和 CD103，也不表达 CD123 和 HC2。

3. 边缘区淋巴瘤（MZL） 按照累及部位及瘤细胞分子遗传学等特点，MZL 分为黏膜相关淋巴组织（MALT 型）淋巴瘤、脾边缘区淋巴瘤（SMZL）和淋巴结边缘区淋巴瘤（NMZL），其中 MALT 型最为常见。MZL 表达成熟 B 细胞相关抗原，但无特异性抗原表达，CD5、CD23 和 CD10 阴性，CD79b、FMC7 和 SIg 表达强度明显高于 CLL。CD5 和 CD23 阴性可与 CLL 鉴别，Cyclin D1 和 CD5 阴性可与 MCL 鉴别，CD103 和 Annexin A1（IHC）阴性可与 HCL 鉴别，CD10 和 Bcl-6（IHC）阴性可与 FL 鉴别。

SMZL 最显著的特征为脾大，脾门淋巴结常受累，浅表淋巴结和结外组织常不累及，大多数 SMZL 患者存在外周血和骨髓受累，对于 CD5 阴性难以分类的 B-CLPD，特别是脾明显大而无淋巴结肿大的患者，应考虑 SMZL。长期以来，脾切除后病理检查是 SMZL 的主要确诊措施，同时也是较有效的治疗手段。NMZL 发病年龄相对年轻，女性多见，表现为局部或全身淋巴结肿大，易侵犯骨髓和外周血，常不伴结外部位和脾受累，部分患者可向侵袭性淋巴瘤转化。其诊断需要淋巴结病理学检查结果。结外 MALT 型 MZL 约占 NHL 病例的 5%，中位发病年龄约 60 岁，女性发病率稍高于男性。该病经常累及胃肠道、肺、眼附属器等黏膜组织。其诊断需要相应部位组织病理学检查结果。

4. 淋巴浆细胞淋巴瘤/华氏巨球蛋白血症（LPL/WM） LPL/WM 是一种浆细胞样淋巴细胞增殖性疾病，典型肿瘤细胞由小 B 细胞、淋巴样浆细胞和浆细胞组成，常累及骨髓，有时累及淋巴结和脾，表现为全血细胞减少、淋巴结和脾大。瘤细胞以小淋巴细胞为主，混合不同程度的浆细胞及淋巴样浆细胞，可见旁小梁细胞聚集及肥大细胞增多。表达成熟 B 细胞相关抗原，同时 CD38 和 CD138 阳性，肿瘤细胞表面和一些细胞质中有免疫球蛋白，通常为 IgM 型（WM），也可为 IgG 型或 IgA 型，统称 LPL，不表达 IgD。无特异性遗传学异常，常见的遗传学异常包括 del（6q21-q23）、del（13q）、+18、+4、del（17p13）、t（9；14）。*MYD88* L265P 突变率高，可用于 LPL/WM 的诊断。

5. 幼稚淋巴细胞白血病(B-PLL)　就诊时多有 B 症状,患者血清 LDH、β_2-MG 多升高,处于进展期。另外,脾大是 B-PLL 最常见的症状和体征,且巨脾多见。患者外周血淋巴细胞计数增高,常大于 $100×10^9/L$,形态学上幼稚淋巴细胞比例超过 55% 为主要诊断依据。流式细胞学表达成熟 B 细胞相关抗原,FMC7 阳性,CD5 和 CD23 大多阴性,少数 CD5 和 CD23 阳性,CD11c、CD25 和 CD103 阴性。

6. 脾 B 细胞淋巴瘤/白血病,不能分类　2008 年 WHO 分型将 HCL-V 和脾弥漫性红髓小 B 细胞淋巴瘤(SDRPSBCL)暂定为脾 B 细胞淋巴瘤/白血病,不能分类。HCL-V CD11c 和 FMC7 阳性,但又具有不典型的临床特征,如白细胞增多、单核细胞常见、细胞核仁突出、原始细胞样变或核扭曲、无细胞绒毛等;免疫表型 CD25、Annexin A1 或 TRAP 表达缺失。SDRPS-BCL 确诊上需要脾切除活检。几乎所有病例显示脾大明显,组织结构上,脾红髓弥漫受累,浸润细胞为形态均一的小 B 淋巴细胞。镜下,此种细胞通常具有绒毛,TRAP 染色阴性。免疫表型特点为 CD20$^+$、DB44$^+$、IgG$^+$、IgD$^-$,有时形态像淋巴样浆细胞,但无胞质 Ig 或 CD38 表达。

需要注意的是,临床中有一部分(10% ~ 15%)慢性 B 淋巴细胞增殖性疾病患者的临床特点、细胞形态、免疫表型、细胞/分子遗传等检测不符合上述任何亚类,可暂诊断为 B-CLPD-U。但这类患者应尽可能获得足够量组织学标本进行充分诊断,如淋巴结活检、脾切除活检等,同时多送几家有经验、可靠的流式细胞学检查单位复核细胞免疫表型,以免错误的结果误导临床医师,或某些矛盾的结果使临床医师无法明确诊断。

【病例分析】

病例 1

(一) 病史介绍

林某,女,41 岁,会计师,因"发热 5 个月余,伴腹胀 3 个月余"于 2015 年 4 月 23 日入院。患者 5 个月前无诱因出现发热,体温最高 39℃,伴畏寒、寒战、咽喉肿痛、咳嗽、咳白色黏痰,以夜间为甚,发热可自行消退,热退时大汗。至当地医院就诊,考虑为"支气管炎",予头孢类、左氧氟沙星抗感染治疗,咽痛、咳嗽、咳痰好转,但仍反复发热。3 个月前伴腹胀,至第二家医院就诊,查血常规 WBC $13.6×10^9/L$、N $1.1×10^9/L$、L $9.6×10^9/L$、Hb 96g/L、PLT $207×10^9/L$,仍予头孢类、左氧氟沙星抗感染治疗无效,腹胀加重,伴胸闷、气促、腰背酸痛。遂转至第三家医院就诊,查血常规 WBC $49.49×10^9/L$,N $1.1×10^9/L$,L $9.6×10^9/L$,Hb 98g/L,PLT $147×10^9/L$;肝功能 LDH 439U/L,ALB 30.6g/L;腋窝淋巴结彩超示左侧腋窝区见大小约 14mm×10mm 淋巴结;腹部 CT 检查示脾重度大;骨穿示骨髓有核细胞增生明显活跃,淋系比例增高,占 46%,为成熟淋巴细胞,见 4% 分类不明细胞,考虑淋巴瘤细胞骨髓浸润、慢性淋巴细胞白血病待排除;骨髓流式细胞学检测:CD10、CD20、CD19、CD13、CD22 均阳性;骨髓活检:腔内有核细胞增多,以巨核细胞、有核红细胞和粒系细胞为主,伴散在小淋巴细胞,免疫组化示 MPO(散在阳性)、CD3(少量阳性)、CD20(散在阳性)、Ki-67 50%、TdT(-)、CD5(-)、CD23(-)、Cyclin D1(-)。予头孢呋辛+环丙沙星抗感染后,患者仍有反复发热。患者自起病以来,小便深黄,体重下降约 7.5kg。有乙肝小三阳病史 20 余年。

体格检查:T 38.1℃,P 125 次/分,R 20 次/分,BP 129/74mmHg。中度贫血貌,全身皮肤无皮疹、黄染。左侧颈部可触及一直径约 1cm 大小淋巴结,质中,无压痛,可移动。口腔无溃疡,咽不红,扁桃体无肿大。胸廓对称无畸形,双肺呼吸音清晰,未闻及干湿性啰音。心率125次/分,律齐,心音正常。腹平软,无压痛及反跳痛,肝肋下未扪及,脾高度肿大,Ⅰ线17.5cm,Ⅱ线20.5cm,Ⅲ线4.5cm,质硬,无压痛,边缘钝;移动性浊音阴性;肠鸣音正常。脊柱、四肢无畸形,神经系统生理反射正常,病理反射阴性。

(二)实验室检查

血常规:WBC 37.98×10⁹/L,L 20.52×10⁹/L,Hb 92g/L,PLT 119×10⁹/L。

尿常规、大便常规、出凝血常规未见异常。

血生化:ALB 30.7g/L,LDH 385U/L,余正常。

乙肝两对半 HBsAg 48.75IU/ml、HBcAb 9.79S/CO,HBV-DNA 定量<100IU/ml,肝炎系列、HIV 抗体、梅毒组合均阴性。

痰培养、涂片找抗酸杆菌、PPD 皮试、T-SPOT 检查均阴性。

胸部、腹部 CT:心、肺、膈未见明显异常,肝饱满增大,脾大。

腹部 B 超:脾大,脾肋间厚9.2cm,长轴22cm,余无异常。

骨髓涂片:骨髓增生明显活跃;粒系占35%,比例减低;红系占30%;淋巴细胞比例增高,见13%异常淋巴细胞,其胞体中等大小,见毛刺状,胞核类圆,染色质粗糙,核仁不清(图54-1)。外周血涂片:白细胞数增高,分类以淋巴细胞为主,见34%异常淋巴细胞。

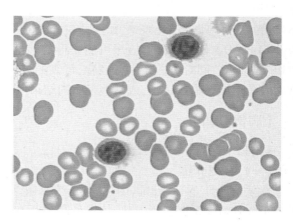

图54-1 骨髓涂片见毛刺状异常淋巴细胞

骨髓流式细胞学检测:P1 为 CD19⁺异常 B 淋巴细胞,比例约20%,抗原表达(图54-2)CD20 99.8%、CD22 99.7%、HLA-DR 99.9%、CD79a 99.8%、FMC7 76.2%、CD5 1.1%、CD23 3.6%、CD10 1.5%、CD11c 77.5%、CD103 0.5%、CD25 0.5%、CD24 1.5%、CD38 2.5%、CD138 1.1%、CD13 99.1%;P3 为 CD19⁺幼稚 B 淋巴细胞比例为 4.2%;P4 为 CD38 浆细胞,比例约为 0.1%,抗原表达 CD19 70%、CD56 22.2%、CD20 3.5%、CD138 82.7%、CD54 100%、cκ 62.2%、cλ 36.0%。

骨髓 FISH 检查 CCND1 阴性。

(三)初步诊断

淋巴细胞升高、脾大查因:CD19⁺B 淋巴细胞增殖性疾病?

(四)诊断思路

1. 病例特点　该患者为中年女性,病程长达5个月,长期反复发热、淋巴结肿大、脾重度大,白细胞升高以淋巴细胞升高为主,淋巴细胞绝对值大于5.0×10⁹/L,时间大于3个月,抗感染治疗无效;骨穿可见毛刺状异常淋巴细胞及分类不明细胞,骨髓流式细胞学见20% CD19⁺异常 B 淋巴细胞。

2. 鉴别诊断　患者的诊断和鉴别诊断可以从淋巴细胞增多、长期发热、淋巴结肿大、中重度脾大、骨髓见分类不明细胞等多个切入点进行,可分别见相关章节。本病例从 CD19⁺慢

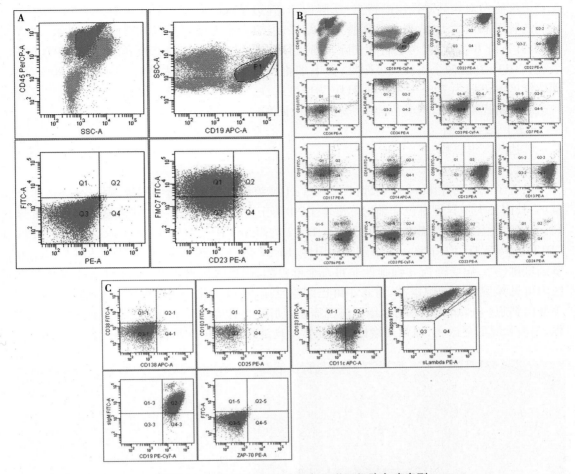

图 54-2　A、B、C 示 CD19⁺异常 B 淋巴细胞免疫表型

性 B 淋巴细胞增殖性疾病（表达 CD19、CD20、CD22、HLA-DR、CD79a、FMC7）为切入点进行诊断思路的简要分析。①CLL，异常淋巴细胞 CD5 和 CD23 阴性，可排除；②MCL，异常淋巴细胞 CD5 阴性、FISH 检测 CCND1 阴性，可排除；③FL，异常淋巴细胞 CD10 阴性可排除（当地医院检查结果可能有误）；④PLL，外周血异常淋巴细胞比例 34%，低于 55%，可排除；⑤脾 B 细胞淋巴瘤/白血病，不能分类，CD25 阴性不支持变异型毛细胞白血病，SDRPSBCL 确诊上需要脾切除活检；⑥LPL/WM，CD38、CD138 阴性可排除。

　　目前骨髓涂片见淋巴细胞表面毛状突起，流式细胞学 CD11c 阳性，需重点鉴别毛细胞白血病和脾边缘区淋巴瘤。这两个疾病的预后及治疗策略完全不同，毛细胞白血病予克拉屈滨单药单疗程治疗，脾边缘区淋巴瘤可行脾切除和（或）化疗，因而鉴别诊断具有重要意义。①从病史及临床表现上看，患者病程 5 个月余，疾病进展相对缓慢，该点更支持脾边缘区淋巴瘤；②从形态学上看，细胞表面毛状突起，毛细胞白血病的瘤细胞表面毛状突起可为粗短毛或长细毛，但毛状突起并非毛细胞白血病特有，因此难以从毛状突起的形态进行鉴别；③骨髓病理，毛细胞白血病起源于骨髓，其后浸润外周，因而骨髓活检病理淋巴细胞应为弥漫浸润，脾边缘区淋巴瘤是从外周浸润骨髓的，骨髓浸润应为局灶性，目前骨髓活检结果不支持毛细胞白血病弥漫性浸润特点;④脾病理,脾边缘区淋巴瘤脾浸润红髓为主,毛细胞白血病的脾浸润白髓为主,目前暂无脾病理结果,但综合考虑脾边缘区淋巴瘤可能性大,患者巨脾,并且有 B 症状,可考虑行脾切除术,脾病理结果可进一步验证诊断;⑤流式细胞学免疫表型,CD11c 在这两个疾病均可阳性,但毛细胞白血病 CD11c 表达更高,往往大于 90%,而脾边缘区淋巴瘤为 70% ~ 90%,CD11c 为中度阳性,且 CD103 阴性。因此,以上结果更支持脾边缘区淋巴瘤诊断,但尚待脾组织病理活检证实。

(五) 最终诊断

脾边缘区淋巴瘤

(六) 治疗经过

患者予以脾切除术,术后病理(图 54-3):①脾组织红髓和白髓界不清,脾组织结构部分破坏,其内见大量异型淋巴样细胞弥漫增生,中等至大,部分可见核仁,并可见核碎片及核分裂;免疫组化异型淋巴细胞 CD20、CD79a、Bcl-2 均阳性,CD3、CD5、CD10、Bcl-6、CD21、CD23、CD138、Cyclin D1 均阴性,κ、λ 个别细胞阳性,Ki-67 热点区 20% ~ 30% 阳性;基因重排:*IgH* 基因重排(+),病变符合 B 细胞性非霍奇金淋巴瘤,脾边缘区淋巴瘤;②肝组织肝窦及汇管区内可见异型淋巴细胞浸润,背景小淋巴细胞反应;免疫组化异型淋巴细胞 CD20(+),CD3 小淋巴细胞(+),病变考虑为边缘区淋巴瘤累及肝。患者确诊后予 R-CHOP 方案化疗 1 个疗程,一般状况明显改善,血常规指标恢复正常。现继续 R-CHOP 方案化疗中。

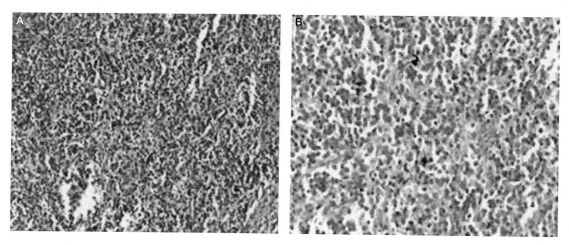

图 54-3 脾切除术后病理
A. 脾异型淋巴细胞浸润;B. 肝异型淋巴细胞浸润

病例 2

(一) 病史介绍

郑某,男,36 岁,公务员,主因"腰痛 5 个月,发热 6 天"于 2015 年 4 月 25 日入院。患者 5 个月前出现腰痛,无四肢运动、感觉障碍,无头晕,无手脚麻木,无排肉眼血尿,就诊于外院,MRI 检查示颈、胸、腰椎椎体及多个附件、骨盆、双侧股骨弥漫信号异常,T6 椎体压缩性骨折,予行 T6 椎体骨水泥手术后腰痛好转。实验室相关检查:血常规示 WBC $6.16×10^9/L$,Hb 109g/L,PLT $89.4×10^9/L$;血生化示血钙 2.08mmol/L,ALB 36.8g/L,sCr 80.9μmol/L;血 PTH 53.72pg/ml;免疫球蛋白定量 IgG 12.0g/L,IgM 1.2g/L,IgA 2.43g/L;血清免疫固定电泳见单克隆 M 蛋白(IgM-λ 型);骨髓涂片示大致正常骨髓象、成熟浆细胞比例为 1.5%;骨髓流式细胞学检查见 6.57% 成熟小 B 淋巴细胞,表达 CD19、CD20、CD22、HLA-DR 和 CD79b,cκ/cλ 6.2%,不表达 CD5、CD10、CD23、CD25、CD103、CD11c、CD38、CD138、CD117,Ki-67 阴性,见 0.27% 正常浆细胞,表达 CD19、CD138、CD38,κ/λ 比值 1.21,不表达 CD20、CD22、CD79b、CD56、CD5、CD10、CD11c、CD103、CD117;骨髓活检未见骨髓瘤及转移瘤。曾予双膦酸盐治疗两次,期间股骨和髂骨活检均未见肿瘤。6 天前患者无明显诱因出现发热,体温最高 38℃,伴剧烈呕吐,无头痛、意识障碍,于外院查血钙为 4.58mmol/L,遂来我院急诊就诊。复查血钙 4.00mmol/L,血钾 3.4mmol/L,Cr 202μmol/L,血常规示 WBC 17.32×10⁹/L、Hb 112g/L、PLT 97×10⁹/L。全身 PET-CT 示:①多发骨质破坏,代谢活跃;②脾大,达 9 个肋单元(SUVmax 6.3)。予降钙及抗感染处理,4 月 22 日复查血钙 2.43mmol/L。既往患"乙肝"6 年,未治疗。

体格检查:T 37.2℃,P 80 次/分,R 20 次/分,BP 140/92mmHg。轮椅入院。全身浅表淋巴结未触及肿大。口腔无溃疡,咽无充血,牙龈无肿胀、出血,扁桃体无肿大。双下肺呼吸音减弱,未闻及干湿性啰音。心率 80 次/分,律齐,心音正常。腹膨隆,无压痛及反跳痛,肝脾肋下未触及,移动性浊音阳性。双下肢无水肿。生理反射正常,病理反射未引出。

(二) 实验室检查

血常规:WBC 11.74×10⁹/L,N% 71.6%,Hb 110g/L,PLT 153×10⁹/L。

尿常规:尿蛋白(±),尿隐血(±);24 小时尿蛋白定量检查:902mg/2000ml;尿微量蛋白组合:尿白蛋白 108.00mg/L。大便常规无异常。

血生化:AST 42U/L,γ-GT 57U/L,LDH 1413U/L↑,ALP 309U/L↑,ALB 27.3g/L,K⁺ 3.1mmol/L,sCr 109μmol/L,Ca²⁺ 2.3mmol/L,校正钙 2.57mmol/L,血糖 6.5mmol/L,糖化血红蛋白 6.90%。

出凝血常规:未见异常。

贫血组合Ⅲ:维生素 B₁₂ 1289ng/L,叶酸 22μg/L,铁蛋白 1500μg/L↑,EPO 54.30IU/L。

乙肝两对半:HBsAg 70793.68IU/ml,HBeAg 1021.76S/CO,HBcAb 6.30S/CO;HBV-DNA 定量 4.98×10⁷IU/ml,肝炎系列、HIV 抗体、梅毒组合均阴性。

消化系统肿瘤组合、肺肿瘤组合、前列腺肿瘤组合均无异常。

体液免疫 7 项:IgA 1.30g/L,IgM 1.65g/L,IgG 8.42g/L,κ 链 5.69g/L,λ 链 4.43g/L;血 β₂-MG 1998.00μg/L↑。血清免疫固定电泳见单克隆 M 蛋白(IgM-λ 型),尿免疫固定电泳见弱阳性游离 κ 链。

胸部 CT 平扫:①两肺下叶及左肺上叶下舌段炎症,建议治疗后复查;②胸椎多发骨质破坏并胸 6 椎体压缩性骨折;③两侧胸膜增厚、粘连,两侧胸腔少量积液;④脾大。

全身 PET-CT 检查:①多发骨质破坏,代谢活跃(SUVmax 6.3),上述改变考虑血液系统恶性肿瘤,骨髓瘤? ②脾大,代谢活跃(SUVmax 3.7),达 9 个肋单元;③双肺下叶少许纤维灶,相邻胸膜增厚;④脂肪肝;⑤双肾小结石。

骨髓涂片:增生活跃,见 2% 分类不明细胞(图 54-4)。

骨髓流式细胞学检测:见两群细胞。CD19⁺异常 B 淋巴细胞(图 54-5),比例约 18.6%,抗原表达 CD20 99.2%、CD22 94.5%、HLA-DR 99.1%、CD79a 98.3%、FMC7 59.7%、CD5 13.7%、CD23 0.7%、CD10 13.1%、CD103 0.7%、CD25 3.8%、CD11c 1.1%、CD38 37.9%、

CD24 95.2%、CD138 0.4%、sκ 2.1%、sλ 96.0%。CD38$^+$CD45$^-$细胞比例约为 0.26%，抗原表达 CD19 70.9%、CD56 18.8%、CD20 66.7%、CD138 21.9%、CD54 95.9%、cIgM 77.0%、cIgD 3.0%、cIgG 17.0%、cκ 6.5%、cλ 88.3%。

（三）初步诊断

1. 骨质破坏查因：多发性骨髓瘤？淋巴浆细胞淋巴瘤？

2. 慢性乙型病毒性肝炎

3. 肺部感染

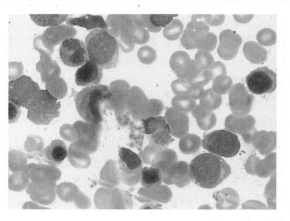

图 54-4　骨髓涂片见分类不明细胞

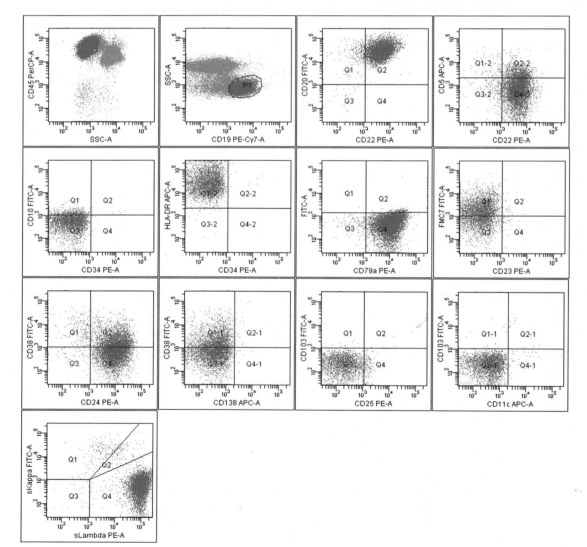

图 54-5　CD19$^+$异常 B 淋巴细胞免疫表型

（四）诊断思路

1. 病例特点 该患者为中年男性,病程 5 个月,以多发骨质破坏为主要临床表现。实验室检查提示高钙血症,血清免疫固定电泳见单克隆 M 蛋白(IgM-λ 型)及尿免疫固定电泳见弱阳性游离 κ 链,脾轻度大,骨髓涂片见分类不明细胞,骨髓流式细胞学检查分别见克隆性浆细胞和克隆性 B 淋巴细胞两群异常细胞。

2. 鉴别诊断 患者的诊断和鉴别诊断可以从多发骨质破坏、高钙血症、血清免疫固定电泳见单克隆 M 蛋白、脾轻度大、骨髓涂片见分类不明细胞多个切入点进行,分别见相关章节。

对该患者首先需排除多发性骨髓瘤的诊断:患者有多发骨质破坏、见 IgM-λ 型单克隆免疫球蛋白及骨髓见克隆性浆细胞,但患者 ALP 明显升高,骨髓流式细胞学检查存在两群异常细胞,一群为克隆性 B 淋巴细胞,一群为克隆性浆细胞,其中克隆性浆细胞 CD19、CD20 表达强阳性,但 CD138(21.9%)和 CD56(18.8%)呈弱表达,完全不同于骨髓瘤恶性浆细胞的免疫表型特点,故可排除多发性骨髓瘤的诊断。

本病例从 CD19⁺慢性 B 淋巴细胞增殖性疾病（表达 CD19、CD20、CD22、HLA-DR、CD79a、FMC7）为切入点进行诊断思路的简要分析:①CLL,异常淋巴细胞不表达 CD5 和 CD23,可排除;②MCL,异常淋巴细胞不表达 CD5,不支持 MCL,进一步 FISH 检测若 CCND1 阴性可排除;③FL,异常淋巴细胞 CD10 阴性,可排除;④HCL,骨髓涂片未见毛细胞,异常淋巴细胞不表达 CD103、CD11c 和 CD25,故可排除;⑤LPL,患者有多发骨质破坏、脾大、LDH 和 ALP 明显升高,血清见 IgM-λ 型单克隆免疫球蛋白,骨髓流式细胞学检查见克隆性浆细胞和克隆性 B 淋巴细胞两群细胞,后者表达 CD38,支持 LPL 的诊断,有待骨髓活检等病理证实。

骨髓活检病理示骨髓造血组合内见多灶性 CD20 阳性小细胞浸润,部分呈浆细胞形态,大部分浸润灶为骨小梁旁浸润。浸润细胞 CD20 阳性,部分 CD138 阳性,结合临床,符合淋巴浆细胞淋巴瘤浸润骨髓。

（五）最终诊断

淋巴浆细胞淋巴瘤

（六）治疗经过

患者予以抗感染治疗后体温退至正常,CHOP 方案化疗 1 个疗程及恩替卡韦抗乙肝病毒,化疗后骨痛减轻,一般情况好转。1 个月后复查 HBV-DNA 定量<10³IU/ml,予以 R-CHOP 方案化疗 4 个疗程,复查全身 PET-CT 示多发骨质破坏,脾较前明显缩小,未见异常高代谢灶。继续 R-CHOP 方案化疗,仍在随访中。

（邹外一 李娟）

参 考 文 献

1. 中华医学会血液学分会,中国抗癌协会血液肿瘤专业委员会.中国 B 细胞慢性淋巴增殖性疾病诊断专家共识(2014 年版).中华血液学杂志,2014,35(4):367-370.

2. 范磊,徐卫,李建勇.2014 年版中国 B 细胞慢性淋巴增殖性疾病诊断专家共识解读.临床血液学杂志,2014,27(11):941-943.

3. Jevremovic D,Dronca RS,Morice WG,et al. CD5⁺B-cell lymphoproliferative disorders:Beyond chronic lympho-cytic leukemia and mantle cell lymphoma. Leuk Res,2010,34(9):1235-1238.

第 55 章

B 细胞淋巴瘤伴浆细胞分化的诊断思路

　　浆细胞由 B 淋巴细胞分化而来,B 细胞淋巴瘤与浆细胞疾病在诊断、治疗及预后方面有较大差异,故对两者需进行仔细鉴别。随着流式细胞学的发展,目前流式细胞学方法对鉴别 B 细胞和浆细胞疾病有很大帮助。B 细胞淋巴瘤伴浆细胞分化,是指在细胞形态上主要表现为增殖的淋巴细胞,同时伴浆细胞存在,流式细胞学提示为两群细胞,一群为 B 淋巴细胞表达,一群为浆细胞表达。

　　B 细胞淋巴瘤伴浆细胞分化,临床常见的疾病有以下几种。

(一) 淋巴浆细胞淋巴瘤(LPL)

　　2008 年 WHO 分类中,LPL 是一类罕见的惰性 B 细胞淋巴瘤,肿瘤主要由淋巴细胞组成,同时含有浆细胞样淋巴细胞或典型的浆细胞,血清中可出现 M 蛋白,最常见为 IgM 型,其次为 IgG 型,IgA 型少见,无 IgD 型。LPL 在所有的非霍奇金淋巴瘤中比例不到 5%,在血液恶性肿瘤中仅占 1%~2%,与欧美国家相比,其在东亚国家的发病率更低。临床起病可以表现为反复发热、肝脾大、进行性血细胞减少、M 蛋白、LDH 升高、出凝血功能异常、骨质破坏等,但这些临床表现不具特异性。流式细胞学提示为 B 淋巴细胞表达,并根据淋巴细胞表面免疫球蛋白检测进一步区分是否为克隆性,LPL 流式细胞学特点表达 B 细胞抗原(CD19、CD20、CD22、CD79a),常常表达 CD25 和 CD38,不表达 CD5、CD10、CD103 和 CD23。这类患者流式细胞学的一个重要特点是除了克隆性 B 淋巴细胞表达,它同时还伴有浆细胞的标记,因为疾病病变部位为 B 细胞向浆细胞分化的阶段,故其浆细胞后期的标记 CD138 表达也可以阳性,但表达强度一般不会很高,这一点也是与很多浆细胞疾病进行鉴别的重要依据。LPL 的 M 蛋白类型主要与 LPL 发生病变的阶段有关(图 55-1),成熟 B 淋巴细胞经抗原刺进后,分化成 CD27$^+$的记忆 B 淋巴细胞,CD27$^+$的记忆 B 淋巴细胞分为两种,一种是 CD27$^+$IgM$^-$,一种是 CD27$^+$IgM$^+$,前者经过重链转换,IgM 可以转变成 IgG、IgA 或 IgE,这种情况即为 LPL 中除了 WM 外的其他类型的 LPL;后者没有发生重链转换,分泌 IgM,即为 WM。病理是确诊 LPL 的金标准。LPL 的诊断按照 WHO 淋巴瘤的分型诊断标准,根据患者临床表现、实验室检查结果、病理检查结果等作出诊断,并按照 Ann Arbor 进行分期。并非所有 LPL 诊断后均需治疗,LPL 的治疗指征包括持续性 M 蛋白上升,贫血,血小板<100×10⁹/L,有淋巴结肿大、肝大引起不适,B 症状等。

(二) 黏膜相关淋巴组织淋巴瘤(mucosa-associated lyphoid tissue,MALT)

　　MALT 淋巴瘤细胞侵犯黏膜上皮,形成具有特征性淋巴上皮病变。MALT 占非霍奇金淋

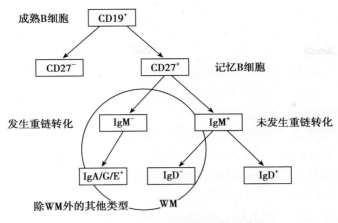

图 55-1　LPL 发生病变的阶段示意图

巴瘤的 5% 左右,其好发部位在胃肠道者,约占 50%,其他部位包括眼眶、肺、皮肤、膀胱等。MALT 好发于中老年人,临床表现缺乏特异性,胃肠型者可有腹部疼痛、腹部包块等表现;非胃肠型者多表现为局部包块,多为无痛性包块。MALT 的组织学特征:①淋巴细胞边缘区有中心细胞样肿瘤细胞增殖;②淋巴瘤细胞浸润于上皮之间形成淋巴上皮病变;③肿瘤性滤泡和淋巴滤泡可同时存在;④中心细胞样肿瘤细胞有向浆细胞分化。MALT 的免疫表型为恶性 B 细胞标记,如 CD20(+)、CD19(+)、CD79a(+),若肿瘤细胞伴浆细胞分化,可表达 CD38。MALT 淋巴瘤大多属于低度恶性,发展缓慢,早期不易浸润至远处部位,可手术切除,术后辅予化疗;有文献报道,胃 MALT 与幽门螺杆菌感染有关,故可采用抗幽门螺杆菌治疗,并配以化疗和放疗。MALT 起病隐匿,病程长,进展缓慢,治疗反应及预后良好。

(三)　脾边缘区淋巴瘤(splenic marginal zone lymphoma,SMZL)

SMZL 是一种原发于脾的 B 细胞肿瘤,仅占所有非霍奇金淋巴瘤的 1%。该病起病隐袭,发展缓慢,通常表现为外周血淋巴细胞计数和(或)比例增高、脾大,而外周血浅表淋巴结不大,因此早期诊断困难,多数患者就诊时多已晚期,累及血液和骨髓,超过 80% 可发生白血病转化,确诊需靠脾的病理活检。在形态学上,由于 SMZL 循环于外周血的细胞形态学通常为绒毛淋巴细胞,特征性的存在是具有极性的短绒毛,有些出现类浆细胞。在流式细胞学上,SMZL 主要表达 B 淋巴细胞相关抗原,CD19、CD20、CD22、CD24、CD79a 以及 PAX5/BSAP。

(四)　慢性淋巴细胞白血病(chronic lymphocytic leukemia/small lymphocytic lymphoma,CLL/SLL)

CLL/SLL 是以形态单一的小圆形或略不规则形 B 淋巴细胞在外周血、骨髓及淋巴结、肝、脾聚集为特征的恶性肿瘤,通常表达 CD5 及 CD23。CLL 是西方国家发病率最高的成人白血病,年发病率 2/10 万~6/10 万,占 NHL 的 6.7%,起病中位年龄约 65 岁,并且随着年龄的增加,发病率也呈上升趋势。临床表现无特异性,早期可有乏力疲惫,晚期可有食欲缺乏、消瘦、盗汗及贫血等症状,淋巴结肿大常为促使患者就诊的首发症状。由于免疫功能减退,CLL 可出现疾病特异性并发症,特别是感染和自身免疫性疾病,如自身免疫性溶血性贫血、免疫性血小板减少症、纯红再生障碍性贫血、免疫性粒细胞减少症等。

【病例分析】

（一）病史介绍

张某，男，61 岁，退休职工，因"发现白细胞升高 4 年余，牙龈出血 3 个月余"于 2014 年 10 月 14 日入院。患者 4 年前体检查血常规 WBC 10.6×10⁹/L，N 4.3×10⁹/L，L 5.6×10⁹/L，Hb 152g/L，PLT 202×10⁹/L，肝功能示球蛋白 32.5g/L，未予特殊诊治。3 个月前患者无明显诱因反复出现牙龈出血，5 天前就诊于当地医院，查血常规 WBC 9.4×10⁹/L，N 2.75×10⁹/L，L 6.14×10⁹/L，Hb 95g/L，PLT 92×10⁹/L，体液免疫 7 项 IgA 73.4g/L，头颅 CT 示双侧颅骨板障多发斑片状密度减低区，骨穿见 28% 骨髓瘤细胞，可见淋巴样浆细胞，外周血见 6% 浆细胞，骨髓流式细胞学检查示两群幼稚细胞，分别占 0.74% 和 20.44%，其中一群表达 CD38 和胞质 CD79a、胞质 79b，另一群表达 CD5、胞质 CD79a 和胞质 CD79b，弱表达 CD20、CD19，CD138 阴性，现疑为多发性骨髓瘤收入我科。患者自起病以来觉小便泡沫增多，大便无异常，近半年体重下降 3kg。

既往史：3 年前诊断为"高血压"，目前服"氨氯地平"降压治疗，诉血压控制平稳。否认苯等化学药品、工业毒物及放射性物质接触史。已婚已育，否认家族成员中有类似疾病史。

查体：T 36.8℃，P 72 次/分，R 20 次/分，BP 144/82mmHg。发育正常，营养中等，轻度贫血貌，神志清楚，查体合作。全身皮肤及黏膜稍苍白，无瘀点、紫癜和瘀斑，无黄染、蜘蛛痣。浅表淋巴结无肿大。巩膜无黄染。鼻无出血。口腔无溃疡，牙龈无肿胀及出血，胸骨中下段无压痛。双肺呼吸音清晰，未闻及干湿性啰音，心率 72 次/分，律齐，心音正常。腹软，肝脾肋下未及。生理反射正常，病理反射未引出。

（二）实验室检查

血常规结果见表 55-1。

表 55-1　患者入院前后血常规检查结果

日期	WBC(×10⁹/L)	N(×10⁹/L)	L(×10⁹/L)	Hb(g/L)	PLT(×10⁹/L)
2014-10-09	9.4	2.75	6.14	95	92
2014-10-14	7.88	3.42	3.72	97	67
2014-10-15	8.12	3.65	3.66	93	70
2014-10-18	8.06	3.03	4.26	94	33
2014-10-20	8.15	3.59	3.63	96	61

尿常规、大便常规无异常。

出凝血常规：APTT 54.5s↑，PT 15.1s，Fbg 1.48g/L。

肝肾功能：ALT、AST、Cr、BUN 均正常，ALB 29.9g/L，GLB 91.8g/L↑，ALP 268U/L，LDH 175U/L。

体液免疫 7 项：IgA 74.5g/L↑，IgG 5.68g/L，IgM 0.88g/L；血 β_2-MG 2598μg/L。尿微量蛋白 κ 链 10.8mg/L。24 小时尿蛋白定量 0.506g；血免疫固定电泳发现 IgA-κ 单克隆免疫球

蛋白;尿本周蛋白弱阳性(游离 κ 轻链)。

全身 PET-CT 检查(图 55-2):①前纵隔及上纵隔血管间隙病变,代谢活跃;②右侧心膈角区、左前膈上及双侧颈部 Ⅱ 区淋巴结肿大,代谢活跃;③中轴骨、骨盆各构成骨及四肢长骨近段骨髓代谢活跃,并全身多发骨质破坏;④脾代谢活跃。以上考虑血液系统恶性肿瘤,多发性骨髓瘤可能性大,需结合临床考虑。

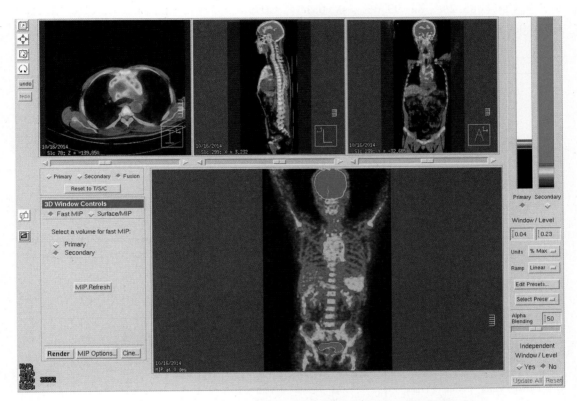

图 55-2　全身 PET-CT 示前纵隔及上纵隔血管间隙病变,有多发骨质破坏

全身骨片示颅骨板障低密度影,余未见异常。消化道钡餐无异常。

心脏彩超:高血压性心脏改变;前纵隔占位,需结合临床;上腔静脉血流变细,主动脉增宽,左房、右房、左室稍增大;左心室收缩功能正常,舒张功能减低(Ⅰ级)。

骨髓涂片(图 55-3):骨髓增生活跃,见 10% 浆细胞,其胞体中等大小,胞质丰富,灰蓝色,泡沫感,胞核类圆形偏位,核染色质密;另见 10% 分类不明细胞,其胞体中等大小,外形不规则,胞质量中等,

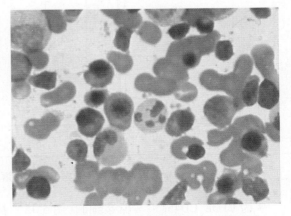

图 55-3　骨髓涂片见浆细胞及分类不明细胞

381

泡沫感,胞核偏大,染色质粗糙,核仁不清;全片可见巨核细胞 7 个,其中颗粒巨核细胞 3 个,产板巨核细胞 2 个,裸核巨核细胞 2 个,血小板小簇分布。

骨髓流式细胞学检测:见 4.7% CD38$^+$CD45$^{dim/+}$异常浆细胞及 19.6% 异常 B 淋巴细胞。

P3 为异常 CD19$^+$B 淋巴细胞(图 55-4),抗原表达如下:CD20 95.6%,CD22 93.8%,HLA-DR 97.3%,CD103 0.7%,CD25 84.7%,CD11c 0.8%,FMC7 2.4%,CD23 0.1%,CD38 9.3%,CD24 85.2%,sκ 99.6%,sλ 0.1%,CD79a 96.7%,CD5 5.3%,CD10 1.2%,CD34 0.2%。

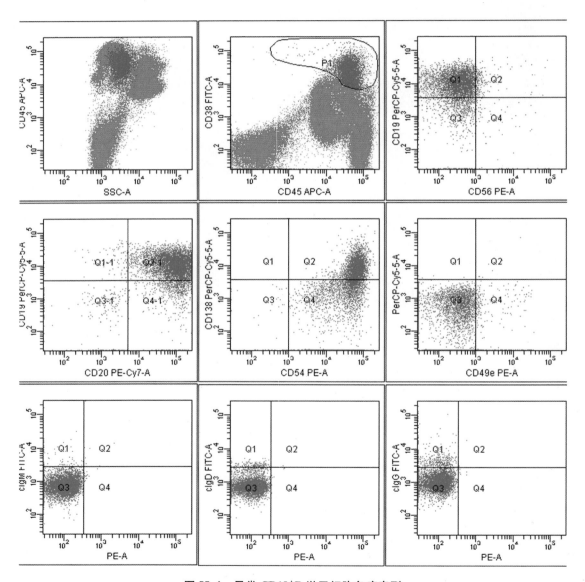

图 55-4 异常 CD19$^+$B 淋巴细胞免疫表型

P4 为 CD38$^+$CD45$^{dim/+}$异常浆细胞(图 55-5),抗原表达如下:CD19 85.0%,CD56 3.9%,CD20 95.2%,CD138 56.1%,CD54 99.2%,CD49e 5.7%,cIgM 1.0%,cIgD 2.6%,cIgG

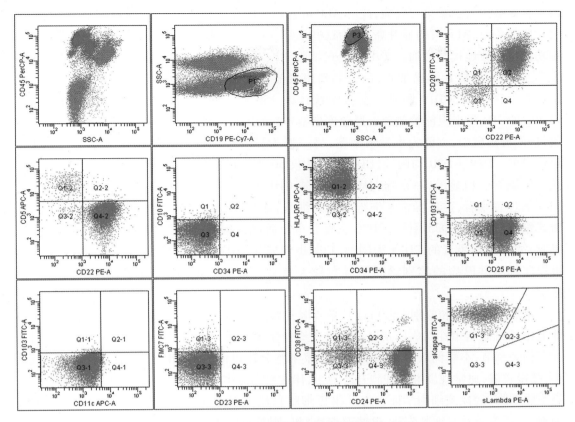

图 55-5　CD38$^+$CD45$^{dim/+}$异常浆细胞免疫表型

8.4% ,cκ 92.7% ,cλ 1.2% 。

骨髓 FISH 检查:CCND1 阴性。

（三）初步诊断

1. 球蛋白升高、多发骨质破坏查因:多发性骨髓瘤？淋巴瘤？其他疾病？

2. 高血压病(1 级,高危组)

（四）诊断思路

1. 病例特点　该患者为中老年男性,慢性起病,病程较长,以淋巴细胞升高、球蛋白升高、多发骨质破坏为主要临床表现。骨髓涂片可见两群细胞,一群浆细胞,一群分类不明细胞;流式细胞学提示可见两群细胞,一群为 B 淋巴细胞(即形态学上的分类不明细胞),一群为恶性浆细胞。骨髓涂片及流式细胞学检查结果是相符的。

2. 鉴别诊断　该病例患者 IgA 74.5g/L,血免疫固定电泳发现 IgA-κ 单克隆免疫球蛋白,PET-CT 检查见全身多发骨质破坏,骨髓涂片可见 10% 异常浆细胞,流式细胞学提示恶性浆细胞表达,患者似乎符合多发性骨髓瘤的诊断标准,但是该病例存在较强的不支持多发性骨髓瘤的地方。①患者血碱性磷酸酶(ALP)268U/L,明显升高,未经治疗的初治骨髓瘤患者 ALP 是不高的,因为 ALP 是反映成骨细胞功能的,而骨髓瘤患者的破骨细胞功能亢进、成骨细胞功能受抑制,骨髓瘤患者只有在继发淀粉样变或者经过治疗后、成骨细胞功能恢复时,或者骨髓瘤患者合并第二肿瘤,此时 ALP 可升高。而在骨转移瘤患者,如肺癌骨转移、淋巴瘤骨髓侵犯时,ALP 可明显升高,因为这些疾病在破骨细胞功能亢进的同时,机体的成骨细胞功能也相应地代偿增加。②患者流式细胞学检查提示可见两群细胞,一群为异常浆细胞表达,一群为异常 B 淋巴细胞,而骨髓瘤患者的流式细胞学多为一群异常浆细胞表达,且 CD138 表达很强,CD19 阴性。据我院统计的 150 例 MM 患者的流式细胞学资料显示,92.7% 的 MM 患者只能检测到一群免疫表型异常的浆细胞,7.3% 的患者可以检测到两群细胞,这两群细胞中,一群为正常浆细胞,另一群为异常浆细胞,与该病例的两群细胞不同。该病例的 CD19、CD20 均阳性,CD138 表达仅 56.1%,根据我院统计的 150 例 MM 患者的流式细胞学资料显示,74% 的 MM 患者流式 CD138 表达>85%,且从该群异常细胞在流式图上的位置来看,这群异常浆细胞靠近 B 细胞,处在从 B 细胞向浆细胞转化过程。③患者流式细胞学显示 CD25 阳性,CD25 主要分布于活化 B 细胞、活化 T 细胞及活化单核/巨噬细胞,故骨髓瘤患者的 CD25 为阴性,LPL 患者常常 CD25 阳性,CD25 在多发性骨髓瘤和淋巴浆细胞淋巴瘤的鉴别诊断中具有较大意义。综上所述,该患者多发性骨髓瘤可以排除。

本病例的诊断和鉴别诊断可以从单克隆免疫球蛋白查因、骨质破坏查因、CD19 阳性慢性 B 淋巴细胞增殖性疾病以及 B 细胞淋巴瘤伴浆细胞分化为切入点分析,前面两点分别见本书相关章节,本病例从 B 细胞淋巴瘤伴浆细胞分化讨论。①LPL,该病例患者病程长达 4 年,缓慢发展,血常规以淋巴细胞升高为主,伴贫血和血小板减少,骨髓涂片可见浆细胞及分类不明细胞(经流式细胞学证实为 B 淋巴细胞);流式细胞学可见两群细胞,一群为 B 淋巴细胞,一群为异常浆细胞表达,这些都支持 LPL 诊断,但 LPL 的确诊需靠病理活检;②MALT,发展缓慢,其病变为黏膜上皮,常见的部位为胃肠道、眼眶、肺、皮肤、膀胱等,早期不易出现远处浸润;患者病变部位主要是多发骨质破坏,不支持 MALT 的诊断,待病理结果进一步排除;③SMZL,患者脾不大,骨髓形态学显示淋巴细胞未见绒毛样改变,骨髓流式细胞学检查提示 CD11c 阴性,均不支持 SMZL 可能,待病理结果进一步排除;④慢性淋巴细胞白血病(CLL),患者 CD5 和 CD23 均阴性,可以排除 CLL。

骨髓病理活检,结果提示:(髂骨)骨髓造血组织内见多灶性 CD20 阳性小细胞浸润,部分瘤细胞呈浆细胞形态,大部分浸润灶为骨小梁旁浸润。浸润细胞 CD20(+),部分浸润细胞 CD138(+),PAX-5、CD21、CD23、CD3、Cyclin D1、MPO 均(-)。结合临床,符合淋巴浆细胞淋巴瘤浸润骨髓。

(五) 最终诊断

1. 非霍奇金淋巴瘤(淋巴浆细胞淋巴瘤,ⅣA 期)

2. 高血压病(1 级,高危组)

(六) 治疗经过

患者明确诊断后予以 R-CHOP 方案化疗共 6 个疗程,4 个疗程结束后复查全身 PET-CT 提示纵隔肿块明显缩小,代谢减低,右侧心膈角及左前膈上肿大淋巴结较前缩小,化疗后 IgA 以及血常规等指标改善(表 55-2),提示化疗效果好。患者预计共 8 个疗程 R-CHOP 方案化疗,目前正继续后续化疗及随访中。

表 55-2　患者化疗后疗效评价

日期	IgA(g/L)	Hb(g/L)	PLT(×10^9/L)
起病时	74. 5	94	33
2014-10-23	55. 2	97	67
2014-11-18	31. 3	90	111
2014-12-23	40. 4	107	184
2015-01-22	30. 5	109	121
2015-02-28	21. 1	110	114
2015-04-10	12. 0	114	134

（陈美兰　王荷花　李娟）

参 考 文 献

1. Swerdlow SH,Campo E,Harris NL,et al. WHO Classification of Tumors of Haematopoietic and Lymphoid Tissues. Lyon:IARC Press,2008:180-182;194-195.

2. Fonseca R,Hayman S. Waldenstroms macroglobulinaemia. Br J Hematol,2007,138(6):700-720.

3. Thieblemont C,Bastion Y,Berger F,et al. Mucosa-associated lyphoid tissue gastrointestinal and nongastrointestinal lymphoma behavior:analysis of 108 patients. J Chin Oncol,1997,15(4):1624-1630.

4. 王玮,孙秉中. 胃肠黏膜相关淋巴瘤误诊分析. 临床血液学杂志,2000,13(6):13.

5. Parsonnet J,Hansen S,Rodriguez L,et al. Helicobacter pylori infection and gastric lymphoma. N Engl Med,1994,330(18):1267-1271.

6. Ortolani C. Flow Cytometry of Hematological Malignancies. John Wiley and Sons,2011:210-211.

7. Iannitto E,Ambrosetti A,Ammatuma E,et al. Splenic marginal zone lymphoma with or without villous lymphocytes. Cancer,2004,101(9):2050-2057.

8. 曹磊,范磊,徐卫,等. 慢性淋巴细胞白血病合并自身免疫性疾病. 中华血液学杂志,2014,35(1):73-75.

第 56 章

CD5 阳性淋巴瘤的诊断思路

CD5 基因编码产物是由 347 个氨基酸组成胞外区和 93 个氨基酸组成胞内区的糖蛋白，其作为淋巴细胞分化抗原，主要表达于胸腺细胞、成熟 T 淋巴细胞以及 B 淋巴细胞某些亚型。作为一个泛 T 细胞抗原，CD5 可表达于成熟或不成熟 T 细胞增殖性疾病中，包括急性 T 淋巴细胞白血病。在肿瘤性 T 细胞发育过程中，CD5 容易丢失，尤其是肝脾 γδT 细胞淋巴瘤和肠病型淋巴瘤。CD5 阳性 B 淋巴细胞是有别于通常 B 细胞的一类特殊细胞群体，其早期起源于胎肝，胚胎晚期及出生后分布于脾，成年后分布于腹膜、肠系膜及扁桃体等处，淋巴器官和外周血分布较少。CD5 阳性 B 淋巴细胞通过自身反馈机制进行调节，并使自我更新保持平衡。正常情况下 CD5 阳性 B 淋巴细胞通过 B 细胞受体（BCR）与一些配基相互作用，刺激细胞增生避免凋亡，一旦增生失调，则导致恶变。CD5 主要表达于慢性淋巴细胞白血病/小淋巴细胞淋巴瘤、套细胞淋巴瘤和少部分弥漫大 B 细胞淋巴瘤，部分报道显示边缘区淋巴瘤和淋巴浆细胞淋巴瘤中也有 CD5 表达，但阳性率极低。

（一）慢性淋巴细胞白血病/小淋巴细胞淋巴瘤（CLL/SLL）

CLL 约占非霍奇金淋巴瘤（NHL）的 7%，是西方国家最常见的成年白血病。形态学上，白血病细胞外观似小型、成熟淋巴细胞，可与较大或非典型细胞、裂解细胞或幼淋巴细胞混合。CLL 的特征是这些白血病细胞在外周血、骨髓及淋巴组织中逐步累积的。CLL 和 SLL 是同一种疾病的不同表现，其病理表现几乎一致。2008 版 WHO 分类中，CLL 的诊断标准要求具有 CLL 表型的单克隆淋巴细胞 $\geqslant 5 \times 10^9 / L$，且持续时间至少为 3 个月。典型的 B 细胞型 CLL 表达 CD5 抗原，其中 CD5 抗原在 CLL 的阳性率占 95%。流式细胞学检查如 CD5（+）且 CD23（+）、CD19（+）、CD20（+）、CD22（+）、CD79b（+），但细胞周期蛋白（-）、CD10（-）、CD11c（-）、CD103（-），考虑为 CLL。

（二）套细胞淋巴瘤（MCL）

MCL 是 B 细胞淋巴瘤的一种，是由于 CD5 阳性的初始生发中心前 B 细胞聚集在围绕正常生发中心滤泡周围的套细胞区所致，约占 NHL 的 6%，中老年人易患。淋巴结为首先受累的场所，其次是脾和骨髓，可伴有外周血同时受累。其他结外部位包括胃肠道也易受累。免疫表型显示通常 CD5 阳性，在 MCL 的阳性率占 95%，同时表达 CD20（+）、FMC7（+）和 CD43（+）、CD23（±），而表达 CD10（-）。所有患者 Bcl-2 阳性，几乎所有患者表达 Cyclin D1 阳性。

（三）弥漫大 B 细胞淋巴瘤（DLBCL）

DLBCL 是成人中最常见的 NHL，主要发生在老年人群。DLBCL 是一种高度侵袭性的肿瘤,可累及全身各个部位,这一疾病的典型征象为可以观察到快速增长的包块,时常伴有发热、体重减轻及盗汗等症状。DLBCL 的诊断主要依靠病变部位的组织活检病理。DLBCL 的多种亚群已被识别,不同亚群之间的临床表现以及预后有很大差异。DLBCL 肿瘤细胞表达 B 细胞标志,如 CD19、CD20、CD22 和 CD79a,但也可缺失某个抗原表达。约 10% 的 DLBCL 可有 CD5 阳性表达,CD5 阳性患者可能属 CLL/SLL 发生 Richter 综合征所致,也可能为原发,包括罕见的血管 DLBCL。总结 CD5 阳性的 DLBCL 患者病例特点提示其多见于老年,国际预后指数高,具有侵袭性临床过程和不良预后。

(四) 边缘区淋巴瘤(MZL)

MZL 发病率较低,约占 NHL 的 2% 以下。50 岁以上的患者好发,大多数患者表现为脾大或淋巴细胞增多伴脾大,骨髓、外周血通常累及,可见不同程度的绒毛淋巴细胞。相当多部分肿瘤存在浆细胞分化,表达 CD38、CD138、cIg 阳性,1/3 患者存在单克隆免疫球蛋白。免疫分型瘤细胞通常表达 IgM,有时 IgD,CD20(+),CD79a(+),CD5(−),CD10(−),CD23(−),CD43(−),CD103 通常阴性,无 Cyclin D1 表达,但约有 5% 的患者具有 CD5 阳性表达。

(五) 淋巴浆细胞样淋巴瘤(LPL)

LPL 是一种由小 B 淋巴细胞、浆细胞样淋巴细胞和浆细胞组成的肿瘤,通常累及骨髓,有时累及淋巴结和脾,大多数病例有血清单克隆蛋白伴高黏滞血症或巨球蛋白血症。肿瘤细胞表达 B 细胞相关抗原 CD19、CD20、CD22、CD79a,一般 CD5、CD10 和 CD23 均(−),另外有 FMC7(+)、Bcl-2(+)、PAX-5(+)、Bcl-6(−),重点存在 CD138(+)、CD38(+)。肿瘤细胞表面和一些细胞胞质中有免疫球蛋白,通常是 IgM 型,有时是 IgG 型,少有 IgA,无 IgD。有 5% 的患者可能出现 CD5(+),但 CD23 通常阴性。

【病例分析】

病例1

(一) 病史介绍

张某,男,49 岁,职业不详,因"发现左颈部淋巴结肿大 2 个月余"于 2015 年 4 月 2 日入院。患者 2 个月前(2015 年 2 月)发现左侧颈部淋巴结肿大,质硬,无压痛,大小约 2cm×2cm,无发热,时感全身乏力,夜间偶有胸闷、气促,坐起后好转。2015 年 2 月 26 日就诊于当地医院,行双涎腺及颈部淋巴结彩超示双侧颈部可见多个低回声团块,最大约 4.7cm×2.3cm(左侧)、2.5cm×0.7cm(右侧),边界清,边缘规则。2015 年 3 月 11 日在我院行颈部淋巴结活检示淋巴结结构破坏,异型淋巴样细胞弥漫分布,细胞形态较一致,胞体小,核深染。3 月 26 日就诊于我院门诊,查血常规示 WBC $16.19×10^9$/L, N $4.65×10^9$/L, L $10.52×10^9$/L, Hb 163g/L, PLT $266×10^9$/L。为求进一步诊治收入我科。自发病以来,患者夜间盗汗症状明显,无发热,无咳嗽、咳痰,无头晕、头痛,无腹痛、腹泻,无恶心、呕吐等不适,精神、胃纳一般,睡眠欠佳,大小便如常,近半年体重下降约 8kg。

既往史:有高血压病史 6 年,血压 140～160/90～100mmHg,口服降压药(卡维地洛 1 片 qd、氯沙坦 1 片 qd、脉血康胶囊 1 片 qd)后血压波动于 110～120/80～90mmHg。2008 年在当地医院行右侧曲张静脉剥离术。

体格检查:T 36.8℃,P 96 次/分,R 20 次/分,BP 142/99mmHg。发育正常,营养中等,神

志清楚。全身皮肤及黏膜无发绀、黄染。左侧颈部及双侧锁骨上、腋窝、腹股沟区可扪及多个直径 1～3cm 肿大淋巴结，质韧，无压痛。口腔无溃疡，双侧扁桃体无肿大。胸廓无畸形，双肺呼吸音清，未闻及干湿性啰音；心率 96 次/分，律齐，心音正常。腹部平软，无压痛及反跳痛，未触及腹部肿块，肝脾肋下未触及，移动性浊音阴性。听诊肠鸣音正常，4 次/分。脊柱、四肢无畸形。四肢活动自如，无杵状指（趾），双下肢无水肿。生理反射正常，病理反射未引出。

（二）实验室检查

血常规：WBC 13.95×10⁹/L，L 8.89×10⁹/L，N 4.25×10⁹/L，Hb 151g/L，PLT 231×10⁹/L。大小便常规未见异常。

血生化：ALT 25U/L，AST 17U/L，LDH 202 U/L，sCr 65μmol/L，UA 497μmol/L。

体液免疫 7 项：IgA 2.16g/L，IgM 0.76g/L，IgG 11.10g/L；血 β_2-MG 1962.00μg/L。

淋巴结活检病理（图 56-1）：镜下淋巴结结构破坏，异型淋巴样细胞弥漫分布，细胞形态较一致，胞体小，核深染。病变疑为肿瘤。免疫组化：异型淋巴样细胞 CD20（+），CD79a（+），CD5（+），CD23（+），Bcl-2（+），CD3、CD10、Bcl-6、Cyclin D1 均（-），Ki-67 约 20%。结合 HE 形态及免疫组化结果，病变符合（左颈）小淋巴细胞性淋巴瘤。

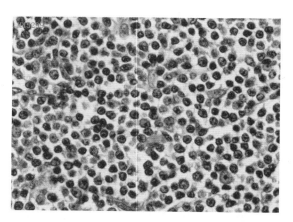

图 56-1　颈部淋巴结活检病理见大量异型淋巴样细胞弥漫性分布（HE 染色×400）

全身 PET-CT 检查（图 56-2）：①双侧颈部、双侧锁骨上、双侧腋窝、纵隔、右侧膈上、腹腔、腹膜后及双侧腹股沟区多发大小不一淋巴结，部分代谢轻度活跃，结合本院病理，符合小细胞性惰性淋巴瘤 PET-CT 表现；②额窦、左侧上颌窦炎；左肺上叶尖后段小磨玻璃样影，代谢未见增高，考虑小灶性炎症；③双肾多发小囊肿；多个椎体轻度骨质增生。

骨髓涂片（图 56-3）：骨髓增生活跃，以成熟淋巴细胞增生明显，约占 50%，胞质量少、均匀、嗜碱性、无颗粒，边缘规则，核质比高，核染色质致密或成块状，红系、粒系相对减少，巨核细胞正常。

骨髓流式细胞学检测：见 CD19⁺异常 B 淋巴细胞（图 56-4），比例约为 39.7%，抗原表达 CD103 1.0%、CD11c 1.2%、CD5 56.4%、CD10 2.7%、CD20 72.8%、CD22 97.7%、CD23 35.5%、HLA-DR 99.2%、FMC7 5.2%。

骨髓活检：送检直径 0.5cm 碎组织一堆，全埋制片，镜下见送检破碎的骨髓组织，仅见 1

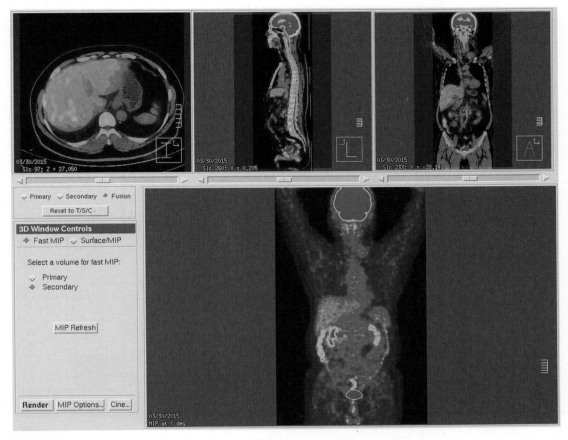

图 56-2　全身 PET-CT 见多发肿大淋巴结,较大淋巴结可见异常 FDG 浓聚

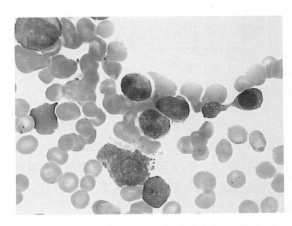

图 56-3　骨髓涂片见多量成熟小淋巴细胞

个完整骨髓腔,增生稍活跃,粒、红系均以偏成熟阶段为主,可见分叶核巨核细胞,可见小簇淋巴样细胞,但该处细胞数量过少,未能分析,建议再取材送检。

(三) 初步诊断

1. CD5 阳性异常 B 淋巴细胞查因

2. 高血压病(2 级,高危组)

(四) 诊断思路

1. 病例特点　该患者为中年男性,慢性病程,以发现颈部淋巴结肿大起病,有盗汗、消瘦等症状。查体可触及左侧颈部淋巴结肿大,质硬,无压痛,大小约 2cm×2cm。血常规示 WBC $13.95×10^9/$L,L $8.89×10^9/$L。骨髓检查示骨髓增生活跃,以成熟淋巴细胞增生明显,约占 50%。流式细胞学分析示 $CD19^+$ 异常 B 淋巴细胞,比例约为 39.7%,抗原表达 CD103(−)、CD11c(−)、CD5(+)、CD10(−)、CD20(+)、CD22(+)、CD23(+)、HLA-DR(+)、FMC7(−)。淋巴结活检病理

389

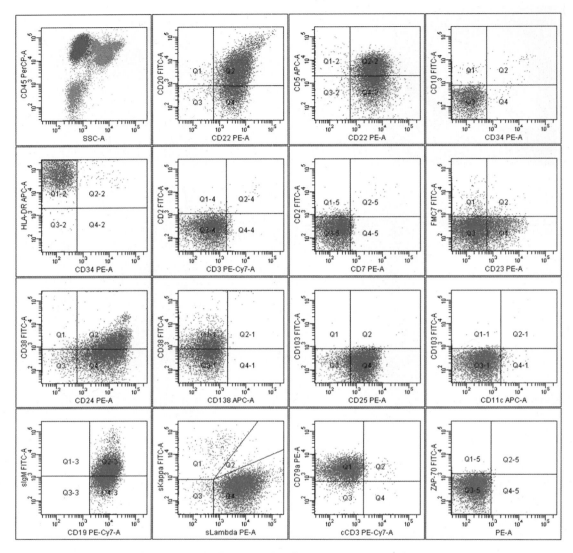

图 56-4　骨髓 CD19⁺ 异常 B 淋巴细胞免疫分析

镜下见淋巴结结构破坏，异型淋巴样细胞弥漫分布，细胞形态较一致，胞体小，核深染。病变疑为肿瘤。免疫组化示异型淋巴样细胞 CD20（+）、CD79a（+）、CD5（+）、CD23（+）、Bcl-2（+）、CD3、CD10、Bcl-6、Cyclin D1 均（-），Ki-67 约 20%。全身 PET-CT 示双腮腺区、双侧颈部、双侧锁骨上、双侧腋窝、纵隔、右侧膈上、腹腔、腹膜后及双侧腹股沟区多发大小不一淋巴结，部分代谢轻度活跃，结合病理符合小细胞性惰性淋巴瘤 PET-CT 表现。

2. 鉴别诊断　患者诊断和鉴别诊断可从淋巴细胞增高、淋巴结肿大、CD19⁺ 慢性 B 淋巴细胞增殖等多个切入点进行分析，可参见本书相关章节，本病例从流式细胞学检测发现 CD5 阳性 B 淋巴细胞为切入点进行鉴别诊断：①套细胞淋巴瘤，该患者有淋巴结增大、盗汗、消瘦等症状，血常规提示白细胞增高，骨髓流式可见 CD19⁺ 异常 B 淋巴细胞，这些特点与 MCL 相符，但患者淋巴结活检免疫组化结果提示 CD23（+）和 Cyclin D1（-），与 MCL 诊断不符；②弥漫大 B 细胞淋巴瘤,该患者有淋巴结增大、盗汗、消瘦等症状,血常规提示白细胞增高,骨髓流式可见 CD19$^+$异常 B 淋巴细胞,这些病例特点同样支持 DLBCL 诊断,但其骨髓涂片及淋巴结病理提示异型淋巴细胞为小细胞性质,流式及免疫组化提示 CD23(+)、FMC7(−),与 DLBCL 诊断不相符;③边缘区淋巴瘤,患者淋巴结增大且活检结果提示淋巴结受累,血常规提示白细胞增高,骨髓流式可见 CD19$^+$异常 B 淋巴细胞,这些特点支持 MZL 诊断,但其异常 B 淋巴细胞免疫组化提示 CD23(+),且 MZL 主要表现为脾受累,该患者与此不符;④淋巴浆细胞样淋巴瘤,该患者有淋巴结增大、盗汗、消瘦等症状,血常规提示白细胞增高,但骨髓流式结果仅提示存在有一群异常 B 淋巴细胞,未见异常的淋巴样浆细胞或浆细胞群,体液免疫 7 项未见明显免疫球蛋白增高,与淋巴浆细胞淋巴瘤诊断不相符;⑤慢性淋巴细胞白血病,患者外周血淋巴细胞绝对值≥5×10^9/L,骨髓涂片提示成熟淋巴细胞增生明显,约占 50%,且表达 B 细胞免疫表型 CD19(+)、CD20(+)、CD22(+)、CD5(+)、CD23(+)、Cyclin D1(−),Ki-67 约 20%,结合患者颈部淋巴结活检和全身 PET-CT 结果,病变考虑为小细胞惰性淋巴瘤,可以明确慢性淋巴细胞白血病的诊断。患者目前血红蛋白和血小板尚在正常范围,全身淋巴结受累部位超过 3 个,未见肝脾大,Rai 分期 I 期,Binet 分期属于 B 期。

（五）最终诊断

1. 慢性淋巴细胞白血病(Rai 分期 I 期,Binet 分期 B 期)
2. 高血压病(2 级,高危组)

（六）治疗经过

患者诊断为慢性淋巴细胞白血病明确,Rai 分期为 I 期,Binet 分期为 B 期,追踪预后因素 17p-染色体 FISH 检测结果为阳性。患者有盗汗症状,半年内体重下降 10% 以上,有化疗指征,选择 R-FC 方案化疗,现已化疗 4 个疗程,全身浅表淋巴结肿大以及盗汗、消瘦症状已缓解。

病例 2

（一）病史介绍

曾某,男,75 岁,离(退)休人员,主因"发现右侧颌面部肿大半年余"于 2015 年 5 月 20 日入院。患者半年前无明显诱因发现右侧颌面部肿大,无红、热、痛,无吞咽困难,无血涕等不适,未予重视及诊治。半年来肿物渐大,遂于 2015 年 4 月 9 日于我院门诊就诊,行 CT 检查示:①双侧腮腺区肿块及结节,侵犯右侧咬肌,伴双侧颌下腺及扁桃体肿大,鼻咽黏膜及咽淋巴环增厚,双侧腮腺区、颌下区及颈动脉鞘区多发淋巴结肿大,考虑淋巴瘤可能性大;②右侧筛窦、右侧蝶窦、双侧上颌窦、双侧乳突炎症。2015 年 4 月 28 日于我院行"右颌下腺肿物部分切除活检术"。现患者为求进一步诊治收入我科。起病以来,患者无发热、盗汗,无咳嗽、咳痰,精神、胃纳一般,睡眠可,大小便正常,半年来体重下降 5kg。

既往有高血压 10 余年,血压最高 156/100mmHg,现服用富马酸比索洛尔(康忻)2.5mg qd 控制血压,血压控制可。已婚已育,家人健康,否认有类似疾病史。

体格检查:T 37℃,P 100 次/分,R 20 次/分,BP 114/64mmHg。发育正常,营养中等,无贫血貌,神志清楚,查体合作。全身皮肤及黏膜无发绀、黄染、苍白,全身浅表淋巴结未触及肿大。右腮腺前端肿物约 3cm×4cm,右颌下前端肿物约 2cm×3cm。左腮腺前端及左颌下腺略肿大。巩膜无黄染。鼻无出血。口腔无溃疡,咽无充血,双侧扁桃体肿大。胸廓无畸形,胸骨中下段无压痛。双侧呼吸动度等强,叩诊呈清音。双肺呼吸音清,未闻及干湿性啰音。

心率 100 次/分,律齐,心音正常。腹部平软,无压痛及反跳痛,未触及腹部肿块。肝脾肋下未触及,移动性浊音阴性。听诊肠鸣音正常,4 次/分。脊柱、四肢无畸形。四肢活动自如,无杵状指(趾),双下肢无水肿。生理反射正常,病理反射未引出。

（二）实验室检查

血常规:WBC $11.7×10^9/L$,N $6.91×10^9/L$,Hb 105g/L,PLT $370×10^9/L$。

大小便常规未见异常。

出凝血常规:APTT 25.5s,PT 11s,Fbg 4.69g/L。

血生化:ALT 35U/L,AST 18U/L,sCr 49μmol/L,UA 665μmol/L,TP 87.2g/L,ALB 27.5g/L,GLB 59.7g/L。

体液免疫7项:IgG 19.90g/L。

血 $β_2$-MG:3156.00μg/L。

乙肝两对半:HBcAb 6.85S/CO。

肝炎系列、HIV 抗体、梅毒组合等未见异常。

2015 年 4 月 24 日胸部 CT:①气管、支气管管壁弥漫性增厚;双侧肺门、纵隔及双侧腋窝多发肿大淋巴结,纵隔及右肺门部分淋巴结钙化;右肺中叶支气管阻塞中断并右肺中叶不张,性质待定,建议进一步检查;②右肺上叶尖段磨砂玻璃样影,前段纤维灶及小结节影,性质待定,建议随访复查;③肺气肿;④主动脉及冠状动脉硬化;⑤左侧肾上腺似见结节样增粗,建议进一步检查。

2015 年 4 月 28 日右颌下腺肿物病理结果:(冰冻快速切片)送检直径 3cm 组织,有包膜,灰白,质中。镜下:肿瘤细胞中等偏大,弥漫分布,胞质丰富,有一定异型性,核分裂较易找到,病变初步考虑为低度恶性肿瘤,上皮/肌上皮来源可能性较大,待石蜡及免疫组化明确;石蜡切片报告:送检直径 3cm 组织,有包膜,灰白,质中;镜下:送检组织内弥漫成片的圆形肿瘤细胞(图 56-5),呈中等大小,胞质少。免疫组化:CD20(+),CD79a(+),Bcl-2(+),Cyclin D1(+),Ki-67 约 25%(+),CD3(−),CD5(+),CD10(±),Bcl-6(−),MUM-1(−),CD21 和 CD23 树突细胞(+)。

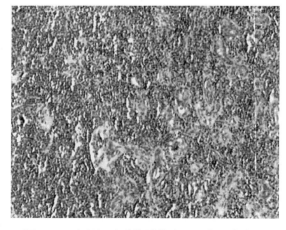

图 56-5　右颌下腺肿物活检病理见弥漫成片的圆形肿瘤细胞(HE 染色×200)

2015 年 4 月 29 日心脏彩超:高血压性心脏改变,老年瓣膜退行性变,左房增大,二尖瓣关闭不全(轻微),左心室收缩功能正常,舒张功能减低(Ⅰ级)。

2015 年 5 月 21 日全身 PET-CT(图 56-6):①双侧腮腺肿块及结节,代谢活跃;左侧颌下腺、双侧扁桃体肿大,代谢活跃;口咽-鼻咽壁增厚,代谢活跃;多发肿大淋巴结,代谢活跃;脾大,代谢活跃;以上所见,符合淋巴瘤;中轴骨、骨盆构成骨及四肢骨近段骨髓代谢弥漫性增高,不除外淋巴瘤累及;②双侧脑室周围脑白质缺血样改变;脑萎缩;额窦、筛窦及双侧上颌窦炎症;双侧中耳乳突炎;

③右肺中叶实变影,代谢活跃,考虑炎症,建议治疗后复查;右肺上叶尖段磨玻璃结节,多考虑炎症;左肺下叶后基底段炎症;④气管及双侧支气管管壁弥漫性增厚;双肺支气管血管束增粗、紊乱;双肺多发小结节,代谢未见增高,考虑增殖灶;肺气肿;⑤胆囊结石并慢性胆囊炎;拟左侧肾上腺增生;脾小钙化灶;前列腺增生并钙化灶;⑥颈椎反弓;多个椎体骨质增生;项韧带钙化;双侧冠状动脉、主动脉及其分支硬化。

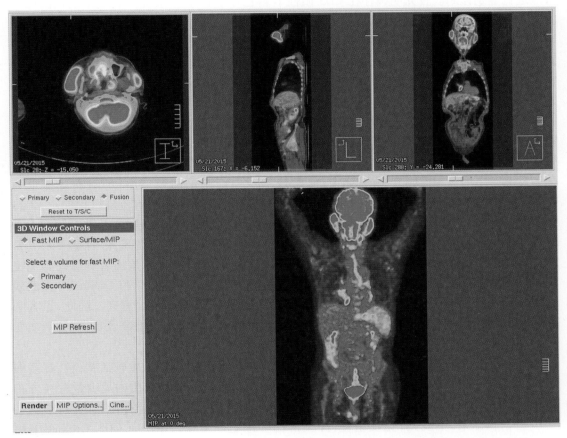

图 56-6　全身 PET-CT 检查示病变累及双侧腮腺、左侧颌下腺、双侧扁桃体、脾脏及多发淋巴结肿大

2015 年 5 月 20 日骨髓涂片:刺激性骨髓象。

（三）初步诊断

1. CD5 阳性异常 B 淋巴细胞查因

2. 高血压病(2 级,高危组)

（四）诊断思路

1. 病例特点　该患者为老年男性,慢性病程,以发现颌面部肿物并逐渐增大为主要临床表现。查体见右腮腺前端肿物约 3cm×4cm 大小,右颌下前端肿物约 2cm×3cm 大小,左腮腺前端及左颌下腺略肿大,双侧扁桃体肿大。实验室检查有贫血、白细胞稍增高。右颌下腺肿物病理考虑为低度恶性肿瘤。免疫组化示 CD20（+）,CD79a（+）,Bcl-2（+）,Cyclin D1（+）,Ki-67 约 25%（+）,CD3（-）,CD5（+）,CD10（±）,Bcl-6（-）,MUM-1（-）,CD21 和 CD23

树突细胞(+)。全身 PET-CT 提示双侧腮腺肿块及结节,代谢活跃;左侧颌下腺、双侧扁桃体肿大,代谢活跃;口咽-鼻咽壁增厚,代谢活跃;多发肿大淋巴结,代谢活跃;脾大,代谢活跃;以上所见,符合淋巴瘤;中轴骨、骨盆构成骨及四肢骨近段骨髓代谢弥漫性增高,不除外淋巴瘤累及。

2. 鉴别诊断　本病例从颌面部肿物活检免疫组化结果发现 CD5 阳性 B 淋巴细胞为切入点进行鉴别诊断。首先明确存在 CD5 阳性 B 淋巴细胞的血液系统疾病包括慢性淋巴细胞白血病/小淋巴细胞淋巴瘤(CLL/SLL)、套细胞淋巴瘤、少部分弥漫大 B 细胞淋巴瘤(DL-BCL)以及极少数边缘区淋巴瘤(MZL)和淋巴浆细胞样淋巴瘤(LPL)等。①CLL,患者老年男性,存在多发淋巴结增大体征,血常规提示白细胞增高及贫血,颌面部肿物活检提示为异常 B 细胞性质,这些特点与 CLL 相符,但肿物活检免疫组化结果提示 Cyclin D1(+),且外周血及骨髓中成熟淋巴细胞比例未见明显增高,不支持 CLL 诊断;②DLBCL,老年患者有颜面部腺体肿物及淋巴结增大等症状,血常规提示白细胞增高伴贫血,肿物病理见肿瘤细胞中等偏大,免疫表型为 CD19⁺异常 B 淋巴细胞,这些病例特点支持 DLBCL 诊断,但肿物病理免疫组化提示 CD23(+)、Cyclin D1(+),与 DLBCL 诊断不相符;③MZL,患者发现腺体肿物且伴有多发淋巴结增大,PET-CT 提示脾大,血常规提示白细胞增高及贫血,肿物病理提示为 CD19⁺异常 B 淋巴细胞,这些特点支持 MZL 诊断,但其异常 B 淋巴细胞免疫组化提示 CD23(+)、Bcl-2(+)、Cyclin D1(+),与 MZL 诊断不符;④LPL,该患者有颌面肿物及淋巴结增大等症状,血常规提示白细胞增高伴贫血,且体液免疫 7 项中 IgG 表达稍增高,但骨髓中未见异常的淋巴样浆细胞或浆细胞群,与 LPL 诊断不相符;⑤套细胞淋巴瘤,该患者肿瘤细胞免疫表型的主要鉴别点在于存在异常 B 淋巴细胞表达 CD5 阳性,且有 Bcl-2 和 Cyclin D1 阳性表达,两者阳性表达常见于套细胞淋巴瘤中,对套细胞淋巴瘤诊断起确诊意义。因此,患者肿瘤细胞免疫组化结果高度提示套细胞淋巴瘤,患者血常规提示白细胞增高及贫血,怀疑病变累及骨髓,予行骨髓活检明确。

2015 年 5 月 22 日骨髓活检:送检长 1cm 组织一条,镜下见骨髓增生较活跃,粒、红系细胞比例大致正常,均以偏成熟阶段为主,可见分叶核巨核细胞,骨髓间质内见少量散在分布核稍大细胞;经深切蜡片制片,骨髓组织中可见两小灶异型淋巴样细胞团(图 56-7),细胞小至中等大,核深染,不规则;免疫组化:异型淋巴样细胞团 CD20、CD79a、CD5、Cyclin D1 均(+),CD3(-),MPO 髓系细胞(+)。结合 HE 形态、免疫组化结果及临床病史,病变符合骨髓套细胞淋巴瘤累及。

结合患者临床表现、颌面部肿物及骨髓活检病理结果,套细胞淋巴瘤诊断明确,结合全身 PET-CT 结果提示病变部位累及纵隔上下区域、脾及骨髓,未见明显的发热、盗汗、体重减轻等 B 症状表现,分期为 ⅣA 期。

(五)　最终诊断

1. 非霍奇金淋巴瘤(套细胞淋巴瘤,ⅣA 期)

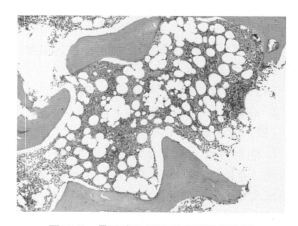

图 56-7　骨髓病理见异型淋巴样细胞团

2. 高血压病（2 级，高危组）

（六）治疗经过

目前考虑患者诊断为非霍奇金淋巴瘤（套细胞淋巴瘤，ⅣA 期）明确，有化疗指征，选择 R-CHOP 方案化疗，现已完成 3 个疗程，患者颌面部肿物较前明显缩小，一般情况良好。

（潘倩影　王荷花　李娟）

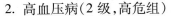

1. Jaffe ES. The 2008 WHO classification of lymphomas：implications for clinical practice and translational research. Hematology Am Soc Hematol Educ Program,2009：523-531.

2. Zelenetz AD,Gordon LI,Wierda WG,et al. Non-Hodgkin's lymphomas,version 4. 2014. J Natl Compr Canc Netw,2014,12（9）：1282-1303.

3. Chiorazzi N,Rai KR,Ferrarini M. Chronic lymphocytic leukemia. N Engl J Med,2005,352（8）：804-815.

4. Mantle Cell Lymphoma Facts-Leukemia & Lymphoma Society. 2012.

5. 中华医学会血液学分会,中国抗癌协会淋巴瘤专业委员会. 中国弥漫大 B 细胞淋巴瘤诊断与治疗指南（2013 年版）. 中华血液学杂志,2013,34（9）：816-819.

6. Miyazaki K,Yamaguchi M,Suzuki R,et al. CD5-positive diffuse large B-cell lymphoma：a retrospective study in 337 patients treated by chemotherapy with or without rituximab. Ann Oncol,2011,22（7）：1601-1607.

7. 中华医学会血液学分会,中国抗癌协会血液肿瘤专业委员会. 中国 B 细胞慢性淋巴增殖性疾病诊断专家共识（2014 年版）. 中华血液学杂志,2014,35（4）：367-370.

第 57 章

CCND1 阳性血液肿瘤的诊断思路

人 CCND1 基因位于 11 号染色体的长臂(11q13),长约 13 388 个碱基对,可转录为 295 个氨基酸大小的多肽链,编码 Cyclin D1 蛋白。Cyclin D1 蛋白在除外骨髓干细胞系(包括淋系和髓系)的全身各个组织中表达。Cyclin D1 蛋白是细胞从 G_1 期到 S 期的关键蛋白。在细胞周期 G_1 期阶段,Cyclin D1 蛋白在细胞内快速合成并在细胞核内累积,当细胞进入 S 期后则降解。Cyclin D1 是细胞周期蛋白依赖性激酶 CDK4 和 CDK6 的调控单元,其可以使两者酶聚为 CDK4/6 进而调控 G_1/S 期的转换。CCND1 基因的突变、扩增以及过表达均可改变细胞周期的进展,其在多种肿瘤性疾病中出现并且在一定程度上可导致肿瘤的发生。Cyclin D1 的过表达被显示与肿瘤早期阶段的起始以及肿瘤进展相关,同时与肿瘤患者的短生存和较高的转移发生率相关,可作为评价预后的指标。目前已发现存在 CCND1 基因扩增的肿瘤包括非小细胞肺癌(30%~46%)、头颈部鳞状细胞癌(30%~50%)、胰腺癌(25%)、膀胱癌(15%)、乳腺癌(13%)以及垂体瘤(49%~54%)等。近期研究发现涉及免疫球蛋白重链(IgH)基因位点的相互转位是在多种肿瘤性疾病中常见的染色体异常方式。其中涉及 11q13 染色体的异位,如 t(11;14)(q13;q32) 可以引起肿瘤基因编码的 Cyclin D1 蛋白的上调。其中,对 CCND1 基因位点的染色体异位检测可以作为套细胞淋巴瘤的诊断标准之一。目前可通过 FISH 或传统细胞遗传学的方法检测围绕 CCND1 基因的染色体异位情况,对 Cyclin D1 的检测手段包括免疫组化、Northern blot 以及半定量和定量的逆转录 PCR(RT-PCR)的方式。

(一) 套细胞淋巴瘤(MCL)

MCL 是一种恶性非霍奇金淋巴瘤,以 B 淋巴细胞存在于淋巴结中的"外套区"为特征。MCL 多发生在老年人群,特别是 65 岁左右(35~85 岁),男性多于女性(4:1)。大多数患者在初诊时呈疾病播散的形式。MCL 通常以广泛的腺体累及(约 90%)、胃肠道累及(约 60%)和骨髓受累(55%~80%)起病。MCL 由 t(11;14)(q13;q32)染色体转位引起。在该疾病确诊过程中,抗原表位免疫组化分析以及识别 Cyclin D1 异常表达的证据,例如通过 FISH 或通过传统的细胞遗传学方法检测 t(11;14)转位,是必备条件之一。如 CCND1(+),结合骨髓流式 CD19(+),CD20(+),CD22(+),CD79b(+),HLA-DR(+),CD5(+),而 CD23(-),CD10(-),CD11c(-),则考虑为 MCL,但确诊需病理结果。

(二) 多发性骨髓瘤(MM)

MM 是浆细胞性质的恶性肿瘤,其以骨髓中异常浆细胞的过度增殖以及骨质破坏为主要特征。其临床特征为骨痛、高钙血症、肾损害、贫血、免疫缺陷和存在异常的免疫球蛋白等。主要诊断依据 M 蛋白、克隆性浆细胞及相应靶组织器官损害等。发生在免疫球蛋白重链基因(14 号染色体,q32 基因位点)和某个肿瘤基因(常见的有 11q13、4p16.3、6p21、16q23、20q11)之间的染色体异位现象在 MM 患者中较常见。在骨髓瘤患者中 CCND1 基因异位 t(11;14)(q13;q32)应用传统的细胞遗传学分析检出的概率约为 5%,而通过 FISH 检测可高达 15% ~ 20%。早期研究认为 Cyclin D1 是 MM 疾病进展和预后不良的指标,但近期研究发现 Cyclin D1 高表达是对治疗具有良好反应及疾病持续缓解的预后指标,并且 Cyclin D1 阳性患者具有缓解时间以及无不良事件生存时间延长的特点。

(三) 毛细胞白血病(HCL)

HCL 是一种少见的 B 细胞白血病,约占淋巴细胞白血病的 2%。白血病细胞通常浸润骨髓和脾,也可以出现在肝和淋巴结中。临床上,HCL 的典型症状是疲劳和虚弱,多数患者出现脾大和全血细胞减少。此外,有些患者可能还出现肝大和(或)淋巴结肿大,以及反复发作的机会性感染。诊断 HCL 主要依靠骨髓细胞形态学检测,以及通过免疫组化和(或)流式细胞术进行足够免疫表型测定。HCL 的典型免疫表型是 CD5(+),CD10(−),CD11c(+),CD20(+),CD22(+),CD103(+),CD123(+),Cyclin D1(+)和膜联蛋白(annexin)A1(+)。

(四) 弥漫大 B 细胞淋巴瘤(DLBCL)

DLBCL 是成人中最常见的非霍奇金淋巴瘤,主要发生在老年人群。DLBCL 是一种高度侵袭性肿瘤,可累及全身各个部位,这一疾病的典型征象为可以观察到快速增长的包块,时常伴有发热、体重减轻以及盗汗等症状。其中,有 6% ~ 14% 的 DLBCL 患者可存在 MYC 基因异位,而与此同时有少数的患者还可发生 BCL-2、BCL-6、CCND1 等基因的易位,称为所谓的 double-hit 淋巴瘤(DHL)甚至 triple-hit 淋巴瘤。研究表明,DHL 的预后极差,中位生存期介于 0.2 ~ 1.5 年。

【病例分析】

病例 1

(一) 病史介绍

叶某,男,65 岁,农民,因"发现颈部淋巴结肿大 2 年余,排黑便 1 年余"于 2014 年 11 月 21 日入院。患者 2 年余前无明显诱因出现颈部淋巴结肿大,无红、肿、热、痛,淋巴结进行性增大,但患者未予重视。1 年余前(2013 年 8 月)无明显诱因排黑便,无腹痛、腹泻、呕血、发热,初为大便颜色变黑,后出现大便时伴鲜血排出,伴头晕、乏力、面色苍白。遂于当地医院就诊,予输血等对症治疗后好转。2 个月前患者再次出现排黑便、头晕,再次就诊于当地医院,予制酸、护胃治疗后症状改善不明显,查上腹部增强 CT 示脾显著增大,腹膜后多发肿大淋巴结,淋巴瘤可能性大,血液系统疾病待排除。遂于 6 天前转诊到上级医院,2014 年 11 月 20 日血常规示 WBC 54×10^9/L,Hb 69g/L,见 67% 分类不明细胞。胃镜示胃底、胃体黏膜变薄,部分呈结节样隆起,球部黏膜多处充血隆起,前壁局部呈瘢痕样改变。病变胃黏膜活检病理回报:(胃底)黏膜糜烂,内见较多小淋巴细胞样细胞浸润,可见淋巴上皮病变。免疫组化:CK(−),CD21(+),CD20(+),CD10(−),CD79a(+),Cyclin D1(+),Bcl-6(−),Ki-67 约 15% 肿瘤细胞(+),κ 链(+),λ 链(−)。病变考虑为淋巴瘤可能。现为进一步治疗收入我科。患者起病以来觉疲惫、乏力,无发热、盗汗、畏寒、寒战,无咳嗽、咳痰,无鼻出血、牙龈出血、咯血、排酱油样小便，无皮肤黏膜出血，无关节疼痛。近 1 周未进食，精神、睡眠欠佳，大便改变如前述，小便正常，体重 2 年内减轻 3kg。既往体健。

体格检查：T 36.4℃，P 70 次/分，R 16 次/分，BP 116/60mmHg。发育正常，恶病质，中度贫血貌，神志清楚，查体合作。全身皮肤未见瘀点、瘀斑，双侧耳后、颌下、颏下、颈部、锁骨上窝、双侧腋窝、双侧腹股沟可扪及直径 2～3cm 多发肿大淋巴结，质韧，活动度可，无粘连，无压痛，局部皮肤无红肿、瘢痕、瘘管形成。巩膜无黄染。鼻无出血。口腔无溃疡，咽无充血，双侧扁桃体无肿大。胸廓无畸形，胸骨中下段无压痛。双肺呼吸音清，未闻及干湿性啰音；心率 70 次/分，律齐，心音正常。腹部平软，无压痛及反跳痛，未触及腹部肿块。肝肋下 3cm 可触及，边缘光滑，无叩击痛，脾肋下未触及。听诊肠鸣音正常，4 次/分。脊柱、四肢无畸形。四肢活动自如，无杵状指（趾），双下肢无水肿。生理反射正常，病理反射未引出。

（二）实验室检查

血常规：WBC 65.9×10⁹/L，L% 26.9%，N 3.01×10⁹/L，Hb 83g/L，PLT 177×10⁹/L。

尿常规：尿胆原（+）；大便常规：转铁蛋白（±）。

出凝血常规：APTT 24s，TT 30.9s，Fbg 0.37g/L，D-二聚体 6.33mg/L。

血生化：AST 53U/L，LDH 718U/L↑，ALP 130U/L，sCr 108μmol/L，ALB 30.7g/L，GLB 44.3g/L，UA 436μmol/L。

血 ProBNP 1412.0pg/ml。

贫血组合Ⅲ：叶酸 5.05μg/L，铁蛋白 123.99μg/L，维生素 B₁₂>1500.00ng/L。

G-6-PD 活性正常；地中海贫血：α-地中海贫血基因 *SEA* 缺失检出基因缺失杂合（东南亚型）。

肺部肿瘤组合：癌胚抗原（CEA）12.83μg/L↑，CA125 37.30U/ml。

乙肝两对半：HBsAb（+），HBcAb（+）。

8 月 15 日外院头颅 MRI 平扫：左侧侧脑室后角旁见数个小灶性等 T₁ 稍长 T₂ 信号影，FLAIR 呈高信号，边界欠清；余脑实质未见异常信号影。脑室系统扩张，脑池系统扩张，脑池增宽，脑沟加深。垂体形态、信号未见异常。会诊意见：左侧侧脑室后角旁散在小缺血灶，脑萎缩。

9 月 7 日外院胸部 X 线：气管大致居中，双肺纹理稍增多模糊，右上肺见少许斑片状阴影，边缘模糊，右下肺亦见斑片状阴影，余肺野未见明确实变阴影，双侧肺门未见明确增大、增浓。

11 月 5 日外院胸部 CT：双下肺见少量斑片状影，边缘模糊，右下肺前基底段见一肿块影，呈分叶状，边缘欠清，大小约 28mm×21mm，增强扫描可见轻度强化，右肺中叶、左肺上叶下舌段各见一结节影，边缘欠清，大小约 5mm×6mm、16mm×14mm。

11 月 25 日全身 PET-CT 检查（图 57-1）：①全身多发肿大淋巴结，代谢活跃；脾大，代谢活跃；中轴骨及四肢长骨近端代谢增高伴局灶性代谢活跃；结合病理，以上符合淋巴瘤；左肾前方结节（与左肾分界不清），代谢活跃，考虑淋巴瘤累及；鼻咽右侧壁增厚，代谢活跃，性质待定；肝 S4 代谢活跃，性质待定；②右肺下叶前基底段肿块，代谢活跃，双肺下叶背段支气管扩张；双肺下叶炎症；双肺散在斑点状、小结节状密度增高影，代谢未见增高，考虑炎症（部分为增殖钙化灶）；③双侧胸腔积液伴双肺下叶节段性不张；④蝶窦及双侧筛窦少许炎症；右侧上颌窦黏膜下囊肿；拟结节性甲状腺肿；心包少量积液；心腔密度减低，考虑贫血改变；左冠状动脉、主动脉及其分支硬化；⑤左肾上极稍高密度小结节，代谢未见增高，考虑良性病变可能性大；左肾囊肿；左肾小结石；前列腺增生；全身皮下水肿改变；腹腔及盆腔积液；多个椎体

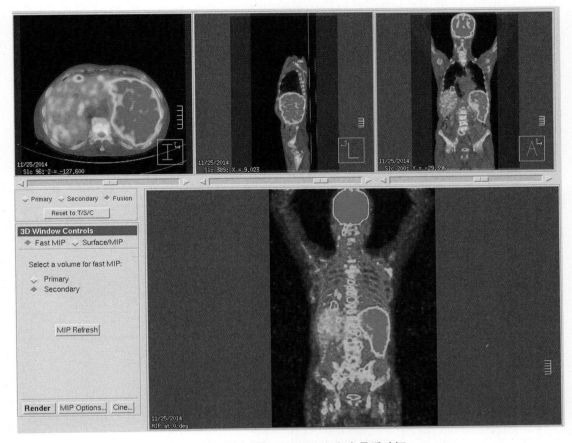

图 57-1　全身 PET-CT 检查示多发骨质破坏

骨质增生。

　　11 月 17 日外院胃镜活检会诊:胃底、胃体黏膜变薄,部分呈结节样隆起,小弯侧易接触性出血,于小弯侧易出血处活检。球部黏膜多处充血隆起,前壁局部呈瘢痕样改变。病理示黏膜糜烂,内见较多小淋巴样细胞浸润,可见淋巴上皮病变。免疫组化示 CK(−),CD21(+),CD20(+),CD5(+),CD10(−),CD79a(+),Cyclin D1(+),Bcl-6(−),Ki-67 约 15% 肿瘤细胞(+),κ 链(+),λ 链(−)。病变考虑为淋巴瘤。

　　骨髓涂片:增生明显活跃,粒系 7% ,红系 12.5% ,单核细胞比例正常,49.5% 淋巴瘤细胞(图 57-2),中等大小,胞质少,嗜碱性,核不规则,染色质细而致密,核仁清晰,一个或多个。

　　骨髓流式细胞学检测:见 CD19⁺异

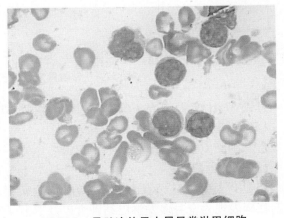

图 57-2　骨髓涂片见大量异常淋巴细胞

常 B 淋巴细胞,占 68.3%(图 57-3),抗原表达 CD20 98.8%、CD22 98.7%、CD5 93.28%、HLA-DR 99.2%、CD79a 98.5%、CD25 83.6%、FMC7 35.9%、CD23 91.5%、CD24 94.2%、sλ 91.9%、CD10 2.9%、CD103 2.4%、CD11c 10.4%、CD38 23.2%、CD138 0.7%、sκ 0.1%。

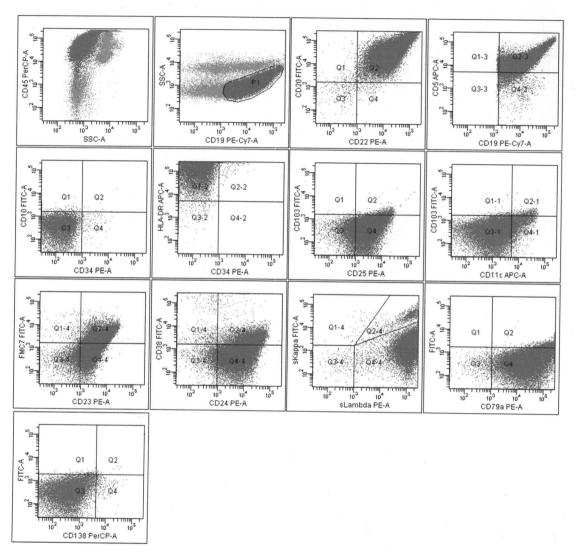

图 57-3　骨髓异常 B 淋巴细胞群免疫表型

骨髓 FISH 检测:*IGH/CCND1* 基因阳性(图 57-4)。

(三)初步诊断

骨髓细胞 *CCND1* 阳性查因:淋巴瘤?

(四)诊断思路

1. 病例特点　该患者为老年男性,慢性病程,近期加重;以发现颈部淋巴结肿大起病,后期临床表现为全身多发淋巴结肿大以及下消化道出血。查体见恶病质状态,中度贫血貌,全身多发淋巴结肿大,巨脾。血常规示白细胞明显增高($65.9×10^9/L$),出凝血常规示 Fbg 减

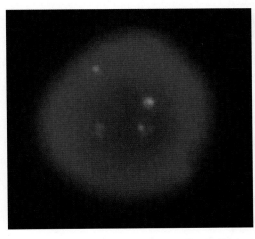

图 57-4　FISH 检测 CCND1 基因阳性

低(0.37g/L),D-二聚体增高(6.33mg/L),LDH 增高(718U/L)。外院胃镜检查可见累及病灶。免疫组化示 CD21(+)、CD20(+)、CD5(+)、CD10(−)、CD79a(+)、Cyclin D1(+)、Bcl-6(−)、Ki67 约 15% 肿瘤细胞(+)、κ(+)、λ(−)。我院骨穿骨髓涂片示增生明显活跃,见 49.5% 淋巴瘤细胞;流式细胞学分析见 68.3% CD19⁺异常 B 淋巴细胞,表达 CD20(+)、CD22(+)、CD5(+)、HLA-DR(+)、CD79a(+)、CD25(+)、FMC7(±)、CD23(+)、CD24(+)、CD10(−)、CD103(−)、CD11c(−)。骨髓 FISH 示 *IGH/CCND1* 基因(+)。

2. 鉴别诊断　患者诊断和鉴别诊断可从正细胞性贫血、淋巴结肿大、LDH 增高、骨髓见 CD19⁺异常 B 淋巴细胞等多个切入点进行分析,参见本书相关章节,本病例从检测发现骨髓细胞 Cyclin D1 阳性为切入点进行分析:①多发性骨髓瘤(MM),该患者老年男性,有贫血症状及淋巴结肿大体征,这些特点符合 MM,但其巨脾、外周血白细胞显著增高等临床特点不能用 MM 解释,且患者骨髓流式细胞学发现异常细胞群为 CD19⁺B 淋巴细胞性质,无 CD38、CD138 高表达以及免疫球蛋白轻链限制性表达,同时未发现有免疫球蛋白增高证据,与 MM 诊断不符;②毛细胞白血病(HCL),患者有巨脾以及外周血白细胞显著增高,伴 LDH 显著升高,且骨髓发现 CD19⁺异常 B 淋巴细胞群,这些特点支持 HCL 诊断,但流式细胞学提示肿瘤细胞免疫表型 CD5(+)、CD11c(−)、CD103(−),与 HCL 诊断不符;③弥漫大 B 细胞淋巴瘤(DLBCL),患者病情进展快,侵袭性质,多发淋巴结肿大,巨脾,存在胃部累及病灶,外周血白细胞显著增高,LDH 增高,支持 DLBCL 诊断,但骨髓流式细胞学及胃部病理提示肿瘤细胞免疫表型 CD5(+),不支持 DLBCL 的诊断;④套细胞淋巴瘤,患者淋巴结肿大起病,病程 2 年,近期加重,病变部位检测提示 B 细胞标记如 CD20(+)、CD22(+),CD79a(+),考虑慢性 B 淋巴细胞增生性疾病,其免疫表型表达 CD5(+)、Cyclin D1(+),支持套细胞淋巴瘤诊断,且患者目前高白细胞状态,骨髓中可见 49.5% 淋巴瘤细胞,已达到白血病诊断标准。

（五）　最终诊断

1. 套细胞淋巴瘤(白血病期)

2. 结节性甲状腺肿

3. 左肾囊肿

4. 左肾结石

5. 前列腺增生

（六）　治疗经过

明确诊断后,患者家属选择返回当地医院治疗。

病例 2

（一）　病史介绍

龙某,女,64 岁,退休人员,主因"反复双下肢疼痛 11 个月余"于 2015 年 5 月 7 日入院。

患者 11 个月余前(2014 年 6 月)无明显诱因出现左下肢疼痛,疼痛呈牵拉样持续性疼痛,有搏动感,影响夜间睡眠,遂就诊于当地医院,予补液、理疗等处理后好转。约半个月后患者出现右下肢疼痛,性质同前,再次就诊于某中医院,予补液、理疗等治疗后好转。此后双下肢疼痛感仍偶有发作。半年前(2014 年 11 月)患者出现双侧腕关节肿胀及疼痛,伴膝关节、踝关节、肩关节疼痛,疼痛呈持续性,影响夜间睡眠,再次于当地医院,查肌酐 470μmol/L,住院治疗后关节疼痛无明显缓解,并出现双下肢水肿、手臂部水肿,遂于 2015 年 4 月于我院肾科住院治疗。查体液免疫 7 项示 IgA 0.35g/L,IgM 0.19g/L,IgG 6.83g/L。24 小时尿 λ 轻链定量 1.751g。免疫固定电泳见 λ 轻链。血、尿本周蛋白阳性。骨穿提示骨髓取材一般,骨髓增生尚活跃,见 11% 浆细胞,且有形态异常。现为进一步诊治入我科。患者自起病以来,无畏寒、发热、咳嗽、咳痰,无午后潮热、盗汗,无头晕、视物模糊,无呕血、腹泻、黑便等不适。睡眠、胃纳、精神较差,大便 1 次/天,小便多泡沫,无尿量减少,近 1 年来体重下降约 5kg。

既往身体状况良好,于肾科住院期间发现高血压病(1 级,高危组)及腰椎间盘突出症。

体格检查:T 36.5℃,P 80 次/分,R 20 次/分,BP 128/92mmHg。发育正常,营养中等,精神可,查体合作。中度贫血貌,全身皮肤及黏膜无发绀、黄染。全身浅表淋巴结无肿大。巩膜无黄染。咽无充血,双侧扁桃体无肿大。胸廓无畸形,胸骨中下段无压痛,双肺呼吸音清,未闻及干湿性啰音。心率 80 次/分,律齐,心音正常。腹平软,无压痛及反跳痛,未触及腹部肿块,肝脾肋下未触及,移动性浊音阴性。肠鸣音正常,4 次/分。脊柱、四肢无畸形。四肢活动自如,无杵状指(趾),双下肢无水肿。生理反射正常,病理反射未引出。

(二) 实验室检查

血常规:WBC 6.01×10^9/L,N 4.11×10^9/L,Hb 77g/L,PLT 291×10^9/L。

尿常规:尿蛋白(±)。

血生化:LDH 243U/L,ALP 133U/L,Ca^{2+} 2.37mmol/L,sCr 691μmol/L,UA 380μmol/L。

风湿组合Ⅰ:CRP 4.96mg/L,SAA 43.3mg/L,余阴性;体液免疫 5 项:IgA 0.35g/L,IgM 0.21g/L,IgG 6.64g/L;风湿组合Ⅱ、SLE 3 项、ANA 均未见异常。

24 小时尿 λ 轻链定量 1.751g↑;血 β$_2$-MG 52140.00μg/L↑;血免疫固定电泳见 λ 轻链;血、尿本周蛋白均见游离 λ 轻链。

心电图:正常心电图。

心脏彩超:室间隔 11mm,EF 63%,左房稍增大,左心室收缩功能正常,舒张功能减低(Ⅰ级)。

腰椎 MRI:①所见腰椎、骶尾椎椎体及附件骨髓信号普遍异常,需要注意骨髓源性病变,如骨髓瘤、转移瘤等;②腰椎骨质增生,腰椎椎间盘变性,腰 4/5 椎间盘膨出。

全身扁骨 X 线片:①骨质疏松;②右桡骨干骺端致密影,考虑为骨岛;双侧股骨、尺桡骨、胫腓骨未见明确异常;③双肺纹理增多;颈静脉置管末端位于胸 8 椎体右旁;④主动脉硬化;⑤双膝关节轻度退行性变;⑥双侧肱骨大结节骨质增生;⑦颈椎退行性变;⑧右额骨致密影,考虑骨瘤可能;余头颅正侧位片未见异常;⑨胸腰椎骨质增生及疏松;⑩骨盆骨质疏松。

全身 PET-CT 检查(图 57-5):①普遍性骨质疏松,颅骨各骨、左侧股骨颈多发骨质破坏,中轴骨、骨盆各骨、双侧股骨及所见肱骨近端骨髓弥漫代谢增高,以上所见符合多发性骨髓瘤;②脑萎缩;右侧中耳乳突炎;左肺上叶尖后段肺大疱;心腔密度减低,提示贫血;③肝 S7 小囊肿;胃窦部代谢增高,多考虑炎症;主动脉及双侧髂动脉硬化;④额骨右侧骨岛;多个椎

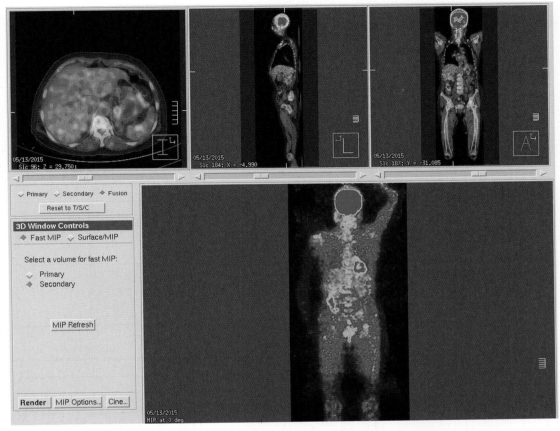

图 57-5　全身 PET-CT 示普遍性骨质疏松,颅骨各骨、左侧股骨颈多发骨质破坏

体骨质增生;双侧膝关节积液;⑤余所见部位 PET-CT 显像未见异常代谢病灶。

骨髓涂片:骨髓取材一般,骨髓增生尚活跃,见 11% 浆细胞,且有形态异常(图 57-6)。

骨髓流式细胞学检测:P1 为 CD38 异常浆细胞(图 57-7),比例约 8.7%;抗原表达如下:CD19 0.4%,CD56 1.0%,CD20 1.5%,CD138 97.2%,CD54 99.1%,CD49e 3.5%,cIgM 0.8%,cIgD 0.6%,cIgG 17.0%,cκ 0.1%,cλ 97.4%。

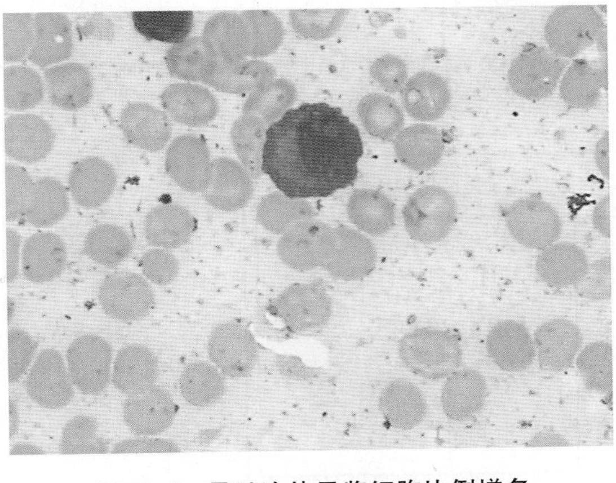

骨髓 FISH 检测(图 57-8):*IGH/CCND1* 基因位点融合阳性,其余 1q21、17p13、16q23、4p16.3 位点检测结果均为阴性。

全消化道钡餐造影:①胃窦炎;②小肠钡餐检查未见明确器质性病变。

图 57-6　骨髓涂片见浆细胞比例增多
(瑞氏染色×1000)

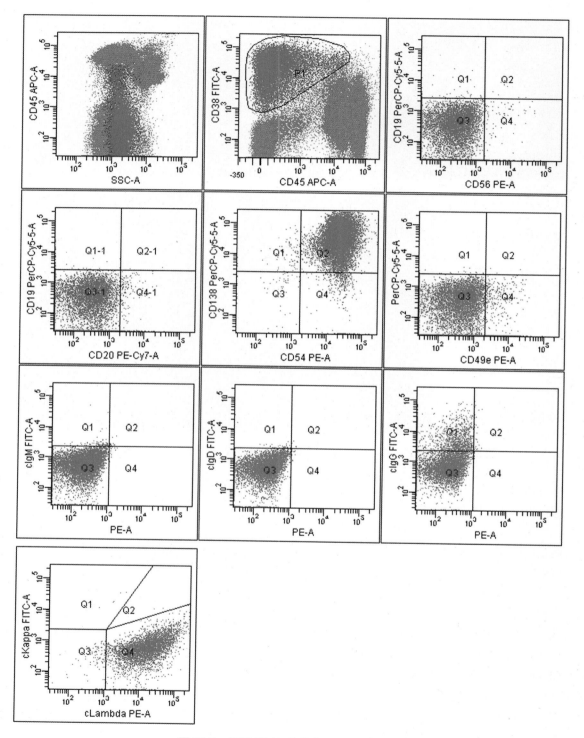

图 57-7　骨髓 CD38 异常浆细胞免疫表型

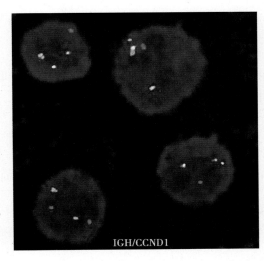

图 57-8　骨髓 FISH 检测 IGH/CCND1 基因位点融合阳性

肌电图:①双尺神经、左腓神经传导速度正常,双正中神经中度混合性损害,轴索损害为主,考虑双腕管综合征,需结合临床;②双正中神经 F 波异常;③双拇短展肌肌电图神经性损害。

(三)　初步诊断

1. 骨髓细胞 *CCND1* 阳性查因:多发性骨髓瘤?

2. α-地中海贫血

3. 高血压病(1 级,高危组)

(四)　诊断思路

1. 病例特点　该患者为老年女性,慢性病程,以双下肢疼痛起病,后发展至全身多关节部位疼痛。查体见中度贫血貌。血常规示 Hb 77g/L,尿常规示尿蛋白(±),查肌酐 691μmol/L,尿酸 380μmol/L;体液免疫 7 项示 IgA 0.35g/L,IgM 0.19g/L,IgG 6.83g/L;24 小时尿 λ 轻链定量 1.751g;血 β_2 微球蛋白 52140.00μg/L;免疫固定电泳见 λ 轻链;血、尿本周蛋白阳性。腰椎 MRI、全身扁骨 X 线片、PET-CT 提示多发骨质破坏及弥漫性质的骨质疏松。骨穿结果示骨髓增生尚活跃,见 11% 浆细胞,且有形态异常。流式细胞学示 CD38(+) 异常浆细胞,比例约 8.7%,抗原表达 CD138(+)、CD54(+)、cIgG(±)、cκ(−)、cλ(+)。FISH 检测示 *IGH/CCND1* 基因位点融合阳性。

2. 鉴别诊断　患者的诊断和鉴别诊断可从正细胞性贫血、肾损害、血清免疫固定电泳见 M 蛋白、多发骨质破坏、骨髓见恶性单克隆浆细胞等多个切入点进行分析,部分参见本书相关章节,本病例从检测发现骨髓细胞 Cyclin D1 阳性为切入点进行鉴别诊断:①套细胞淋巴瘤(MCL),该患者老年女性,有贫血症状,这些特点符合 MCL,但其骨髓流式细胞学发现异常细胞群为浆细胞性质,存在 CD38、CD138 高表达以及免疫球蛋白轻链限制性表达,同时有血免疫固定电泳检测出 λ 轻链,与 MCL 诊断不符;②毛细胞白血病(HCL),患者老年,有贫血体征,但无巨脾表现,且骨髓未发现绒毛状淋巴细胞,而见异常浆细胞表达增多,这些特点不支持 HCL 诊断;③弥漫大 B 细胞淋巴瘤(DLBCL),患者老年女性,贫血症状明显,淋巴结、脾以及骨髓未发现 B 淋巴细胞累及证据,且骨髓中可见异常浆细胞群,并有免疫固定电泳提示阳性,不支持 DLBCL 诊断;④多发性骨髓瘤,患者老年女性,骨痛起病,行腰椎 MRI 提示所见腰椎、骶尾椎椎体及附件骨髓信号普遍异常,需要注意骨髓源性病变。参照多发性骨髓瘤诊断标准,符合一条主要诊断标准,即尿中单克隆 λ 轻链>1g/24h,以及一条次要诊断标准,即骨髓中浆细胞占 11%,且免疫表型为 CD138(+)、CD54(+),胞质限制性表达 λ 轻链,提示恶性克隆性浆细胞。在主要器官损害方面有贫血(Hb 77g/L)、肾功能损害(Cr 691μmol/L)、溶骨性骨破坏以及骨质疏松。明确诊断为多发性骨髓瘤(λ 轻链型),DS 分期标准属于ⅢB 期,ISS 分期标准属于Ⅲ期。患者骨髓瘤相关预后基因 *IGH/CCND1* 基因位点融合阳性,目前提示良好预后。

(五)　最终诊断

1. 多发性骨髓瘤(λ 轻链型,ⅢB 期)

2. α-地中海贫血

3. 高血压病(1级,高危组)

(六)治疗经过

该患者年龄 64 岁,明确诊断为多发性骨髓瘤(λ 轻链型,ⅢB 期),选择 PAD 方案诱导联合自体造血干细胞移植治疗方案,目前已予 PAD 方案诱导化疗 3 个疗程。

(潘倩影 王荷花 李娟)

参 考 文 献

1. Resnitzky D,Reed SI. Different roles for cyclins D1 and E in regulation of the G1-to-S transition. Mol Cell Biol,1995,15(7):3463-3469.

2. Mantle Cell Lymphoma Facts-Leukemia & Lymphoma Society. 2012.

3. 中国医师协会血液科医师分会,中华医学会血液学分会,中国多发性骨髓瘤工作组.中国多发性骨髓瘤诊治指南.中华内科杂志,2013,52(9):791-795.

4. Soverini S,Cavo M,Cellini C,et al. Cyclin D1 overexpression is a favorable prognostic variable for newly diagnosed multiple myeloma patients treated with high-dose chemotherapy and single or double autologous transplantation. Blood,2003,102(5):1588-1594.

5. Jones G,Parry-Jones N,Wilkins B,et al. Revised guidelines for the diagnosis and management of hairy cell leukaemia and hairy cell leukaemia variant. Br J Haematol,2012,156(2):186-195.

6. Zelenetz AD,Gordon LI,Wierda WG,et al. Non-Hodgkin's lymphomas,version 4. 2014. J Natl Compr Canc Netw,2014,12(9):1282-1303.

7. Jaffe ES. The 2008 WHO classification of lymphomas:implications for clinical practice and translational research. Hematology Am Soc Hematol Educ Program,2009:523-531.

第 58 章

IgH 基因克隆性重排阳性的诊断思路

免疫球蛋白重链（immunoglobulin heavy chain，IgH）由可变区（variable region，V）、多变区（diversity region，D）、连接区（joining region，J）及恒定区（constant region，C）组成，这些区域分别由相应的 V、D、J、C 基因编码。

在 B 祖细胞阶段，胚系基因由 V、D、J、C 区基因片段和一些分隔、无转录活性的基因片段组成，在重组酶的作用下基因重排，重排基因具有转录活性并表达，翻译产生 H 链蛋白。B 细胞分化成熟过程中 IgH 仅能进行一次基因重排使 IgH 基因序列具有克隆特异性；VDJ 基因家族成员不同的排列组合，重排过程中单核苷酸随机的插入或丢失以及体细胞突变，使 IgH 基因序列具有多样性。在正常淋巴组织及淋巴组织反应性增生病变中，B 细胞的 IgH 基因呈多克隆重排，而当 B 细胞发生恶性转化后，肿瘤细胞的 IgH 基因重排随肿瘤性增生的子代细胞不断克隆增殖，呈单克隆性。通过检测 IgH 基因重排的克隆性可间接判断是否存在 B 细胞克隆性增殖。

在临床上，IgH 基因重排克隆性分析常用于判断是否 B 细胞起源和鉴别良恶性淋巴组织增生性疾病。对于临床特征、形态改变和免疫表型三方面仍无法确诊的病例，此时利用分子遗传学检测手段进行克隆性分析显得尤为重要。克隆性 IgH 基因重排阳性主要见于以下几大类疾病。

（一）B 细胞淋巴瘤和白血病

98% 的 B 细胞肿瘤可出现 IgH 基因克隆重排，IgH 基因克隆重排反映了肿瘤细胞 B 淋巴细胞起源。另外 IgVH 基因突变检测可以判断 B 淋巴细胞发生恶性转化前的分化阶段，IgVH 突变发生在成熟 B 淋巴细胞活化增殖形成生发中心（germinal center，GC）阶段。若肿瘤细胞起源于原始淋巴细胞，亦称生发中心前（pre-GC）B 细胞，表达未突变 VH 基因；肿瘤细胞起源于 GC 后（post-GC）B 细胞，表达突变 VH 基因；肿瘤细胞起源于 GC，由于突变机制保持活跃状态，肿瘤 VH 基因存在持续突变，使肿瘤细胞存在克隆内异质性。如 B 淋巴母细胞淋巴瘤/白血病、套细胞淋巴瘤（MCL）IgVH 无突变，提示肿瘤细胞起源于 pre-GC B 细胞；滤泡性淋巴瘤（FL）、淋巴浆细胞淋巴瘤及 Burkitt 淋巴瘤表达持续突变的 IgVH 基因、克隆内存在异质化，提示肿瘤细胞起源于 GC B 细胞；毛细胞白血病、黏膜相关淋巴组织边缘区 B 细胞淋巴瘤、结内和脾边缘区淋巴瘤起源于 post-GC B 细胞，表达稳定 IgVH 突变而无克隆内变化。IgVH 基因突变是慢性淋巴细胞白血病（CLL）可靠的预后指标，CLL 起源于 pre-GC 原始 B 细胞无 IgVH 突变、起源于 post-GC 记忆 B 细胞存在 IgVH 突变，因此，CLL 存在 IgVH 突变提示肿瘤细胞起源于成熟 B 细胞,临床分期为早期,预后较好。

IgH 胚系基因位于染色体 14q32 带,基因重排过程中出现错误,可导致其他染色体的原癌基因易位至染色体 14q32 并拼接于 *IgH* 基因序列增强子附近,出现原癌基因激活并过渡表达。通过检测 C-myc[t(8;14)]、CCND1(Bcl-1)[t(11;14)]、Bcl-2[t(14;18)]以及 Bcl-6[t(3;14)]有助于淋巴瘤的分类诊断和预后判断。如 t(14;18)(q32;q21)染色体易位见于大多数 FL 和 20%~50% 弥漫大 B 细胞淋巴瘤(DLBCL);t(11;14)(q13;q32)见于 50%~70% MCL;t(8;14)(q24;q32)见于 75% Burkitt 淋巴瘤及其白血病型 ALL-L3,还可见于 10% DLBCL,并与 DLBCL 的不良预后相关;t(3;14)(q27;q32)见于 20%~30% DLBCL,并与良好预后有关。

(二) T 细胞淋巴瘤和白血病

不成熟 T 细胞性肿瘤如 T 淋巴母细胞白血病/淋巴瘤,约 20% 的病例可出现交叉性 *IgH* 基因重排;成熟 T 细胞性肿瘤如血管免疫母细胞 T 细胞淋巴瘤,约 30% 病例可出现交叉性 *IgH* 基因重排。

(三) 感染

尤其是病毒感染如 EB 病毒、巨细胞病毒、人类嗜 T 淋巴细胞病毒和艾滋病毒,以及葡萄球菌中毒性休克综合征均可导致淋巴细胞增殖。在多数情况下增殖呈多克隆性,偶可呈单克隆性。移植后 EB 病毒感染可出现淋巴细胞克隆性增殖,其多为 B 细胞起源,T 细胞克隆增殖也有报道,但较少见。

(四) 免疫缺陷

原发性免疫缺陷病,如常见变异型免疫缺陷病和 Omenn 综合征,即使在没有恶性淋巴瘤的情况下,也经常可以检测到克隆增生的淋巴细胞。原因可能在于免疫系统缺陷导致淋巴细胞在抗原刺激诱导下无约束地反复分裂。家族史、反复感染病史、低丙种球蛋白血症和基因突变检测可以协助诊断。该类患者出现淋巴细胞肿瘤概率高且多为弥漫性,诊断需结合临床表现和病理免疫组化。

(五) 自身免疫性和变应性疾病

自身免疫性疾病和变应性疾病的受累组织中偶可见局灶性淋巴细胞增殖,克隆性分析显示呈单克隆性。哮喘患者的肺组织中也可以检测到克隆性淋巴细胞增殖。

总之,*IgH* 基因单克隆重排阳性并不总是意味着恶性肿瘤的存在,患有先天性免疫缺陷、自身免疫性疾病、器官移植后免疫抑制和艾滋病,即使没有恶性淋巴瘤的存在,也可能检测到单克隆增生的 B 淋巴细胞;另外,*IgH* 基因单克隆重排阳性也并不一定代表相应 B 细胞起源,尽管绝大多数 *IgH* 基因单克隆重排发生在 B 细胞肿瘤,但是在 T 细胞肿瘤中也可以检测到交叉性 *Ig* 基因单克隆重排。因此,*IgH* 基因单克隆重排结果分析需结合临床、形态学、免疫组织化学等资料进行综合判断。

【病例分析】

(一) 病史介绍

钟某,女,59 岁,退休,因"反复淋巴细胞增高、淋巴结肿大 2 年余"于 2014 年 11 月 13 日入院。患者 2 年余前无明显诱因发现多发肿大淋巴结、体重下降,至当地医院就诊,查血常规示 WBC 141.2×10⁹/L,N 5.43×10⁹/L,L 132.1×10⁹/L,Hb 101g/L,PLT 182×10⁹/L;外周血

第 59 章
TCR 基因克隆性重排
阳性的诊断思路

T 细胞受体(T cell receptor,TCR)为一种固定在细胞膜上的异源二聚体,其由两条多肽链 αβ 或 γδ 通过二硫键连接组成,是 T 细胞特异性识别抗原的分子基础。在外周血中,约 85% T 细胞的 TCR 表达 αβ 受体,称为 αβ T 细胞;少数表达 γδ 受体,称为 γδ T 细胞。TCR 由可变区(V)、连接区(J)及恒定区(C)组成,这些区域分别由相应的 V、J、C 基因编码。

编码 TCR 的胚系基因位于 7 和 14 号染色体。TCR α(TCRA)链和 TCR δ(TCRD)链的编码基因位于染色体 14q11-12,TCR β(TCRB)链和 TCR γ(TCRG)链的编码基因分别位于染色体 7q32-35 和 7p15。在 T 祖细胞阶段,TCR 胚系基因由 V、J、C 区基因片段和一些分隔的、无转录活性的基因片段组成,在重组酶的作用下基因重排,重排基因具有转录活性并表达,并最终在内质网中合成 TCR α、TCR β、TCR γ 及 TCR δ 链。TCR 基因转录和表达,T 细胞也逐步分化成熟。T 细胞分化过程中 TCR 仅能进行一次基因重排,不同的 VJ 基因家族成员的排列组合和重排过程中单核苷酸随机插入或丢失,使 TCR 基因序列具有克隆特异性和多样性,即每一个不同的 T 细胞有其不同的 TCR 基因重排。在正常淋巴组织及淋巴组织反应性增生病变中,T 细胞的 TCR 基因呈多克隆重排,而当 T 细胞发生恶性转化后,肿瘤细胞的 TCR 基因重排随肿瘤性增生的细胞不断克隆增殖,呈单克隆性。通过检测 TCR 基因重排的克隆性可间接判断是否存在 T 细胞克隆性增殖。

在临床上,TCR 基因重排克隆性分析常用于判断是否 T 细胞起源和鉴别良恶性淋巴细胞增生。对于经常规 HE、免疫组化检测仍不能确诊的淋巴细胞增殖性疾病,分子诊断尤有重要意义。TCR 基因克隆性重排阳性主要见于以下几类疾病。

(一) T 细胞淋巴瘤和白血病

肿瘤细胞有一个共同的克隆起源,这是非霍奇金淋巴瘤和白血病的分子诊断基础,绝大多数 T 细胞肿瘤出现 TCR 基因克隆重排,多为 TCR G 重排,大部分兼有 TCR B 重排,联合检测 TCR B 及 TCR G 基因重排可提高恶性克隆检出率。然而,出现 TCR 基因克隆性重排并不就是恶性肿瘤,一些良性疾病或反应性炎症性疾病也可以出现阳性,如淋巴瘤样丘疹病和急性痘疮样苔藓样糠疹等皮肤良性炎症性疾病。

皮肤淋巴细胞增殖性疾病诊断往往非常困难,因为组织学上呈现相似的淋巴细胞浸润特征可以代表完全不同的疾病。蕈样霉菌病(mycosis fungoides,MF)是最常见的皮肤 T 细胞淋巴瘤。MF 的组织形态学随个体和疾病的不同时期差异很大,而绝大多数病例 TCR 基因克隆重排,对于诊断 MF 大有帮助。

EBV 阳性 T 淋巴细胞增殖性疾病,可发生于初次 EBV 感染,也可发生在慢性活动性 EBV 感染(CAEBV)的进展过程中。各年龄层均有发现,但最多见于儿童和青少年。临床以咽痛、发热、淋巴结肝脾肿大及皮疹为主要表现的疾病,主要受累的细胞是 T 淋巴细胞和自然杀伤(NK)细胞。大量 T 细胞恶性、克隆性增殖,可出现嗜血细胞综合征,常在数天到数周内迅速进展为多器官衰竭、败血症而死亡,病死率很高。血清 EBV 特异 IgM 抗体及 EBV-DNA 定量检测有助于诊断。EBV 原位杂交分析检测 EBV 的表达产物 EBER(EBV 编码的小 RNA)是检测 EBV 阳性的有效方法。联合 *TCR* 基因重排及 EBV 原位杂交是诊断 EBV 阳性 T 细胞淋巴瘤的必要方法。

(二) B 细胞淋巴瘤/白血病

不成熟的 B 细胞肿瘤,如无标志性急性淋巴细胞白血病(null-acute lymphoblastic leukaemia,Null-ALL)、普通型急性淋巴细胞白血病(common-ALL)及前 B 细胞型急性淋巴细胞白血病(Pre-B-ALL)均可出现交叉性 *TCR* 基因重排。成熟的 B 细胞肿瘤,如慢性淋巴细胞白血病和 B 细胞性非霍奇金淋巴瘤也有发生,但发病率很低,报道约 5%。

(三) 感染

感染尤其是病毒感染如 EB 病毒、巨细胞病毒(CMV)、人类嗜 T 淋巴细胞病毒和艾滋病毒及葡萄球菌中毒性休克综合征均可导致淋巴细胞增殖。在多数情况下增殖呈多克隆性,偶可呈单克隆性。CMV 感染可导致暂时性 T 细胞大颗粒淋巴细胞克隆性增生,但不一定发展至大颗粒淋巴细胞白血病。在 HIV 感染的早期阶段,可出现短暂 CD8 阳性 T 细胞克隆性增殖,部分患者可持续 6~30 个月,一般认为这是继发的反应性 T 细胞过度增生,而不是肿瘤细胞。移植后 EBV 感染或再活化可引起移植后淋巴细胞增殖性疾病,其多为 B 细胞起源,T 细胞克隆增殖也有报道,但较少见。

(四) 免疫缺陷

原发性免疫缺陷病,如常见变异型免疫缺陷病和 Omenn 综合征,即使在没有恶性淋巴瘤的情况下,也经常可以检测到克隆性增生的淋巴细胞。原因可能在于免疫系统缺陷导致淋巴细胞在抗原刺激诱导下无约束地反复分裂。家族史、反复感染病史、低丙种球蛋白血症和基因突变检测可以协助诊断。该类患者出现淋巴细胞肿瘤概率高且多为弥漫性,需高度警惕,诊断需要结合患者的临床表现和病理免疫组化。

(五) 自身免疫性和变应性疾病

自身免疫性疾病的受累组织中偶可见局灶性 CD8 和 CD4 阳性 T 细胞增殖,克隆性分析显示呈单克隆性。临床患者有骨、关节、肌肉疼痛或者脱发、皮损、口腔及外阴溃疡、口眼干燥等风湿病相关症状,结合自身抗体检测阳性、补体低水平等有利于自身免疫疾病的早期诊断。哮喘患者的肺组织中也可以检测到克隆性淋巴细胞增殖。

【病例分析】

病例 1

(一) 病史介绍

陈某,女,50 岁,家庭主妇,因"发现淋巴细胞增高、乏力 1 年余,加重 1 个月"于 2015 年 1 月 31 日入我科。患者 1 年前无明显诱因出现做家务活后自觉全身乏力,无面色苍白、消瘦,无头晕、头痛,无胸闷、气促。1 年前体检时查血常规示 WBC 11.57×10^9/L,L 9.7×10^9/

L,N 1.1×10^9/L,Hb 116g/L,PLT 276×10^9/L,当时未予重视。1 个月前患者因摔伤在当地医院住院,诊断为"右侧第 6 肋骨骨折",康复出院后自觉全身乏力较前加重,在平静状态下亦感乏力。复查血常规示 WBC 10.46×10^9/L,L 9.04×10^9/L。3 天前至我院门诊,复查血常规示 WBC 16.64×10^9/L,L 14.55×10^9/L。门诊拟"慢性淋巴细胞增殖性疾病"收入我科。自起病以来,患者无发热、畏寒、寒战,无午后低热、盗汗,无咳嗽、咳痰,无皮疹、牙龈出血、鼻出血,无头痛、头晕、骨痛,无排泡沫尿、洗肉水样尿,无肢体麻木,无皮疹、关节痛。精神、睡眠、胃纳可,大小便正常,体重无明显变化。

1 个月前因摔伤入住当地医院,诊断为"右侧第 6 肋骨骨折"。住院期间颈部 CT 检查发现甲状腺内结节状低密度影,我院门诊 B 超检查示桥本甲状腺炎伴双侧结节性甲状腺肿可能。完善甲状腺抗体检查示 TPO-Ab 9.35IU/ml(N<9IU/ml),甲状腺功能检查未见异常。否认苯等化学药品、工业毒物以及放射性物质接触史。已婚已育,家人体健,否认有类似疾病史。

体格检查:T 36.8℃,P 82 次/分,R 20 次/分,BP 123/75mmHg。发育正常,营养中等,无贫血貌,全身皮肤未见皮疹。全身浅表淋巴结未触及肿大。口腔无溃疡,牙龈无肿胀及出血,咽稍红,扁桃体无肿大。甲状腺Ⅰ度肿大。胸骨中下段无压痛,双肺呼吸音清,未闻及干湿性啰音。心率 82 次/分,律齐,各瓣膜区未闻及病理性杂音。腹软,无压痛及反跳痛,未扪及包块,肝脾肋下未触及。双下肢无水肿。神经系统生理反射正常,病理反射阴性。

（二）实验室检查

血常规结果见表 59-1。

表 59-1　患者入院前后血常规检查结果

日期	WBC(×10^9/L)	N(×10^9/L)	L(×10^9/L)	Hb(g/L)	PLT(×10^9/L)
2015-01-29	16.64	1.68	14.55	114	281
2015-02-01	9.73	0.66	8.78	113	274
2015-02-09	8.38	0.74	7.31	113	249

尿常规、大便常规无异常。

肝酶、肝代谢、血尿酸未见异常。

血生化、糖化血红蛋白、血脂未见异常。

甲状腺:TPO-Ab 9.35IU/ml(≤9.00),甲状腺功能检查未见异常。

巨细胞病毒抗体组合:CMV-IgG 224.4IU/ml,CMV-IgM 阴性,CMV-DNA<500copies/ml;EB 病毒组合:EB 病毒 VCA-IgG(+),VCA-IgA、VCA-IgM 均阴性,EB 病毒-DNA<500copies/ml;乙肝两对半:HBsAb(+);丙肝、戊肝、丁肝病毒检测均阴性;HIV 抗体、梅毒组合阴性;PPD-AST 阴性。

消化系统肿瘤组合均未见异常。

体液免疫 5 项:IgA 2.63g/L,IgM 0.98g/L,IgG 14.1g/L,κ 链 13.57g/L,λ 链 4.13g/L;风湿病组合Ⅰ+Ⅱ、SLE 5 项、ANCA 组合、抗磷脂抗体均未见异常。

甲状腺+颈部淋巴结彩超:考虑桥本甲状腺炎伴双叶结节性甲状腺肿可能,双侧颈部未见异常肿大淋巴结。

胸部 CT：双肺 CT 平扫未见明显异常。

腹部 B 超：脾稍大（长轴 10.9cm，厚 4.4cm），余未见异常。

2015 年 2 月 1 日骨髓象：骨髓增生活跃；粒系占 60%，比例、形态大致正常；红系占 14%，比例减低，形态大致正常；淋巴细胞、单核细胞、浆细胞比例和形态大致正常；偶见分类不明细胞；全片见巨核细胞 30 个，其中颗粒巨核细胞 22 个，产板巨核细胞 1 个，裸核巨核细胞 7 个，血小板不少；未见寄生虫。外周血涂片：白细胞数在正常范围，分类以淋巴细胞为主（占 82%），其中大颗粒淋巴细胞占 75%，体积增大，胞质丰富，有 3 个以上粗大嗜天青颗粒，核圆形，偏位，染色质疏松（图 59-1）。

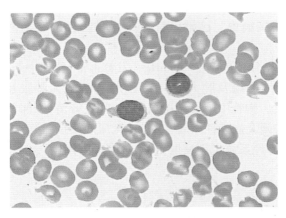

图 59-1　外周血涂片见大颗粒淋巴细胞

骨髓活检：镜下骨髓增生大致正常，粒、红系细胞比例大致正常，均以偏成熟阶段为主，可见分叶核巨核细胞；免疫组化：粒红细胞 MPO（+），CD20、CD3 均见散在分布小淋巴细胞（+）。

骨髓流式细胞学检测：淋巴细胞比例约为 46.4%，抗原表达 CD20 8.6%，CD22 2.0%，CD19 1.0%，HLA-DR 64.7%，CD79a 0.7%，CD2 99.3%，sCD3 98.8%，CD7 94.2%，CD5 24.7%，cCD3 79.3%；其中 $CD2^+sCD3^+CD7^+CD5^{dim}$ 比例约为 79.5%，抗原表达 CD38 84.9%，CD11c 54.2%，CD56 7.6%；$CD5^{dim}$ T 淋巴细胞，比例约为 36.9%，抗原表达 CD4 0.5%，CD8 98.0%。

2015 年 2 月 3 日骨髓涂片：骨髓增生明显活跃；粒系占 51%，比例正常，部分细胞见颗粒减少现象；红系占 27%，比例、形态大致正常；淋巴细胞、单核细胞、浆细胞比例和形态大致正常；见 1% 分类不明细胞；全片见巨核细胞 37 个，其中颗粒巨核细胞 28 个，产板巨核细胞 6 个，幼稚巨核细胞 3 个，血小板不少。外周血涂片：白细胞数在正常范围，分类以淋巴细胞为主，占 72%，以大颗粒淋巴细胞为主，占 75%。

骨髓流式细胞学检测：淋巴细胞比例约为 54.0%，T 细胞比例约为 98.5%，抗原表达 CD20 5.1%，CD22 1.1%，CD19 0.9%，HLA-DR 55.9%，CD79a 0.4%，CD2 99.4%，sCD3 97.0%，CD7 95.4%，CD5 26.9%，cCD3 85.1%，$CD2^+sCD3^+CD7^+CD5^{dim}$ 83.4%；$CD5^{dim}$ 比例约为 43.8%，占淋巴细胞比例 83.4%，抗原表达 CD2 99.6%，sCD3 98.7%，CD7 96.5%，CD38 85.8%，CD25 0.3%，CD4 0.9%，CD8 98.9%，TCRαβ 99.7%，TCRγδ 0.2%。

骨髓 TCR 基因重排：*TCR* B 基因重排阳性；*TCR* G 基因重排阳性；*TCR* D 基因重排阴性。

（三）初步诊断

1. 慢性 T 淋巴细胞增殖性疾病

2. 桥本甲状腺炎

（四）诊断思路

1. 病例特点　该患者为中老年女性，慢性起病，病程 1 年余，以淋巴细胞增高、乏力为主要临床表现。血常规提示中性粒细胞减少和淋巴细胞增高。外周血涂片可见大颗粒淋巴细胞增生。骨髓免疫表型示：①淋巴细胞比例增高，细胞表达 CD2、CD3、CD7，提示 T 细胞起源，sCD3 阳性为成熟 T 细胞标记；②CD5 抗原表达减弱；③CD4⁻ CD8⁺，CD4 与 CD8 比值明显倒置，提示异常 T 细胞增殖。*TCR* 基因克隆重排阳性提示存在克隆性 T 细胞增殖。

2. 鉴别诊断　患者的诊断与鉴别诊断可从中性粒细胞减少、淋巴细胞增高等切入点进行分析，详见相关章节。本病例拟从 *TCR* 基因克隆重排阳性切入点分析：①T 细胞淋巴瘤和白血病，该患者慢性病程，血常规提示持续性淋巴细胞增高，免疫表型提示 T 淋巴细胞表达，*TCR* 基因克隆重排阳性，诊断高度考虑 T 细胞淋巴瘤和白血病。结合外周血形态学上可见大颗粒淋巴细胞增生，诊断首先考虑大颗粒 T 淋巴细胞白血病（T cell large granular lympho-cytic leukemia，T-LGLL）。LGLL 可分为 T-LGLL 和 NK-LGLL，其中 85% 左右为 T-LGLL。可伴发自身免疫性疾病是 LGLL 一大临床特征，如类风湿关节炎、白塞病、Events 综合征等。该名患者检查提示桥本甲状腺炎与此特征相符。②B 细胞淋巴瘤/白血病，患者免疫表型 B 细胞标记 CD19、CD20、CD79a 均阴性，B 细胞淋巴瘤和白血病可排除。③感染，患者无器官移植病史，移植后 EB 感染所致淋巴细胞增殖性疾病可排除。患者无病毒感染的临床表现，EBV、CMV 及 HIV 等病毒相关抗体检查也未见异常，感染因素所致可除外。④免疫缺陷，患者无家族史及反复感染病史，无低球蛋白血症，可排除。⑤自身免疫性和变应性疾病，患者无骨、关节、肌肉疼痛或者脱发、皮损、口腔及外阴溃疡、口眼干燥等风湿病相关症状，且自身抗体检查均为阴性，可排除。

（五）最终诊断

1. 大颗粒 T 淋巴细胞白血病

2. 桥本甲状腺炎

（六）治疗经过

由于患者尚未出现明显的组织损害表现，可先予观察，密切随访追踪，有治疗指征时给予相应治疗。

病例 2

（一）病史介绍

陈某，男，65 岁，主因"恶心、纳差伴腹痛 10 天"于 2013 年 4 月 11 日入院。患者 10 天前无明显诱因出现腹中部疼痛，呈持续性隐痛，弯腰及咳嗽后加重，平卧时缓解，无放射性疼痛，与饮食无关。无进食油腻食物、暴饮暴食、大量饮酒，无腹胀、腹泻，无呕血、黑便，无黄疸。同时出现恶心、纳差、乏力。遂入当地医院就诊，查血常规示 WBC 203.40×10⁹/L，L 189×10⁹/L，N 10×10⁹/L，Hb 117g/L，PLT 145×10⁹/L。外院骨髓涂片考虑慢性淋巴细胞白血病。血生化示肌酐 220μmol/l，血尿酸 575μmol/l。血淀粉酶 177.8IU/L。行解痉、禁食、制酸等治疗后，效果不明显，为求进一步诊治入我院。自起病以来，患者无发热、畏寒、寒战，无午后低热、盗汗，无咳嗽、咳痰，无胸闷、胸痛，无皮疹、牙龈出血、鼻出血、皮下出血，无头痛、头晕、骨痛，无排泡沫尿、洗肉水样尿，无肢体麻木，无皮疹、关节痛。精神、食欲较差，睡眠一般，大便无异常，小便颜色加深，体重无明显变化。

既往史：有"十二指肠溃疡"病史 50 余年，30 余年前曾患上消化道出血。否认苯等化学药品、工业毒物以及放射性物质接触史。

体格检查：T 37.6℃，P 75 次/分，R 20 次/分，BP 104/64mmHg。发育正常，神志清楚，查体合作。全身皮肤及黏膜无皮疹、黄染。右颌下可触及一1.5cm×1.5cm、双侧腹股沟可触及多个直径1~2cm 肿大淋巴结，质硬，无压痛，活动度好。巩膜无黄染，牙龈无出血，咽无充血，双侧扁桃体无肿大。胸骨中下段无压痛，双肺呼吸音清，未闻及干湿性啰音；心率75 次/分，各瓣膜听诊区未闻及病理性杂音。腹部柔软，无压痛及反跳痛，未触及腹部肿块，肝肋下未触及，脾肋下3cm，质中，无压痛，移动性浊音阴性。肠鸣音正常，5 次/分，双下肢无水肿。神经系统生理反射正常，病理反射未引出。

（二）实验室检查

血常规：WBC 279.4×10⁹/L，L 182×10⁹/L，Hb 117g/L，PLT 155×10⁹/L。

血生化：LDH 896U/L，ALB 31g/L，sCr 186μmol/L，UA 551μmol/l，血淀粉酶 182IU/L，血脂肪酶 811IU/L。

消化系统肿瘤组合、前列腺癌组合均未见异常。

EB 病毒组合：EB 病毒 VCA-IgG（+），VCA-IgA、VCA-IgM 均阴性；乙肝两对半、肝炎系列、HIV 抗体、梅毒组合均阴性。

风湿相关自身抗体检查均阴性。

全身 PET-CT 检查：双侧颈部、双侧腋窝、右侧肺门、腹膜后、双侧腹股沟多发淋巴结影，部分代谢活跃；脾大，内见低密度影，部分代谢活跃，中轴骨及四肢近端骨髓代谢弥漫性轻度增高；可见双侧胸腔积液。

骨髓涂片：骨髓增生极度活跃，异常淋巴细胞占75%（图59-2），胞体偏小，细胞形态不规则、有伪足突出，胞质量少、胞核类圆、染色质皲裂状，核仁不明显，见3%幼稚淋巴细胞。

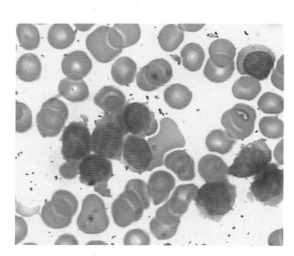

图59-2 骨髓涂片见异常淋巴细胞

骨髓流式细胞学检测：淋巴细胞比例增加，抗原表达 CD2 100%，CD3 97.6%，CD5 99.9%，CD7 99.5%，CD8 3.7%，cCD3 99%，TCRαβ 99.8%，TCRγδ 0.1%，CD4 99.5%，CD25 0.1%。

骨髓病理：骨髓增生程度不一，轻中度异型细胞弥漫浸润，细胞核中等大，核圆形，略不规则，核分裂少见。免疫组化：细胞 CD2（+），CD3（+），CD5（+），CD7（+），UCHL1（+），Bcl-2（+），CD4（+），CD8、CD56、Cyclin D1、CD34、CD23、CD117、TdT、CD10、TIA-1、Granzyme B、MPO、L26、CD79a 均阴性，Ki-67 个别细胞（+）。

骨髓 *TCR* G 基因重排：阳性。

骨髓 FISH 检测：13q-、11q-、20q-、+12、17p-均阴性，+14 阳性。

淋巴结活检：淋巴结结构破坏，其内见弥漫分布的淋巴样细胞，异型细胞 CD2（+），CD3（+），CD5（+），CD7（+），CD4（+），CD43（+），UCHL1（+），CD99（+），CD1a、CD56、L26、CD34、CD79a、TdT、TIA-1、Granzyme B 均阴性。

（三）初步诊断

淋巴细胞增高查因：慢性淋巴细胞白血病？

（四）诊断思路

1. 病例特点　该患者消化道症状急性起病,血常规提示淋巴细胞明显增高。血淀粉酶升高、肌酐升高提示可能存在胰腺、肾浸润。查体及影像学提示多发淋巴结肿大、脾大。骨髓形态学异常淋巴细胞增多。免疫表型示细胞表达 CD2、CD3、CD5、CD7 提示 T 细胞起源,CD56 阴性排除 NK 细胞来源。*TCR* 基因重排阳性提示存在克隆性 T 细胞增殖。FISH 检测三体 14 阳性。

2. 鉴别诊断　患者的诊断和鉴别诊断可从淋巴细胞增高、淋巴结肿大、脾大、血淀粉酶升高、肾损害、LDH 明显增高等多个切入点进行分析,部分参见本书相关章节,本病例从 *TCR* 基因单克隆性重排阳性进行分析。*TCR* 基因单克隆性重排阳性主要见于 T 细胞淋巴瘤和白血病,少见于 B 细胞肿瘤。当患者存在先天性免疫缺陷、自身免疫性疾病、器官移植后免疫抑制和 AIDS 病时,即使没有恶性淋巴瘤的存在,也可能检测到单克隆增生的淋巴细胞。以 *TCR* 基因克隆重排阳性为切入点进行鉴别诊断:①T 细胞淋巴瘤和白血病,该患者淋巴细胞增高伴广泛淋巴结肿大、脾大,免疫表型示 T 细胞标记,*TCR* 基因克隆重排阳性,诊断高度考虑 T 细胞淋巴瘤和白血病。患者免疫表型示 T 细胞标记,而慢性淋巴细胞白血病一般为慢性 B 淋巴细胞增殖性疾病,可首先排除。结合患者进展性病程,淋巴细胞增高明显,大于 $100 \times 10^9/L$。骨髓形态学异常淋巴细胞占 79%。免疫表型示成熟 T 细胞标记,TdT、CD1a 阴性。FISH 检测三位体 14 阳性。诊断考虑 T-幼淋巴细胞白血病(T-PLL)。②B 细胞淋巴瘤和白血病,患者免疫表型 B 细胞标记 CD19、CD20、CD79a 均阴性,B 细胞淋巴瘤和白血病可排除。③感染,患者无病毒感染的临床表现,EBV 及 HIV 等病毒相关抗体检查也未见异常,感染因素所致可除外。④免疫缺陷,患者无家族史及反复感染病史,球蛋白水平无异常,可排除。⑤自身免疫性和变应性疾病,患者无风湿病相关症状及自身抗体检查均为阴性,可排除。

（五）最终诊断

T-幼淋巴细胞白血病

（六）治疗经过

入院后予白细胞单采术及羟基脲降白细胞治疗。入院 1 周后患者出现躯干部、双侧腹股沟及腋窝暗红色斑疹。行右侧肘部皮肤活检,皮肤病理示异型细胞 CD2(+)、CD3(+)、CD5(+)、CD7(+)。予磷酸氟达拉滨(福达华)+环磷酰胺(FC)方案化疗,化疗后右颌下淋巴结、双侧腹股沟多个肿大淋巴结明显缩小,皮肤斑疹消退。后继续使用 FC 方案治疗 5 个疗程,达完全缓解。

（袁诗雯　王荷花　李娟）

参 考 文 献

1. Xu J,Tang Y,Zhao S,et al. Angioimmunoblastic T-cell lymphoma with coexisting plasma cell myeloma:a case report and review of the literature. Tohoku J Exp Med,2015,235(4):283-288.

2. Plasilova M,Risitano A,Maciejewski JP. Application of the molecular analysis of the T-cell receptor repertoire in the study of immune-mediated hematologic diseases. Hematology,2003,8(3):173-181.

3. García-Castillo H, Barros-Núñez P. Detection of clonal immunoglobulin and T-cell receptor gene recombination in hematological malignancies: monitoring minimal residual disease. Cardiovasc Hematol Disord Drug Targets, 2009,9(2):124-135.

4. Poopak B, Valeshabad AK, Elahi F, et al. PCR analysis of IgH and TCR-γ gene rearrangements as a confirmatory diagnostic tool for lymphoproliferative disorders. Indian J Hematol Blood Transfus,2015,31(1):38-45.

5. Somech R. T-cell receptor excision circles in primary immunodeficiencies and other T-cell immune disorders. Curr Opin Allergy Clin Immunol,2011,11(6):517-524.

6. Rockman SP. Determination of clonality in patients who present with diagnostic dilemmas: a laboratory experience and review of the literature. Leukemia,1997,11(6):852-862.

7. Thériault C, Galoin S, Valmary S, et al. PCR analysis of immunoglobulin heavy chain (IgH) and TCR-γ chain gene rearrangements in the diagnosis of lymphoproliferative disorders: results of a study of 525 cases. Mod Pathol,2000,13(12):1269-1279.

8. van Dongen JJ, Langerak AW, Brüggemann M et al. Design and standardization of PCR primers and protocols for detection of clonal immunoglobulin and T-cell receptor gene recombinations in suspect lymphoproliferations: report of the BIOMED-2 concerted action BMH4-CT98-3936. Leukemia,2003,17(12):2257-2317.

9. Hodges E, Krishna MT, Pickard C, et al. Diagnostic role of tests for T cell receptor(TCR) genes. J Clin Pathol, 2003,56(1):1-11.

第60章

Ki-67 高表达的诊断思路

Ki-67 是一种与细胞分裂增殖密切相关的核蛋白质,由 *MKI-67* 基因编码,故又被称为 MKI-67。Ki-67 与核糖体 RNA 转录有关,该蛋白在细胞有丝分裂的 G_0 期和 G_1 期早期不表达,在细胞 G_1 期中期到晚期出现,至细胞 S 期和 G_2 期逐渐增加,至 M 期到最高值,随后快速降解。基于 Ki-67 表达量随着细胞周期的变化而发生改变的这一特点,临床及科研中常应用该指标作为一个反映细胞增殖的标志物。目前普遍认为肿瘤组织的 Ki-67 表达与肿瘤细胞恶性程度密切相关:在病理免疫组化中,若 Ki-67 计数比例远高于该种肿瘤的平均水平,认为所检测的肿瘤组织 Ki-67 高表达,肿瘤分化程度较低,恶性程度较高,预后较差。而在血液系统肿瘤中,由于肿瘤的发病机制主要为原始、幼稚免疫、造血细胞在骨髓和淋巴结中增殖上调,所以 Ki-67 这一指标亦能被用作反映血液系统肿瘤的增殖活跃程度,并具有预测患者的治疗反应及预后的作用。

目前,针对 Ki-67 高表达的恶性血液系统恶性肿瘤尤其是淋巴瘤的研究是临床关注的热点。在非霍奇金淋巴瘤(NHL)细胞中,若瘤细胞 Ki-67 表达≥90%,则被定义为 NHL 细胞 Ki-67 高表达,即 Ki-67 高表达的 NHL 为高度侵袭性 NHL。高度侵袭性淋巴瘤患者在影像学上亦有其特异性表现:^{18}F-FDG PET-CT 检查中,患者病灶 SUV_{ave} 与肿瘤细胞 Ki-67 表达水平呈正相关,即患者病灶 SUV 值越高,提示病变细胞 Ki-67 比例越高。同时,血清学检查中的乳酸脱氢酶(lactate dehydrogenase,LDH)亦具有预测病变组织 Ki-67 表达水平的作用。在弥漫大 B 细胞淋巴瘤、Burkitt 淋巴瘤等高度侵袭性 NHL 中,肿瘤细胞 Ki-67 水平也与患者血清 LDH 水平呈正相关。

在临床工作中,组织病理活检中免疫组化提示 Ki-67 高表达常见于以下几类疾病。

(一) 高度侵袭性 NHL

研究证实,Ki-67 的表达在高度侵袭性 NHL 与惰性 NHL 的细胞中存在显著差异——随着肿瘤细胞的侵袭程度增高,瘤细胞 Ki-67 的表达水平呈上升趋势。在 Burkitt 淋巴瘤、NK 细胞淋巴瘤等高度侵袭性淋巴瘤中,Ki-67 的表达均≥90%。对于这部分患者而言,疾病的预后评估除通过 Ann Arbor 分期、IPI 评分等临床预后指标外,还应纳入 Ki-67 这一病理指标以及 LDH、PET-CT 检查中 SUV 等指标,才能更好地预测患者的疾病转归。

(二) 交界性 NHL

在 2008 年第四版 WHO 血液和淋巴组织肿瘤分型中,提出了交界性淋巴瘤的概念,其中,囊括了介于弥漫性大 B 细胞淋巴瘤(DLBCL)和 Burkitt 淋巴瘤之间未分类的 B 细胞淋巴瘤(即灰区淋巴瘤)和介于 DLBCL 和经典型霍奇金淋巴瘤之间未分类的 B 细胞淋巴瘤。灰区淋巴瘤在病理诊断上难度较大,其形态上表现为典型的 DLBCL,但其遗传学检测中却发现有 *MYC* 基因异位;或患者在临床表现、病理特征均表现为典型的 Burkitt 淋巴瘤,但遗传学检查却未发现 *MYC* 基因异位。在病理诊断处于模糊地带时,Ki-67 的表达水平对这部分患者的最终诊断起了一定的作用。若患者 Ki-67≥90%,多考虑为灰区淋巴瘤。

(三) 交界性霍奇金淋巴瘤(HL)

在 HL 的研究中发现,若病理切片中发现病变淋巴结内有较多形态为圆形或不规则形的细胞,其免疫组化 Ki-67 表达均处于较高水平,考虑淋巴结内存在较多的淋巴母细胞和早期正在转化的 HL 细胞,肿瘤增殖程度较高。此时若检测瘤细胞的端粒酶基因 *hTRT*、*hTR*、*survivin* 等细胞增殖、凋亡指标,亦能发现这些标志物处于较高水平,同样提示肿瘤细胞增殖较快。这部分经典型 HL 在临床表现、形态学和免疫表型特征上均介乎于经典型 HL 和 DLBCL 之间,有着自身独特的临床特点。交界性 HL 好发于年轻人,最常见的临床表现为前纵隔肿块,伴或不伴锁骨上淋巴结浸润,很少累及外周淋巴结,部分可以播散在肺、肝、脾及骨髓。

(四) 急性白血病

研究已证实急性白血病细胞中 Ki-67 蛋白的表达水平与骨髓原始细胞的增殖活性密切相关。若急性白血病患者白血病细胞 Ki-67 蛋白高表达,则提示患者的总体预后不良。

(五) 原发耐药的慢性白血病

慢性淋巴细胞白血病、慢性髓细胞白血病中的肿瘤细胞增殖速度相对较低,因此在这两类肿瘤细胞中的 Ki-67 蛋白多数处于低表达状态。但研究发现,一旦这些慢性白血病细胞出现原发耐药或疾病转变,其细胞的 Ki-67 蛋白水平均呈高表达状态,提示患者预后不良。因此,若病理检测发现在慢性白血病患者癌细胞中 Ki-67 呈现异常高表达,需注意有无存在原发耐药的情况。

(六) 其他高度侵袭性的实体肿瘤

对于不同肿瘤 Ki-67 高表达的概念有不同定义,如在可手术或局部进展乳腺癌患者中,癌细胞 Ki-67 1%~15% 为低表达,15%~35% 为中表达,>35% 为高表达。而这一划分界限在胃癌、肝癌等不同实体肿瘤中有不同定义。但对于大部分实体肿瘤而言,Ki-67 高表达亦提示细胞分化程度低,肿瘤侵袭性高。伴高水平的 Ki-67 表达的实体肿瘤患者对药物反应欠佳,临床预后不良。

【病例分析】

(一) 病史介绍

陈某,男,57 岁,因"反复腹胀、腹痛 1 个月余,排黑便 20 余天"于 2011 年 9 月入院。患者 1 个月前无明显诱因出现进食后腹胀,伴全腹部阵发性刺痛,每天发作 3~4 次,每次 10 余分钟,未放射至胸背部,无呕血、排黑便,无恶心、反酸、呕吐胃内容物,曾自行服用多潘立酮(吗丁啉)等药物治疗后症状无明显缓解。20 余天前患者无明显诱因出现排黑便,每次量约 100g,1~2 次/天,排便前均伴腹痛,便后腹痛缓解,无呕血,无排鲜血便,排黑便后患者无头痛、头晕,无伴大汗、心悸、面色苍白。患者遂就诊于当地医院,查大便常规隐血(+++),胃镜示胃体巨大溃疡,未排除恶变,十二指肠球部息肉伴糜烂,于胃镜下行胃黏膜活检,病理示胃体炎性坏死组织,其中可见较多小圆形细胞浸润,未排除小细胞恶性肿瘤,Ki-67 约 90%,考虑为胃部恶性肿瘤,于当地医院予抗感染、制酸等对症治疗后患者排黑便、腹胀、腹痛症状稍缓解。现为进一步明确诊断就诊于我院。患者自起病以来,无发热、午后潮热、盗汗,无咳嗽、咳痰,无反酸、呃逆、呕血,精神、睡眠可,食欲一般,小便如常,大便改变如前述,起病 1 个月来体重下降约 4kg。

既往史:5 年余前发现"乙肝小三阳",未行规律诊治。有高血压病史 2 年,最高 135/92mmHg,自服中药后诉血压可控制在正常范围。

体格检查:T 36.4℃,P 80 次/分,R 19 次/分,BP 120/64mmHg。发育正常,营养较差,精神疲倦,查体合作。全身皮肤无皮疹、黄染。左腹股沟区可触及一直径 4cm 大小淋巴结,质韧,活动度可,边界清楚,无红肿,无压痛。咽无充血,双侧扁桃体无肿大。胸骨无压痛,双肺呼吸音清,未闻及干湿性啰音。心界不大,心率 80 次/分,各瓣膜听诊区未闻及病理性杂音。腹部平坦,剑突下轻度压痛,无反跳痛,腹软,肝脾肋下未及,移动性浊音阴性。肠鸣音正常,4 次/分。双下肢无水肿。神经系统生理反射正常,病理反射未引出。

（二）实验室检查

血常规:WBC $6.10 \times 10^9/L$,N $4.67 \times 10^9/L$,Hb 112g/L,PLT $189 \times 10^9/L$。

小便常规无异常。大便常规示隐血弱阳性。

血生化:ALT 15U/L,AST 22U/L,ALP 122U/L,LDH 407U/L ↑,ALB 26g/L,TBIL 15.3μmol/L,sCr 64μmol/L,Ca^{2+} 2.04mmol/L。

乙肝两对半:HBcAb(+),余阴性;肝炎系列 HEV(+),余阴性;HBV-DNA 定量为 1.51×10^2 IU/ml。

消化系统肿瘤组合均未见异常。

心电图:左心室高电压。

全身 PET-CT 检查(图 60-1):①胃体后壁、胃大弯侧、部分小肠(十二指肠、部分空回肠)肠壁增厚,局部亦见隆起,可见异常 FDG 浓聚,最大 SUV 值约 18.0;②颈部双侧 Ⅰ、Ⅱ、Ⅴ 区及右侧锁骨下、左侧腋窝、上纵隔、肠系膜区、腹膜后、盆腔髂血管旁、双侧腹股沟、右侧臀大

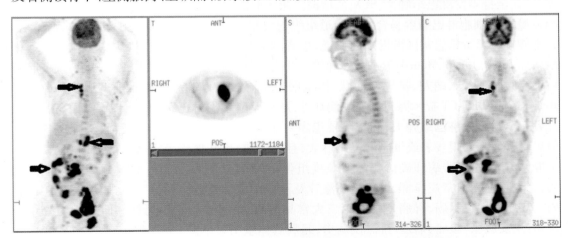

图 60-1　起病时全身 PET-CT 检查示淋巴瘤累及胃、部分小肠、全身多处淋巴结、脾脏、中轴骨及四肢长骨

肌下方、右侧耻骨及闭孔外肌间隙见多发肿大淋巴结影,部分成融合趋势,上述可见异常FDG浓聚,最大 SUV 值约 19.8;③中轴骨及四肢长骨骨髓可见 FDG 摄取增高,最大 SUV 值5.3,多个椎体骨质增生硬化变尖;④脾大,约 8 个肋单元,密度均匀,FDG 摄取增高,最大SUV 值约 3.8。结论:考虑淋巴瘤累及胃、部分小肠、全身多处淋巴结、脾、中轴骨及四肢长骨。

(三) 初步诊断

腹胀、黑便查因:淋巴瘤? 胃癌?

(四) 诊断思路

1. 病例特点　该患者为中年男性,以腹胀、腹痛、排黑便、体重下降为主要的临床表现。患者体格检查特征为患者营养较差,精神疲倦。左腹股沟区可触及一直径4cm 大小淋巴结。我院及外院的辅助检查结果提示:患者胃黏膜组织病理活检可见胃体炎性坏死组织,其中可见较多小圆形细胞浸润,病灶 Ki-67 约 90%。同时患者血清 LDH 明显增高,全身 PET-CT 亦提示患者全身多处淋巴结肿大伴代谢增高,SUV 高达 19.8,胃、部分小肠、脾、中轴骨及四肢长骨多个组织代谢增高,SUV 高达 18.0。

2. 鉴别诊断　患者的诊断和鉴别诊断可以腹痛、淋巴结肿大、脾大、LDH 升高等多个切入点进行,部分见本书相关章节,本病例从胃部病变细胞 Ki-67 高表达作为分析的切入点:①高度侵袭性非霍奇金淋巴瘤,患者为中年男性,有反复腹胀、腹痛、纳差、排黑便病史,起病后体重明显下降。患者行胃部病变病理活检,提示胃体炎性坏死组织,病变组织 Ki-67 约90%。患者肝代谢指标提示血清 LDH 水平明显升高,全身 PET-CT 提示除胃肠道浸润灶外,同时伴全身多发淋巴结肿大、SUV 值增高。结合患者病史及多项检查结果,需考虑患者存在高度侵袭性淋巴瘤如 Burkitt 淋巴瘤、肠病相关 T 细胞淋巴瘤等易合并胃肠道侵犯的可能。患者进一步的病理诊断需待免疫组化结果如 Bcl-2、Bcl-6、CD20、CD3 等指标综合形态学改变进行确诊。②交界性非霍奇金淋巴瘤,患者为中年男性,起病后有反复腹胀、腹痛、纳差、排黑便症状,起病后体重明显下降。患者血清学检查提示乳酸脱氢酶水平明显升高,胃镜病理提示可见胃体炎性坏死组织,病变组织 Ki-67 约 90%。全身 PET-CT 提示除胃肠道浸润灶外,还伴全身多发淋巴结肿大、SUV 值增高。灰区淋巴瘤尤其是介乎于经典型霍奇金淋巴瘤和弥漫大 B 细胞淋巴瘤容易合并胃肠道组织的侵犯。结合患者目前病史及多项检查结果,亦不能排除患者罹患灰区淋巴瘤的可能,患者进一步的病理诊断仍需待病变组织免疫组化结果如 Bcl-2、Bcl-6、Mum-1 等进一步确诊。③交界性霍奇金淋巴瘤,患者为中年男性,起病后反复腹胀、腹痛、纳差、排黑便症状,体重明显下降。行胃镜病理提示病变组织 Ki-67 约90%。全身 PET-CT 提示除胃肠道浸润灶外,还伴全身多发淋巴结肿大、SUV 值增高。考虑患者有全身多发淋巴结肿大,不排除罹患霍奇金淋巴瘤尤其是交界性霍奇金淋巴瘤可能。但患者查体未发现浅表或纵隔淋巴结肿大,且无低热、皮肤瘙痒等霍奇金淋巴瘤症状,诊断可能性不大,进一步病理确诊仍需待免疫组化结果。④急性白血病、原发耐药的慢性白血病,患者目前无血常规异常,可行骨髓涂片及流式细胞学检查协助进一步排除急、慢性白血病。⑤原发性胃腺癌,胃癌是中国第二大常见肿瘤,好发于中青年男性。而患者为中年男性,有反复腹胀、腹痛、纳差、排黑便病史,起病后体重明显下降。因此临床上也应高度怀疑原发性胃腺癌。进一步检查发现患者剑突下有轻压痛,胃镜可见胃体巨大溃疡,十二指肠球部息肉伴糜烂。胃黏膜活检示胃体炎性坏死组织,其中可见较多小圆形细胞浸润,Ki-67 约

90%。患者全身 PET-CT 示胃体后壁、胃大弯侧及部分小肠(十二指肠、部分空回肠)肠壁增厚,SUV 高达 18.0。全身多发淋巴结肿大,伴代谢活跃,SUV 高达 19.8。为明确患者是否为原发性胃腺癌,需进一步完善免疫组化如 MUC-2、CDX-2、MUC-1 等指标以协助排查胃腺癌。

外院胃镜活检病理结果我院会诊:胃黏膜固有层内及黏膜层内见片状分布的异型淋巴样细胞,胞体大,胞质丰富,核大,部分核仁明显,可见较多核碎片。免疫组化结果:CD20(+),CD79a(+),Bcl-2(+),Bcl-6(+),MUM-1(+),Ki-67 约 90%(+),CD10(−),CD3(−),CD5(−),MUC-2(−),CDX-2(−),MUC-1(−);结合免疫组化,考虑病变符合胃及十二指肠 B 细胞性非霍奇金淋巴瘤,灰区淋巴瘤(图 60-2),排除 Burkitt 淋巴瘤、胃腺癌。

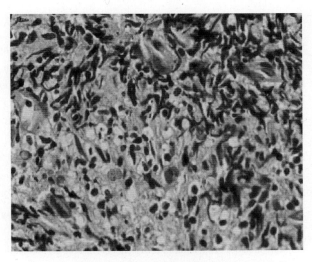

图 60-2　胃黏膜病理示固有层内及黏膜层内见片状分布的异型淋巴样细胞

患者行骨髓穿刺术,骨髓涂片偶见淋巴瘤细胞,流式细胞学提示骨髓中存在 1.4% 幼稚 B 淋巴细胞。因此可排除急性、慢性白血病。

(五) 最终诊断

非霍奇金淋巴瘤(灰区淋巴瘤,ⅣB 期)

(六) 治疗经过

患者确诊后予 R-CHOP 方案(利妥昔单抗 600mg d0,环磷酰胺 1.2g d1,吡柔比星 80mg d1,长春新碱 2mg d1,泼尼松 40mg bid d1~5)化疗 4 个疗程,后复查全身 PET-CT 示与起病时全身 PET-CT 比较,原胃、小肠、多处淋巴结病灶体积明显缩小,代谢明显减低,提示化疗效果好。后再予 R-CHOP 方案化疗 4 个疗程,8 个疗程后复查 PET-CT(图 60-3)提示完全缓

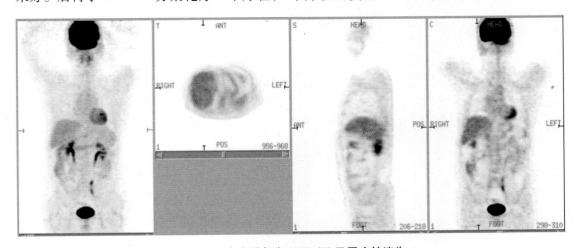

图 60-3　治疗后复查 PET-CT 示原病灶消失

解。后患者定期复查亦未再诉胃部不适、纳差、排黑便等症状。目前患者已结束化疗 3 年，末次复查 PET-CT 未提示肿瘤复发。

（李滢 王荷花 李娟）

参 考 文 献

1. Schonk DM,Kuijpers HJ,van Drunen E,et al. Assignment of the gene(s) involved in the expression of the proliferation-related Ki-67 antigen to human chromosome 10. Hum Genet,1989,83(3):297-299.

2. Miettinen M,Schwarting R,Hyun BH. Immunohistochemical evaluation of hematologic malignancies. Hematol Oncol Clin North Am,1994,8(4):683-701.

3. Rosenwald A,Ott G. Burkitt lymphoma versus diffuse large B-cell lymphoma. Ann Oncol,2008,19 Suppl 4:iv67-69.

4. Hartmann S,Hansmann ML. Grayzone lymphoma. Clinical relevance. Pathologe,2010,31(1):42-49.

5. Dunleavy K,Grant C,Eberle FC,et al. Gray zone lymphoma:better treated like hodgkin lymphoma or mediastinal large B-cell lymphoma. Curr Hematol Malig Rep,2012,7(3):241-247.

6. Jothilingam P,Basu D,Dutta TK. Angiogenesis and proliferation index in patients with acute leukemia:a prospective study. Bone Marrow Res,2014,2014:634874.

7. Perekhrestenko T,Diachenko M,Sviezhentseva I,et al.Mechanisms of resistance in patients with chronic myeloid leukemia treated with tyrosine kinase inhibitors. Georgian Med News,2015(240):43-50.

8. Søland TM,Brusevold IJ. Prognostic molecular markers in cancer-quo vadis. Histopathology,2013,63(3):297-308.

9. 邹小农,孙喜斌,陈万青,等.2003—2007 年中国胃癌发病与死亡情况分析.肿瘤,2012,32(2):109-114.

第61章
流式细胞学检出 CD138 阳性细胞的诊断思路

流式细胞学技术是血液病诊断的主要方法之一,可以客观定性和定量分析细胞表面抗原。CD138,又称为 syndecan 1,是一种硫酸肝素类家族分子,包括核心蛋白和硫酸肝素链(HS chain)两部分。核心蛋白连接并调节整合素黏附分子的活性,其胞质结构域还可结合细胞骨架蛋白,作为细胞激酶的底物;syndecan 1 通过 HS 链为生物活性分子如生长因子、细胞因子和成形素等提供特异的对接点,起着类似信号传递分子的作用。

在非造血系统中,上皮细胞、间质细胞、癌细胞等可有不同程度的 CD138 表达。但在人类造血细胞中,CD138 的表达严格限制在浆细胞(包括正常浆细胞和异常浆细胞),是相比 CD38 而言更为特异的浆细胞标记。因此,当流式检测到一群异常细胞表面表达 CD138 时,我们需警惕浆细胞疾病可能,其主要包含以下几种疾病。

(一) 多发性骨髓瘤(MM)

MM 是最常见的恶性浆细胞疾病。当流式发现一群表达 CD138 的异常细胞时需首先考虑是否为骨髓瘤细胞。骨髓瘤细胞呈典型的单克隆恶性浆细胞免疫表型,几乎所有患者 $CD138^{str/+}$ 和 $CD38^{str/+}$,且大部分为 $CD45^-$ 或 $CD45^{dim/+}$、$CD19^-$、$CD56^+$,部分患者还可有 CD20、CD27、CD117 等抗原的异常表达,同时细胞胞质内 κ 和 λ 轻链比例呈"一边倒"情况。此外,MM 骨髓涂片常见浆细胞比例大于30%,产生较高浓度的单克隆免疫球蛋白,正常免疫球蛋白受抑制,有特征性的溶骨性骨病、高钙血症以及肾功能不全等表现。

(二) 反应性浆细胞增多症(RP)

RP 患者骨髓浆细胞 CD138 和 CD38 均为阳性表达,但细胞表面 CD138 表达强度常不如骨髓瘤细胞,且大多数为 $CD19^+$、$CD45^+$、$CD56^-$,胞质内轻链比例在正常范围。患者临床表现多种多样,因原发病而异。

(三) 原发性系统性轻链型淀粉样变(AL)

在恶性浆细胞疾病里,AL 发病率仅次于 MM。克隆性浆细胞产生的轻链通过直接作用或折叠形成淀粉样物质沉积而引起多器官功能损害。流式细胞学检查多见两群浆细胞,一群为正常浆细胞,表达 CD19、CD45,胞质内轻链比例在正常范围;另一群为异常浆细胞,胞质内轻链比例呈"一边倒"情况。AL 患者 CD138 表达率低于 MM 患者,对疑似 AL 的患者需要进一步行组织病理活检,完善刚果红染色、免疫组化,甚至质谱分析(LMD/MS)等检查以最终明确诊断。

(四) 意义未明的单克隆丙种球蛋白病(MGUS)

与 MM 相比,MGUS 患者浆细胞比例低,流式也常可检测到免疫表型异常和正常两群细胞。通过计算正常浆细胞占总浆细胞的比例有助于 MGUS 与 MM 鉴别。MGUS 患者的单克隆球蛋白浓度通常小于 30g/L,骨髓形态学浆细胞比例不超过 10%,且没有骨髓瘤相关的组织器官损害证据,如溶骨性骨质破坏、贫血、高钙血症和肾损害等。

(五) 淋巴样浆细胞淋巴瘤(LPL)

LPL 里最常见的是华氏巨球蛋白血症(WM)。WM 患者骨髓中淋巴细胞、淋巴样浆细胞和浆细胞大量聚集,并分泌单克隆 IgM。WM 免疫表型除 CD138、CD38 阳性表达外,细胞表面还表达 IgM、CD19、CD20、CD22、CD25、CD27、FMC7 等,不表达 CD103。与 MM 相比,WM 骨损害少见,骨髓中可见淋巴样浆细胞浸润,血黏滞度升高,出血明显并可伴有视网膜出血,常有淋巴结肿大或肝、脾大等特征。

(六) 浆细胞白血病(PCL)

PCL 是一种罕见的恶性浆细胞疾病,分为原发性浆细胞白血病和继发性浆细胞白血病两种类型,后者常继发于 MM。按照 WHO 标准,外周血中浆细胞至少大于 20% 或绝对值大于 $2×10^9$/L 才能诊断为 PCL。在浆细胞疾病中,PCL 患者流式 CD138 表达率最高。

(七) POEMS 综合征

POEMS 综合征是由浆细胞增生性疾病导致的一种具有多种特征性临床表现的综合征,具体的发病机制尚不清楚。POEMS 综合征主要有多发性神经病(P)、器官肿大(O)、内分泌病(E)、M 蛋白(M)和皮肤病变(S)等表现。现在认为当患者具有多发性神经病和 M 蛋白(或单克隆浆细胞增生性疾病)两种主要临床表现,再加上其他三项特征中的一项以上即可作出该疾病的诊断。

(八) 伴浆细胞分化的一类疾病

除淋巴浆细胞淋巴瘤外,还有一类 B 淋巴细胞增殖性疾病可以伴有浆细胞分化,如黏膜相关淋巴组织淋巴瘤(MALT)、脾边缘区淋巴瘤(SMZL)、慢性淋巴细胞白血病(CLL)等。MALT 细胞主要侵犯黏膜上皮,多累及胃肠道,形成特征性淋巴上皮病变;而 SMZL 是一种原发于脾的 B 淋巴细胞恶性肿瘤,两者的确诊均依赖组织病理检查。CLL 是一种克隆性小淋巴细胞疾病,形态上类似成熟淋巴细胞,通常表达 CD5 及 CD23。

【病例分析】

病例1

(一) 病史介绍

孟某,男,53 岁,职员,因"反复排泡沫尿 1 年,消瘦乏力 6 个月"于 2013 年 6 月 21 日入我科。患者 1 年前无明显诱因出现排泡沫尿,夜尿次数明显增多,4~5 次/晚,未予重视。6 个月前自觉体重明显下降,1 个月内减轻 5kg,伴乏力、头晕、双下肢水肿,遂至当地医院查尿蛋白(+++)、尿隐血(+),血白蛋白 24.7g/L,血胆固醇 11.8mmol/L,血甘油三酯 15.25mmol/L,血肌酐 99.5μmol/L,诊断为"肾病综合征",予对症治疗后出院。3 个月前开始给予泼尼松(3 月 11 日开始 60mg qd,后于 3 月 27 日改为 30mg qd 至今)、吗替麦考酚酯(骁悉)(3 月 23 日开始 0.5g bid,后于 3 月 27 日改为 0.5g tid 至今)及护肾、抗凝、护胃等治疗。2 个月前患者头晕、乏力加重,曾在家晕倒 2 次,伴黑蒙,意识不清,跌倒在地,数秒后意识恢复,无伴抽搐及口吐白沫等,至当地医院测血压约 90/40mmHg,予对症处理后出院。1 个月前患者至我院肾内科进一步诊治,查尿蛋白(++),血白蛋白 22.2g/L,肌酐 132μmol/L,胆固醇

7.4mmol/L,甘油三酯 4.24mmol/L,腹部 B 超示双肾多发结石,右肾积水,右侧输尿管中段结石、扩张,脾稍大;血 β_2-MG 示 4016.3μg/L,血清免疫电泳未发现单克隆免疫球蛋白,24 小时尿蛋白定量为 2.399g,尿本周蛋白可见阳性游离 λ 轻链,骨穿结果示骨髓增生明显活跃,浆细胞占 4%。入我院后激素减量至 15mg qm,停用吗替麦考酚酯,护肾、降脂等处理。现为进一步诊治入住我科。自起病以来,患者无咳嗽、咳痰,无吞咽困难,无胸闷、胸痛、气促,无恶心、呕吐,无腹痛、腹胀,无皮疹,无骨关节痛,精神、胃纳可,大便正常,小便如前述,体重下降约 10kg。

既往史:有"肾结石"病史 10 余年,曾反复行"碎石术"治疗。2013 年 3 月外院住院期间发现血糖升高,空腹最高 10.5mmol/L,餐后 16mmol/L,予瑞格列奈和阿卡波糖治疗。

体格检查:T 36.8℃,P 100 次/分,R 20 次/分,BP 85/60mmHg。全身皮肤及黏膜无发绀、黄染、苍白,全身浅表淋巴结无肿大。巩膜无黄染。口腔黏膜无溃疡,舌体肥大,运动尚可,舌体边缘见齿痕,咽无充血,双侧扁桃体无肿大。甲状腺无肿大。双肺呼吸音清,未闻及干湿性啰音。心界不大,心率 100 次/分,律齐,各瓣膜听诊区未闻及病理性杂音。腹平软,无压痛及反跳痛,肝脾肋下未触及,移动性浊音阴性,肠鸣音正常,4 次/分。无杵状指(趾),双下肢中度凹陷性水肿。神经系统生理反射正常,病理反射未引出。

(二) 实验室检查

血常规:WBC $5.42×10^9$/L,N $2.71×10^9$/L,Hb 97g/L,PLT $183×10^9$/L。

大便常规未见异常,小便常规:尿粒细胞酯酶(++),尿蛋白(+++),尿隐血(+),白细胞镜检(++),红细胞镜检(+)。

出凝血常规:PT 14.2s,APTT 39.7s,Fbg 3.68g/L。

血生化:TP 38.7g/L,ALB 21.9g/L,GLB 16.8g/L,BUN 12.2mmol/L,sCr 134μmol/L,UA 528μmol/L,ALP 44U/L,Ca^{2+} 1.97mmol/L;ProBNP 212.9pg/ml,心肌梗死组合未见异常。

24 小时尿白蛋白定量 10.69g,24 小时尿 λ 链定量 0.189g,24 小时尿 κ 链定量 0.114g;体液免疫 7 项:IgA 1.13g/L,IgG 3.50g/L,C3 0.71 g/L,κ 链 3.64g/L,λ 链 3.26g/L,血 β_2-MG 2982.30μg/L。血清免疫固定电泳:λ 区带可见有淡染浓集带形成。血本周蛋白电泳阴性,尿本周蛋白电泳见游离 λ 轻链。

乙肝两对半、肝炎系列、HIV 抗体、梅毒组合均未见异常。

心电图:肢体导联低电压。

心脏彩超:室间隔 10mm,二尖瓣脱垂并关闭不全(轻微),主动脉稍增宽,左心室收缩功能正常,舒张功能减低(Ⅰ级)。

胸部 CT:纵隔多发淋巴结轻度肿大,需结合临床;右肺中叶局灶性纤维灶;左上肺肺大疱。

全身骨 X 线片:未见骨质破坏。

肌电图、神经传导速度测定:右正中神经、尺神经轻中度混合性损害,右胫神经、腓神经感觉纤维轻度混合性损害,左腓神经、左胫神经中度混合性损害,以感觉纤维损害为重;右拇短展肌、左胫前肌肌电图示神经性损害。

骨髓涂片:骨髓取材、涂片、染色良好;骨髓增生明显活跃,粒红比为 2.3∶1;粒系占 62%,比例增高,形态大致正常;红系占 27%,比例、形态大致正常;淋巴细胞、单核细胞比例和形态大致正常;浆细胞占 4%;全片可见 17 个巨核细胞,其中颗粒巨核细胞 13 个,产板巨核细胞 4 个，血小板不少；未见寄生虫。
化学染色：NAP 阳性率 52%，积分 87。
意见：骨髓增生明显活跃，浆细胞占 4%
（图 61-1）。

　　骨髓流式细胞学检测：（图 61-2）：P1
为 $CD38^{str/+}CD45^{dim/-}$ 细胞，占有核细胞比
例 约 为 1.1%，占浆细胞比例约为
84.1%；P1 抗原表达：CD19 2.8%，CD56
4.2%，CD20 1.1%，CD54 100%，CD138
88.4%，CD49e 4.7%，cIgM 75.6%，cIgD
0.5%，cIgG 9.5%，cκ 4.3%，cλ 92.3%。
P3 为 $CD38^{strong}CD45^{+}$ 细胞，占有核细

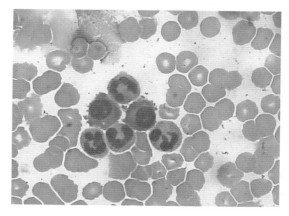

图 61-1　骨髓涂片见浆细胞

胞比例约为 0.2%，占浆细胞（P1+P3）比例约为 15.9%；P3 抗原表达：CD19 84.1%，CD56
7.7%，CD20 11.1%，CD54 97.7%，CD138 83.9%，CD49e 10.2%，cIgM 15.3%，cIgD 7.4%，
cIgG 51.4%，cκ 50.5%，cλ 44%。

（三）初步诊断

肾病综合征：原发性系统性轻链型淀粉样变？

（四）诊断思路

1. 病例特点　该患者为中老年男性，病程有 1 年，主要以排泡沫尿起病，查尿蛋白（++
+），激素或者联用免疫抑制剂治疗效果均欠佳，6 个月前出现乏力、头晕等症状，后于我院发
现有 M 蛋白，有克隆性浆细胞和正常浆细胞并存，舌肥厚，有肾损害、神经损害等多系统受
累表现。

2. 鉴别诊断　可以从多角度对患者疾病进行诊断和鉴别诊断，如舌体肥大、蛋白尿、肾
损害、神经损害、尿本周蛋白电泳见游离轻链以及骨髓见单克隆恶性浆细胞等，部分可参见
本书相关章节。本病例从骨髓细胞表达 CD138 为切入点进行鉴别诊断：①MM，患者可检测
到免疫表型异常的克隆性浆细胞，有 M 蛋白，有肾损害，首先需注意患者是否为 MM。但患
者流式可同时检测到良性和恶性浆细胞，总浆细胞百分比不高，且恶性浆细胞 CD138 表达率
偏低，CD56 阴性，不符合 MM 的免疫表型。同时患者骨髓浆细胞比例小于 30%，24 小时尿 λ
轻链小于 1g，全身骨平片未见骨损害，均不支持 MM。②AL，患者舌肥大，有齿痕，有肾损害
和神经损害，肾损害主要表现为蛋白尿和肌酐升高，蛋白尿以白蛋白为主，有克隆性浆细胞
和游离的单克隆 λ 轻链。在浆细胞疾病里，出现多器官受累情况需首先注意原发性系统性
淀粉样变。AL 产生的轻链可以产生直接作用或者通过间接沉积导致全身多器官损害。根
据患者病史，患者曾出现晕厥和血压低，也可能与淀粉样变物质沉积在血管致血管功能受损
相关。同时患者流式有单克隆浆细胞和正常浆细胞两群细胞，亦与 AL 的流式特点相符。因
此，考虑患者 AL 可能性大，但诊断 AL 需要行病理活检，行刚果红染色或偏振显微镜观察以
证实淀粉样变存在，接着行免疫组化或质谱分析以明确淀粉样变物质的种类。如证实致淀
粉样变物质为单克隆轻链且伴多系统损害，即可最终确诊为 AL。③MGUS，患者已有软组
织、肾及神经等组织器官受损表现，因此 MGUS 可以很快排除。④WM，WM 患者骨髓中也可
检测到 CD138 阳性的异常浆细胞，骨损害也少见。但 WM 主要是淋巴样浆细胞浸润骨髓，

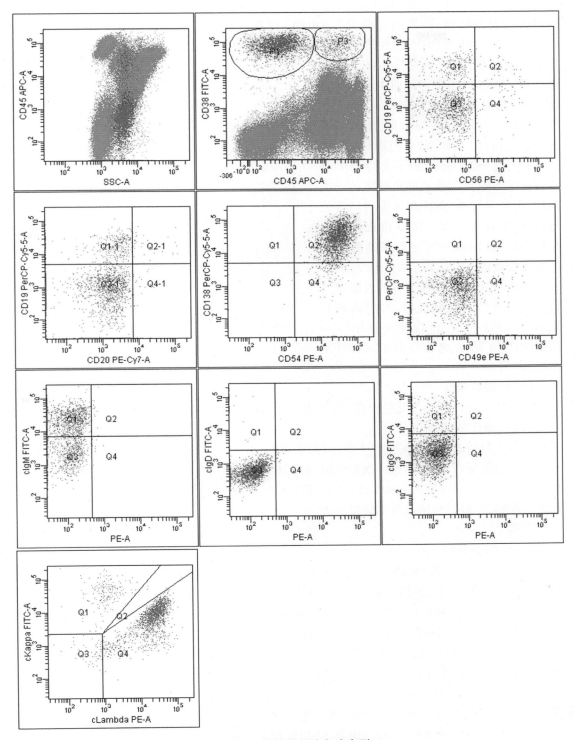

图 61-2　骨髓浆细胞免疫表型

且分泌的 M 蛋白为单克隆 IgM,流式免疫表型除 CD138、CD38 阳性外,还表达 CD19、CD20 等 B 细胞表面标记,胞质内轻链呈"一边倒"现象。该患者虽然也有一群 CD138、CD38、CD19、CD20 阳性和 CD56 阴性的细胞,但该群细胞胞质内轻链无"一边倒"现象,因此考虑为正常浆细胞群,而非单克隆的淋巴样浆细胞群。⑤PCL,患者外周血中浆细胞小于 20%,绝对值小于 2×10^9/L,因此 PCL 可以排除。⑥POEMS 综合征,患者虽有神经系统损害,有 M 蛋白,但缺乏器官肿大、内分泌病和皮肤病变,不支持 POEMS 综合征的诊断。⑦伴浆细胞分化的一类疾病,患者无发热、盗汗和体重减轻等表现,骨髓流式未发现异常 B 淋巴细胞或 T 淋巴细胞,因此不支持伴浆细胞分化的淋巴瘤或淋巴细胞增殖性疾病等。

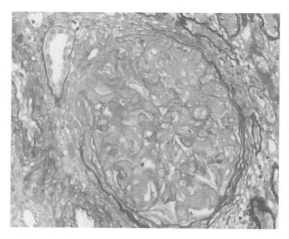

图61-3 肾活检病理示刚果红(+),免疫组化 λ 强阳性,κ 弱阳性,SAA 阴性,考虑轻链型淀粉样变性肾病

2013 年 10 月 12 日患者转入泌尿外科处理双肾结石及肾活检,术后病理示刚果红染色(+),免疫组化 λ 强阳性,κ 弱阳性,SAA 阴性,考虑轻链型淀粉样变性肾病(图61-3)。

(五) 最终诊断

原发性系统性轻链型淀粉样变(病变累及肾、周围神经、软组织)

(六) 治疗经过

患者入院后予 VD 方案化疗 4 个疗程,于 2013 年 12 月 12 日行自体造血干细胞移植术,术后定期返院复查随访,最近一次随访时间为 2015 年 3 月,复查血清免疫固定电泳和血、尿本周蛋白均阴性,sCr 179μmol/L,24 小时尿白蛋白 4.6g,24 小时尿 λ 链定量 0.168g,肌电图示左腓神经、左胫神经感觉纤维轻度损害。

病例 2

(一) 病史介绍

吴某,男,63 岁,因"胸闷、心悸、多汗 4 年余"于 2014 年 10 月 30 日入院。患者 4 年余前因胸闷、心悸、多汗至当地医院就诊,血清球蛋白升高达 60.6g/L,体液免疫示 IgM 48.8g/L,IgG 11.6g/L,IgA 0.86g/L,骨平片示颅骨溶骨性损害,Hb 100g/L,Ca^{2+} 2.49mmol/L,骨穿示浆细胞 8%,考虑"多发性骨髓瘤",予血浆置换及 VAD 方案化疗 2 个疗程,M2 方案化疗 5 个疗程(具体用药不详),化疗后 IgM 降至 18.7g/L,末次化疗时间为 2010 年 9 月,后未继续治疗。不定期复查 IgM,呈进行性升高(15.6~45.7g/L)。10 余天前无明显诱因出现鼻腔流血,偶觉胸闷、心悸,在当地医院查血常规示 WBC 5.38×10^9/L,N 2.84×10^9/L,Hb 91g/L,PLT 30×10^9/L,出凝血常规未见异常,现为进一步诊治入我科。近 2 年来患者有午后潮热,体温波动在 37.5~38.5℃,可自行退热,伴出汗较多,胃纳、精神、睡眠可,无泡沫尿、血尿,大小便未见异常,起病至今体重下降约 6kg。

既往史:有"乙肝小三阳"病史 4 年余,化疗期间曾出现转氨酶升高,经治疗后降至正常,未规律服用抗乙肝病毒药物。

体格检查:T 36.6℃,P 92 次/分,R 20 次/分,BP 130/78mmHg。轻度贫血貌,消瘦体型,神志清楚,查体合作。全身皮肤无黄染、蜘蛛痣。浅表淋巴结无肿大。巩膜无黄染。胸骨无压痛。双肺呼吸音稍粗,未闻及干湿性啰音。心率 92 次/分,律齐,心音正常,各瓣膜听诊区未闻及杂音。腹部平软,全腹无压痛及反跳痛,肝脾肋下未及。双下肢无水肿。神经系统无异常。

(二) 实验室检查

血常规:WBC $5.69×10^9$/L,N $3.36×10^9$/L,Hb 90g/L,RBC $3.56×10^{12}$/L,PLT $24×10^9$/L。

尿常规、大便常规及隐血试验:无异常。

出凝血常规:PT 12.4s,APTT 32.7s,Fbg 6.69g/L。

血生化:ALT 10U/L,AST 18U/L,LDH 98U/L,ALP 93U/L,ALB 22.9g/L,GLB 52.0g/L,sCr 80μmol/L,Ca^{2+} 2.20mmol/L。

体液免疫 7 项:IgA<0.249g/L,IgM 31.60g/L,IgG 11.10g/L,C3<0.169g/L,C4 0.10g/L,κ 链 8.06g/L,λ 链 14.75g/L;血清免疫固定电泳可见 IgM-λ 单克隆条带,尿本周蛋白阳性(游离 λ 轻链),血本周蛋白阴性。$β_2$ 微球蛋白 8820μg/L。24 小时尿蛋白定量 0.450g/1700ml。尿微量蛋白组合:κ 链 76.00mg/L,λ 链 198.00mg/L,ALB 14.60mg/L。

HIV 抗体、梅毒组合、肝炎系列未见异常,乙肝 5 项 HBsAg(+)、HBeAb(+)、HBcAb(+),HBV-DNA 定量<100IU/ml。

心电图:正常心电图。

超声心动图:主动脉稍增宽,左房、左室增大,主动脉瓣关闭不全(轻微),二尖瓣关闭不全(轻度),左心室收缩及舒张功能正常。

胸部 CT:双下肺节段性炎症;左上肺小磨砂玻璃影,不排除炎症,建议复查;双侧少量胸积液;心脏及胸部大血管呈贫血改变;胸椎及胸廓骨质疏松。

骨髓涂片:骨髓取材、涂片、染色良好;骨髓增生明显活跃,粒红比为 2.68∶1;粒系占 51%,比例、形态大致正常;红系占 19%,比例减低,形态大致正常;淋巴细胞、单核细胞比例和形态大致正常;见 6% 淋巴样浆细胞,其胞体类圆,胞质丰富,泡沫感,深蓝色,无颗粒,胞核类圆偏位,染色质致密,核仁不清(图 61-4);全片可见 8 个巨核细胞,其中颗粒巨核细胞 6 个,裸核巨核细胞 2 个,血小板少;未见寄生虫。意见:骨髓增生明显活跃,见 6% 淋巴样浆细胞,血小板少。

骨髓流式细胞学检测:P1 为 $CD38^+$ $CD45^+$ 异常浆细胞,比例约为 0.6%;抗原表达如下:CD19 93.6%,CD56 0.3%,CD20 89.3%,CD138 83.3%,CD54 96.7%,cIgM 95.3%,cκ 2.2%,cλ 94.2%(图 61-5)。

全身 PET-CT 检查:①中轴骨及骨盆构成骨未见骨质破坏;全身多发淋巴结肿大(双侧腋窝、纵隔、右侧膈上、肠系膜

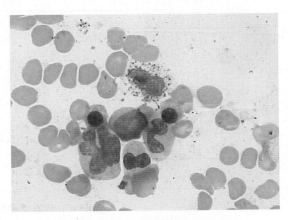

图 61-4　骨髓涂片见淋巴样浆细胞

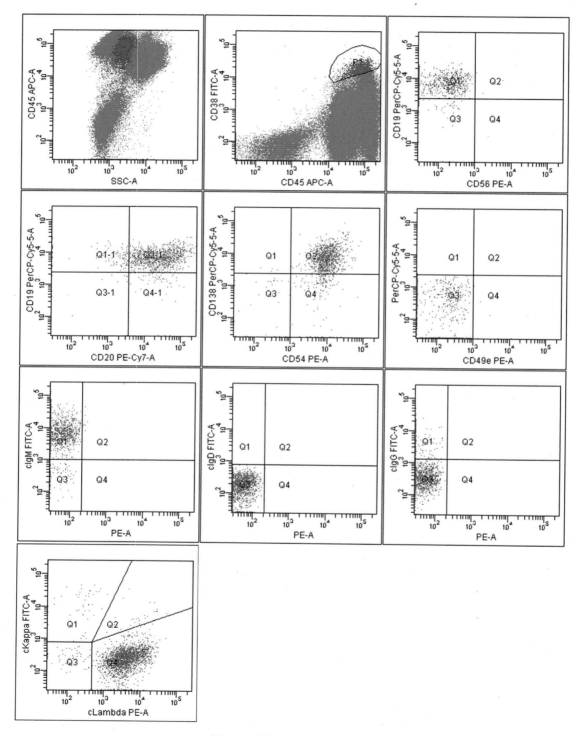

图 61-5　骨髓浆细胞免疫表型

区、腹膜后腹主动脉周围),部分代谢活跃(SUVmax 3.3);肝、脾大;上述改变考虑巨球蛋白血症可能性大,需结合临床考虑;②中轴骨、骨盆构成骨及四肢骨近段代谢弥漫性增高(SUVmax 2.3),考虑肿瘤浸润与反应性改变鉴别;③右肺下叶背段及后基底段片状软组织影,代谢轻中度活跃,多考虑炎症,建议复查;④左肺上叶尖后段磨玻璃密度结节,代谢未见增高,考虑局灶性炎症可能性大;双肺下叶纤维灶;双肺上叶数个肺大疱;右侧胸腔少量积液;⑤主动脉及其分支硬化;多个椎体骨质增生;余所见部位 PET-CT 显像未见异常代谢病灶。

(三) 初步诊断

球蛋白升高查因:华氏巨球蛋白血症?

(四)诊断思路

1. 病例特点　该患者为老年男性,以心悸、胸闷和消耗症状如多汗、低热为主要症状,外院检查提示 IgM 和骨髓浆细胞升高,曾予 VAD 方案和 M2 方案治疗,治疗后 IgM 可下降,但停止治疗后 IgM 再次升高,10 天前出现自发鼻出血,血常规提示贫血和血小板低。入我院后骨穿可见淋巴样浆细胞,流式可见 CD19、CD20、CD45 阳性表达的异常浆细胞,有 IgM-λ 单克隆条带,全身 PET-CT 提示多发淋巴结大和肝、脾大。

2. 鉴别诊断　患者的诊断和鉴别诊断可以从球蛋白升高、血清免疫固定电泳见 M 蛋白、尿本周蛋白电泳见游离轻链、骨髓见淋巴样浆细胞等,多个切入点进行分析,部分见本书相关章节,本病例从骨髓细胞 CD138 表达阳性着手分析:①MM,该患者有单克隆浆细胞,有 IgM-λ 单克隆球蛋白,因此需注意 IgM 型 MM 可能,但 MM 骨髓多是浆细胞样瘤细胞浸润,而少见淋巴样浆细胞,且 MM 多有典型的多发性穿凿样溶骨性损害,溶骨性病灶在全身 PET-CT 表现为代谢增高,而该患者 PET-CT 未见骨质破坏,不支持 MM 诊断;②MGUS,患者有心悸、胸闷和消耗症状,有贫血和血小板下降,全身 PET-CT 提示多发淋巴结大和肝、脾大,这些表现均提示患者已有组织器官损害,因此不考虑 MGUS;③WM,患者突出的临床表现为血清可见 IgM-λ 单克隆免疫球蛋白,骨髓可见淋巴样浆细胞,进一步流式免疫表型分析可见一群 CD19、CD20、CD45 阳性的异常浆细胞,全身 PET-CT 提示多发淋巴结肿大和肝、脾大,因此可明确 WM 的诊断;④伴浆细胞分化的一类疾病,患者有发热、盗汗、体重减轻和淋巴结肿大等表现,需警惕淋巴瘤或淋巴细胞增殖性疾病可能,如慢性淋巴细胞白血病、黏膜相关淋巴组织淋巴瘤和脾边缘区淋巴瘤等,患者外周血淋巴细胞小于 $5 \times 10^9/L$,不支持慢性淋巴细胞白血病,患者流式结果亦不是典型黏膜相关淋巴组织淋巴瘤或脾边缘区淋巴瘤免疫表型,可行淋巴结或骨髓病理活检以进一步排除;⑤其他,患者无淀粉样变所致组织器官受累证据及神经、皮肤、内分泌受累等表现,因此亦不支持 AL、POEMS 综合征等疾病。

(五) 最终诊断

1. 华氏巨球蛋白血症

2. 肺部感染

(六) 治疗经过

患者入院后先后予替加环素、哌拉西林-他唑巴坦、卡泊芬净抗感染治疗,咳嗽、咳痰症状缓解,体温恢复正常。住院期间监测血常规,予输注同型血小板等对症处理。患者明确诊断后出院回当地医院继续治疗。

(刁翔文　王荷花　李娟)

参 考 文 献

1. Sanderson RD, Børset M. Syndecan-1 in B lymphoid malignancies. Ann Hematol 2002, 81(3):125-135.

2. Bataille R, Jégo G, Robillard N, et al. The phenotype of normal, reactive and malignant plasma cells. Identification of "many and multiple myelomas" and of new targets for myeloma therapy. Haematologica, 2006, 91(9):1234-1240.

3. Paiva B, Almeida J, Pérez-Andrés M, et al. Utility of flow cytometry immunophenotyping in multiple myeloma and other clonal plasma cell-related disorders. Cytometry B Clin Cytom, 2010, 78(4):239-252.

4. Pérez-Persona E, Vidriales MB, Mateo G, et al. New criteria to identify risk of progression in monoclonal gammopathy of uncertain significance and smoldering multiple myeloma based on multiparameter flow cytometry analysis of bone marrow plasma cells. Blood, 2007, 110(7):2586-2592.

5. Ocqueteau M, Orfao A, Almeida J, et al. Immunophenotypic characterization of plasma cells from monoclonal gammopathy of undetermined significance patients: implications for the differential diagnosis between MGUS and multiple myeloma. Am J Pathol, 1998, 152(6):1655-1665.

6. Konoplev S, Medeiros LJ, Bueso-Ramos CE, et al. Immunophenotypic profile of lymphoplasmacytic lymphoma/Waldenstrom macroglobulinemia. Am J Clin Pathol, 2005, 124(3):414-420.

7. Gertz MA. Waldenstrom macroglobulinemia: 2012 update on diagnosis, risk stratification and management. Am J Hematol, 2012, 87(5):503-510.

8. Paiva B, Vidriales MB, Pérez JJ, et al. Multiparameter flow cytometry quantification of bone marrow plasma cells at diagnosis provides more prognostic information than morphological assessment in myeloma patients. Haematologica, 2009, 94(11):1599-1602.

第 62 章

染色体 13q-血液系统肿瘤的诊断思路

目前研究发现,许多成人的恶性肿瘤尤其是血液系统恶性肿瘤中均存在 13q 缺失 (13q-)。在不同的血液系统肿瘤中,13q-发生的概率存在差异,利用 FISH 检测骨髓细胞 13q-,慢性淋巴细胞白血病发生率最高,约为 60%;其次为套细胞淋巴瘤,约为 50%;继而是多发性骨髓瘤,发生率约 40%;而华氏巨球蛋白血症、原发性轻链型淀粉样变、边缘区淋巴瘤等起源于 B 淋巴细胞的恶性肿瘤亦能通过 FISH 检测发现 13q-突变,其突变检出率仅 3% ~ 10%。因此,若骨髓细胞 FISH 检测发现 13q-阳性,诊断思路可以从以下几类疾病进行鉴别分析。

(一) 慢性淋巴细胞白血病(CLL)

CLL 是西方国家最常见的成人白血病,其发病机制为成熟的 B 淋巴细胞异常增殖,导致外周血、骨髓白细胞增高,肝、脾、淋巴结肿大。不同 CLL 患者的预后差异很大,目前研究认为 CLL 患者的预后与肿瘤细胞的生物学特性有关,因此,瘤细胞的分子生物学检测能很好地预测 CLL 患者的预后。在 CLL 中,约 60% 的患者通过 FISH 检测能发现存在 13q-,这一突变提示患者具有较慢的疾病进程、较佳的治疗反应及较好的临床预后。因此,13q-的检测对 CLL 患者具有十分重要的意义,一方面,该检测结果有助于临床医师对疾病的诊断,另一方面,该结果也有助于临床医师对患者预后的判断。

(二) 多发性骨髓瘤(MM)

MM 是一种来源于克隆性浆细胞的恶性肿瘤。由于在不同的 MM 患者中致病的肿瘤细胞株不同,而不同的肿瘤细胞有不同且复杂的分子生物学特性,因此临床上 MM 患者的临床表现、预后均具有十分巨大的差异。对 MM 分子生物学的研究有利于我们进一步明确了解疾病的发病机制及预后。13q-可能是 MM 发病中的关键事件,在相当大部分的 DS 分期 I 期及 MGUS 患者中,通过 FISH 检测能发现 13q-突变。细胞学研究发现,13q-的 MM 细胞表现出明显的细胞增殖活性。约 40% 新诊断的 MM 患者通过 FISH 检测可发现存在 13q-突变,而该部分患者应用染色体核型分析法仅能检出约 20% 的 13q-突变。进一步分析发现,通过染色体核型分析检测发现 13q-突变的 MM 患者肿瘤细胞 Ki-67 较高,对常规化疗反应较差,患者无病生存时间较短;但通过 FISH 方法检测存在 13q-突变的 MM 患者预后和无病生存时间与未检出突变的患者无统计学差异。因此,多个指南均建议对 MM 患者采用染色体核型的分析方法检测 13q-突变,以更准确地预测 MM 患者预后。

(三) 套细胞淋巴瘤(MCL)

MCL 的分子生物学标记为 t(11;14)(q13;q32),即 *IGH/CCND1* 突变,该突变使临床医生能很好地区分 MCL 及其他慢性 B 淋巴细胞增殖性肿瘤。但在 MCL 中,除了 *IGH/CCND1* 这一经典的分子生物学突变外,还经常合并其他分子生物学的异常突变,如 9p21.3、gain 3q、gain 7p、13q-等。研究发现,合并 13q-的 MCL 患者对治疗反应较差,临床预后亦不理想。

(四)华氏巨球蛋白血症(WM)

WM 是一种成熟 B 淋巴细胞异常增殖的疾病,目前其发病的分子生物学机制仍不清晰。但在 WM 患者中,有几类染色体异常经常被发现,包括 6q-、18 三体、13q-、17p-、4 三体、11q-、*IgH* 重排等。统计发现,约 13% 的 WM 患者存在 13q-突变,因此,也可在骨髓细胞中检测发现 13q-突变。目前认为,上述部分染色体的异常如 17p-、6q-与患者的预后有关,但目前分析未发现 13q-突变与 WM 患者治疗反应及生存期的关系。

(五)原发性系统性轻链型淀粉样变(AL)

AL 是一种少见的克隆性浆细胞疾病,由于异常浆细胞产生的淀粉样蛋白沉积于各组织脏器中,可导致多脏器功能损害。对于 2/3 的 AL 患者而言,通过 FISH 检测能发现 *IgH* 基因的易位或重排,同时,约 30% 的 AL 患者通过检测能发现 13 号染色体单体或 13q-。目前有部分研究提示,若 AL 患者合并 13q-,其合并心脏淀粉样变的可能性更大,但目前尚未有研究发现 13q-突变与 AL 患者其他临床特征或预后的关系。

(六)其他类型的 B 淋巴细胞恶性肿瘤

在其他类型 B 淋巴细胞淋巴瘤,如边缘区淋巴瘤的患者中,亦有部分通过检测发现 13q-突变。但该突变对于患者预后的意义暂未明确。

(七)原发性骨髓纤维化症(PMF)

PMF 是一种少见的慢性骨髓增殖性肿瘤,其发病机制与造血干细胞来源的克隆异常增殖、骨髓间质分泌异常细胞因子、髓外造血等有关。*JAK2* 是 PMF 常见的分子生物学改变,但目前研究亦发现部分 PMF 的患者可能合并其他细胞遗传学异常如 del(12p)、del(13q)、del(20q)等。目前 PMF 患者肿瘤细胞 13q-与患者临床特征及预后的关系尚待进一步研究。

【病例分析】

病例 1

(一)病史介绍

彭某,女,38 岁,因"胸骨及双侧肋骨疼痛 1 个月余"于 2014 年 9 月入院。患者 1 个月前无明显诱因出现胸骨及双侧肋骨疼痛,至外院行胸部平扫示胸骨、双侧肋骨及多个椎体、附件骨质密度欠均匀并局部骨质破坏、软组织肿块形成,考虑转移瘤可能。行骨髓涂片见 33.5% 形态异常浆细胞,考虑多发性骨髓瘤骨髓象。3 天前患者出现左侧腰部酸痛感,自觉排尿次数稍增加,2~3 次/晚,无排泡沫尿、血尿,无尿急、尿痛,现为进一步诊治收入我院。患者自发病来,无发热、咳嗽,精神、食欲、睡眠尚可,胃纳一般,无头昏、眩晕、耳鸣、手指麻木,无鼻出血、牙龈出血,无排泡沫尿、肉眼血尿,大便正常,体重无明显变化。

既往史、个人史、婚育史、家族史均无特殊。

体格检查:T 36.1℃,P 84 次/分,R 20 次/分,BP 103/74mmHg。全身浅表淋巴结未触及肿大。咽无充血,双侧扁桃体无肿大。胸廓组成骨压痛明显。双肺呼吸音清,未闻及干湿性啰音。听诊心率 84 次/分,律齐,各瓣膜区未闻及病理性杂音。腹部平软,肝脾肋下未及。双下肢无水肿。腰部活动因疼痛稍受限。生理反射正常,病理反射未引出。

（二）实验室检查

血常规：WBC 6.61×10^9/L，N 4.30×10^9/L，Hb 134g/L，PLT 300×10^9/L。

尿常规：尿蛋白（++），大便常规无异常。

出凝血常规：APTT 36.3s，PT 16.4s，Fbg 3.23g/L。

血生化：ALB 37.4g/L，GLB 26.5g/L，sCr 44μmol/L，Ca^{2+} 2.40mmol/L。

乙肝两对半：HBsAb（+），余阴性；肝炎系列、梅毒组合、HIV 组合均阴性。

体液免疫 7 项：IgG 11.60g/L，IgA 1.21g/L↓，IgM 0.74g/L↓，κ 链 7.68g/L，λ 链 6.49g/L；血 β$_2$-MG 500.00μg/L。

血免疫固定电泳可发现单克隆免疫球蛋白：κ 轻链；血、尿本周蛋白阳性；24 小时尿 κ 轻链定量 6.3g，白蛋白定量 0.14g。

骨髓涂片：见 21% 形态异常浆细胞。

骨髓流式细胞学检测：见 2.5% CD38$^+$CD45^{dim}异常浆细胞，其抗原表达如下：CD19 3%，CD20 5.2%，CD138 74.1%，CD54 99.4%，κ 97%，λ 1.4%。可见 13.0% CD19$^+$B 细胞，其抗原表达未见异常。

骨髓细胞 FISH 检测：瘤细胞 13q-缺失（图 62-1），未发现 17p-突变、t（4；14）、t（11；14）、t（14；16）或 1q21 突变；骨髓染色体核型：46，XY，del（13）（q14）[4]/46，XY[6]（图 62-1）。

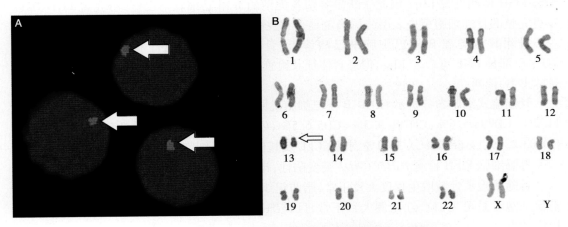

图 62-1　患者起病时骨髓 FISH 及染色体核型分析结果

A. 骨髓细胞 13q14.3 FISH 探针提示患者存在 13q 缺失（箭头所指）；B. 染色体核型分析提示患者核型为 13 号长臂缺失（箭头所指）

（三）初步诊断

腰背痛查因：多发性骨髓瘤？

（四）诊断思路

1. 病例特点　该患者为中年女性，以胸骨及双侧肋骨疼痛为主要临床表现，体格检查主要发现胸廓组成骨及腰椎疼痛，伴活动障碍。辅助检查提示胸骨、肋骨及多个椎体骨质破坏，伴局部软组织形成，血免疫固定电泳发现单克隆免疫球蛋白 κ 轻链，24 小时尿 κ 轻链定量 6.3g，骨髓涂片可见 21% 形态异常浆细胞，骨髓细胞 FISH 检查示 13q-阳性，培养细胞骨髓染色体核型分析示 13 号染色体短臂 1 区 4 带 3 亚带缺失。

2. 鉴别诊断　患者的诊断和鉴别诊断可以从骨痛、多发骨质破坏、血清免疫固定电泳见 M 蛋白、骨髓 FISH 检测存在 13q-等多个切入点进行分析,部分可参见本书相关章节,本病例以骨髓细胞 FISH 检测存在 13q-突变作为切入点进行讨论:①CLL,大于 60% 的 CLL 患者合并 13q-突变,该患者骨髓细胞 FISH 检测发现 13q-,需注意排除 CLL。结合患者病史及检查结果,由于患者无外周血或骨髓的淋巴细胞增高,体检未发现淋巴结、肝、脾大,骨髓未见成熟淋巴细胞异常增多,流式细胞学检查提示骨髓中 B 淋巴细胞无存在 κ、λ 免疫抗原异常表达。进一步诊断可针对 CD19⁺B 淋巴细胞加做 CD20、CD22、CD79a、CD79b、CD5、CD23 等免疫指标,如阴性,可以排除 CLL 诊断。②MM,约 40% 的 MM 患者通过 FISH 方法检测可发现存在 13q-突变,该患者骨髓细胞存在 13q-突变,诊断需考虑 MM 可能。结合患者病史、体格检查及辅助检查结果,骨髓涂片见 21% 形态异常浆细胞,流式细胞学检查提示异常浆细胞呈克隆性改变,尿 24 小时尿 κ 轻链定量 6.3g,符合 MM 诊断。该患者可行进一步的检查看是否合并淀粉样变,同时需评估患者各脏器功能损害。③原发性系统性轻链型淀粉样变,部分原发性淀粉样变的患者骨髓细胞存在 13q-突变,且该患者血免疫固定电泳及血、尿本周蛋白均阳性,骨髓检查发现克隆性浆细胞,因此该患者诊断需注意排除淀粉样变。但淀粉样变的诊断难以解释该患者多发骨质破坏情况。进一步排除需行组织活检,通过刚果红染色、免疫组化等排除。④各类型 B 淋巴细胞淋巴瘤,部分 B 淋巴细胞淋巴瘤患者骨髓细胞存在 13q-突变。患者血免疫固定电泳发现单克隆免疫球蛋白 κ 轻链,血、尿本周蛋白阳性,骨髓细胞 FISH 检测发现 13q-,因此诊断需鉴别各类型的 B 淋巴细胞淋巴瘤,可完善 PET-CT 以及更完整的骨髓细胞免疫表型分析确定是否有克隆性 B 淋巴细胞及其流式表达特点,以进一步排除其他类型 B 淋巴细胞淋巴瘤诊断;骨髓细胞 FISH 检查 CCND1 以排除 MCL。⑤PMF,部分 PMF 可合并 13q-,但患者体征及检查无提示 PMF 的证据,需行骨髓活检进一步排除 PMF 诊断。

骨髓流式细胞学分析示 CD19⁺B 淋巴细胞抗原表达如下:CD5 9.8%,CD20 4.5%,CD22 11.2%,CD79a 5.6%,CD79b 9.3%,CD5 6.5%,CD23 13.2%,CD10 10.3%,CD11c 3.7%,CD103 2.3%,κ 65.2%,λ 30.1%,排除 CLL 及其他 B 淋巴细胞淋巴瘤骨髓浸润。

骨髓细胞 FISH 检测 *IGH/CCND1* 突变阴性,排除 MCL 诊断。

骨髓活检示骨髓增生程度大致正常,脂肪组织约占髓腔面积的 40%,见数灶浆样细胞。造血细胞三系可见,粒、红比例大致正常,巨核细胞可见,未见纤维网状组织,Ag(-),排除 PMF 诊断。

全身 PET-CT 检查(图 62-2):双侧肩胛骨、双侧锁骨、胸骨、多根肋骨、多个椎体及其附件、骨盆骨及四肢骨近端见多发大小不等的穿凿样骨质破坏,部分合并软组织肿块形成,较大者位于右侧第 2 前肋,大小约 3.5cm×2.4cm,上述病灶边界清楚,周围未见骨质硬化,大部分可见 FDG 异常浓聚,其中软组织肿块 SUVmax 为 7.2,骨质破坏区 SUVmax 为 5.5。中轴骨、骨盆骨及四肢长骨近段骨髓亦见弥漫性 FDG 摄取增高,SUVmax 为 4.0。考虑多骨多发骨质破坏并局部软组织肿块形成,大部分病灶代谢活跃。考虑多发性骨髓瘤。

心脏彩超、胃肠道钡餐、神经肌电图未见异常,不支持合并 AL。

(五)最终诊断

多发性骨髓瘤(κ 轻链型,ⅢA 期)

(六)治疗经过

患者确诊后按 MM 进行治疗,并随之进行自体造血干细胞移植术。患者疗效评价为完

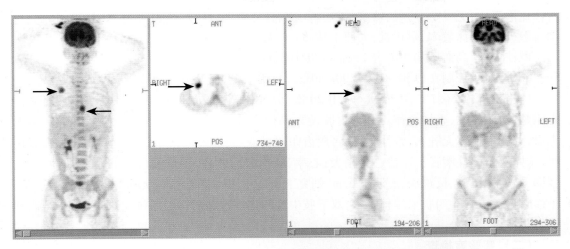

图 62-2　起病时全身 PET-CT 示多骨多发骨质破坏并局部软组织肿块形成

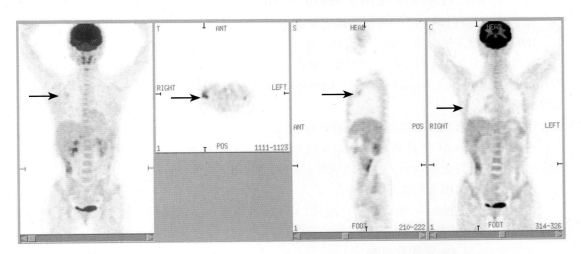

图 62-3　治疗后复查全身 PET-CT 示多发骨质破坏病灶范围与前大致相仿，
原所见髓外肿块基本消失（箭头所指）

全缓解。

病例 2

（一）病史介绍

　　梁某，女，65 岁，因"反复恶心、呕吐 1 年余，双下肢水肿 1 个月"入院。患者 1 年余前无明显诱因出现反复恶心、呕吐，无腹胀、腹痛、黑便，伴胸闷，无胸痛、咳嗽、咳痰等不适。2 个月前就诊于外院，查血肌酐波动于 321 ~ 426μmol/L，24 小时尿总蛋白为 4.48g，尿白蛋白 3.44g；腹部彩超示肝大；心脏彩超示室间隔 10.5mm；肠镜未见异常，外院诊断为肾病综合征、冠心病，予通血管、护肾等对症支持治疗，症状无明显改善。1 个月前患者逐渐出现双下肢水肿，进行性加重，无眼睑水肿、少尿、尿频、尿急、尿痛，无发热、关节肿痛，遂就诊于外院，查 24 小时尿蛋白为 12.03g，肾穿刺病理示刚果红、氧化刚果红均（＋），κ（＋＋），λ（－），诊断"淀粉样变性肾病"。现为进一步诊治收入我院。患者自起病以来，间有腰酸，觉疲乏，偶有舌体血泡形成,无发热、咳嗽、咳痰,无心悸、胸痛,无腹泻、腹胀,觉肢体麻木,精神、睡眠、胃纳一般,小便泡沫较多,量正常,大便干结,3～4 天一次,体重无明显变化。

既往史:有高血压病史 6 年,最高 170/105mmHg,目前口服苯磺酸氨氯地平(络活喜)5mg qd,诉血压控制在(130～140)/90mmHg。余既往史、个人史无特殊。

体格检查:T 36.1℃,P 70 次/分,R 20 次/分,BP 103/79mmHg。营养中等,精神疲倦,神志清楚,自主体位,查体合作。全身皮肤及黏膜稍水肿,全身浅表淋巴结未触及肿大。咽无充血,双侧扁桃体无肿大,舌体肥大,舌周齿印明显,左侧舌边可见陈旧血疱。双肺呼吸音稍粗,未闻及干湿性啰音。叩诊心界稍大;心率 70 次/分,律齐,各瓣膜区未闻及病理性杂音。腹部平软,无压痛、反跳痛,肝肋下 6cm,剑突下 3cm,质中,表面光滑,无压痛;脾肋下未扪及。听诊肠鸣音正常。四肢末端稍麻木,双下肢中度凹陷性水肿。神经系统生理反射正常,病理反射阴性。

(二) 实验室检查

血常规:WBC 11.15×10^9/L,N 7.48×10^9/L,Hb 117g/L,PLT 299×10^9/L。

尿常规:尿蛋白(+++)。大便常规无异常。

出凝血常规未见异常;DIC 组合:D-二聚体 2.10mg/L,Fbg 6.91g/L。

血生化:ALT 18U/L,AST 38U/L,ALP 259U/L↑,LDH 249U/L,ALB 24.5g/L,sCr 499μmol/L,BUN 14.0mmol/L,K$^+$ 4.0mmol/L,UA 249U/L,TG 2.81mmol/L,LDL-C 3.71mmol/L。

游离甲功正常、iPTH 43.6pg/ml,PPD-IgG 阴性。

乙肝两对半+肝炎系列:HBsAb(+)、HBeAb(+)、HBcAb(+),余阴性;HBV DNA < 500copies/ml;自身免疫性肝炎检查均阴性;肝炎系列、HIV 抗体、梅毒组合均阴性。

消化系统肿瘤组合均未见异常。

血免疫固定电泳(-),血本周蛋白电泳(-),尿本周蛋白电泳见弱阳性游离 κ 链;血 β$_2$ 微球蛋白 10 500μg/L↑。

骨髓涂片:见 4% 异常浆细胞。

骨髓流式细胞学检测:可见两群浆细胞(图 62-4),其中 P2 为 CD38^{bright}CD45^{dim} 异常浆细胞比例为 1.1%,抗原表达 CD19 5.4%、CD20 6.9%、CD138 99.0%、CD54 98.9%、CD56 99.9%、κ 99.1%、λ 0.6%;P3 为 CD38$^+$CD45$^+$ 正常浆细胞比例为 0.1%,抗原表达 CD19 77.3%、CD20 6.6%、CD138 70.3%、CD54 94.1%、CD56 4.7%、κ 64.1、λ 30.8%。

骨髓细胞 FISH 检测发现骨髓细胞 13q-突变(图 62-5A),未发现 17p-、t(4;14)、t(11;14)、t(14;16)或 1q21 突变。染色体核型示 46,XY,del(13)(q14)[5]/46,XY[3](图 62-5B)。

肝、胆、胰、脾 B 超:肝大(右肝斜径 15.5cm),单发肝囊肿(2.4cm×1.5cm),腹膜后未见肿大淋巴结,胆、脾、胰未见异常。

心肌梗死组合:TnT 0.038ng/ml,BNP 3118.0pg/ml↑;心电图示 QT 间期延长,异常 Q 波,电轴左偏,ST-T 改变;心脏彩超:室间隔增厚(14mm)、回声增粗,结合临床考虑心肌淀粉样变性可能;主动脉增宽,左房增大(37mm),主动脉瓣关闭不全(轻微),二尖瓣关闭不全(轻度),左心室收缩功能正常(EF 58%),舒张功能减低(Ⅰ级)。

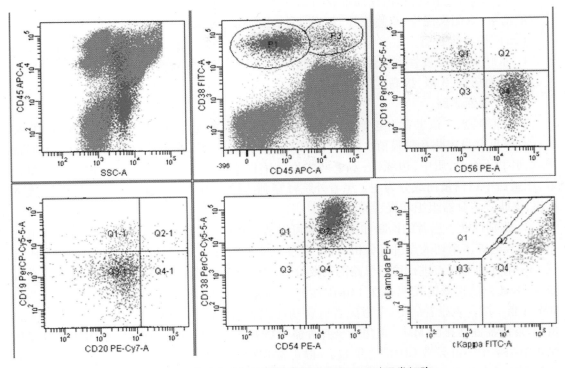

图 62-4　骨髓流式细胞学检查可见两群 CD38$^+$异常细胞

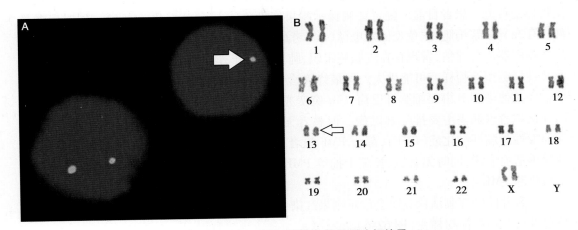

图 62-5　骨髓 FISH 及染色体核型分析结果

　　24 小时尿白蛋白定量 6.57g,24 小时尿 κ 轻链定量 0.30g,24 小时尿 λ 轻链定量 0.21g。双肾 B 超示双肾慢性肾病声像图改变,膀胱、输尿管未见异常。

　　胸部 CT 示右肺下叶及左肺上叶前段纤维灶;右肺下叶肺大疱;冠状动脉及主动脉硬化。

　　消化道钡餐未见明显器质性或功能性异常。

　　全身骨 X 线片:心、肺、膈未见异常;主动脉硬化;胸 12 椎体压缩性骨折,胸椎骨质增生;腰椎退行性改变,腰椎骨质增生,腰 5/骶 1 椎间盘变性;颈椎退行性改变,颈椎骨质增生,颈

3/4、颈 4/5 椎间关节失稳,前纵韧带及项韧带钙化;双侧骶髂关节退行性改变;双膝关节轻度骨质增生;双侧尺桡骨、双侧肱骨、双侧股骨、双侧胫腓骨未见骨质异常。

（三）初步诊断

1. 水肿查因:原发性系统性轻链型淀粉样变性? 多发性骨髓瘤?

2. 高血压病(3 级,极高危组)

（四）诊断思路

1. 病例特点　该患者为老年女性,病程近 1 年,以反复恶心、呕吐、双下肢水肿为主要症状。查体见全身皮肤及黏膜稍水肿;舌体肥大,舌周齿印明显,左侧舌边可见陈旧血疱;腹部平软,肝肋下 6cm,质中,边缘钝;双下肢中度凹陷性水肿。患者实验室检查提示存在蛋白尿,尿蛋白中以白蛋白成分为主。患者外院肾穿刺活检示刚果红染色(+)。心脏彩超、腹部 B 超、皮肤等多脏器组织均提示异常。

2. 鉴别诊断　患者的诊断和鉴别诊断可以从舌体肥大、肝大、蛋白尿、尿免疫固定电泳见游离轻链等多个切入点进行分析,部分可参见本书相关章节,本病例从骨髓细胞 FISH 检测 13q-阳性为切入点进行诊断思路的简要分析:①多发性骨髓瘤(MM),约 50% 的 MM 患者通过 FISH 方法检测可发现存在 13q-阳性突变,该患者 CD138$^+$细胞 13q-阳性,诊断需考虑 MM 可能。结合该患者病史,考虑患者有肾功能损害,骨穿可见异常浆细胞,尿检测发现 M 蛋白,诊断需注意排除 MM。但患者全身骨骼 X 线片未发现明显骨质破坏,且 MM 难以解释流式细胞学中一群异常 CD38^{bright}细胞、一群正常 CD38$^+$细胞,异常浆细胞及 M 蛋白定量均未达到 MM 诊断标准。②原发性系统性轻链型淀粉样变,约 30% 的急性白血病患者通过 FISH 检测能发现合并 13q-突变,结合患者症状及检查结果,需考虑患者罹患原发性系统性轻链型淀粉样变可能。患者目前外院肾穿刺提示刚果红染色(+),免疫组化 κ(++)。同时患者骨髓中存在异常浆细胞,尿免疫固定电泳(±),考虑患者淀粉样变的物质为轻链可能性大。对患者各脏器进行评估,发现存在皮肤软组织、肺、心脏、肝、肾等多脏器功能损害,考虑患者为系统性轻链型淀粉样变可能性大。但最终确诊仍需待患者肾活检病理至我院会诊后才能明确。③其他类型 B 淋巴细胞淋巴瘤,13q-突变亦存在于其他类型 B 淋巴细胞淋巴瘤患者中,因此该患者诊断需主要排除淋巴瘤。但患者无淋巴结肿大证据,考虑淋巴瘤可能性不大。④原发性骨髓纤维化症(PMF),部分 PMF 患者可能合并 13q-突变。患者虽有肝大,但无其他髓外造血表现,同时无贫血、骨髓干抽等 PMF 症状,骨髓涂片未见泪滴红细胞,可行骨髓活检排除 PMF。

患者外院肾穿刺活检我院会诊示刚果红染色(+),免疫组化 κ(++),λ(−),SAA(−),支持急性白血病型淀粉样变(图 62-6)。

（五）最终诊断

原发性系统性轻链型淀粉样变(病变累及软组织、心、肺、肝、脾、肾、周围神经)

（六）治疗经过

患者确诊后予 VD 方案(硼替佐米、地塞米松)化疗 4 个疗程,过程顺利。3 个疗程后患者恶心、呕吐症状基本消失,双下肢水肿症状明显改善,复查血生化示肌酐 377μmol/L,肝酶学 ALT 19U/L,AST 39U/L,ALB 26.6g/L。24 小时白蛋白 2.10g,κ 链 1.2g,λ 链 0.7g。复查血免疫固定电泳阴性。心脏室间隔仍为 14mm,腹部 B 超右肝斜径 15cm。

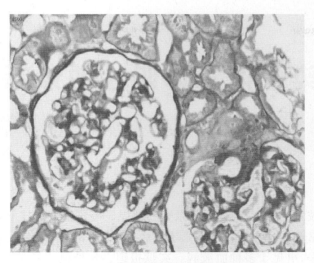

图 62-6　外院肾穿刺病理示刚果红染色阳性

（李滢　王荷花　李娟）

参 考 文 献

1. Minasi LB,Pinto IP,de Almeida JG,et al. Postnatal diagnosis of constitutive ring chromosome 13 using both conventional and molecular cytogenetic approaches. Genet Mol Res,2015,14(1):1692-1699.

2. Codony C,Crespo M,Abrisqueta P,et al. Gene expression profiling in chronic lymphocytic leukaemia. Best Pract Res Clin Haematol,2009,22(2):211-222.

3. Halldórsdóttir AM,Sander B,Göransson H,et al. High-resolution genomic screening in mantle cell lymphoma-specific changes correlate with genomic complexity,the proliferation signature and survival. Genes Chromosomes Cancer,2011,50(2):113-121.

4. Fonseca R,Barlogie B,Bataille R,et al. Genetics and cytogenetics of multiple myeloma:a workshop report. Cancer Res,2004,64(4):1546-1558.

5. Warsame R,Kumar SK,Gertz MA,et al. Abnormal FISH in patients with immunoglobulin light chain amyloidosis is a risk factor for cardiac involvement and for death. Blood Cancer J,2015,5:e310.

6. Nguyen-Khac F,Lambert J,Chapiro E,et al. Chromosomal aberrations and their prognostic value in a series of 174 untreated patients with Waldenstrom's macroglobulinemia. Haematologica,2013,98(4):649-654.

7. Bardi A,Cavazzini F,Rigolin GM,et al. Employment of oligodeoxynucleotide plus interleukin-2 improves cytogenetic analysis in splenic marginal zone lymphoma. J Biomed Biotechnol,2011,2011:691493.

8. Mehrotra M,Patel KP,Chen T,et al. Genomic and clinicopathologic features of primary myelofibrosis with isolated 13q deletion. Clin Lymphoma Myeloma Leuk,2015,15(8):496-505.

第63章

8号染色体三体阳性的诊断思路

随着实验诊断技术的发展,荧光原位杂交和常规显带核型分析技术在临床广泛开展,越来越多的染色体异常被发现存在于血液系统疾病中,其中8号染色体三体(+8)是最常见的染色体数目异常之一,可见于多种血液病。文献报道,+8染色体异常可见于骨髓增生异常综合征、急性髓系白血病、慢性髓系白血病、真性红细胞增多症、原发性骨髓纤维化、急性淋巴细胞白血病、慢性淋巴细胞白血病、再生障碍性贫血等,对疾病的诊断分型、预后评估、治疗方案的个体化选择和发病机制的研究都具有重要价值。因此一旦骨髓中出现+8染色体检测阳性应高度重视,诊断思路可以从+8染色体检测阳性为切入点进行分析,其常见于以下几种疾病。

(一) 骨髓增生异常综合征(MDS)

+8染色体改变是原发MDS最常见的染色体改变之一,国外报道占MDS 10%左右,我国报道占20%～25%,是我国MDS最常见的染色体异常,其中5%～10%在治疗相关MDS中被发现。有研究认为+8发生率男性患者高于女性患者,同时多见于年轻患者,以三系同时减少多见,且多见于RAEB组,在IPSS评分中属于预后中等核型。亦有研究发现+8染色体异常在环形铁粒幼细胞难治性贫血(RARS)中高发。但单纯+8并非原发MDS所特有,因此不作为MDS的推定证据,诊断MDS必须结合骨髓细胞形态学检查,患者有无病态造血及幼稚细胞增多,是否存在持续性血细胞减少均对诊断有重要价值。若只有核型异常这一确诊条件,则应认为是高度疑似MDS。MDS(RAEB)的诊断根据骨髓中原始、幼稚细胞在5%～20%并不困难,但其他MDS类型往往需要判定是否存在病态造血及其多少,由于红系的病态造血也可见于溶血性贫血等情况下,诊断容易混淆。此时+8阳性对诊断有提示意义。因此,MDS诊断时应注意观察骨髓细胞形态,熟练掌握各系血细胞病态造血时的细胞形态特点对诊断尤为重要。同时还需做相关细胞遗传学检查并与其他可引起血细胞减少的疾病相鉴别。+8阳性的患者中,55%～66%为单一核型异常,20%伴简单核型异常,25%伴复杂核型异常,常伴随的核型异常包括-5/del(5q)、t(1;7)等。因此除+8染色体异常外,如果伴随出现5号、7号、20号染色体等异常对MDS的诊断也有重要意义。

(二) 急性髓系白血病(AML)

+8染色体改变也是AML最常见的染色体数目异常,其发生率为10%～15%。研究发现,+8染色体异常在M4、M5等疾病中最为常见,提示8号染色体三体与单核细胞性疾病的发生存在一定的相关性。+8既可作为一个单独的染色体畸变出现(40%),也可伴随其他染色体异常同时出现(35%伴单一核型异常,25%存在于复杂核型中),并与 AML 的临床表现、分型、演进和预后密切相关。+8 染色体伴良好核型异常患者的预后良好,伴不利核型改变的预后差,单纯+8 患者的预后属中等。但总体来说,+8 异常在 AML 的预后较 MDS 差。通过骨髓细胞形态、分化抗原等检查不难明确 AML 的诊断,但应强调在治疗前留取骨髓标本,完善细胞遗传学和分子生物学检查,对预后判断、治疗选择有一定指导意义。

(三) 急性淋巴细胞白血病(ALL)

在恶性淋巴细胞性疾病中,+8 是一种少见的异常,在 ALL 中仅占 5% ,+8 在 T-ALL 中比在 B-ALL 中常见,成人 ALL 中,+8 通常代表不良预后群体,与 t(4;11)、t(9;22)、-7 一起为不利的细胞遗传学亚群,具有此种改变的群体 5 年无疾病生存率及总生存率显著低于核型正常组。+8 在 ALL 中作为一种单独的核型异常出现较少(占 5% ~10%),多出现在复杂核型中,常伴有的染色体异常包括 t(9;22)、t(4;11)、11q23、del(6q)、t(1;19)等。通过骨髓相关检查诊断不难。

(四) 慢性髓系白血病(CML)

+8 是 CML 患者除 t(9;22)易位外最常见的染色体异常之一,发生率约为 10%。CML各个时期均可发现+8 染色体异常,尤其多见于急变过程中,常提示病情的恶化。+8 在 CML急髓变中比在急淋变中常见。根据骨髓象和 *BCR-ABL* 融合基因检测可以作出诊断。

(五) 其他骨髓增殖性肿瘤(MPN)

真性红细胞增多症(PV)、原发性骨髓纤维化(PMF)也可出现+8 染色体阳性,发生率约为 7.5%,但是少见于原发性血小板增多症(ET)。①真性红细胞增多症,+8 多数是唯一的核型异常,但也可能伴+9(主要伴随疾病进展,但该克隆异常并不代表疾病的进程);②原发性骨髓纤维化,可见于 10%的骨髓纤维化患者,有时也伴有+9、del(20q)、del(13q)等,+8 的出现提示预后不良。二者分别表现为红系和纤维组织的增殖,常有 *JAK2* V617F 基因突变,骨髓纤维化的诊断还依赖骨髓活检的结果。

(六) 慢性淋巴细胞白血病(CLL)

在 CLL 中,del(13q14)是最常见的染色体异常,其次为 del(11q22-q23)、+12、del(17p13)和 del(6q21)。其中单纯 del(13q14)的 CLL 患者预后最好,中位生存期明显长于del(17p13)和 del(11q23)患者。但近年来,亦有在 CLL 中检出+8 的报道,但较为罕见。有研究认为 CLL 患者出现+8 异常,提示在 CLL 基础上可能存在髓系的病变,还可能与曾接受过烷化剂治疗有关。该病的诊断有赖于血常规、骨髓象和流式细胞检测的结果。

(七) 再生障碍性贫血(AA)

近年来有在再生障碍性贫血患者中检出+8 染色体异常的报道,但均为单一核型异常。这种情况有时与 MDS 难以鉴别。根据患者的骨髓象增生减低,巨核细胞明显减少,无病态造血、无原始细胞增多,不伴有其他染色体核型异常的特点,可供鉴别。

【病例分析】

(一) 病史介绍

杨某,男,47 岁,修理工,因"乏力伴活动后心悸、气促 4 年,加重 3 个月"于 2015 年 5 月 13日入院。患者 4 年前无明显诱因出现乏力,伴活动后心悸、气促,于当地医院就诊,查血常规示WBC 6.22×10⁹/L,N 2.73×10⁹/L,Hb 77g/L,PLT 40×10⁹/L,患者未予重视,间断于当地医院复查血常规,自诉血红蛋白波动于 70g/L 左右,血小板波动于 40×10^9/L 左右。3 个月前活动后心悸、气促加重,无皮肤出血点,无牙龈、鼻出血,无关节骨痛,无发热、咳嗽、咳痰,无颜面红斑、口腔溃疡。2015 年 4 月 18 日再次就诊于当地医院,血常规示 WBC 3.3×10^9/L,Hb 33g/L,PLT 29×10^9/L,肝、胆、胰、脾彩超示肝稍大、脾大,服用泼尼松 20mg/d 和 10mg/d 各 1 周治疗,症状无改善自行停用,现患者为求进一步诊治收入我科。自起病以来,患者精神、睡眠较差,胃纳可,大便正常,无血便或黑便,小便正常,无血尿或酱油样尿,体重下降 5kg。

患者职业为摩托车修理工,有长期接触"机油"史。吸烟 30 年,平均 1 包/天,不饮酒。父亲因"乙肝肝硬化"去世。

体格检查:T 36.7℃,P 88 次/分,R 20 次/分,BP 111/63mmHg。发育正常,营养中等,重度贫血貌,神志清楚。全身皮肤黏膜苍白,无瘀点、瘀斑、黄染。全身浅表淋巴结无肿大。巩膜无黄染。口腔无溃疡,咽无充血,双侧扁桃体无肿大。胸骨无压痛,双肺呼吸音清,未闻及干湿性啰音。心率 88 次/分,律齐,各瓣膜区未闻及病理性杂音。腹部平软,无压痛及反跳痛,未触及腹部肿块,肝肋下未触及。脾肋下 3cm 可触及,质硬,边缘钝,无触痛;移动性浊音阴性;听诊肠鸣音正常,3 次/分。脊柱、四肢无畸形,双下肢无水肿。神经系统生理反射正常,病理反射未引出。

(二) 实验室检查

血常规:WBC 2.93×10^9/L,N 1.22×10^9/L,Hb 62g/L,PLT 6×10^9/L,MCV 101.0fl,MCH 32.0pg。

尿常规、大便常规未见异常,出凝血常规正常。

生化检查:K$^+$ 2.70mmol/L↓,LDH 429U/L↑,γ-GGT 59U/L↑,余未见异常。

贫血组合Ⅲ:叶酸>25.40μg/L↑,铁蛋白 461.40μg/L↑,EPO 263.57IU/L↑,维生素 B$_{12}$ 正常。

溶血相关检查:Coombs 试验阴性,PNH 组合、G-6-PD 未见异常,红细胞孵育渗透脆性试验开始溶血时 4.5g/L、完全溶血时 3.2g/L。

甲状腺组合Ⅱ:总 T$_4$ 66.366nmol/L↓,余未见异常。

乙肝两对半、肝炎系列均阴性;梅毒组合、HIV 抗体未见异常。

肿瘤相关检查:消化系统肿瘤组合、前列腺癌组合、肺肿瘤组合均未见异常。

风湿相关检查:SAA 9.86mg/L↑,C3 0.75g/L↓,C4 0.16g/L↓,κ 链 7.97g/L↓;风湿病组合Ⅱ、SLE 5 项、ANCA 组合、抗磷脂综合征组合均未见异常。

胸片:心、肺、膈未见异常。

肝、胆、胰、脾彩超:脾大(脾长轴约 15cm,厚约 4.4cm),肝、胆囊、胆管、胰腺超声检查未见异常。

骨髓涂片(图 63-1～图 63-4):骨髓增生活跃,粒系占 22%,比例减低,偶见假性 Pelger-Huët 畸形;红系占 46%,比例增高,见花瓣核、核出芽等现象,发育异常细胞占红系 11%;见 4% 原始细胞,全片见 5 个巨核细胞,其中 4 个颗粒巨核细胞,1 个裸核巨核细胞,血小板小簇分布,可见大血小板。外周血涂片:见 3% 原始细胞,可见大红细胞,无球形红细胞。

骨髓流式细胞学检测:淋巴细胞比例约 16.2%(其中 T 细胞比例约 61.8%,B 细胞比例约 3.2%,NK 细胞比例约 21%,另外可见 CD3$^+$CD56$^+$ 细胞,比例约 11.9%);单核细胞比例约 6.1%,粒细胞比例偏低,约 21%,幼稚髓系细胞均一高表达 HLA-DR、CD34,其比例约 4.6%;有核红细胞及细胞碎片比例增高,约 46.5%。

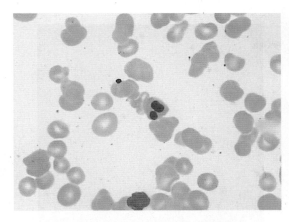

图 63-1　骨髓涂片见红细胞内核间桥

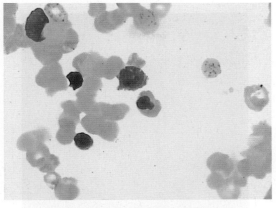

图 63-2　骨髓涂片见红细胞内核出芽

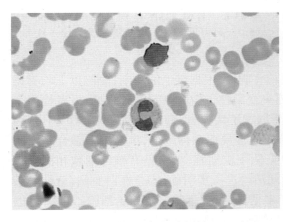

图 63-3　骨髓涂片见粒细胞假性 P-H 畸形

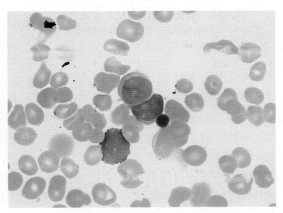

图 63-4　骨髓涂片见原始粒细胞

骨髓 PCR 检测:*JAK2* V617F 基因突变呈阳性,*BCR-ABL* 融合基因阴性。

骨髓 FISH 检测:+8 阳性细胞占 38%(图 63-5),5q-阳性细胞占 25%(图 63-6),检验结果为阳性;7q-、20q-均阴性。

（三）初步诊断

全血细胞减少查因:骨髓增生异常综合征? 骨髓纤维化?

（四）诊断思路

1. 病例特点　该患者为中年男性,以贫血为主要症状,病程 4 年,查体见重度贫血貌、中度脾大;多次血常规提示全血细胞减少,呈进行性加重;骨髓涂片示增生活跃,粒系可见假性 Pelger-Huët 畸形,红系花瓣核、核出芽等发育异常细胞占红系 11%,原始细胞骨髓见 4%,外周血涂片见 3%,进一步骨髓免疫表型分析提示为幼稚髓系细胞;骨髓 FISH 检测示+8 阳性细胞占 38%,5q-阳性细胞占 25%,*JAK2* V617F 基因突变阳性。

2. 鉴别诊断　患者的诊断和鉴别诊断可以从大细胞性贫血、全血细胞减少、中度脾大、染色体+8 阳性等多个切入点进行分析,分别见本书相关章节,本病例从 8 号染色体三体阳性为切入点进行讨论。具体分析如下:①MDS,患者全血细胞减少病程长达 4 年,贫血为大细胞性,骨髓见红系病态造血>10%,幼稚细胞呈髓系抗原表达,+8 阳性,5q-阳性,风湿病相

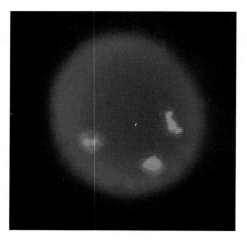

图 63-5　骨髓 FISH 检测 8 号染色体三体表现为三个红色荧光信号

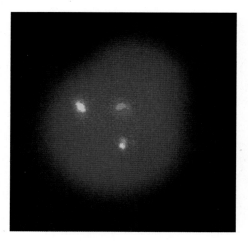

图 63-6　骨髓 FISH 检测 del（5q）probe（5q15.2）可见 EGR1 缺失，表现为两绿一红荧光信号

关检查阴性，无叶酸、维生素 B_{12} 缺乏，溶血相关检查阴性，根据维也纳诊断标准，以上均支持本病的诊断，但患者脾中度大、JAK2 V617F 基因突变阳性，这在 MDS 中较少见，后者检出率不到 5%，需注意有无合并骨髓增殖性肿瘤；②骨髓增殖性肿瘤，患者脾大，JAK2 V617F 基因突变阳性，需注意骨髓增殖性肿瘤的可能，但患者血常规三系均减少，BCR-ABL 融合基因阴性，可以排除 CML、PV、ET 的诊断；外周血片中见幼稚粒细胞，虽未见有核红细胞和泪滴状红细胞，仍不能排除骨髓纤维化的诊断，需行骨髓活检进一步明确；③急性白血病，急性髓系和淋系白血病均可见+8 染色体阳性，尤以前者多见，但患者骨髓涂片原始细胞<20%，可以排除；④慢性淋巴细胞白血病，据报道慢性淋巴细胞白血病可出现+8 染色体阳性，患者脾大、体重下降、LDH 升高，需进行鉴别，但其淋巴细胞计数不高、无淋巴结肿大、骨髓免疫表型分析幼稚细胞呈髓系抗原表达，可以排除慢性淋巴细胞白血病；⑤再生障碍性贫血，患者三系血细胞减少，需与再生障碍性贫血鉴别，但有脾大、外周血涂片见 3% 原始细胞、骨髓增生活跃见 4% 原始细胞及见病态造血，不支持再生障碍性贫血诊断。综上所述，诊断考虑骨髓增生异常综合征合并骨髓纤维化的可能性大，由于 JAK2 V617F 基因突变阳性，故不考虑骨髓纤维化继发于 MDS。

进一步行骨髓活检，结果提示：骨髓增生极度活跃，粒、红系细胞比例减小，幼稚细胞增多，局部略呈簇状，巨核细胞数量增多，部分巨核细胞胞体大，部分细胞胞体小，核分叶少；免疫组化：MPO 髓系细胞（+），CD3、CD5、CD79a 散在小淋巴细胞（+），CD20（−），CD117 示幼稚细胞增多，CD34（−），网状染色（++）。根据 HE 及免疫组化，病变符合骨髓纤维化（图 63-7，图 63-8）。

（五）最后诊断

骨髓增生异常综合征合并骨髓纤维化

（六）治疗经过

患者入院后给予支持治疗，输注同型浓缩红细胞及血小板，贫血和血小板减少稍改善，建议患者采用地西他滨+CAG 方案治疗，患者拒绝，自动出院。

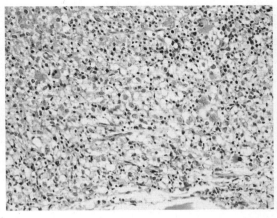

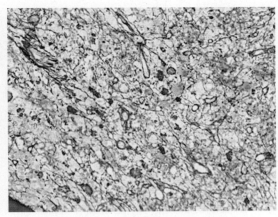

图63-7　骨髓活检病理示增生极度活跃,幼稚细胞增多,巨核细胞数量增多,部分巨核细胞胞体小,核分叶少

图63-8　骨髓活检病理示网状染色(++)

（郑冬　李娟）

参 考 文 献

1. List AF, Vardiman J, Issa JP, et al. Myelodysplastic syndromes. Hematology Am Soc Hematol Educ Program, 2004:297-317.

2. Chen B, Zhao WL, Jin J, et al. Clinical and cytogenetic features of 508 Chinese patients with myelodysplastic syndrome and comparison with Western countries. Leukemia, 2005, 19(5):767-775.

3. Mallo M, Luño E, Sanzo C, et al. Clinical impact of the clone size in MDS cases with monosomy 7 or 7q deletion, trisomy 8, 20q deletion and loss of Y chromosome. Leuk Res, 2011, 35(6):834-836.

4. Brunning RD, Orazi A, Germing U, et al. Myelodysplastic syndromes//Swerdlow SH, Campo E, Harris N, et al. WHO Classification of tumours of haematopoietic and lymphoid tissues. Lyon:IARc, 2008:87-107.

5. Paulsson K, Säll T, Fioretos T, et al. The incidence of trisomy 8 as a sole chromosomal aberration in myeloid malignancies varies in relation to g ender, age, prior iatrogenic genotoxic exposure, and morphology. Cancer Genet Cytogenet, 2001, 130(2):160-165.

6. Schneider NR, Carroll AJ, Shuster JJ, et al. New recurring cytogenetic abnormalities and association of blast cell karyotypes with prognosis in childhood T-cell acute lymphoblastic leukemia:a pediatric oncology group report of 343 cases. Blood, 2000, 96(7):2543-2549.

7. Wang Y, Hopwood VL, Hu P, et al. Determination of secondary chromosomal aberrations of chronic myelocytic leukemia. Cancer Genet Cytogenet, 2004, 153(1):53-56.

8. Pozdnyakova O, Stachurski D, Hutchinson L, et al. Trisomy 8 in B-cell chronic lymphocytic leukemia. Cancer Genet Cytogenet, 2008, 183(1):49-52.

第64章

造血干细胞移植后出血性
膀胱炎的诊断思路

出血性膀胱炎（HC）是造血干细胞移植（HSCT）后常见的并发症,其发生率在10%～60%,重度HC的发生率为4%～6%,以血尿（镜下血尿和肉眼血尿）、尿频、尿急、尿痛为主要临床表现,虽然一般认为HC并不影响造血干细胞移植患者的生存,但增加了患者的痛苦,影响患者生活质量,并且很可能延长患者的住院时间,增加医疗费用,严重时还可引起肾衰竭致死亡。

如临床上出现持续性血尿及下泌尿道症状（如排尿困难、尿频、尿急）,并排除其他疾病（如阴道出血、全身出血性疾病、细菌或真菌泌尿道感染）可诊断为出血性膀胱炎。根据患者的血尿程度进行分级:0级为无血尿;Ⅰ级为镜下血尿;Ⅱ级为肉眼血尿;Ⅲ级为肉眼血尿伴有血块;Ⅳ级为在肉眼血尿和血块基础上并发尿道阻塞。Ⅰ～Ⅱ级为轻度,Ⅲ～Ⅳ级为重度。按发生HC的时间可分为早发性HC和迟发性HC,早发性（EOHC）为预处理结束的3天内发生,迟发性（LOHC）则为预处理结束3天后发生。

造血干细胞移植后常见引起HC的病因有预处理药物/放疗、病毒感染及移植物抗宿主疾病（GVHD）。

（一）预处理药物/放疗相关性

造血干细胞移植开展的早期,以环磷酰胺为代表的烷化类药物的代谢产物曾是移植后早期HC的主要原因,一般认为白消安联合环磷酰胺（BU/CY）预处理方案中环磷酰胺是诱发早期HC的主要因素,而白消安则被认为是相对次要的致病因素,环磷酰胺与白消安相互作用可增加膀胱毒性,加重膀胱损伤。放射性损伤也参与了HC的发病机制。自从采用水化、碱化和硫乙磺酸钠等预防措施后,早期HC的发病率已得到明显控制。由于受预处理方案、移植方式等多因素的影响,HC出现一般在环磷酰胺应用后4～24小时,可持续至给药后72小时,经大量水化、碱化、硫乙磺酸钠解救后症状可缓解。根据HC发生时间,结合预处理方案及硫乙磺酸钠应用情况、有无充分补液及强迫利尿、碱化尿液可判断HC是否为化疗药物或化疗所致。如行膀胱病理活检可见黏膜损伤,表现为黏膜充血、水肿及溃烂,同时也可引起膀胱纤维化,但此操作为有创性,需谨慎。

（二）病毒感染

造血干细胞移植患者由于大剂量的放/化疗预处理,免疫功能明显低下,容易病毒入侵或体内潜伏的病毒激活,通过病毒血症或尿道逆行感染,或由胃肠道局部淋巴播散途径等损伤膀胱黏膜。引发HC的首要病毒类型在不同的人群间存在着较多差异,在西方国家BK病毒感染被认为与 LOHC 的发病关系最密切,而在日本腺病毒 Ⅱ 型被认为是主要的致病原。中国是 CMV 感染的高发地区,CMV 血清学阳性达到 95% 以上,体外试验发现,CMV 活化可以促进 BK 病毒的活化,由于国内移植单位大多没有同时监测 BK 病毒或腺病毒,不能回答究竟哪种病毒感染与 HC 的发病最相关。可能与多重病毒的感染相关,因此,只有对多种病毒同时监测,才可能对 HC 的病毒学病因有全面的了解。

（三）移植物抗宿主病（GVHD）

Ⅱ～Ⅲ度 GVHD 是 HC 的独立危险因素。GVHD 常累及皮肤、肝脏和肠道,认为 HC 可能是 GVHD 的一种特殊表现,膀胱是 GVHD 的一个重要靶器官。一方面,供者免疫细胞可直接针对膀胱黏膜上皮细胞发动免疫攻击,直接导致 HC 的发生;另一方面,治疗 GVHD 时免疫抑制剂的应用,使得免疫重建延缓,从而引起腺病毒、多瘤病毒、巨细胞病毒等的感染或激活,HC 发生率增加。如患者同时合并皮肤、肝脏、肠道等其他部位 GVHD 则更支持 GVHD 所致 HC 的诊断,此时小剂量激素能使一部分患者迅速达到临床缓解。

（四）混合因素

有学者提出 HC 的发病假说,即在放/化疗损伤的基础上,病毒与黏膜上皮细胞整合,继而供者免疫重建产生免疫损伤共同导致 HC 发病。我们也发现不少 HC 患者,既有病毒病原学感染的证据,又有其他脏器 GVHD 表现,经抗病毒治疗后病原学检查已转阴,但 HC 症状仅稍好转或无改善,加以免疫抑制剂治疗后才缓解。而尿路细菌或真菌感染均在 HC 的后期出现,即使经抗生素治疗病原菌清除,多数患者 HC 的症状往往改善不明显,说明细菌和真菌并不是 HC 的主要致病原,只是 HC 的发生增加了机会性感染的发生率。

【病例分析】

（一）病史介绍

黄某,女,23 岁,学生,因"确诊急性髓细胞白血病（M4b）9 个月余,异基因外周血造血干细胞移植术后 65 天,尿频、尿急、血尿 1 天"入院。患者 9 个月前因"月经量增多,乏力及肢体散在瘀斑"确诊为急性髓细胞白血病（M4b）,予 MA 方案诱导化疗 1 个疗程达完全缓解,后予 MA、IA、DA 方案巩固化疗共 3 个疗程,后予 BU/CY+ATG 预处理方案,并予美司钠解毒,辅以水化、碱化、利尿,行无关供者 HLA 全相合外周血造血干细胞移植术,输注单个核细胞数（MNC）$11.09×10^8$/kg（患者体重）,$CD34^+$细胞数 $10.12×10^6$/kg（患者体重）。+11 天粒系重建,+17 天巨核系重建。后予环孢素 A 预防 GVHD,伏立康唑抗真菌,更昔洛韦、复方磺胺甲噁唑预防病毒及卡氏肺囊虫肺炎。8 天前我院门诊查肝功能示 AST 271U/L,ALT 560U/L,TBIL 22.7μmol/L,考虑为急性 GVHD,予加用甲泼尼龙联合环孢素 A 抗 GVHD。5 天前患者出现癫痫发作,考虑为环孢素 A 的不良反应,予停用环孢素 A,改为他克莫司联合甲泼尼龙抗 GVHD。1 天前患者无明显诱因出现尿频、尿急、尿痛伴肉眼血尿,无血块形成,约每 20 分钟解小便一次,每次量 20～70ml 不等。患者近 2 周来无畏寒、发热,无牙龈出血、鼻出血。已半年无月经。

体格检查:T 36.9℃,P 80 次/分,R 20 次/分,BP 122/78mmHg。神志清楚,查体合作,双手及双足皮肤可见脱皮,无皮疹、破溃。全身皮肤及黏膜无黄染。全身浅表淋巴结未触及肿大。巩膜无黄染。咽无充血,扁桃体无肿大,颈软,胸骨无压痛,双肺呼吸音清,未闻及干湿性啰音。心率 80 次/分,律齐,心音正常。腹平软,无压痛及反跳痛,肝脾肋下未触及。双下肢无水肿。神经系统生理反射正常,病理反射未引出。

（二）实验室检查

血常规:WBC 13.22×10^9/L,N% 93.3%,Hb 123g/L,PLT 318×10^9/L。

出凝血常规正常。

尿常规:尿白细胞(++),尿蛋白(+++),尿红细胞(++++),清洁中段尿培养阴性。

血生化:ALT 571U/L,AST 278U/L,余未见异常。

CMV 组合:CMV-IgM 2.65;CMV-IgG 49.8;CMV-DNA 定量 3.6×10^{6}copies/ml。

（三）初步诊断

1. 急性髓系白血病(M4)

2. 异体造血干细胞移植术后

3. 出血性膀胱炎

4. 急性移植物抗宿主病

（四）诊断思路

1. 病例特点　该患者为青年女性,确诊为急性髓系白血病(M4),非血缘全相合异基因造血干细胞移植术65天余,此次入院主要症状为尿频、尿急、尿痛、血尿,无畏寒、发热等感染中毒症状,出现皮肤脱皮,外院查转氨酶升高、胆红素正常,无腹泻、血便等。

2. 鉴别诊断　患者为异基因造血干细胞移植术后65余,现出现尿频、尿急、尿痛、肉眼血尿,出凝血常规正常,无出血倾向,无月经来潮,多次尿培养均为阴性,故迟发性出血性膀胱炎诊断明确。结合患者肉眼血尿,无血块形成,为Ⅱ级出血性膀胱炎。多种因素可引起出血性膀胱炎,需积极寻找病因,具体分析如下:①预处理药物,患者现为移植后65天余,诊断为迟发性出血性膀胱炎,环磷酰胺所致的出血性膀胱炎一般发生在环磷酰胺后3天内,故基本可以排除;②病毒感染,患者现为免疫抑制状态,CMV-IgM 阳性,CMV-DNA 定量明显升高,CMV 血症诊断明确,故考虑 CMV 感染所致的出血性膀胱炎可能性大,继续目前更昔洛韦抗 CMV 治疗;③GVHD,患者存在手足脱皮,转氨酶升高,考虑存在急性 GVHD,5 天前患者因癫痫发作改环孢素 A 为他克莫司治疗,不排除免疫抑制剂强度不足所致的 GVHD,必要时调整免疫抑制用量,并监测药物浓度;④混合因素,患者既有 CMV 病毒感染证据,又有急性 GVHD 临床表现,综合考虑出血性膀胱炎为 CMV 感染与 GVHD 混合因素所致可能性大,如经抗感染及免疫抑制剂治疗有效,可证实诊断。

（五）最终诊断

1. 急性髓系白血病(M4)

2. 异体造血干细胞移植术后

3. 出血性膀胱炎(CMV 感染与 GVHD 混合因素所致可能性大)

4. 急性移植物抗宿主病

（六）治疗经过

予患者他克莫司、甲泼尼龙抗 GVHD,更昔洛韦抗病毒,辅以护肝、水化、碱化、利尿等治疗,2 周后尿频、尿急、尿痛渐有所好转,3 周后症状改善,复查尿常规尿红细胞阴性,CMV-IgM 0.85,CMV-DNA 定量<500copies/ml。

（邹外一　李娟）

参 考 文 献

1. 张红宇,黄晓军,许兰平,等.异基因造血干细胞移植后出血性膀胱炎发生率及其危险因素分析.中华血液学杂志,2007,28(4):243-246.

2. Payne H,Adamson A,Bahl A,et al. Chemical-and radiation-induced haemorrhagic cystitis:current treatments and challenges. BJU Int,2013,112(7):885-897.

3. Mori Y,Miyamoto T,Kato K,et al. Different risk factors related to adenovirus-or BK virus-associated hemorrhagic cystitis following allogeneic stem cell transplantation. Biol Blood Marrow Transplant,2012,18(3):458-465.

4. Fu H,Xu L,Liu D,et al. Late-onset hemorrhagic cystitis after haploidentical hematopoietic stem cell transplantation in patients with advanced leukemia:differences in ATG dosage are key. Int J Hematol,2013,98(1):89-95.

第 65 章

造血干细胞移植后肝转氨酶升高的诊断思路

造血干细胞移植是治愈白血病等血液系统恶性肿瘤的主要方法之一,在造血干细胞移植过程中及移植后,肝功能损害是常见的并发症之一。肝是人体含酶最丰富的器官,与肝功能有关的常用血清酶学检查包括丙氨酸氨基转移酶(ALT)、天冬氨酸氨基转移酶(AST)、碱性磷酸酶(ALP)、胆红素测定等,其中 ALT 和 AST 是反映肝细胞损伤的最灵敏指标。

干细胞移植后引起肝功能损害的原因是多方面的,主要包括药物性肝损害、肝静脉闭塞病、急慢性移植物抗宿主病、败血症或真菌感染累及肝、肝炎病毒感染或者再激活等,现予以具体阐述。

(一) 药物性肝损害

药物性肝损害最常见,肝在药物代谢和生物转化中起重要作用,造血干细胞移植前期大剂量放/化疗预处理、异基因干细胞移植后环孢素等免疫抑制剂以及移植期间抗感染药物特别是唑类抗真菌药物的使用,都可能引起肝损伤从而引起转氨酶的升高,移植后 2 周内出现的一过性转氨酶升高常为预处理毒性反应。因此,移植后需要定期监测肝功能指标,及时调整用药及护肝等处理,多数患者转氨酶在短时间内可降至正常。

(二) 肝静脉闭塞病(VOD)

VOD 是干细胞移植后主要早期并发症之一,病死率高。VOD 一般发生在预处理后 1 个月内,其发病机制大多认为与大剂量放/化疗移植预处理引起肝窦血管内皮细胞和肝细胞损伤有关,临床以肝区肿痛、黄疸、体重增加和腹水为主要特征,实验室检查黄疸指数明显升高,同时多有肝脏转氨酶的增高。

(三) 急、慢性移植物抗宿主病(graft-versus-host disease,GVHD)

GVHD 是异基因造血干细胞移植的主要并发症,通常根据发生的时间分为急性(<100 天内)和慢性(>100 天)GVHD,GVHD 常累及肝,出现转氨酶和胆红素的升高。患者出现皮疹、黄疸或腹泻等 GVHD 相关症状体征,诊断急性 GVHD 并不困难,但部分可在 GVHD 早期仅表现为肝转氨酶的升高,注意排除药物性肝损害的可能,观察后续有无皮疹、腹泻等支持 GVHD 的症状体征有助于 GVHD 的诊断。

(四) 感染

在移植后前 6 个月内,由于造血和免疫功能尚未恢复、异基因移植患者免疫抑制剂的使用,常可并发细菌、除肝炎外其他病毒或真菌感染,病变累及肝可出现肝损害,表现为转氨酶的升高。积极控制感染及护肝治疗后一般转氨酶可恢复正常。

（五）肝炎病毒感染或者再激活

我国是 HBV 感染的流行高发区，移植后肝炎病毒感染主要指乙型肝炎病毒，此外还有少部分丙型肝炎病毒，其他较少见。造血干细胞移植后机体免疫严重受损，有可能出现 HBV 再激活，严重时出现暴发型肝炎危及生命，其危险因素包括：①药物，利妥昔单抗和糖皮质激素的使用，氟达拉滨、环磷酰胺、CD52 单抗等；②移植前高病毒载量；③肝内共价闭合环状 DNA（cccDNA）数量。移植前曾患乙肝者，强烈细胞毒药物或免疫抑制剂治疗期间，HBV 大量复制，高病毒载量（病毒蛋白的毒性作用）可致纤维化胆汁淤积性肝炎；另一方面，在停用免疫抑制剂后免疫重建阶段，可发生细胞免疫介导的肝细胞损伤，主要是 $CD8^+$ 毒性 T 淋巴细胞通过 Fas 途径或穿孔素途径使 HBV 感染的肝细胞溶解，造成不同程度的肝功能损害，临床表现为肝炎。诊断上，近年来有学者将 HBV 再激活的诊断标准修改为化疗期间或之后出现肝炎，伴随 HBV DNA 水平高于基线 10 倍以上或绝对值大于 20 000IU/ml，排除其他病毒感染，并有肝功能损害的实验室检查证据可予诊断。乙肝病毒感染或再激活多发生在移植后 3~6 个月，因此移植前乙肝血清学阳性的患者预防性抗病毒治疗可获益。

（六）其他

其他因素如溶血、铁负荷过多、肝肿瘤浸润、肝硬化等也可引起肝功能异常。溶血引起的肝功能异常主要发生在移植早期，与 ABO 血型不合及非亲缘或者非全相合移植有关，予加用滤器及对症处理后，随着移植物植入可逐渐恢复。铁负荷过多是移植后期肝功能异常的一个原因，通过测定血清铁水平及活检肝铁染色能评价体内铁负荷状态。肝肿瘤浸润及肝硬化也多发生在移植后长期生存过程中，与二重肿瘤、疾病复发或者乙型肝炎所致肝硬化等，完善相关辅助检查，不难诊断。

【病例分析】

（一）病史介绍

马某，男，38 岁，因"确诊急性白血病 2 年 8 个月，造血干细胞移植后 2 年 4 个月，转氨酶升高 1 天"于 2010 年 8 月 20 日入院。患者 2008 年 3 月因"头痛、乏力 1 个月"入我院，骨穿符合急性非淋巴细胞白血病（M2b）；白血病免疫分型示 CD19 69.1%，CD13 62.9%，CD34 82.7%，CD56 71.6%，HLA-DR 86.3%；FISH 检测 AML1/ETO 55%，*C-kit* 基因突变阳性；诊断为"急性非淋巴细胞性白血病（M2b）"。2008 年 3 月 20 日予 DA 方案化疗 1 个疗程后完全缓解，之后给予 MA、DA 方案巩固化疗 2 个疗程。患者与其胞弟 HLA 配型完全相合，血型 O 供 O，2008 年 7 月 22 日给予 BU/CY 方案预处理，2008 年 7 月 29 日同胞 HLA 全相合外周血造血干细胞 209ml，含 MNC $8.55×10^8$/kg，过程顺利。之后给予环孢素 A、吗替麦考酚酯（骁悉）及短程环磷酰胺预防 GVHD。2008 年 8 月 10 日白细胞及血小板移植成活后出院。之后逐步撤停免疫抑制剂，2010 年 1 月 17 日出现转氨酶升高，AST 281U/L，ALT 579U/L，考虑为移植物抗宿主病，给予他克莫司、甲泼尼龙及护肝治疗后转氨酶逐步下降至正常。2010 年 6 月 15 日患者停用所有免疫抑制剂，多次检查血常规及肝肾功能正常。2010 年 8 月 20 日停用抗乙肝病毒药物拉米夫定，1 个月前检查肝功能正常。患者 1 天前再次复查发现转氨酶及胆红素均明显升高，故转来我院，检查 AST 3739U/L，ALT 3896U/L，γ-GGT 253U/L，TBIL 153.3μmol/L，DBIL 98.0μmol/L，为进一步诊治再次收入院。近 1 周来，患者自觉乏力、口干，无发热、畏寒，无鼻出血、牙龈出血，无恶心、呕吐、腹痛、腹泻、血便，食欲缺乏，近期体重无明显变化。

既往史:有"慢性乙型病毒性肝炎"数年,造血干细胞移植前至 2010 年 8 月 20 日服用"拉米夫定"抗乙肝病毒治疗,3 个月前停药。有输血史,有输血反应。吸烟近 10 年,现约 1 包/天,偶饮少量白酒。供者为乙型肝炎病毒携带者(大三阳)。

体格检查:T 36.5℃,P 88 次/分,R 20 次/分,BP 115/65mmHg。神志清楚,精神差,全身皮肤及黏膜中度黄染,无皮疹。全身浅表淋巴结未触及,巩膜黄染,口腔无溃疡,咽无充血,扁桃体无肿大,胸骨中下段无压痛,双肺呼吸音清,未闻及干湿性啰音,心率 88 次/分,各瓣膜听诊区未闻及病理性杂音,无心包摩擦音,腹平软,无压痛及反跳痛,未触及腹部肿块,肝脾肋下未触及,肝上界位于右锁骨中线第 5 肋间,肝区及双肾区无叩击痛,移动性浊音阴性,肠鸣音正常,4 次/分。双下肢无水肿。生理反射正常,病理反射未引出。

(二)实验室检查

血常规:WBC 6.37×10⁹/L,N 2.31×10⁹/L,Hb 147g/L,PLT 176×10⁹/L。

血常规:WBC $6.37×10^9$/L,N $2.31×10^9$/L,Hb 147g/L,PLT $176×10^9$/L。

尿常规:尿酮体(++),尿胆红素(+++),尿胆原(+);大便常规未见异常。

血生化:GLU 3.2mmol/L,sCr 55μmol/L,AST 2630U/L↑,ALT 2359U/L↑,γ-GGT 212U/L,LDH 552U/L,ALP 205U/L,胆碱酯酶 4984U/L,TBIL 161.8μmol/L↑,DBIL 120.1μmol/L↑,胆汁酸 400μmol/L,ALB 33.2g/L↓,前白蛋白 25mg/L。

出凝血常规:PT 20.6s↑,APTT 41.5s,TT 20.1s,Fbg 2.15g/L。

CMV 组合:CMV-IgM 0.62IU/ml;CMV-IgG 120IU/ml;CMV-DNA 定量<500copies/ml。

腹部 B 超:肝稍大,肝回声增强,肝内外胆管无扩张,脾稍大,腹腔少量积液。

胸片:心、肺、膈无异常。

(三)初步诊断

1. 移植后肝损害查因:慢性乙型病毒性肝炎? 慢性移植物抗宿主病?
2. 急性髓系白血病(M2b)
3. HLA 全相合同胞异基因造血干细胞移植术后

(四)诊断思路

1. 病例特点 该患者急性髓系白血病异基因造血干细胞移植术后 2 年余,移植后曾并发肝慢性 GVHD,曾予以免疫抑制剂治疗后转氨酶恢复正常,逐渐减量并于 2 个月前停用免疫抑制剂。既往有"慢性乙型病毒性肝炎"数年,供者为乙型肝炎病毒携带者,移植前一直予以拉米夫定抗乙肝病毒治疗,1 个月前检查肝功能正常后停用拉米夫定,突发严重肝损害(转氨酶显著升高、重度黄疸、PT 延长)。查体见全身皮肤黄染,无皮疹及蜘蛛痣,口腔黏膜无溃疡,肝脾未扪及,肝区无叩击痛,移动性浊音阴性。腹部 B 超示肝脾稍大、少量腹水。

2. 鉴别诊断 异基因造血干细胞移植术后 2 年余患者,停用免疫抑制剂后再次出现肝转氨酶的显著升高和黄疸,本病例从异基因干细胞移植术后出现转氨酶升高进行诊断分析:①药物性肝损害,患者曾出现肝 GVHD,经免疫抑制剂治疗恢复正常,停用相关药物已 2 个月余,1 个月前检查肝功能正常后停用拉米夫定,未服用其他特殊药物,故不支持;②慢性肝 GVHD,患者 7 个月前诊断并发慢性肝 GVHD,予以免疫抑制剂治疗,肝功能恢复后逐渐减量至停用 2 个月余,1 个月前检查肝功能正常,突发严重肝损害,且无皮疹、口腔溃疡、口干、眼干等其他慢性 GVHD 症状体征,暂不支持;③感染,患者无发热、咽痛等感染症状,血象不高、胸片未见异常,不支持细菌感染可能,CMV-DNA 定量不高,结合 CMV 抗体结果不支持 CMV

感染可能,目前无感染依据;④乙肝病毒再激活,患者干细胞移植术后并发慢性 GVHD,2 个月前服用免疫抑制剂,既往慢性乙型病毒性肝炎数年,移植前一直予以拉米夫定治疗,1 个月前检查肝功能正常后自行停用拉米夫定,现突发严重肝损害,应高度警惕 HBV 再激活出现暴发型肝炎可能,待乙肝相关检查明确。

进一步检查:

乙肝两对半定量:HbsAg>250.00IU/ml↑,HBsAb 0.00IU/L,HBeAg 0.52S/CO,HBeAb 0.38S/CO,HBcAb 9.47S/CO;肝炎系列:HBcAb-IgM(+);HBV-DNA 定量 8.91×10⁶IU/ml↑。

(五) 最终诊断

1. 慢性乙型病毒性肝炎(重度)

2. 急性髓系白血病(M2b)

3. 异基因造血干细胞移植后

(六) 治疗经过

予恩替卡韦抗病毒,谷胱甘肽、多烯磷脂酰胆碱(易善复)、丁二磺酸腺苷蛋氨酸(思美泰)保肝、退黄,甲强龙 40mg 静脉滴注。2010 年 11 月 27 日复查肝酶和肝功能示 AST 1610U/L,ALT 678U/L,ALP 251U/L,LDH 272U/L,γ-GGT 292U/L,TBIL 193μmol/L,DBIL 129.8μmol/L,ALB 28g/L;出凝血常规示 PT 15.6s,APTT 32.3s,TT 22.6s,Fbg 1.74g/L。2010 年 12 月 18 日复查肝酶和肝功能 AST 125U/L,ALT 98U/L,TBIL 87μmol/L,出院后门诊继续抗乙肝及护肝治疗。2011 年 2 月 20 日复查 AST 32U/L,ALT 36U/L,TBIL 28μmol/L,HBV-DNA<500IU/ml,目前仍随访中,最近复查乙肝两对半 HbsAg(+),坚持恩替卡韦抗病毒治疗。

(王荷花　李娟)

参 考 文 献

1. 莫晓冬,许兰平,刘开彦,等.骨髓移植术后急性移植物抗宿主病肝酶学的异常特点.中华内科杂志,2010,49(5):400-404.

2. Liao YP,Jiang JL,Zou WY,et al. Prophylactic antiviral therapy in allogeneic hematopoietic stem cell transplantation in hepatitis B virus patients. World J Gastroenterol,2015,21(14):4284-4292.

实验室常用检查参考值

项目名	单位	参考值范围
常规项目		
血常规		
白细胞（WBC）	$\times 10^9/L$	4.00~10.00
中性分叶核粒细胞百分比（N%）		0.460~0.750
淋巴细胞百分比（L%）		0.190~0.470
单核细胞百分比（Mo%）		0.030~0.080
嗜酸细胞百分比（Eo%）		0.005~0.050
嗜碱细胞百分比（Baso%）		0.000~0.010
中性分叶粒细胞（N）	$\times 10^9/L$	1.80~6.40
淋巴细胞（L）	$\times 10^9/L$	1.00~3.30
单核细胞（Mo）	$\times 10^9/L$	0.00~0.50
嗜酸性粒细胞（Eo）	$\times 10^9/L$	0.05~0.50
嗜碱性粒细胞（Baso）	$\times 10^9/L$	0.00~0.10
红细胞（RBC）	$\times 10^{12}/L$	4.00~5.50
血红蛋白（Hb）	g/L	120~160
血细胞比容（HCT）		0.420~0.490
平均红细胞血红蛋白浓度（MCHC）	g/L	320.0~360.0
平均红细胞血红蛋白含量（MCH）	pg	27.00~31.00
平均红细胞体积（MCV）	fl	82.00~95.00
血小板（PLT）	$\times 10^9/L$	100~300
平均血小板体积（MPV）	fl	9.00~13.00

项目名	单位	参考值范围
血小板分布宽度（PDW）	fl	9.00 ~ 17.00
尿常规		
颜色		
浊度		
pH（干化学）		5.4 ~ 8.4
比重（干化学）		1.003 ~ 1.030
尿粒细胞酯酶（干化学）		
尿亚硝酸盐（干化学）		
尿糖（干化学）		
尿蛋白（干化学）		
尿酮体（干化学）		
尿胆素（干化学）		
尿胆原（干化学）		
尿隐血（干化学）		
白细胞（WBC）	/μl	0.0 ~ 36.0
红细胞（RBC）	/μl	0.0 ~ 27.0
上皮细胞（EC）	/μl	0.0 ~ 40.0
管型（CAST）	/μl	0.00 ~ 1.00
细菌（BACT）	/μl	0 ~ 500，标本避免污染，并结合临床
非溶解红细胞#		
非溶解红细胞百分比		
尿液电导率	mS/cm	5.0 ~ 38.0
白细胞（WBC）（镜检）		
红细胞（RBC）（镜检）		
大便常规		
阿米巴镜检		
寄生虫卵		
寄生虫		
血红蛋白（免疫法）		阴性（-）
转铁蛋白		阴性（-）

续表

项目名	单位	参考值范围
白细胞(粪便 WBC)		
红细胞(粪便 RBC)		
基础代谢生化组合 I		
钠(Na^+)	mmol/L	135 ~ 145
钾(K^+)	mmol/L	3.50 ~ 5.30
氯(Cl^-)	mmol/L	96 ~ 110
二氧化碳(CO_2)	mmol/L	20 ~ 30
葡萄糖(GLU)	mmol/L	2.9 ~ 6.0
尿素氮(BUN)	mmol/L	2.9 ~ 8.6
肌酐(sCr)	μmol/L	53 ~ 115
尿酸(UA)	μmol/L	140 ~ 360
阴离子间隙(AG)	mmol/L	8 ~ 16
渗透压(Osm)	mOsm/L	275 ~ 295
钙(Ca^{2+})	mmol/L	2.10 ~ 2.60
基础代谢生化组合 II		
丙氨酸氨基转移酶(ALT)	U/L	1 ~ 40
天冬氨酸氨基转移酶(AST)	U/L	1 ~ 37
碱性磷酸酶(ALP)	U/L	0 ~ 110
总蛋白(TP)	g/L	64.0 ~ 87.0
白蛋白(ALB)	g/L	35.0 ~ 50.0
球蛋白(GLB)	g/L	20.0 ~ 32.0
白/球比值(A/G)		1.3 ~ 2.5
总胆红素(TBIL)	μmol/L	3.0 ~ 22.0
钙(Ca^{2+})	mmol/L	2.10 ~ 2.60
磷(PHOS)	mmol/L	0.97 ~ 1.62
肝酶学组合		
丙氨酸氨基转移酶(ALT)	U/L	1 ~ 40
天冬氨酸氨基转移酶(AST)	U/L	1 ~ 37
γ-谷氨酰转肽酶(GGT)	U/L	2 ~ 50
乳酸脱氢酶(LDH)	U/L	114 ~ 240
碱性磷酸酶(ALP)	U/L	0 ~ 110

续表

项目名	单位	参考值范围
胆碱脂酶(CHE)	U/L	5300 ~ 12 900
亮氨酸氨基肽酶(LAP)	U/L	30 ~ 70
谷氨酸盐脱氢酶(GLDH)	IU/L	0.1 ~ 7.5
肝代谢组合		
总蛋白(TP)	g/L	64.0 ~ 87.0
白蛋白(ALB)	g/L	35.0 ~ 50.0
球蛋白(GLB)	g/L	20.0 ~ 32.0
白/球比值(A/G)		1.3 ~ 2.5
前白蛋白(PA)	mg/L	200 ~ 400
总胆红素(TBIL)	μmol/L	3.0 ~ 22.0
直接胆红素(DBIL)	μmol/L	0.5 ~ 7.0
间接胆红素(IBIL)	μmol/L	3.0 ~ 15.0
胆汁酸(TBA)	μmol/L	0.1 ~ 10.0
急诊胰腺炎组合		
淀粉酶(AMYL)	U/L	30 ~ 110
脂肪酶(LIPA)	U/L	23 ~ 300
血脂组合		
总胆固醇(CHOL)	mmol/L	3.1 ~ 5.7
甘油三脂(TG)	mmol/L	0.33 ~ 1.70
高密度胆固醇(HDL-C)	mmol/L	1.09 ~ 1.63
低密度胆固醇(LDL-C)	mmol/L	健康人群:1.94 ~ 3.61 心脑血管危险人群:<2.59
载脂蛋白 A1(Apo-A1)	g/L	0.60 ~ 2.00
载脂蛋白 B(Apo-B)	g/L	0.35 ~ 1.75
ApoA1/ApoB		0.80 ~ 2.63
载脂蛋白 E(Apo-E)	mg/L	27 ~ 45
脂蛋白 a(LP-a)	mg/L	60 ~ 300
糖化血红蛋白		
血红蛋白 A1c(HBA1c)	%	4.40 ~ 6.40
脑钠素 BNP 测定		
前-脑利尿钠肽(脑钠素)(ProBNP)	pg/ml	0.0 ~ 84.0

续表

项目名	单位	参考值范围
心肌梗死组合		
肌酸激酶同工酶(CK-MB)	ng/ml	0.10 ~ 4.94
肌红蛋白(肌血球素)(MYO)	ng/ml	25.00 ~ 75.00
肌钙蛋白 T(TnT)	ng/ml	0.000 ~ 0.100
溶血相关指标		
血常规全套		
白细胞(WBC)	$\times 10^9$/L	4.00 ~ 10.00
中性分叶粒细胞百分比(N%)		0.460 ~ 0.750
淋巴细胞百分比(L%)		0.190 ~ 0.470
单核细胞百分比(M%)		0.030 ~ 0.080
嗜酸性粒细胞百分比(Eo%)		0.005 ~ 0.050
嗜碱性粒细胞百分比(Baso%)		0.000 ~ 0.010
中性分叶粒细胞(N)	$\times 10^9$/L	1.80 ~ 6.40
淋巴细胞(L)	$\times 10^9$/L	1.00 ~ 3.30
单核细胞(M)	$\times 10^9$/L	0.00 ~ 0.50
嗜酸性粒细胞(Eo)	$\times 10^9$/L	0.05 ~ 0.50
嗜碱性粒细胞(Baso)	$\times 10^9$/L	0.00 ~ 0.10
红细胞(RBC)	$\times 10^{12}$/L	4.00 ~ 5.50
血红蛋白(Hb)	g/L	120 ~ 160
血细胞比容(HCT)		0.420 ~ 0.490
平均红细胞血红蛋白浓度(MCHC)	g/L	320.0 ~ 360.0
平均红细胞血红蛋白含量(MCH)	pg	27.00 ~ 31.00
平均红细胞体积(MCV)	fl	82.00 ~ 95.00
血小板(PLT)	$\times 10^9$/L	100 ~ 300
网织红细胞百分比(Ret%)		0.0050 ~ 0.0220
网织红细胞(Ret)	$\times 10^{12}$/L	0.0221 ~ 0.0963
高荧光网织红细胞(HFR)	%	0.00 ~ 3.84
中荧光网织红细胞(MFR)	%	5.11 ~ 18.59
低荧光网织红细胞(LFR)	%	79.82 ~ 93.30
未成熟网织红细胞(IRF)	%	29.00 ~ 53.00

项目名	单位	参考值范围
直接 Coombs 试验		
直接 Coombs 试验		阴性(−)
间接 Coombs 试验		
间接 Coombs 试验		阴性(−)
冷凝集试验		
冷凝集试验		阴性(−)
贫血组合Ⅲ		
维生素 B_{12}(Vit B_{12})	ng/L	187.00 ~ 1059.00
叶酸(FolA)	μg/L	4.82 ~ 18.70
铁蛋白(Fer)	μg/L	16.40 ~ 323.00
促红细胞生成素(EPO)	IU/L	3.70 ~ 31.50
贫血组合Ⅱ		
血清铁(Fe)	μmol/L	6.0 ~ 32.0
转铁蛋白(Tf)	g/L	1.90 ~ 3.80
可溶性蛋白受体(sTfR)	mg/L	1.90 ~ 5.00
血清铁蛋白(比浊法)(sFer)	μg/L	32.0 ~ 230.0
铁二项		
血清铁(Fe)	μmol/L	6.0 ~ 32.0
总铁结合力	μmol/L	50.0 ~ 77.0
转铁蛋白饱和度	%	25 ~ 55
G-6-PD 酶活性		
葡萄糖-6-磷酸脱氢酶(G-6-PD)	U/L	1300 ~ 3600
地中海贫血基因突变检测全套		
β 地中海贫血基因 CD14-15 突变		
β 地中海贫血基因 CD17 突变		
β 地中海贫血基因 CD27/28 突变		
β 地中海贫血基因 CD41-42 突变		
β 地中海贫血基因 CD43 突变		
β 地中海贫血基因 CD71-72 突变		
β 地中海贫血基因 βE 突变		
β 地中海贫血基因-32 突变		

续表

项目名	单位	参考值范围
β 地中海贫血基因 CD31 突变		
β 地中海贫血基因-30 突变		
β 地中海贫血基因-29 突变		
β 地中海贫血基因-28 突变		
β 地中海贫血基因 IVS-Ⅰ-1 突变		
β 地中海贫血基因 IVS-Ⅱ-654 突变		
β 地中海贫血基因 IVS-Ⅰ-5 突变		
β 地中海贫血基因 CAP+1 突变		
β 地中海贫血基因 IntM 突变		
α 地中海贫血基因 SEA 缺失		
α 地中海贫血基因 3.7 缺失		
α 地中海贫血基因 4.2 缺失		
α 地中海贫血基因 QS 突变		
α 地中海贫血基因 WS 突变		
α 地中海贫血基因 CS 突变		
阵发性睡眠性血红蛋白尿组合		
CD55-粒系	%	0.0 ~ 5.0
CD59-粒系	%	0.0 ~ 5.0
CD55-红系	%	0.0 ~ 5.0
CD59-红系	%	0.0 ~ 5.0
红细胞孵育渗透脆性试验		
开始溶血	g/L	3.8 ~ 4.6
完全溶血	g/L	2.8 ~ 3.2
结合珠蛋白		
结合珠蛋白 HP(光度法或免疫法)	g/L	0.30 ~ 2.00
出、凝血相关指标		
出、凝血常规		
凝血酶原时间(PT)	秒	11.0 ~ 14.0
凝血酶原活动度(PT)	%	88.0 ~ 120.0
INR 值		0.80 ~ 1.15
活化部分凝血活酶时间(APTT)	秒	25.0 ~ 35.0

续表

项目名	单位	参考值范围
凝血酶时间(TT)	秒	14.0～21.0
纤维蛋白原(Fbg)	g/L	2.00～4.00
DIC 组合 I		
D-二聚体	mg/L	0.00～0.55
抗凝血酶3(ATⅢ)	%	75.0～125.0
纤维蛋白(原)降解产物(FDP)	μg/ml	0.0～5.0
凝血因子Ⅷ	%	77.3～128.7
病理抗凝物质检测		
狼疮抗凝物质(LA)验证		
狼疮抗凝物质(LA)筛查	秒	31.0～44.0
血浆爬虫酶时间测定	秒	16～22
抗凝治疗监测组合(可选肝素/低分子肝素)		
抗凝血酶3(ATⅢ)	%	75.0～125.0
蛋白C	%	70.00～140.00
蛋白S		
低分子肝素		
血栓调节组合		
D 二聚体(D-dimer)	mg/L	0.00～0.55
抗凝血酶3(ATⅢ)	%	75.0～125.0
α_2纤溶酶抑制物活性(A_2-PIA)	%	82.80～118.40
纤溶酶原激活剂抑制剂(PAI)	U/ml	0.30～3.50
血浆纤溶酶原活性(PLG-A)	%	75.00～128.00
蛋白C	%	70.00～140.00
内源性凝血因子组合		
凝血因子Ⅷ	%	77.3～128.7
凝血因子Ⅸ	%	67.7～128.5
凝血因子Ⅺ	%	81.6～118.4
凝血因子Ⅻ	%	71.7～113.1
外源性凝血因子组合		
凝血因子Ⅱ	%	70.0～120.0
凝血因子Ⅴ	%	70.0～120.0

续表

项目名	单位	参考值范围
凝血因子Ⅶ	%	70.0 ~ 120.0
凝血因子Ⅹ	%	70.0 ~ 120.0
血小板聚集功能检查		
瑞斯托霉素辅因子(vWF)	%	50 ~ 150
ADP 诱导 PLT 聚集	%	71 ~ 88
花生四烯酸诱导 PLT 聚集	Ohms	5.0 ~ 17.0
胶原诱导 PLT 聚集	Ohms	15.0 ~ 31.0
凝血酶诱导 PLT 聚集		
瑞斯托霉素诱导 PLT 聚集	Ohms	>5.0
肾上腺素诱导 PLT 聚集	%	78.0 ~ 88.0
浆细胞疾病相关指标		
β_2 微球蛋白(血)(β_2-MG)		
β_2 微球蛋白(血)(β_2-MG)	μg/L	0.00 ~ 1150.00
24 小时尿蛋白定量		
24 小时尿量	ml	1000 ~ 1500
蛋白定量(尿)	g/24h	0.000 ~ 0.120
尿微量蛋白组合		
尿白蛋白(ALB)	mg/L	0.00 ~ 30.00
β_2 微球蛋白(尿)(β_2-MG)	mg/L	0.000 ~ 0.206
转铁蛋白(尿)(TF)	mg/L	0.00 ~ 1.90
免疫球蛋白 G(尿)(IgG)	mg/L	0.00 ~ 8.50
α_1 微球蛋白(尿)(α_1-MG)	mg/L	0.00 ~ 12.00
α_2 巨球蛋白(尿)(α_1-MG)	mg/L	0.00 ~ 9.40
κ 链(尿)	mg/L	2.40 ~ 14.40
λ 链(尿)	mg/L	2.40 ~ 14.40
感染指标		
PCT		
血清降钙素原 PCT(荧光法)	ng/ml	0.00 ~ 0.05
呼吸道八项病原体检查		
呼吸道合胞病毒抗体 RSV-IgM		阴性(-)
腺病毒抗体 IgM		阴性(-)

项目名	单位	参考值范围
甲型流感病毒抗体 IgM		阴性(−)
乙型流感病毒抗体 IgM		阴性(−)
副流感病毒抗体 IgM		阴性(−)
肺炎支原体抗体 IgM		阴性(−)
肺炎衣原体抗体 IgM		阴性(−)
嗜肺军团菌抗体 IgM		阴性(−)
曲霉抗原两项		
新型隐球菌抗原(金标法)		阴性(−)
曲霉菌抗原(ELISA 法)		0.0 ~ 0.9
G 试验		
(1,3)-β-D 葡聚糖	pg/ml	<60 为阴性(−);60 ~ 100 为灰区(±);>100 为阳性(+)
PPD-IgG		
抗结核抗体(PPD-IgG)		阴性(−)
巨细胞病毒(CMV)DNA 定量测定		
DNA 测定(巨细胞病毒 CMV)	copies/ml	≤500.00
巨细胞病毒组合		
巨细胞病毒抗体 CMV-IgM		≤0.60 为阴性(−);0.60 ~ 1.00 为灰区(±);≥1.0 为阳性(+)
巨细胞病毒抗体 CMV-IgG	IU/ml	0.00 ~ 15.00
EB 病毒病原体 DNA 测定		
DNA 测定(巨细胞病毒 CMV)	copies/ml	≤500.00
传单 EB 病毒抗体组合		
EB 病毒 VCA-IgA		阴性(−)
EB 病毒 VCA(IgM)		
EB 病毒 VCA(IgG)		
肥达试验		
肥达反应 Vi 抗原(伤寒 H)		
肥达反应 TO 抗原(伤寒 O)		
肥达反应 PA 抗原		
肥达反应 PB 抗原		
肥达反应 PC 抗原		

续表

项目名	单位	参考值范围
外斐试验		
外斐反应 OX2 抗原		
外斐反应 OX19 抗原		
外斐反应 OXK 抗原		
T-SPOT		
T-SPOT		阴性结果提示测试样本中不含针对结核杆菌特异的效应 T 淋巴细胞;阳性结果提示测试样本含有针对结核杆菌特异的效应 T 淋巴细胞
风湿指标		
SLE 五项		
抗核抗体(ANA)	U/ml	0.00~12.00
抗双链 DNA 抗体(抗 dsDNA)	IU/ml	0.00~12.00
抗组蛋白抗体(AHA)		<1 阴性(−)
抗核小体抗体(AnuA)	U/ml	0.00~12.00
葡萄糖-6-磷酸异构酶抗原	mg/L	0.00~0.20
风湿病组合 I		
抗环瓜氨酸肽抗体(抗 CCP)	U/ml	0.00~5.00
抗链球菌溶血素 O(ASO)	KU/L	0.00~160.00
C 反应蛋白(CRP)	mg/L	0.00~3.00
血清淀粉样蛋白 A(SAA)	mg/L	0.00~6.40
类风湿因子(RF)	KU/L	0.00~20.00
抗 DNase-B	U/ml	0.00~480.00
风湿病组合 II		
抗 SSA 抗体		阴性(−)
抗 SSB 抗体		阴性(−)
抗 Sm 抗体		阴性(−)
抗 Jo-1 抗体		阴性(−)
抗 RNP 抗体		阴性(−)
抗 Scl-70 抗体		阴性(−)
抗着丝点抗体		阴性(−)

项目名	单位	参考值范围
体液免疫七项		
免疫球蛋白 A（IgA）	g/L	1.45 ~ 3.45
免疫球蛋白 M（IgM）	g/L	0.92 ~ 2.04
免疫球蛋白 G（IgG）	g/L	10.13 ~ 15.13
补体 3（C3）	g/L	0.79 ~ 1.17
补体 4（C4）	g/L	0.17 ~ 0.31
κ 链	g/L	8.46 ~ 12.38
λ 链	g/L	4.30 ~ 6.50
免疫球蛋白四项		
免疫球蛋白 A（IgA）	g/L	1.45 ~ 3.45
免疫球蛋白 M（IgM）	g/L	0.92 ~ 2.04
免疫球蛋白 G（IgG）	g/L	10.13 ~ 15.13
免疫球蛋白 G4（IgG4）	g/L	≤2.000
ANCA 组合		
P-ANCA（抗中性细胞胞质抗体-核周）		阴性（−）
C-ANCA（抗中性细胞胞质抗体-胞质）		阴性（−）
MPO（ANCA MPO）		阴性（−）
PR3（ANCA PR3）		阴性（−）
抗磷脂综合征组合		
抗心磷脂抗体 Acl-IgM		阴性（−）
抗心磷脂抗体 Acl-IgG		阴性（−）
抗心磷脂-β_2糖蛋白 I 复合抗体		阴性（−）
ESR		
红细胞沉降率（ESR，毛细管法）	mm/h	≤28
自身免疫性肝病组合		
抗核抗体 ANA（IF）		
抗线粒体抗体 AMA（IF）		
抗平滑肌抗体 ASMA（IF）		
抗线粒体 M2 抗体		
抗肝/肾微粒体抗体（LKM）		
抗可溶性肝抗原/肝胰抗原（SLA/LP）		

续表

项目名	单位	参考值范围
铜蓝蛋白（CER）		
铜蓝蛋白（CER）	g/L	0.26~0.36
肿瘤指标		
消化系统肿瘤组合		
甲胎蛋白（AFP）	μg/L	0.00~20.00
癌胚抗原（CEA）	μg/L	0.00~5.00
CA125	U/ml	0.00~35.00
鳞癌抗原（SCC）	μg/L	0.00~1.50
CA19-9	U/ml	0.00~35.00
肺肿瘤组合		
特异性神经元烯醇酶（NSE）	ng/ml	0.00~16.30
非小细胞肺癌抗原（CFRA21-1）	ng/ml	0.00~3.30
妇科肿瘤组合		
甲胎蛋白（AFP）	μg/L	0.00~20.00
癌胚抗原（CEA）	μg/L	0.00~5.00
CA125	U/ml	0.00~35.00
鳞癌抗原（SCC）	μg/L	0.00~1.50
CA19-9	U/ml	0.00~35.00
人附睾蛋白4（HE4）	pmol/L	
前列腺癌组合		
癌胚抗原（CEA）	μg/L	0.00~5.00
特异性神经元烯醇酶（NSE）	ng/ml	0.00~16.30
鳞癌抗原（SCC）	μg/L	0.00~1.50
非小细胞肺癌抗原（CFRA21-1）	ng/ml	0.00~3.30
CA125	U/ml	0.00~35.00
胃泌素释放肽前体（ProGRP）	pg/ml	≤63.00
前列腺特异抗原（TPSA）	μg/L	0.00~4.00
游离前列腺特异抗原（FPSA）	μg/L	0.00~1.00
胸腹水生化组合1		
氯（Cl^-）	mmol/L	96~110
葡萄糖（GLU）	mmol/L	2.9~6.0

续表

项目名	单位	参考值范围
乳酸脱氢酶（LDH）	U/L	114～240
总蛋白（TP）	g/L	64.0～87.0
白蛋白（ALB）	g/L	35.0～50.0
腺苷脱氨酶（ADA）	U/L	4.0～20.0
性激素组合 I		
雌二醇（E2）	pg/ml	≤77.00
促卵泡激素（FSH）	IU/L	1.00～8.00
黄体生成素（LH）	IU/L	2.00～12.00
泌乳素（PRL）	ng/ml	1.61～18.77
睾酮（T）	ng/ml	1.58～8.77
孕酮（P）	ng/ml	≤1.31
游离甲功		
促甲状腺刺激激素（TSH）	mIU/L	0.340～5.600
游离（T_3）	pmol/L	2.630～5.700
游离（T_4）	pmol/L	7.500～21.100
甲状旁腺素全段		
甲状旁腺素全段（iPTH）	pg/ml	12.00～88.00
血皮质醇		
血皮质醇 0AM	μg/dl	2.90～19.40
血皮质醇 8AM	μg/dl	2.90～19.40
24 小时尿类固醇		
尿类固醇	μg/dl	0.43～11.70
24 小时尿量	L	1.0～1.5
24 小时尿类固醇	μg/24h	4.30～176.00
白细胞分类+异常红/白细胞形态检查		
中性分叶粒细胞百分比（N%）		0.460～0.750
淋巴细胞百分比（L%）		0.190～0.470
单核细胞百分比（Mo%）		0.030～0.080
骨髓涂片检查		
原血细胞	%	0
原粒细胞	%	0～1.9

续表

项目名	单位	参考值范围
早幼粒细胞	%	0.2 ~ 3.2
中幼中性粒细胞	%	3.1 ~ 17.5
晚幼中性粒细胞	%	5.4 ~ 22.0
杆状中性粒细胞	%	9.5 ~ 28.5
分叶中性粒细胞	%	6.3 ~ 34.3
中幼嗜酸性粒细胞	%	0 ~ 1.8
晚幼嗜酸性粒细胞	%	0 ~ 3.5
杆状嗜酸性粒细胞	%	0 ~ 2.2
分叶嗜酸性粒细胞	%	0 ~ 0.5
中幼嗜碱性粒细胞	%	0 ~ 0.4
晚幼嗜碱性粒细胞	%	0 ~ 0.3
杆状嗜碱性粒细胞	%	0 ~ 0.1
分叶嗜碱性粒细胞	%	0 ~ 0.5
原红细胞	%	0 ~ 0.6
早幼红细胞	%	0 ~ 2.8
中幼红细胞	%	3.5 ~ 14.0
晚幼红细胞	%	4.4 ~ 24.2
早巨幼红细胞	%	
中巨幼红细胞	%	
晚巨幼红细胞	%	
原淋巴细胞	%	0
幼淋巴细胞	%	0 ~ 0.1
淋巴细胞	%	8.4 ~ 34.6
原单核细胞	%	0
幼单核细胞	%	0 ~ 0.2
单核细胞	%	0 ~ 3.8
原浆细胞	%	0 ~ 0.2
幼浆细胞	%	0 ~ 0.1
浆细胞	%	0 ~ 1.0
网状细胞		
组织细胞		
吞噬细胞		
浆细胞		
组织嗜碱细胞		
分类不明细胞